근육운동가이드
프리웨이트

La Méthode Delavier Vol 1

by Frédéric Delavier & Michael Gundill

All rights reserved by the proprietor throughout the world

in the case of brief quotations embodied in critical articles or reviews.

Korean Translation Copyright ⓒ 2013 by Samho Media Co., Seoul

Copyright ⓒ 2010 by Éditions Vigot, Paris

This Korean edition is published by arrangement with

Éditions Vigot, Paris through Bestun Korea Literary Agency Co, Seoul

이 책의 한국어판 저작권은 베스툰 코리아 출판 에이전시를 통한 저작권자와의 독점 계약으로 삼호미디어에 있습니다.
저작권법에 의해 한국 내에서 보호를 받는 저작물이므로 무단 전재와 무단 복제를 금합니다.

근육과 힘을 만드는 가장 빠르고 정확한 200가지 프리웨이트 운동법

근육운동가이드
프리웨이트

프레데릭 데라비에·마이클 건딜 지음 | 정구중 감수 | 장덕순 옮김

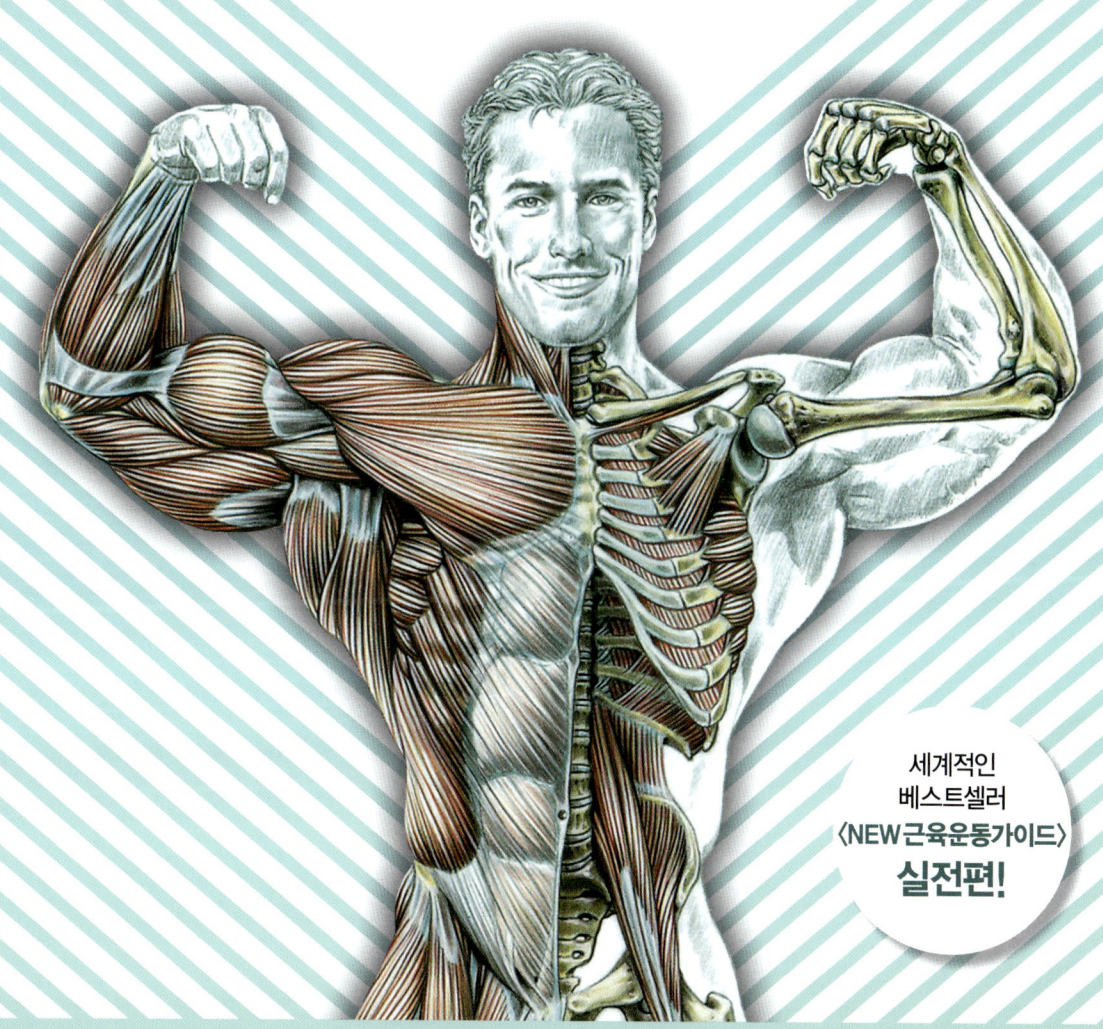

세계적인
베스트셀러
〈NEW 근육운동가이드〉
실전편!

samho MEDIA

FOREWORD

기본과 핵심을 짚는 트레이닝 이론, 정통과 최신 경향을 아우르는 최고의 운동법으로 가장 확실한 퍼스널 트레이닝을 말한다

　우연히 사람들의 대화를 듣다 보면 요즘 헬스장에서 어떤 운동을 하고, 어떻게 식이요법을 한다는 이야기를 많이 들을 수 있다. 이처럼 웨이트 트레이닝은 이제 생활 속의 일부가 되었고 그에 관한 서적과 각종 영상들은 무수히 쏟아지고 있다. 하지만 대부분의 자료들이 단시간에 효과적인 운동을 추구하는 것에 집중되어 있다 보니 웨이트 트레이닝에 동반되는 부상과 부작용이 많은 것도 현실이다. 운동은 단지 하는 것이 중요한 게 아니라 올바른 방식을 제대로 실행하는 것이 중요하다. 이에 《근육운동가이드 프리웨이트》는 근육 운동 그 자체의 정통성을 잃지 않고 운동의 원리와 근육 자극에 대한 정확한 정보를 체계적으로 담은 안내서로서 매우 의미 있는 책이라 할 수 있다. 《근육운동가이드 프리웨이트》는 세계적인 베스트셀러 《NEW 근육운동가이드》를 집필한 프레데릭 데라비에와 근육 운동 전문가 마이클 건딜이 집에서 할 수 있는 프리웨이트 운동의 원리와 테크닉을 알려주는 도서다. 정교한 근육 해부도를 통해 해당 동작이 어느 근육에 자극을 주는지 쉽게 이해할 수 있으며, 운동법과 수행 과정을 생생한 사진으로 제시하여 정확한 동작을 익힐 수 있게 하였다. 한마디로 퍼스널 트레이닝의 지침을 제공하는 대표 가이드로서 조금도 손색이 없는 책이라 할 수 있다.
　근육 운동은 크게 두 가지로 나눌 수 있다. 기구를 이용하는 웨이트 머신 운동과 바벨, 덤벨, 밴드와 같은 운동 도구를 이용하는 프리웨이트다. 프리웨이트는 관절의 가동성을 최대한 활용해서 다양한 근육을 자극할 수 있고 협응성에도 도움을 준다. 이 책은 프리웨이트의 운동역학 이론을 명료하고도 쉽게 설명하고 있어 초보자는 물론, 피트니스 현장에서 트레이닝을 지도하는 지도자에게도 많은 도움이 되리라 확신한다. 각종 스포츠에 도움이 되는 운동 프로그램들도 상세히 수록되어 있어 운동 선수들도 훈련 과정에서 유용하게 활용할 수 있을 것이다. 운동을 통해 건강한 삶을 영위할 수 있는 멋진 몸을 만들고 싶다면 《근육운동가이드 프리웨이트》에서 알려주는 지식과 운동법을 실행해보자. 분명 여러분이 원하는 결과를 얻을 수 있을 것이다. 이 책을 감수하여 운동을 사랑하는 독자들에게 정확하고 올바른 웨이트 트레이닝을 소개하게 되어 너무나도 기쁘다. 이 책을 통해 원하는 결과를 꼭 얻기를 바란다.

서울호서예전 스포츠건강관리계열 교수
NSCA KOREA 이사
머슬마니아 코리아 심사위원
한국올림픽성화회 이사

정 구 중

CONTENTS

FOREWORD • 4
CONTENTS • 6
INTRO • 10

Part 01
근육 운동 프로그램 구성하기

운동 도구 • 14
저항의 형태를 다양화하면
운동 효과를 최대화할 수 있다 • 15
근육은 어떻게 힘을 얻는가 • 20
근육이 만들어지는 메커니즘 • 22
근지구력은 어떻게 증가하는 것일까 • 23
근육 운동 시 주의사항 • 24
명확한 목표 설정 • 24
목표의 구체화가 중요 • 24
프로그램 구성하기 20단계 • 25
1단계 일주일에 몇 번 운동해야 할까? • 25
2단계 며칠 간격으로 운동해야 할까? • 26
3단계 각 근육은 일주일에 몇 번 운동해야 할까? • 26
4단계 하루에 한 번 이상 운동해도 될까? • 28
5단계 하루 중 언제 운동하는 것이 좋을까? • 28
6단계 1회의 운동에서 몇 개의 근육을 단련해야 할까? • 28
7단계 근육은 어떤 순서로 운동해야 할까? • 30
8단계 각 근육당 세트는 몇 회나 수행해야 할까? • 32
9단계 근육당 몇 가지의 운동 동작을 수행해야 할까? • 34
10단계 세트당 리피티션(반복횟수)은 몇 회가 적당할까? • 34
11단계 어떤 속도로 리피티션을 수행하는 것이 좋을까? • 35
12단계 운동은 얼마나 지속해야 할까? • 36
13단계 세트 사이 최적의 휴식 시간은 어느 정도일까? • 36
14단계 동작에 가장 적합한 무게는 어떻게 정하는가? • 37
15단계 무게는 언제 올려야 할까? • 38
16단계 두 개의 근육군 운동 사이에 휴식을 취해야 할까? • 39
17단계 본인에게 적합한 동작은 어떻게 선택해야 할까? • 39
18단계 프로그램은 언제 바꿔야 할까? • 42
19단계 운동 시기는 어떻게 구분해야 할까? • 43
20단계 휴가가 필요할까? • 45
향상 속도 • 45
영양 섭취의 역할 • 46
워밍업 테크닉 • 46
쿨 다운(정리운동) • 48
훈련일지 기록하기 • 50
운동을 분석하라 • 51
자신의 모습을 동영상으로 촬영하라 • 52
강화 테크닉 • 52
인로드 이론 • 53
절대근력 • 54
일시적 실패 지점에 이를 때까지 운동해야 할까? • 55
실패 지점을 넘어 운동하는 방법 • 55
치팅 • 56
강제 반복 • 56
디센딩 • 57
레스트 브레이크 • 58
네거티브 • 58
스톱 앤드 고 • 61
번즈 • 62
지속적 긴장 • 62
유니래터럴 운동 • 63
슈퍼세트 • 65
서킷 • 69
운동하는 동안 호흡은 어떻게 해야 할까? • 70

Part 02
최적의 움직임을 만드는 프리웨이트

강한 팔을 만든다 • 74
이두근(Biceps) • 74
01 언더 그립 컬 • 78
02 해머 컬 • 80
03 리버스 컬 • 82
04 컨센트레이션 컬 • 84
05 친업 • 86
06 스트레치 컬 • 88
07 이두근 스트레칭 • 89
삼두근(Triceps) • 89
08 손을 좁게 벌리고 푸시업 • 90
09 트라이셉스 익스텐션 • 92
10 라잉 트라이셉스 익스텐션 • 94
11 킥백 • 96
12 리버스 딥스 • 98
13 밴드를 이용한 푸시다운 • 100
14 플라이오메트릭 운동 • 101
15 삼두근 스트레칭 • 101
전완(Forearm) • 102
16 리스트 컬 • 102
17 리스트 익스텐션 • 104
18 전완 스트레칭 • 105

넓은 어깨를 만든다 • 106
삼각근(Deltoid) • 106
01 덤벨 프레스 • 107
02 프론트 레이즈 • 110
03 업라이트 로우 • 112
04 래터럴 레이즈 • 114
05 누워서 한 손으로 래터럴 레이즈 • 116
06 벤트오버 래터럴 레이즈 • 118
07 어깨 스트레칭 • 120

극하근(Infraspinatus) • 122
08 덤벨을 이용한 숄더 로테이션 • 124
09 극하근 스트레칭 • 124
10 밴드를 이용한 숄더 로테이션 • 125

탄탄하고 두툼한 가슴을 만든다 • 126
흉근(Pectoralis) • 126
01 푸시업 • 127
02 덤벨 벤치 프레스 • 130
03 덤벨 체스트 플라이 • 132
04 풀오버 • 134
05 밴드 크로스 오버 • 136
06 플라이오메트릭 운동 • 138
07 흉근 스트레칭 • 139
08 흉곽 스트레칭 • 139

강하고 굵은 목을 만든다 • 140
목 근육(Neck Muscles) • 140
01 넥 익스텐션 • 141
02 넥 플렉션 • 142
03 래터럴 넥 익스텐션 • 142

조각 같은 등 근육을 만든다 • 144
광배근(Latissimus Dorsi) • 144
01 친업 • 145
02 로우 • 148
03 벤트 암 풀오버 • 150
승모근(Trapezius) • 152
04 슈러그 • 154
허리 근육(Lumbar Muscles) • 156
05 벤트 레그 데드리프트 • 157
06 척추 스트레칭 • 159
07 덤벨 클린 앤드 저크 • 160

강력한 넓적다리를 만든다 • 162
대퇴사두근(Quadriceps) • 162
01 스쿼트 • 163
02 스쿼트 앤드 리프트 • 169
03 시씨 스쿼트 • 170
04 레그 리프트 • 172
05 런지 • 174
내전근(Adductors) • 178
06 내전근 스트레칭 • 179
07 레그 익스텐션 • 180
08 플라이오메트릭 운동 • 181
09 대퇴사두근 스트레칭 • 182

강인한 다리를 만든다 • 184
햄스트링(Hamstrings) • 184
01 다리 펴고 데드리프트 • 185
02 시티드 레그 컬 • 187
03 라잉 레그 컬 • 188
04 햄스트링 스트레칭 • 190
종아리(Calves) • 191
05 스탠딩 카프 레이즈 • 192
06 덩키 카프 레이즈 • 195
07 싯 스쿼트 • 196
08 시티드 카프 레이즈 • 197
09 플라이오메트릭 운동 • 198
10 종아리 스트레칭 • 198

탄탄한 엉덩이를 만든다 • 200
둔근(Glutes) • 200
01 힙 익스텐션 • 202
02 래터럴 레그 레이즈(외전) • 206
03 브릿지 • 210
04 둔근 스트레칭 • 212

엉덩이 회전근의 유연성을 기른다 • 214
엉덩이 회전근(Rotator Muscles in the Hips) • 214
01 엉덩이 회전근 테스트 • 215
02 엉덩이 스트레칭 • 215

초콜릿 복근을 만든다 • 216
복근(Abdominals) • 216
01 크런치 • 220
02 리버스 크런치 • 222
복사근(Obliques) • 226
03 사이드 크런치 • 226
04 스탠딩 트위스트 • 228

횡격막과 호흡기 근육을 위한 운동 • 231
01 횡격막 수축 • 232
02 흉곽 팽창시키기 • 233
03 복근, 스트레칭이 필요할까? • 233

Part 03
최고의 성과를 위한 운동 프로그램

남자의 강한 힘 • 236
시간 절약을 위해 특정 근육을 집중적으로 운동하는 방법 • 236
빠른 속도로 몸을 만드는 프로그램 : 초급자용(주 2회) • 237
빠른 속도로 몸을 만드는 프로그램 : 초급자용(주 3회) • 239
빠른 속도로 몸을 만드는 프로그램 : 상급자용(주 3회) • 240
종합 웨이트 트레이닝 프로그램 : 초급자용(주 2회) • 243
종합 웨이트 트레이닝 프로그램 : 초급자용(주 3회) • 245
종합 웨이트 트레이닝 프로그램 : 상급자용(주 4회) • 248
전문 육상선수를 위한 종합 스플릿 프로그램(주 5회) • 252
팔 근육 강화 특별 프로그램 • 257
전신 강화 20분 서킷 프로그램 • 259
복근 강화 특별 프로그램 • 261

여성의 섹시한 몸매 • 262
볼륨 있는 힙 라인을 만드는 프로그램 • 263
매끈하고 탄력 있는 하체를 만드는 프로그램 • 264
매끈한 복부를 만드는 프로그램 • 265
군살 제거 및 탄력 강화 프로그램 • 266

스포츠 종목별 향상을 위한 특화 프로그램 • 268
운동 프로그램 구성하기 5단계 • 268
서킷 방식으로 할까, 세트 방식으로 할까? • 268

1단계 초보자를 위한 기초 근육 길들이기
넓적다리를 많이 사용하는 스포츠를 위한 기본 프로그램 • 271
넓적다리+상체 근육을 사용하는 스포츠를 위한 기본 프로그램 • 272

2단계 서킷 방식의 운동으로 발전시키기
넓적다리를 사용하는 스포츠를 위한 기본 서킷 • 273
넓적다리+상체 근육을 사용하는 스포츠를 위한 기본 서킷 • 274

3단계 운동량 늘리기
넓적다리를 사용하는 스포츠를 위한 상급 서킷 • 275
넓적다리+상체 근육을 사용하는 스포츠를 위한 상급 서킷 • 277
몸통 회전근 강화 프로그램 : 초급자용 • 279
몸통 회전근 강화 프로그램 : 상급자용 • 280

4단계 특정 스포츠를 위한 운동 수행하기
축구 • 281
사이클 : 트랙 사이클 · 로드 사이클 • 283
라켓 스포츠 • 285
럭비 · 미식축구 • 287
농구 · 배구 · 핸드볼 • 289
알파인 종목 : 스키 활강 · 크로스컨트리 스키 • 291
격투기 스포츠 ① : 레슬링 · 유도 · 얼티메이트 파이팅 • 293
격투기 스포츠 ② : 복싱 • 295
육상 경기 ① : 단거리 등의 달리기 • 296
육상 경기 ② : 던지기 • 297
수영 • 298
골프 • 300

빙상 스포츠 ① : 개인 스케이팅 • 301
빙상 스포츠 ② : 단체 스케이팅(하키) • 302
수상 스포츠 ① : 조정 · 요트 • 303
수상 스포츠 ② : 카약 • 304
승마 • 305
팔씨름 • 306
등반 • 307
자동차 · 모터스포츠 • 308

5단계 개별화된 프로그램으로 발전시키기
어깨 통증 예방하기 • 310
허리 통증 예방하기 • 311
목 통증 예방하기 • 312
엉덩이 통증 예방하기 • 313
무릎 통증 예방하기 • 314
햄스트링의 파열 예방하기 • 315

INTRO

프리웨이트로 만드는
강하고 탄탄한 근육과 힘!

집에서 실시하는 프리웨이트는 크게 실용적인 측면과 효과적인 측면에서 좋은 효과를 거둘 수 있다. 이 책의 저자인 마이클 건딜(Michael Gundill)은 이러한 이점을 백분 활용해 100% 집에서 하는 운동을 선정했으며, 공동 저자인 프레데릭 데라비에(Frédéric Delavier)는 집에서 하는 운동과 헬스클럽에서 하는 최적의 운동을 3 : 1의 비율로 다루어 선정하였다.

집에서 실시하는 프리웨이트는 실용적이고 합리적이다!

1 좋은 헬스클럽을 찾기 어렵다.

안타깝게도 좋은 헬스클럽은 생각보다 그리 많지 않다. 많은 헬스클럽이 근육 운동보다는 달리기와 같이 심장을 강화하는 운동이나 종합 레슨에 대한 투자를 선호하고 있다.

2 시간과 돈을 절약할 수 있다.

때로는 헬스클럽에 가는 것이 지겹고 귀찮을 때가 있다. 외출 준비를 하고, 헬스클럽까지 이동하고, 옷을 갈아입는 등의 일련의 과정을 거친 다음, 운동이 끝나면 이 절차를 거꾸로 다시 밟아야 한다. 이 모든 과정이 운동 자체보다 더 많은 시간을 소모시키기도 한다.

게다가 운동의 종류가 늘어남에 따라 가입비도 점점 더 비싸지고 있다. 근육 만들기를 위한 웨이트 트레이닝을 하는 데에는 일주일에 2~4시간만 사용하면 되는데 종합 레슨이나 사용하지도 않는 풀장 같은 데에 돈을 지불할 이유가 있을까?

3 운동 시간을 자유롭게 정할 수 있다.

헬스클럽은 영업 시간이 정해져 있고 사람들이 많이 몰리는 시간도 있기 마련이다. 하지만 집에서 운동하면 시간을 무척 유연하게 정할 수 있다. 아침저녁으로 운동할 수도 있고, 본인의 일정에 맞추어 저녁과 아침을 번갈아가며 운동할 수도 있다.

집에서 실시하는 프리웨이트는 운동 효용성을 최대화한다!

1 온전히 운동에만 전념할 수 있다.

헬스클럽에서 운동하면 집에서 하는 것보다 더 흥미를 가지고 기분을 낼 수 있는 것은 분명하다. 하지만 운동에 흥이 난다고 해서 더욱 효과적으로 운동할 수 있다는 의미는 아니다. 오히려 운동할 때 드는 유쾌한 기분이 운동 효과와 상충되기도 한다. 예를 들면 친구와 대화하며 시간을 보내거나 그저 무의미하게 시간을 때우는 경우가 부지기수다.

2 무엇보다 결과가 중요하다.

근육 운동은 단순한 여가활동 그 이상인 것으로, 진지하게 수행해야 할 필요가 있다. 여러분이 운동을 하는 이유는 목표한 결과를 얻기 위해서이지 기분 전환을 하기 위해서가 아니기 때문이다. 그러나 헬스클럽은 마케팅적인 부분을 중요시하여 효율적인 장비보다는 디자인이 멋진 장비를 갖추는 것을 선호하는 곳도 있다.

3 비효율적인 기구를 사용할 염려가 없다.

효과보다는 가격에 따라 기구를 선택하는 헬스클럽이 종종 있다. 그 결과 기구들이 효과는 불분명하고 인체 구조와 맞지 않는 경우가 있다. 그러한 기구들은 효과도 없고, 사용자의 근육과 관절 건강을 위협할 수 있다.

4 집중을 잘할 수 있다.

집에서는 운동하는 동안 아무도 당신을 방해하지 않는다. 오늘은 날씨가 어떤지 말을 걸거나 운동 방법이 이렇다 저렇다 지적하는 사람도 없다. 따라서 당신은 더 빠르고 생산적으로 운동에 집중할 수 있을 것이다.

5 목표나 프로그램에 따른 일정대로 운동을 수행할 수 있다.

헬스클럽에서는 다른 이용자들에 의해 당신의 운동 계획이 영향을 받는다. 당신이 운동하려는 타이밍에 이용 가능한 장비만을 사용해야 하므로 애초에 계획한 목표나 프로그램과 맞지 않는 경우가 빈번하게 일어난다. 같은 이유로 헬스클럽에서는 운동선수들이 몸 만들기를 할 때 필수적이라고 할 수 있는 서킷 방식의 운동을 하는 것이 거의 불가능하다. 그러나 집에서 운동을 하면 이러한 제약 없이 자유롭게 운동할 수 있다.

6 남의 이목을 신경 쓰지 않을 수 있다.

사람이 많은 곳에서는 주변을 의식해 무게를 최대한 많이 올리고는 동작을 아무렇게나 수행하는 경향이 있다. 이렇게 운동하면 조금의 향상도 기대할 수 없을 뿐더러 부상의 위험도 매우 커진다. 반면, 집에서는 주변을 의식할 필요가 없다. 다른 사람들에게 어떻게 하면 멋져 보일지 고민하는 대신 효과적으로 운동하는 데 집중할 수 있다.

7 훌륭한 전문가의 조언을 받을 수 있다.

책을 집필한 두 저자의 운동 경험을 합하면 50년이 넘는다. 50년이면 여러분이 헬스클럽에서 만나게 될 여러 조언자의 운동 경험을 합친 것보다도 훨씬 많을 것이다.

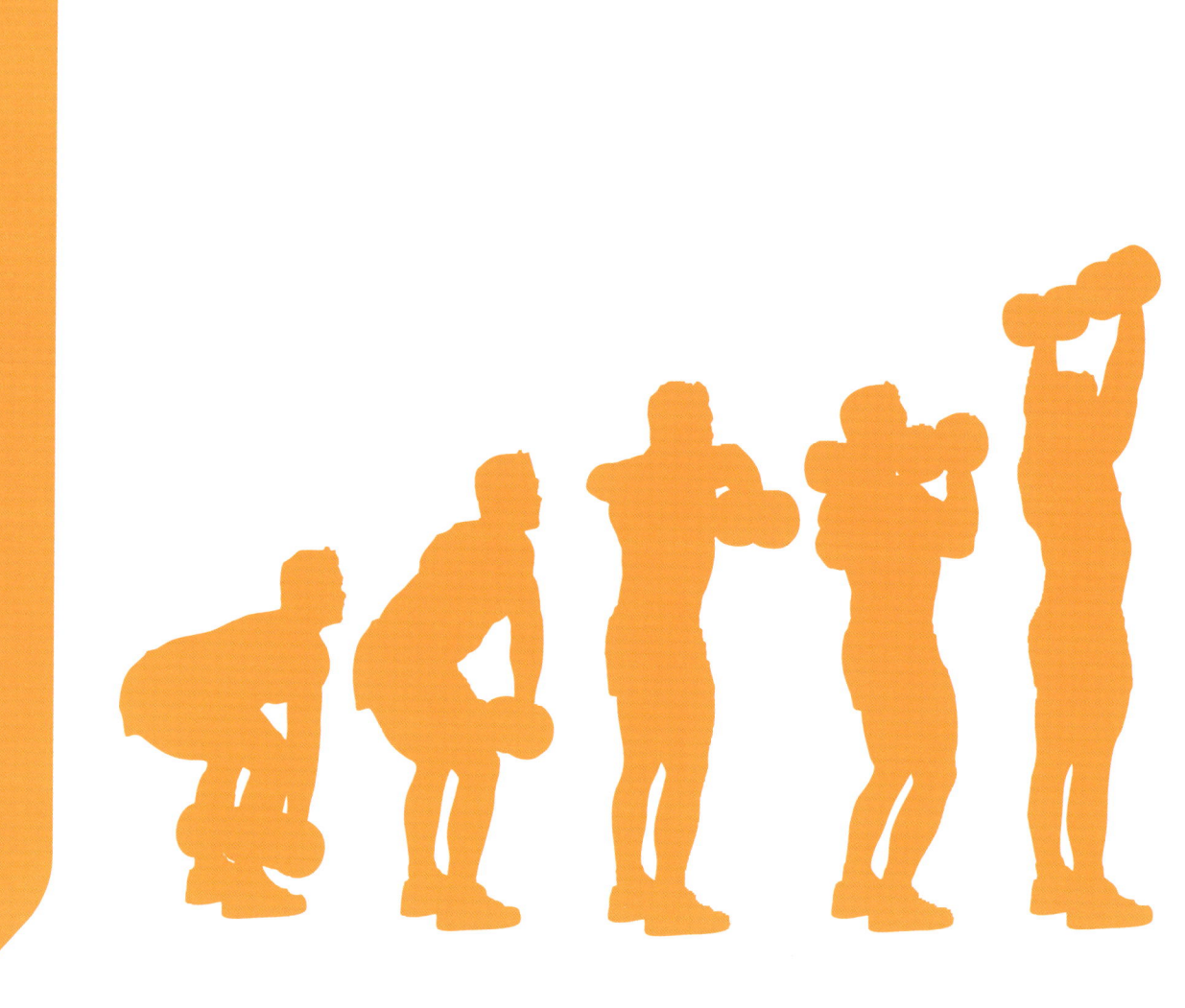

Part 1

근육 운동
프로그램 구성하기

개별화된 근육 운동 프로그램을 짜는 작업은 까다롭고 지루하게 느껴질 수 있다. 하지만 작은 것부터 시작해 단계별로 발전시켜 나간다면 그리 어려운 작업은 아니다. 이번 파트를 통해 체계적이고 효율적인 프로그램을 구성하는 방법을 알아보자.

운동 도구

운동 도구를 선택할 때는 다음 조건을 고려해볼 수 있다.

1 운동 도구는 비용이 들지 않거나 저렴한 것으로 선택한다.
2 운동 도구가 차지하는 공간이 적은 것을 선택한다.

물론 도구 없이 맨손으로 운동하는 것도 가능하나, 운동 도구를 사용하면 좀 더 다양한 운동을 할 수 있고 그 효과도 배가된다. 가장 기본적인 운동 도구는 다음과 같은 것들이 있다.

→ 덤벨 / 친업 바 / 탄력밴드

이외에 침대나 문손잡이 그리고 의자를 이용할 수도 있다.

친업 바

분리형 친업 바(철봉)는 문틀이나 복도의 양쪽 벽에 고정했다가 사용 후 바를 풀어서 정리할 수 있다. 필요할 때 설치하고 다시 해체할 수 있으며 특별히 많은 공간을 차지하지도 않는다. 짧은 것(100cm 미만)과 긴 것(120cm)이 있는데, 집 안에 공간이 충분하다면 긴 바를 선택해보자. 운동을 더욱 다양하게 수행할 수 있을 것이다.
친업 바는 등 운동을 하는 데 요긴하게 활용할 수 있지만 필수적인 도구는 아니다.

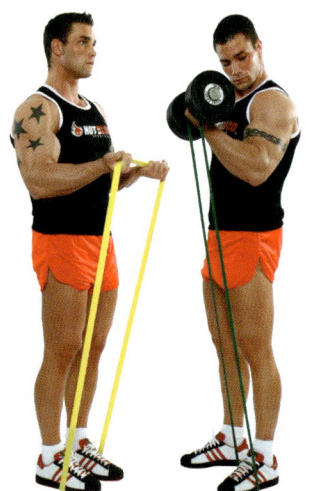

덤벨

웨이트 트레이닝은 모든 것이 과부하의 원리를 바탕으로 이루어지며, 덤벨은 이 과부하를 얻는 가장 좋은 수단이다. 덤벨의 중량을 통해 난이도를 지속적으로 높임으로써 근력과 근육을 발달시킬 수 있다. 반복횟수와 세트 수를 늘린다고 해도 늘 같은 중량으로 운동하면 발달 속도는 정체되기 마련이다.

덤벨은 일반 스포츠용품점에서 쉽게 구입할 수 있다. 2개 정도 구비하는 것이 좋으며, 운동 능력이 향상됨에 따라 추가로 무게를 구입해 사용할 수 있다. 또는 자신이 원하는 저항에 맞게 병에 물을 채워서 덤벨 대용으로 활용할 수도 있다. 손잡이가 있는 큰 물통을 이용하면 간편하게 이용할 수 있다.

탄력밴드

탄력밴드나 고무튜브 역시 일반 스포츠용품점에서 쉽게 구입할 수 있다. 익스펜더(손잡이에 여러 줄의 용수철을 나란히 매어 놓은 운동 기구)를 사용하는 것도 가능하지만, 익스펜더는 밴드와 비교해 이용하기 불편하다는 단점이 있다.

탄력밴드를 묶는
두 가지 방법

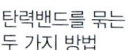
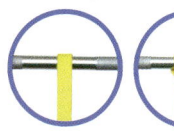
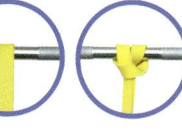

탄력밴드는 가볍고 부피가 작아 휴대와 보관이 용이하다. 무게가 거의 나가지 않으면서도 상당히 큰 저항을 만들 수 있으며, 지름이 다른 여러 종류의 탄력밴드를 이용하면 간편하게 강도를 조절할 수 있다.

탄력밴드를 통해 얻는 저항은 체중이나 덤벨로 얻는 저항과는 성격이 매우 다르다. 탄력밴드는 많이 당기면 당길수록 저항이 증가하는 반면, 10kg짜리 덤벨은 동작을 시작할 때나 끝낼 때 언제나 10kg이다.

어떤 형태의 저항이 좋고, 다른 형태의 저항은 나쁘다고 판단하는 것은 적절치 않다. 덤벨로 얻는 저항이든 탄력밴드로 얻는 저항이든 나름의 장점과 단점이 있다. 그래서 어느 것이 더 우위에 있다고 말하기는 어렵다. 가장 이상적인 방법은 가능한 한 자주 두 형태의 저항을 조합하는 것이다. 둘을 조합하면 각각의 단점을 줄이고 장점을 살릴 수 있다. 이러한 시너지 효과를 이용하면 다른 저항에 비해 우월한 형태의 저항을 얻을 수 있다.

저항의 형태를 다양화하면 운동 효과를 최대화할 수 있다

저항을 다양하게 만들수록 근육의 향상도 빨라진다.

한 가지 형태의 저항만 이용하는 것보다, 다음 다섯 가지 형태의 저항을 다양하게 이용할 것을 권한다.

1 맨손
2 추가 저항(외적 저항, 부하)
3 탄성 저항
4 플라이오메트릭 저항
5 스트레칭

맨손으로 운동하기

웨이트 트레이닝의 기본이 되는 맨손 운동은 아무런 도구도 필요하지 않다는 것이 장점이다. 우리 몸의 모든 근육은 맨손 운동으로 단련할 수 있다. 다만 맨손 운동은 저항을 높이기가 어렵기 때문에 금방 한계에 이른다는 단점이 있다.

모든 훈련이 그렇듯이 근력을 높이려면 운동 난이도를 높여야 한다. 그 방법 중 하나가 반복횟수를 늘리는 것이다. 하지만 반복횟수가 25회를 넘으면 근력 운동이 지구력 운동으로 바뀌면서 근육의 크기나 강도를 높이는 효과는 없어진다.

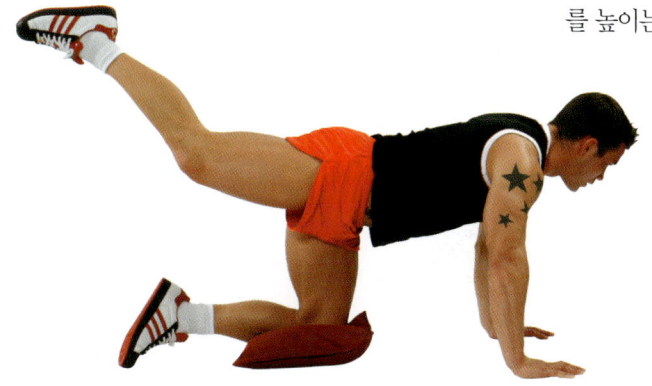

추가 저항

운동 난이도를 높여 근육을 발달시키려면 근육에 부하(무게)를 실어야 한다. 그리고 부하를 싣는 가장 쉬운 방법은 덤벨을 이용하는 것이다.

체중으로 주어지는 하중은 변화시킬 수 없지만 덤벨은 보통 1kg 단위로 자유롭게 조절할 수 있다. 친업이나 푸시업 등 체중을 이용한 운동은 1회도 실시할 수 없는 사람들이 많이 있지만, 덤벨 운동은 능력에 따라 자유롭게 중량을 선택할 수 있기 때문에 그러한 문제가 생기지 않는다.

그렇다고 덤벨 운동이 힘이 부족한 초보자에게 한정된 운동은 아니다. 숙련된 운동선수들도 목적에 따라 단계적으로 덤벨의 무게를 높임으로써 체중만으로 얻을 수 있는 중량의 한계를 뛰어넘는다.

탄성 저항

밴드를 이용한 탄성 저항은 이미 설명한 대로 덤벨이나 체중으로 얻는 저항과는 성격이 매우 다르다. 탄성 저항에 변화를 주는 방법은 다음 두 가지이다.

1 장력을 조절한다 → 밴드를 당길수록 저항이 증가한다.
2 다양한 종류의 밴드를 이용한다. → 밴드의 지름 또는 색상에 따라 저항의 강도가 다르다.

밴드의 저항은 덤벨과 다르게 명확하게 구분되지 않는다. 하지만 체중처럼 저항이 고정된 것이 아니라 다양하게 변화를 줄 수 있다.

덤벨이나 체중을 이용해 운동할 때는 근육이 중량을 극복할 때 사용하는 의도적인 힘의 비율이 크다. 반면, 탄력밴드를 이용해 운동할 때는 의도하지 않은(비의도적인) 힘의 비율이 더 크다. 이러한 점에서 탄성 저항은 전통적인 저항에서 플라이오메트릭 저항으로 이전되는 단계라고 할 수 있다. 실제로 밴드를 당기면 밴드는 원래 형태로 되돌아가려고 하는데, 이는 플라이오메트릭 저항과 유사한 운동 형태이다. 이와 관련된 자세한 설명은 '네거티브 운동(58p)'을 참고하자.

근육을 빠르게 향상시키기 위해서는 근육이 낼 수 있는 힘의 총량을 증가시켜야 하는데, 그러기 위해서는 의도하지 않은 힘의 영역도 단련해야 한다(즉, '힘의 결핍'을 줄여야 한다는 뜻이다). 탄력밴드를 통한 저항 운동을 비롯해 플라이오메트릭 운동을 해야 하는 이유가 바로 이 때문이다.

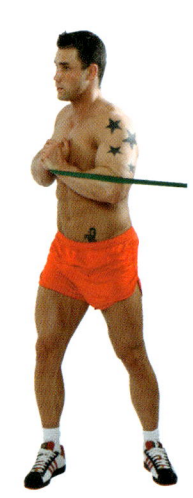

비의도적인 힘은 근육 향상의 보고(寶庫)이다!

누구나 본인이 가진 근육의 힘 전부를 발휘할 수 있기를 원하지만, 그것은 불가능하다. 근육이 낼 수 있는 힘의 총량은 대단히 크다. 근육에 경련이 일어날 때 그 사실을 알 수 있는데, 경련 시에는 우리가 의도적으로 낼 수 있는 수축보다 훨씬 더 강한 수축이 일어난다.

따라서 근육이 낼 수 있는 힘의 총량은 의도적인 힘과 비의도적인 힘의 합으로 나타낼 수 있으며, 의도적인 힘과 비의도적인 힘의 차이를 '힘의 결핍(부족)'이라고 부른다.

플라이오메트릭

플라이오메트릭(신장·이완 주기라고도 말한다)은 탄력성, 즉 튀어 오르는 속성을 근육에 부여한다. 갑자기 멈추었다가 즉시 다른 방향으로 튀어 오르는 동작으로 근육의 힘을 전환시킬 때 플라이오메트릭이 개입한다. 낮은 의자 위에서 뛰어내려 충격을 완화시킨 후, 이를 이용해 가능한 한 높고 빠르게 튀어 오르는 동작을 예로 들 수 있다.

육상 스포츠에서는 이러한 플라이오메트릭의 튀어 오르기 능력이 일부 적용된다. 이러한 이유로 플라이오메트릭 운동을 하면 결과적으로 더 빠르게, 더 높이 달릴 수 있다. 한마디로 근육의 폭발력이 증가하는 것이다.

이러한 형태의 운동은 근육의 반응성을 필요로 하는 운동선수들에게 특히 중요하다. 그들이 짧고 급작스럽게 근육을 신전하면 '신전 반사(Stretch-Shortening Cycle, 스트레칭 쇼트닝 사이클)'가 일어나는데, 근신전 반사는 비의도적인 힘을 매우 많이 동원한다. 단거리 선수들이 출발하기 전 제자리에서 뛰어오르는 모습을 보면, 도약을 거의 가하지 않고도 상당히 높고 빠르게 뛰어오른다. 경기 전에 관찰되는 이러한 플라이오메트릭 운동은 이어지는 본경기에서 근육이 가진 폭발력을 완전히 발휘할 수 있도록 돕는다.

플라이오메트릭 운동은 운동을 통해 얻은 힘을 현장에서의 경기력과 연결하는 역할을 한다. 근육 운동을 하면 운동선수의 근력은 향상되지만 곧바로 이 선수에게 작은 공을 던져보라고 하면 아주 멀리 던지지는 못한다. 왜 그럴까? 본인의 근력을 폭발력으로 변환시키지 못하기 때문이다. 즉 공을 던지기 위해 팔을 뒤로 뺄 때 생기는 비의도적인 힘과 의도적인 근육 수축이 신속하게 연결되지 않은 것이다. 플라이오메트릭 운동은 근력을 폭발력으로 변환할 수 있게 해주며, 주로 넓적다리 근육, 상대방을 밀어내거나 공을 던질 때 사용하는 상체 근육과 관련이 깊다. 플라이오메트릭 운동의 원칙은 지면과의 접촉 시간을 제한하는 것이다(접촉이 길면 근신전 반사도 상당 부분 소실된다). 그리고 이 운동의 목표는 의도적인 근육의 동원을 가속화시키는 것이다. 다시말해 갑작스러운 신전에 동원되는 비의도적인 힘을 이용해 의도적인 근육의 힘을 빠르게 축적하는 것이다.

지면과의 접촉에서 생기는 충격의 여파를 너무 오랫동안(천 분의 일 초도 길다) 흩어지게 놔두면, 이러한 연결이 최적의 빠르기로 진행되지 못한다. 의도적인 힘이 충분히 동원되기도 전에 비의도적인 힘이 약화되고 마는 것이다. 앞에서 예로 든 공 던지기에서 물체를 추진시킬 수 있는 시간은 극히 짧다. 두 힘 사이의 연결이 잘 되지 않으면 짧은 시간 안에 모든 힘을 동원할 수 없게 되고 결국 멀리 던지기는 실패하고 만다.

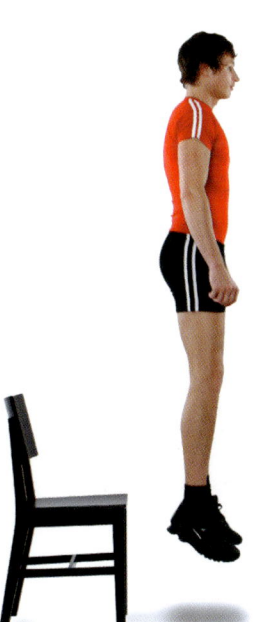

! 플라이오메트릭 운동을 할 때 발생하는 피로감은 일반적인 웨이트 트레이닝에서 발생하는 피로감과 차이가 있다. 지면과의 접촉 시간이 너무 길어지면 더 이상 폭발력을 충분히 키울 수 없고 잘못된 습관(근육이 둔해짐)이 붙게 된다. 그러므로 접촉 시간이 길어져 폭발력이 떨어진다면 세트를 즉시 중단해야 한다. 이러한 규칙을 적용하면 플라이오메트릭 운동의 세트 분배를 아주 쉽게 할 수 있다. 일반적으로 플라이오메트릭 운동은 동작 1~3회를 3~4세트 수행하면 충분하다.

플라이오메트릭 운동은 본운동을 하기 전 워밍업과 함께 실시하는 것이 좋다. 넓적다리 근육 운동을 하기 전에 워밍업을 하면서 플라이오메트릭 운동 동작을 몇 회 실시하면 근육 신경을 깨울 수 있다. 반면, 넓적다리 근육 운동을 끝낸 후 플라이오메트릭 운동을 실시하면 피로감 때문에 비의도적인 힘과 의도적인 힘의 연결이 지연되므로 권장하지 않는다.

스트레칭

스트레칭은 근육의 수동적인 저항력에 영향을 미친다. 힘을 지속적으로 쓰면 근육이 경직돼 동작의 가동 범위가 줄어들 수 있다. 물론 큰 힘을 쓰는 스포츠에서는 근육이 어느 정도 경직될 필요가 있지만 정도가 지나쳐 동작 가동 범위가 너무 줄어들면 부상의 원인이 될 수 있다.

그렇다고 유연성을 최대한 늘리는 것이 스트레칭의 최종 목적이 되어서는 안 된다. 유연성 역시 일정 수준을 넘어서면 운동 수행 능력 향상에 역행하는 결과를 초래할 수 있기 때문이다.

! 결론적으로 말하면 스트레칭은 운동 능력을 증가시킬 수도, 감소시킬 수도 있다. 따라서 스트레칭을 올바르게 이용하기 위한 세심한 주의가 필요하다.

이러한 이유로 우리는 근육의 경직성과 유연성 사이에 적절한 타협점을 찾을 필요가 있다. 이 적절한 타협점에 관해 구소련의 역도 대가들은 다음과 같은 정의를 내렸다. "근육의 유연성은, 개인이 스포츠 훈련을 하는 데 필요한 가동 범위보다 약간 더 높은 정도로 유지하는 것이 적정하다. 그러면 부상을 예방할 수 있다. 지나치게 유연하면 운동 수행에 필요한 힘을 잃고 만다."

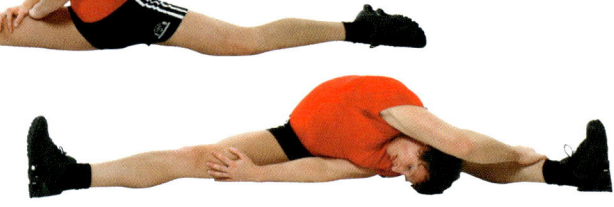

스트레칭은 언제 하면 좋은가

스트레칭을 하는 시점은 다음과 같이 네 가지로 구분할 수 있다.

1 워밍업할 때

고무를 몇 초간 팽팽하게 당겨보자. 그러면 고무의 온도가 금세 오르기 시작한다. 같은 이치로 스트레칭을 하면 근육과 힘줄이 뜨거워진다. 하지만 고무를 너무 많이 당기면 고무가 이완되면서 힘을 모두 잃어버리거나 갑자기 끊어질 수 있다. 근육의 경우도 마찬가지다.

스트레칭으로 워밍업을 할 때는 항상 가벼운 수준으로 진행해야 한다. 실제로 다수의 의학 연구에 의하면, 지속적인 스트레칭을 통한 워밍업은 보통 운동 능력의 감소로 이어진다고 한다. 반응성이 아주 약간만 손실되어도 신장·이완 주기가 느려지기 때문에 근육은 폭발력을 잃고 만다. 이러한 운동 수행 능력의 감소는 단 몇 시간 동안만 지속되지만 운동을 방해하기에는 충분한 시간이다. 따라서 워밍업 시 과도한 스트레칭은 좋지 않다.

2 세트와 세트 사이

운동하는 도중 스트레칭을 하면, 다음과 같은 상반된 결과가 나올 수 있다.

→ 근력을 빨리 회복할 수 있다. 세트와 세트 사이에 휴식 시간을 줄여주는 이점이 있다.
→ 근력이 빨리 손실된다.

이렇게 극단적인 결과가 나타날 수 있는 것은 그리 놀

스트레칭의 효용성, 어떻게 받아들여야 할까?

스트레칭은 70~80년대에 크게 유행했다. 하지만 그간 이루어진 과학적 연구 결과에 따라 오늘날에는 스트레칭의 효과가 일부분 의심을 받고 있는 실정이다.

→ 몸을 유연하게 만드는 것이 이롭다고 생각되면 스트레칭을 망설일 필요는 없다.

→ 스트레칭이 자신의 운동 수행 능력에 부정적인 영향을 끼친다는 느낌이 든다고 해서 자신이 운동을 잘못 수행하고 있는 것은 아닌지 의문을 가진다거나 자신이 비정상이라고 생각할 필요는 없다. 스트레칭은 긍정적인 장점만큼이나 부정적인 영향도 분명 존재한다.

라운 현상이 아니다. 운동 중에 발생하는 근육의 피로도에 따라 달라지는 것이기 때문이다. 즉, 초반 세트를 수행하는 사이에 스트레칭을 하면 이로울 수 있지만 그다음 세트들 사이에서는 역효과가 나타날 수 있다는 것이다.

스트레칭을 해보면 그 혜택과 폐해를 금방 느낄 수 있다. 따라서 세트 사이에 스트레칭하는 것을 '좋다, 나쁘다'라고 단정하기는 어렵다. 장점을 지지하는 사람들도 있겠지만, 이로운 효과가 모든 사람에게 적용되는 것은 아니다.

3 운동을 마친 후

스트레칭하기에 가장 적합한 때라고 할 수 있다. 일시적으로 운동 수행 능력이 감소하는 상황이 생기더라도 전혀 손해볼 일이 없기 때문이다. 게다가 막 운동을 끝낸 근육은 가장 뜨겁기 때문에 이때 스트레칭하는 것이 가장 이상적이다. 하지만 처음에 언급했던 규칙을 명심하자. 근육이 너무 유연하면 장기적으로 볼 때 운동 수행 능력 향상에 나쁜 영향을 미친다. 따라서 부상을 예방하기 위해 운동 가동 범위를 적당히 유지하는 정도로만 실시하자.

4 운동하는 날 사이

스트레칭은 운동하는 날 사이 근육의 빠른 회복을 돕는 수단으로 사용될 수 있다. 하지만 이 전략의 문제점은 근육이 차갑게 식어 있는 상태이기 때문에 부상을 입을 수도 있다는 것이다. 더군다나, 통념과는 달리, 운동하는 날 사이에 스트레칭을 한다고 해서 근육을 회복시키는 데 꼭 도움이 되지는 않는다.

스트레칭 종류에 따른 수행 방법

두 가지 스트레칭 방법을 소개한다.

1 정적 스트레칭

일정 시간(보통 10초~1분) 동안 스트레칭 자세를 그대로 유지하는 방식이다. 스트레칭의 각도는 목적에 따라 충분히 낮추거나 높일 수 있다.

장점
동작을 잘 제어하면서 점차적으로 실시하면 부상을 입을 염려가 거의 없다.

운동 전에 실시하면 운동 수행 능력이 저하될 수 있다.
단점

2 동적 스트레칭

10~20초 동안 짧고 빠르게 동작을 반복하여 근육을 다소 급격하게 스트레칭하는 방식이다. 이러한 스트레칭은 신장·이완 주기를 활용하면서 근신전 반사를 유발하므로 플라이오메트릭 운동과 흡사하다. 동작을 짧고 빠르게 실시하는 목적은 근육을 자연스러운 방식보다 더 많이 신장시키기 위함이다. 단, 근육이 찢어질 정도로 지나치게 실시하지는 말자.

장점
운동 전에 실시해도 운동 수행 능력이 저하되지는 않는다. 단, 근육이 찢어질 정도로 수행해서는 안 된다.

이러한 종류의 스트레칭은 부상을 유발할 가능성이 높다.
단점

스트레칭은 근육군에 따라 1~3세트 수행하는 것이 일반적이다.

결론

위의 5가지 형태의 저항(맨손, 추가 저항, 탄성 저항, 플라이오메트릭 저항, 스트레칭)을 이용하면 근육이 낼 수 있는 힘의 서로 다른 부분을 끌어낼 수 있다. 힘의 폭이 넓을수록 향상도 빨라진다는 것을 명심하자.

근육은 어떻게 힘을 얻는가

근육은 커질수록 강해진다. 그러나 우람한 근육이 아님에도 강한 힘을 내는 사람도 있다.
이런 모순을 어떻게 설명할 수 있을까? 간단하다. 근육의 크기는 근육의 힘을 결정짓는 여러 요인 중 하나일 뿐이기 때문이다. 근육의 수축 강도는 다음 5가지 요인에 의해 결정된다.

근육의 수축 강도를 결정하는 5가지 요인

1 동원되는 운동 신경 세포의 수

힘이 센 사람이란, 순간적으로 가능한 한 많은 양의 근섬유를 동원할 수 있는 능력을 가진 사람을 뜻한다. 근섬유는 신경 시스템을 매개로 동원되며, 모든 과정은 뇌에서 시작된다. 즉, 근육을 수축하라는 명령이 척추 신경을 매개로 전달되고, 운동 신경 세포는 이 명령을 받아 근섬유에 전달한다. 각 운동 신경 세포가 지정된 근섬유에 수축 명령을 전달하는 것이다.

활성화된 운동 신경 세포의 수가 많을수록 수축하는 근섬유의 수도 많아진다. 그리고 무거운 중량을 다룰수록 운동 신경 세포를 많이 동원하는 능력을 키울 수 있다. 무거운 무게로 운동을 수행해야 하는 이유가 바로 이 때문이다.

2 각 운동 신경 세포가 내보내는 자극의 강도

운동 신경 세포는 근육에 다양한 전기적 자극을 보낼 수 있다. 이 전기적 자극이 약하면 근육은 약하게 수축하고, 전기적 자극이 강하면 근섬유가 강력하게 동원된다. 신경 자극의 강도는 운동의 강도를 높임으로써, 즉 무거운 무게로 가능한 한 많이 반복하는 능력을 기름으로써 발달시킬 수 있다. 플라이오메트릭 운동 또한 신경 자극의 강도를 높이는 데 중요한 역할을 수행한다.

3 근육의 크기

근섬유의 크기와 근섬유가 낼 수 있는 힘 사이에는 명확한 상관관계가 존재한다. 운동 신경 세포에 연결된 근섬유가 클수록 신경 자극을 통해 발생하는 힘의 세기도 커진다.

최대한 낼 수 있는 힘의 80% 안팎에 해당하는 무게로 근육 운동을 반복 수행하면 근육의 양을 증가시킬 수 있다.

4 근육 내 공조

운동을 전혀 하지 않는 사람의 경우, 운동 신경 세포가 전기적 자극을 보내면 근섬유가 무질서하게 비효율적으로 수축한다. 반면, 운동을 하는 사람은 운동 신경 세포가 전기적 자극을 보내면 근섬유가 질서 있게 효율적으로 수축한다. 최대한 낼 수 있는 힘에 근접한 중량으로 근육 운동을 하면 이러한 능력을 향상시킬 수 있다.

5 근육 간 공조

동작을 실시할 때는 일반적으로 근육군이 전체적으로 활성화되고, 한 가지 근육만 수축하는 경우는 드물다. 운동 초보자들은 저항이 커지면 근육 전체를 효율적으로 움직이는 데 어려움을 겪는다. 친업을 예로 들어 보자. 운동 초보자들은 친업할 때 몸이 한쪽으로 기울고, 바를 일직선으로 천천히 당기지 못한다. 몸도 앞뒤로 흔들린다. 하지만 운동을 계속하면 팔과 등 근육이 함께 움직이는 법을 익히게 되고, 좌우 근육이 균형을 이루게 된다.

운동을 지속하면 이처럼 신체 기능이 향상된다. 모든 스포츠 훈련에서 새로운 동작을 체득하려 할 때도 마찬가지다. 운동량, 즉 동작이나 연습을 반복하는 횟수가 늘어나면 해당 근육을 사용하는 법을 익힐 수 있다.

규칙적으로 근육 운동을 수행하면 근육들이 길들여져 종합적으로 사용할 수 있게 되므로, 수개월간 근육 운동을 수행한 운동선수는 새로운 운동 동작을 더욱 빨리 습득할 수 있다.

! 지금까지 서술한 것을 요약하면, 근육의 크기는 힘의 다섯 가지 요소 중 하나일 뿐이다. 근육의 힘과 강도를 높이기 위해서는 근육 운동 프로그램을 통해 신경 시스템에 속하는 나머지 네 요소들도 고루 발달시켜야 한다.

4 이러한 신경 시스템의 변화는 여러분에게 작은 충격을 선사하기도 한다. 그것은 기분 좋은 놀라움일 수도 있고, 기분 나쁜 놀라움일 수도 있다. 어떤 날은 운동을 시작하기 전에 기력이 아주 왕성한 느낌이 들지만 막상 운동을 해보면 본인의 목표치를 달성하지 못하는 경우가 있다. 반면 약간 피곤하다고 느끼지만 과거에 비해 큰 힘을 낼 수 있어 놀란 날도 있을 것이다.

5 신경 시스템의 회복과 근육의 회복이 꼭 일치하는 것은 아니다. 이러한 회복의 비일관성은 운동 계획을 세우는 작업을 더욱 까다롭게 한다.

실천적인 결과

이러한 운동생리학적 개념에서 몇 가지 실천적인 결과를 도출해낼 수 있다.

1 근육 운동을 처음 시작한 초보자가 빠르게 힘이 붙는 것은 근섬유의 비대와는 연관이 없다. 힘이 생기는 현상은 근육 간 공조와 근육 내 공조의 개선으로 설명할 수 있다(신경계의 협응).

2 따라서 근육 운동 초기에 힘이 세졌다고 해서 자신의 근력 운동 프로그램이 잘 구성되어 있고, 그로 인해 빠르게 성장을 지속할 수 있다는 것은 아니다. 운동 초기에는 근육의 사용법을 익히기 때문에 빠르게 힘이 생기는 것이다.

3 운동을 하다보면 다른 날보다 힘이 더 세졌다고 느낀 적이 있을 것이다. 그렇다고 근육의 크기가 달라진 것은 아니다. 이처럼 힘의 세기가 변하는 이유는 신경 시스템의 효율성으로 설명할 수 있다. '신경 시스템이 충분한 휴식을 취하면 운동할 때 효과를 발휘하여 힘이 세진다.' 신경 시스템이 충분히 회복되지 않고 '피로하면' 아무리 적은 무게라도 몇 톤이 나가는 것처럼 무겁게 느껴질 수 있다.

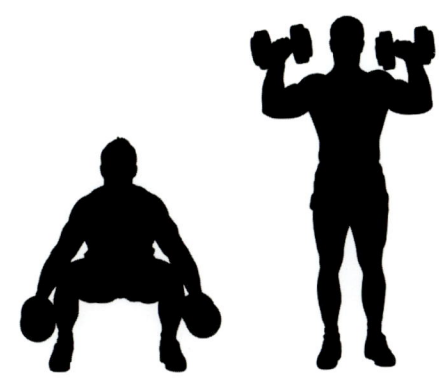

근육이 만들어지는 메커니즘

근육에 가해지는 긴장은 근육의 크기를 결정한다.

중력이 없으면 근육은 소실되고 만다. 우주 비행사들이 우주에서 급속도로 쇠약해지는 이유가 바로 이 때문이다. 근육 운동은 정반대의 효과를 낸다. 근육에 강한 긴장을 가하면 근육은 강화되고 비대해진다.
근육은 수축에 필요한 요소인 액틴과 미오신(근육 수축을 담당하는 미세한 근섬유)의 작용으로 비대해진다. 또한 우리 신체는 근섬유 안에 포함된 줄기세포의 증식을 통해 근섬유의 수를 늘리는 능력을 갖고 있으며, 이 줄기세포는 규칙적인 운동으로 발생하는 긴장에 의해 근육 세포로 변환된다.
그러나 이러한 근육의 성장 과정은 말하는 것만큼 간단하지 않으며, 운동 프로그램을 수행한다고 해서 곧바로 효과가 나타나는 것도 아니다.
운동을 하고 난 후 가장 먼저 나타나는 현상은 근섬유의 손상이다. 이로 인해 힘이 빠지고 근육통을 느끼기도 한다. 근육 운동은 근육을 파괴(이화작용)하는 제1요인이므로 과도하게 해서는 안 된다(23p 과도한 운동에 관한 내용 참고).
하지만 다행히도 우리 몸은 이러한 '근육 손상'에 대응을 한다. 손상된 근육 부위를 복원하기 위한 작용이 일어나는 것이다. 인체의 신비로운 점은, 이런 방식으로 근육의 강화 복구(과잉 보상)가 이루어진다는 점이다. 인체는 단순히 복구에 그치지 않고 액틴과 미오신 섬유를 새롭게 합성한다. 시간이 지남에 따라 초과 생성된 액틴과 미오신 섬유는 근육량의 증가로 이어진다. 이러한 추가 기능 덕분에 우리 근육은 더욱 강해지고 근육 운동의 이화작용에 대한 저항력도 더 강해지는 것이다.

자기 면역화

근육 운동으로 인해 저항에 대한 몸의 적응력이 생기면 불행히도 근육의 향상 속도는 점점 더뎌지게 된다. 운동 초보자가 초반에는 빨리 향상되지만, 나중에는 향상 속도가 처음과 같지 않은 것이 바로 이 때문이다. 단, 이러한 자기 면역화를 막는 방법이 있다. 사용하는 중량, 세트, 동작 반복횟수를 늘리는 것이다. 근육을 강제로 반응하게 만들려면 근육을 더 많이 혹사시켜야 한다.
하지만 운동량과 중량이 커지면 커질수록 몸은 회복에 더 큰 어려움을 겪는다. 따라서 힘들게 운동할수록 운동하는 날 사이에 휴식하는 날을 늘려 운동 과다 상태에 이르지 않도록 해야 한다. 예를 들어 초보자가 어떤 근육을 한 주에 세 번 단련했다면 운동 능력이 향상되어 감에 따라 이 빈도를 일주일에 두 번으로 줄여야 한다는 것이다.

몸짱에 관한 조언 몇 가지

요즘은 하루아침에 '몸짱'을 만들 수 있다는 광고를 쉽게 접할 수 있다. 하지만 노력 없이 빠르게 근육을 키우는 방법이 있을 것이라 생각한다면 하루 빨리 꿈을 깨는 것이 좋다. 우리 몸에 일어나는 자연적인 작용은 전부 생리적 필요에 부응하게 되어 있다. 근육이 커지면 더욱더 강한 저항을 주어야 한다. 마법의 주문을 걸거나 간절히 기도한다고 해서 근육이 비대해지는 것은 아니다. 근육 운동은 노력을 많이 해야 하는 훈련이라는 사실을 기억하자.

이화작용(異化作用, Catabolism)
생물체 내에서 화학적으로 복잡한 물질을 좀 더 간단한 물질로 분해함으로써 에너지원으로 사용하는 반응이다.

운동을 하는 날만큼 휴식을 취하는 날도 중요하다. 발달이 정체되었다면 그것은 몸이 충분히 회복되지 않았기 때문일 수 있다. 운동 중 근육의 이화작용은 무한하게 일어난다. 만약 여러분이 몇 주간 연달아 온종일 운동을 계속하면 근육이 급격히 약화되는 것을 느낄 수 있을 것이다. 이는 신체가 회복하고 새로운 근섬유를 합성할 시간이 부족하기 때문이다. 따라서 운동 강도와 회복의 균형을 잘 맞추는 것이 중요하다.

다시 말하지만, 근육 발달이 지연되거나 근력이 감소했다는 것은 회복 시간에 비해 운동량이 과했다는 증거이다. 일반적인 해결책은 운동하는 날 사이에 시간 간격을 보다 길게 두어 회복 시간을 확보하는 것이다.

! 운동을 과도하게 하면 오히려 근력과 근육의 양이 감소한다. 근육은 휴식을 취해야만 복구되고 발달한다는 것을 기억하자.

근지구력은 어떻게 증가하는 것일까

근지구력은, 근육이 계속 수축할 수 있도록 충분한 에너지를 공급하는 능력에 달려 있다.

근육의 지속적인 에너지는 지방에서 나온다. 당분은 극히 일시적으로 에너지를 공급할 뿐이다. 지구력이 있는 근육이란 지방을 태우는 능력이 뛰어난 근육을 말한다.
그리고 지방의 연소는 다음 요인에 의해 달라진다.

1 산소 공급
2 지방을 에너지로 변환시키는 근섬유의 능력

근육 운동을 규칙적으로 수행하면 위의 두 요인이 개선되는데, 그 원리는 다음과 같다.

1 근육에 산소 공급이 원활해진다

산소는 지방 연소에 필수불가결한 요소이다. 산소가 부족하면 근육의 힘은 급속도로 떨어진다. 근육 운동은 모든 혈관망을 조밀하게 해 더 많은 혈액이 근육 안에서 순환할 수 있도록 한다. 또한 산소를 운반하는 적혈구의 양도 더욱 풍부하게 만든다.

2 지방의 연소가 원활해진다

근육 운동은 미토콘드리아처럼 지방을 연료로 변환시키는 근육 효소의 활동을 활발하게 한다.

이 두 가지가 개선되면 강도 높은 운동을 하더라도 근육이 유산소 상태로 더욱 오랫동안 유지될 수 있다. 즉, '크로스 오버' 지점(근육이 무산소 상태로 넘어가는 순간)에 이르기가 더욱 어려워지는 것이다. 여기에 지구력의 비밀이 숨어 있다. 왜냐하면 근육이 무산소 상태로 넘어가면, 근육은 더 이상 지방을 연소시키는 것이 아니라 당분을 연소시키기 때문이다. 우리 몸은 당분의 보유량이 한정되어 있기 때문에 이 상태에서는 에너지를 오랫동안 유지할 수 없다. 또한 당분을 연소시키면 노폐물(젖산)이 다량으로 생성되어 신체에 산소가 부족해진다.

근육 운동 시 주의 사항

모든 스포츠 활동이 그렇듯이 근육 운동에도 몇 가지 주의 사항이 있다.

강도 높은 신체 운동을 시작하기 전에는 일반의나 심장 전문의에게 상담을 받을 필요가 있다.

요통, 심혈관 문제, 관절 이상, 심한 과체중인 사람들은 각별히 주의해야 한다.

명확한 목표 설정

근육 운동 프로그램 구성의 가장 첫 단계는 바로 목표를 정하는 것이다.

여러분이 운동하려는 목적은 무엇인가?

- 근육을 키우기 위함인가?
- 몸매를 날씬하게 만들기 위함인가?
- 스포츠 수행 능력을 향상시키기 위함인가?
- 건강을 유지하기 위함인가?

종종 이러한 목표 가운데 한 개 이상의 목표를 두루뭉술하게 정할 것이다. 하지만 사전에 목표를 확실히 정해놓지 않으면 최적의 프로그램을 만드는 데 큰 어려움이 따른다. 종이에 명확한 목표를 적어 놓고 거기에 맞는 운동을 하도록 하자.

목표의 구체화가 중요

목표를 정했다면 이것을 좀 더 세분화하고 구체화할 수 있어야 한다.

예를 들면 다음과 같다.

- 6개월 안에 근육을 5kg 늘린다.
- 3개월 안에 근력을 40% 높인다.
- 1개월 안에 지방을 3kg 감량한다.

하루아침에 힘이 세지거나 팔뚝이 굵어지는 사람은 없다. 운동 기한과 목표량은 실현 가능한 수준으로 정해야 한다. 종종 발달이 더디다고 느낄 수 있겠지만, 잘 짜여진 프로그램으로 제대로 운동을 하면 발달이 지연되는 경우는 드물다. 목표량을 정하고 매달 도달해야 할 단계를 세우면 자신이 얼마나 향상되었는지 쉽게 측정할 수 있을 것이다. 그리고 각 단계를 넘어서면 동기부여가 되어 운동하려는 의지 또한 더욱 굳건해질 것이다.

가장 간단하게 만들 수 있는 프로그램은 우람한 근육을 갖춘 멋진 몸 만들기 프로그램이다. 프로그램의 유형은 Part 3에서 소개할 것이다. 이 프로그램 유형을 기본으로 삼고, 지금부터 소개할 다양한 변수에 따라 본인에게 맞는 프로그램을 구성해보자.

스포츠 수행 능력 향상을 위한 근육 운동 프로그램은

하다. 이를 위해서는 다음 사항을 정의할 수 있어야 한다.

- 본인의 스포츠에서 가장 많이 사용하는 근육은 무엇인가?
- 근육의 크기, 힘, 폭발력, 지구력 등 이 가운데 본인이 수행하는 스포츠에서 요구하는 자질은 무엇인가?
- 본인의 스포츠 수행 능력을 가장 많이 제한하는 요인은 무엇인가?

이와 관련한 운동 프로그램 역시 Part 3(268p)에서 소개할 것이다. 이를 참고하여 운동 프로그램을 만들어보자.

프로그램 구성하기 20단계

운동 프로그램을 구성하기 위한 몇 가지 간단한 기본 이론을 알아보았다. 이제 운동 프로그램 구성을 아래의 20단계로 진행해보자. 각 단계들을 하나씩 살펴봄으로써 운동 계획을 세우는 과정에서 생기는 의문을 해소해 나갈 수 있을 것이다. 또한 근육이 향상됨에 따라 프로그램을 어떻게 업그레이드해야 하는지도 알 수 있을 것이다.

01단계
일주일에 몇 번 운동해야 할까?

기본적으로 근육 운동은 일주일에 최소 2회는 실시하는 것이 좋다. 이미 강도 높은 훈련을 수행하는 운동선수들은 근육 운동 프로그램을 일주일에 1회만 실시해도 무방하다. 반면, 근육 운동 외에 다른 운동을 하지 않는 사람은 일주일에 3회 이상 실시하는 것을 권한다.

여기서 주의할 점은 일주일에 최대 4회를 넘기지 말아야 한다는 것이다. 지나친 운동은 오히려 악영향을 미친다는 사실을 명심하자(단 전문 운동선수라면 일주일에 4회 이상을 수행할 수도 있다).

물론 일주일에 몇 번을 운동할지는 개인의 일정에 따라 좌우될 수 밖에 없으며, 그 같은 사정에 맞추다 보면 본인에게 맞는 최적의 운동량을 수행하기 어려운 경우도 생길 것이다. 그러나 분명한 것은 한 주에 한 번이라도 운동하는 것이 아예 안 하는 것보다 훨씬 낫다는 사실이다.

! 근육 운동을 처음 시작하는 사람들은 대체로 열정과 에너지가 넘친다. 그리고 몸을 더 빨리 만들고 싶은 욕심에 날마다 운동을 하려고 한다. 그러나 초반에 열정이 너무 과하면 피로감과 부상이 찾아와 환상이 금방 깨져버리고, 운동하고자 하는 동기까지 사라지고 만다. 가장 빠른 향상을 보이는 사람은 운동량을 조절할 줄 아는 사람이다. 운동 효과는 즉시 나타나는 것이 아니며, 지속적인 운동이 좋은 결과를 가져온다는 것을 명심하자.

심화 과정

가장 이상적인 방법은 1~2개월 동안 주 2회로 운동을 시작한 다음, 체력이 어느 정도 향상되었다고 느꼈을 때 주 3회로 늘리는 것이다. 처음 시작할 때는 주 3회를 넘어서는 안 된다. 그리고 3~6개월간 꾸준히 운동한 후에는 4일 기준의 운동 방식을 고려해본다.

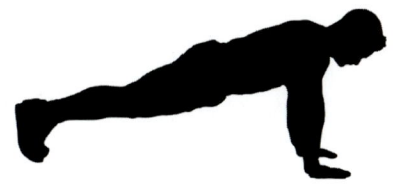

02단계
며칠 간격으로 운동해야 할까?

가장 이상적인 방법은 하루 운동하고 하루 쉬는 것이다. 이 방법이 자신의 일정과 맞지 않는다면 이상적인 것과 가능한 것 사이에서 최선의 방법을 찾아보자. 다음과 같은 방법을 생각해볼 수 있다.

1 주 1회 운동

운동 날짜를 마음대로 정할 수 있다.

2 주 2회 운동

그날의 운동과 다음번 운동 사이의 시간 간격을 될 수 있는 한 넓게 잡는다. 예를 들면 월요일과 목요일, 아니면 화요일과 금요일에 운동하는 식이다. 중요한 것은 운동하는 날 사이에는 적어도 하루는 휴식을 취해야 한다는 것이다. 만약 부득이하게 운동할 시간이 주말만 허락되는 경우에는 평일을 회복하는 시간으로 쓰자.

3 주 3회 운동

하루 운동, 하루 휴식을 교대로 하는 것이 가장 이상적인 조합이다. 예를 들면 월요일, 수요일, 금요일에 운동하는 방식이다. 주말은 완전한 휴식 기간으로 남겨둔다. 이틀 연속으로(예를 들면 주말에) 운동하고 수요일에 세 번째 운동을 하는 방법 또한 가능하다. 그러나 되도록 운동 날짜를 나란히 배치하는 것은 피한다.

4 주 4회 운동

일주일에 4회를 운동하면 휴식을 취할 날이 적고 2회분의 운동이 나란히 이어질 수밖에 없다. 그러므로 주 4회 운동은 한 번은 상체, 한 번은 하체 운동을 하는 방식으로 진행한다(다음 페이지 참고). 운동하는 날은 '월요일, 수요일, 금요일, 일요일' 또는 '화요일, 목요일, 토요일, 월요일'로 배치하자.
여러분의 일정이 충분히 유동적이라면 7일이 아니라 8일을 기준으로 4회의 운동을 분배할 수도 있다. 이렇게 하면 하루 운동 후 하루 휴식을 취할 수 있다. 단, 매주 운동 날짜를 바꾸는 것보다 되도록 정해진 날짜에 운동을 하도록 하자.

03단계
각 근육은 일주일에 몇 번 운동해야 할까?

이미 많은 운동량을 소화하고 있는 운동선수들은 일주일에 한 차례의 근육 운동만으로도 충분하다. 이것은 일주일에 각 근육을 한 번만 운동하는 것을 의미한다. 오프시즌에 근육 운동 빈도를 높여 근력과 근육량을 빠르게 높이고 싶은 선수는 일주일에 2~3회 정도 각 근육군을 운동하는 것이 좋다.

> **Note**
>
> 근육량을 늘리기 위해 운동하는 것과 스포츠 수행 능력을 향상시키기 위해 운동하는 것은 근본적인 차이가 있다. 스포츠 수행 능력을 향상시키려면 모든 근육을 같은 날에 단련해야 한다. 그 이유는 대부분의 스포츠에서 근육들은 개별적이 아닌 종합적으로 움직이기 때문이다. 우람한 근육을 만들고 싶은 사람들은 여러 근육군을 나누어 집중적으로 운동하는 것이 좋다.

심화 과정

매주 2회의 운동을 수행하면서 모든 근육을 단련해보자. 이 같은 리듬으로 2~3주간 운동한 후, 체력이 향상되었다고 느껴지면 주 3회로 넘어가 매회마다 모든 근육군을 단련해본다. 이때 무리 없이 이행할 수 있도록 한 주는 2회, 한 주는 3회 운동을 하는 방식으로 번갈아가며, 주 3회 운동이 편해질 때까지 반복해보자. 단, 자신의 스포츠를 위해 별도의 훈련을 하는 운동선수들은 주 3회 운동하는 것이 과할 수 있으니 알맞게 조정하자.

운동을 하다 보면 한 회의 운동에 모든 근육군을 운동하는 것이 더 이상 불가능할 때가 있을 것이다. 이 경우에는 운동하는 날을 늘려서 각 근육군을 나누어 단련하도록 하자.

1 3일 기준 구성

우선순위와 취약점을 고려해 구성한 3일 기준의 프로그램을 소개한다.

> Day 1　상체 운동
> Day 2　휴식
> Day 3　하체 운동
> Day 4　휴식
> Day 5　우선순위에 있는 근육군 또는
> 　　　　발달이 지체된 근육군 운동
> Day 6　휴식
> Day 7　휴식

이 조합에서는 어떤 근육군은 일주일에 한 번 운동하고 어떤 근육군은 일주일에 두 번 운동하게 된다.

2 4일 기준 구성

이 구성으로는 상체와 하체를 일주일에 2번 운동할 수 있다(4일 기준 구성에서 전신을 최대 강도로 운동하고자 한다면 각 근육군의 운동 빈도를 일주일에 3번이 아닌 2번으로 제한해야 한다).

한 주가 아니라 두 주에 걸쳐 프로그램을 구성한다면 상체와 하체를 14일 동안 3번씩 단련하는 방식으로 구성한다(총 6일 운동). 이렇게 하면 각 운동 사이 근육들이 회복할 시간을 3~4일로 지정할 수 있다. 매주 4일씩 운동하는 것은 되도록 피하자. 이러한 빈도로 운동을 진행하면 각 운동 사이에 회복할 수 있는 시간이 하루나 이틀밖에 되지 않아 근육이 완전히 회복하지 못하기 때문이다.

> **상체와 하체 근육을 동일하게 운동하는 프로그램 예**
>
> Day 1　상체 운동
> Day 2　휴식
> Day 3　하체 운동
> Day 4　휴식
> Day 5　상체 운동
> Day 6　하체 운동
> Day 7　휴식

> **상체 근육을 더 자주 운동하는 프로그램 예**
>
> Day 1　상체 운동
> Day 2　휴식
> Day 3　상체 운동
> Day 4　휴식
> Day 5　상체 운동
> Day 6　하체 운동
> Day 7　휴식

! 일주일에 근육 운동을 몇 번 하는 것이 이상적인지를 알기 위해서는, 운동 사이에 며칠간 휴식을 취하는 것이 좋은지 먼저 생각해 보아야 한다. 실제로 근육은 운동하는 기간이 아니라 휴식하는 기간에 강화된다. 이렇듯 운동하는 것만큼 쉬는 것도 중요하다.

문제는 우리의 근육이 모두 같은 속도로 회복되지 않는다는 것이다. 어떤 근육들은 충분히 빠르게, 다른 어떤 근육들은 느리게 회복된다. 운동하다 보면 특정 근육군이 다른 근육군에 비해 힘이 더 잘 붙는다는 것을 깨닫게 될 것이다. 이때는 뒤처져 있는 근육의 회복 시간을 더 늘려야 한다. 근육의 발달이 지체된다는 것은 근육에 더 많은 휴식이 필요하다는 증거이기 때문이다.

04 단계
하루에 한 번 이상 운동해도 될까?

하루에 여러 차례 운동하는 사람은 보디빌딩 챔피언밖에 없다(보디빌더들도 대회 준비기간에만 이렇게 운동한다). 전문 선수가 아니라면 하루에 한 번만 운동하는 것이 좋으며, 앞서 말했듯 매일 하는 것도 좋지 않다. 만약 일정상 일주일에 한 번밖에 운동할 수 없다면 1회 운동을 둘로 나누는 것을 고려해볼 수 있다. 물론 처음부터 이런 방식으로 운동해서는 안 되며, 몇 주간 꾸준히 운동하여 익숙해진 다음에야 가능하다. 이렇게 운동을 분할하는 방법을 이용하면 근육을 골고루 발달시킬 수 있다. 단, 우리가 생각하는 이상적인 프로그램과는 여전히 거리가 멀다.

05 단계
하루 중 언제 운동하는 것이 좋을까?

아침에 운동하는 것을 좋아하는 사람이 있는가 하면, 오후나 저녁에 운동하는 것을 선호하는 사람도 있다. 하루 중 근력이 최고조에 이르는 시간은 사람에 따라 다르다. 아침에 근력이 세고 오후에는 상대적으로 약해지는 사람이 있는가 하면, 정반대인 사람도 있다. 신경계에 따른 이러한 차이는 지극히 일반적인 것이다. 참고로 운동선수 중에도 하루 종일 근력을 지속적으로 유지하는 사람을 찾기란 쉽지 않다.

이상적인 것은 본인의 근력이 가장 세지는 시간대를 선택해서 운동하는 것이다. 대부분 사람들의 근력은 오후 6~7시를 전후하여 최고조에 이른다. 따라서 가능하다면 이 시간에 운동하는 것도 괜찮은 방법이다.

! 일과에 따라 부득이하게 운동 시간이 정해지는 경우도 있을 것이다. 이상적인 시간에 운동하는 것이 어렵다면 늘 같은 시간에 운동하는 것을 원칙으로 삼자. 우리의 근육도 그 시간에 적응해 그 순간 최상의 역량을 발휘할 것이다!

06 단계
1회의 운동에서 몇 개의 근육을 단련해야 할까?

우리의 몸은 여섯 개의 근육군으로 구성되어 있다.

- 팔(이두근, 삼두근, 상완근)
- 어깨
- 가슴
- 등
- 복부
- 넓적다리(대퇴사두근, 햄스트링, 둔근, 종아리)

운동 초보자의 경우 운동을 수행할 때마다 모든 근육을 운동하는 것이 좋을까 아니면 몇 개의 근육군만 운동하는 것이 좋을까?

이 질문에 대한 대답은 주당 몇 회의 운동을 수행하는지에 따라 달려 있다. 일주일에 1~3회 운동을 하는 경우에는 매 운동 시 몸 전체를 단련하는 것이 좋다. 아주 적은 세트로 각 근육을 자극하기 때문에 한 회의 총 운동량은 감당할 수 있는 수준이 될 것이다. 하지만 시간이 지남에 따라 각 근육 운동에 대한 세트를 추가하면, 한 회의 운동량이 버겁게 느껴지는 순간이 온다.

이때는 운동 프로그램의 구성을 근육군에 따라 분할할 필요가 있는데, 이를 '스플릿(split)'이라고 한다. 스플릿 원리를 이용해 프로그램을 짜면 1회 운동에서 단련하는 근육군의 수가 줄어드는 대신, 각 근육군에 대한 운동량과 강도를 높일 수 있다. 처음 2~3개월 동안은 몸 전체를 단련하는 방식으로 운동하고, 이후에는 프로그램을 이처럼 스플릿해보자.

스플릿은 최소 주 2회 이상 운동을 수행해야 가능하다. 6개의 근육군을 1회 운동에 모두 단련하지 말고, 1회에 4개, 다른 날에 2개의 근육군을 단련하는 방식으로 운동해보자.

주 2회로 스플릿한 프로그램 예

첫째 날 → 상체(어깨, 가슴, 등, 팔)
둘째 날 → 하체 + 복부

복부를 넓적다리와 함께 묶어 운동하면 다른 날에 상체 운동을 수행할 수 있다. 하지만 복부 근육이 우선순위에 있다면 복부 운동을 주 2회 운동 프로그램에 모두 포함시킬 수도 있다.

주 3회로 스플릿한 프로그램 예

첫째 날 → 상체(어깨, 가슴, 등, 팔)
둘째 날 → 하체 + 복부
셋째 날 → 상체(가슴, 등, 어깨, 팔)

이 스플릿은 넓적다리보다 상체 근육 단련에 초점을 맞추고 있어 상체 근육 단련이 우선순위인 사람에게 적합하다.

> **Note**
> 근육 운동을 할 때는 각각의 날에 실시하는 운동의 순서를 바꾸는 것이 좋다. 이유는 바로 다음 단계에서 설명하겠다.

상체와 하체 근육을 균형 있게 스플릿하려면 주 4회 운동 구성이 가장 적합하다.

주 4회로 스플릿한 프로그램 예

첫째 날 → 상체(등, 어깨, 가슴, 팔)
둘째 날 → 하체(대퇴사두근, 햄스트링, 종아리)
셋째 날 → 상체(가슴, 어깨, 등, 팔)
넷째 날 → 하체(햄스트링, 대퇴사두근, 종아리)

넓적다리가 우선순위가 아닌 경우에 주 4회로 스플릿한 프로그램 예

첫째 날 → 가슴, 등
둘째 날 → 어깨, 팔
셋째 날 → 가슴, 등, 팔
넷째 날 → 어깨, 넓적다리

이러한 향상의 논리를 이해하고 있어야 운동할 때 더욱 발전할 수 있다. 향상을 위한 가장 이상적인 방법은 각 회의 운동량, 기간, 강도를 가능한 한 균형 있게 수행하는 것이다. 이를 바탕으로 운동을 스플릿해보자.

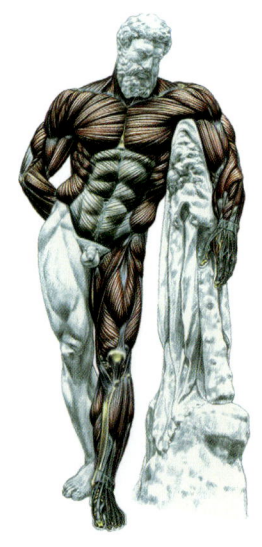 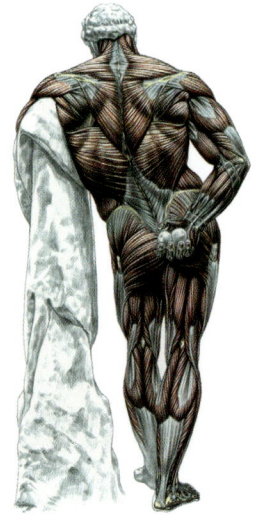 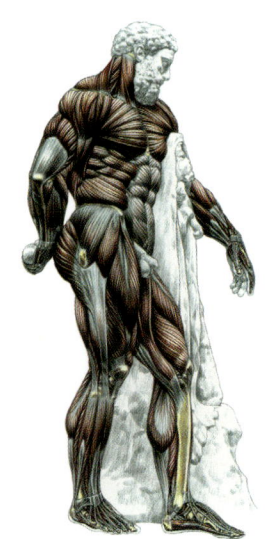

07단계
근육은 어떤 순서로 운동해야 할까?

6개의 근육군을 운동할 때 가능한 조합은 통계적으로 20여 개에 이른다. 그렇다고 모든 조합이 좋은 것은 아니다. 맞지 않는 조합에 대해 알아보고 가장 효과적인 조합으로 프로그램을 구성해보자. 근육 운동의 순서는 다음 네 가지 변수에 따라 달라진다.

1. 근육 운동에서 지켜야 할 기본 규칙
2. 각 근육에 부여하는 우선순위
3. 자신의 약점
4. 교대 원칙

1 규칙

근육량을 늘리는 것이 목적인 사람들은 다음 규칙을 지켜야 한다.

→ 가슴, 어깨, 등을 단련하기 전에 팔을 먼저 단련하지 않는다. 이 세 근육군을 단련하기 위해서는 공통적으로 팔의 힘이 필요하므로 팔이 먼저 피로해지면 안 된다. 단, 팔 근육만을 향상시키기를 원하는 사람은 예외다.

→ 하체도 마찬가지다. 종아리를 항상 마지막에 운동하자. 종아리가 피로한 상태에서 넓적다리를 단련하기 위해 무게를 밀면 종아리에 경련이 일어나기 시작한다. 그러면 운동 수행 능력이 저하될 뿐 아니라 부상의 위험도 따를 수 있다.

→ 균형 잡힌 몸매를 원한다면 하체를 운동하기 전에 상체 근육을 먼저 단련하는 것이 좋다. 하체 운동을 먼저 하면 피로 때문에 상체 운동을 할 때 효과가 많이 떨어진다. 넓적다리가 본인의 우선순위가 아니라면 이 규칙을 잘 지켜 상체 근육의 발달을 방해하지 않도록 해야 한다.

→ 상체를 운동한 다음 하체를 운동하는 방식으로 수행해야 하지만, 상체 근육과 하체 근육을 번갈아가며 운동하지 않는다. 예를 들어 가슴, 대퇴사두근, 어깨, 햄스트링, 등 순으로 단련하지 않는 것이 다. 이러한 프로그램은 스포츠 수행 능력을 향상시키는 데에는 효과가 있지만, 우람한 근육을 만들려는 사람들에게는 좋지 않다. 가능하다면 막 운동을 끝낸 근육과 가까이 있는 근육을 이어서 운동한다. 예를 들어 가슴, 그다음 어깨, 등… 이러한 순서로 운동한다.

! 이 규칙들은 서킷 방식의 프로그램에는 적용하기가 어렵다.

2 우선순위

근육 운동 순서를 결정짓는 두 번째 변수는 자신이 중요하게 생각하는 우선순위이다. 우람한 근육을 원하는 사람은 모든 근육을 동일한 방식으로 단련하지 않는다. 예를 들어 상체 근육군에 우선순위를 부여하고 넓적다리는 상대적으로 적게 운동하는 것이다. 이렇게 우선순위를 정해서 운동하면 외적인 측면에서 자신이 중요하게 여기는 부분을 좀 더 빠르게 향상시킬 수 있다.

조각 같은 복근을 만들고자 한다면 매번 본운동을 시작하기 전에 워밍업으로 복부 운동을 먼저 수행해보자. 복근이 우선순위에 있지 않다면, 복부 운동 순서를 마지막으로 미뤄놓고, 그날 본운동을 수행하고 남은 시간과 에너지에 따라 강하거나 약하게 복근 운동을 할 수도 있을 것이다.

운동선수들은 자신이 수행하는 스포츠에 따라 각 근육군의 중요도를 서열화해야 한다. 예를 들어 던지기 선수(포환, 원반, 창 등)의 경우는 어깨, 삼두근, 넓적다리, 복부가 특히 중요하다. 축구 선수의 경우는 상체 근육보다 하체 근육이 우선순위에 놓일 것이다. 수영 선수의 경우는 상체 근육이 우선순위에 있겠지만, 그렇다고 하체 근육 단련을 소홀히 해서는 안 된다.

! 우선순위는 운동 프로그램을 구성하는 데 반드시 반영되어야 한다. 그리고 어떤 근육들에 우선순위를 부여하면 다른 근육들은 어느 정도 희생된다는 사실 또한 명심해야 한다. 우리 몸은 강도 높은 운동을 소화하는 능력에 한계가 있기 때문이다.

❸ 취약점

자신의 취약점을 우선순위에 놓을 수도 있다. 모든 근육이 같은 속도로 향상되는 것은 극히 드문 일이다. 만약 어깨보다 가슴이 더 발달되었다면, 가슴보다 어깨를 먼저 단련해야 한다.

던지기 선수는 일반적으로 넓적다리 운동으로 서킷을 시작한 다음 어깨를 운동하고, 삼두근 운동으로 마무리한다. 그러나 팔의 힘이 상대적으로 부족해서 아주 멀리 던지지 못하는 경우라면 근육군의 운동 순서를 바꿔 삼두근에 우선순위를 부여할 수 있다. 이때 융통성을 발휘하여 그 주의 첫 번째 운동을 팔 근육 단련으로 시작하고, 두 번째 운동을 넓적다리 운동으로 시작할 수 있는데 이것을 교대 원칙이라고 한다.

❹ 교대 원칙

이 원칙을 적용하면 처음 근육 운동을 시작할 때 겪는 여러 문제를 해결하는 데 도움이 된다. 교대 원칙은 운동을 수행할 때마다 첫 번째로 운동하는 근육군의 순서를 계속 번갈아 바꾸어가며 수행하는 것이다. 교대로 운동을 수행하면, 똑같은 운동 패턴 때문에 금방 싫증이 나는 것을 막을 수 있다는 장점이 있다. 운동에 신선함을 주면 동기부여의 수준도 높아진다.

일시적으로 우선순위를 부여하고 싶은 근육에 교대 원칙을 적용할 수도 있다. 예를 들어 한 달 동안은 가슴 운동에 집중하고 삼각근 운동을 약간 느슨하게 하여 어깨 관절에 무리를 주지 않는다. 그리고 그다음 달에는 반대로 수행하는 것이다.

프로그램 구성의 예

개인의 필요에 따라 적용할 수 있는 운동 프로그램의 예를 소개하겠다. 자세한 프로그램은 Part 3을 참고하자.

주 1회 운동

다른 어떤 구성보다도, 어떤 근육 운동으로 시작하는지가 중요하다. 운동을 진행할수록 피로감을 많이 느끼기 때문이다. 따라서 프로그램의 마지막에 배치된 근육을 운동할 때는 힘이 많이 없을 것이다.

여기에서 고려해야 하는 주요 기준은 바로 자신의 우선순위이다. 가슴을 특히 단련하고자 한다면 매 운동을 가슴 운동으로 시작해볼 수 있다. 가슴과 어깨 근육을 발달시키기 원한다면 본운동의 첫 번째 운동으로 가슴과 어깨 운동을 교대로 수행한다.

여러분의 우선순위가 팔 근육을 단련하는 것이라면 프로그램을 구성하는 작업이 좀 더 복잡해진다. 이는 앞에서 설명했던 이유 때문이다(팔을 먼저 단련하면 나머지 상체 근육인 가슴, 어깨, 등을 단련하기 어려워지기 때문). 이 경우에는 팔 근육을 단련하는 운동을 먼저 시작한 다음 상체 근육을 단련하는 고립운동(팔에 너무 많은 무리를 주지 않는 동작)을 선택해 수행한다.

주 2회 운동

교대 원칙을 적용해서 그날그날 운동을 시작할 때마다 각기 다른 근육군 단련 동작을 수행하는 것이 좋다. 상체 단련을 하는 날에는 가슴, 등, 어깨를 번갈아 가며 운동을 시작해보자. 하체 단련을 하는 날에는 대퇴사두근과 햄스트링 운동을 교대로 수행한다. 둔근 운동으로 하체 단련 운동을 시작할 수도 있지만, 그러면 넓적다리의 힘이 많이 남지 않을 우려가 있다. 둔근이 우선순위에 있는 경우에만 이 방법을 사용하자.

주 3회 운동

일주일에 2회 운동하는 것과 같은 전략을 사용한다. 운동하는 날이 늘어날수록 교대 원칙을 활용하기가 좋다.

주 4회 운동

보다 발전된 구성으로, 상체와 하체를 매우 자연스럽게 스플릿할 수 있다. 상체 2번, 하체 2번 운동하는 것도 가능하지만, 우선순위에 따라 상체를 3번, 하체를 1번 운동하는 것도 가능하다. 이렇게 운동의 빈도가 높은 조합에서는 운동하는 날마다 근육군을 교대로 운동할 필요가 없어진다.

08단계 각 근육당 세트는 몇 회나 수행해야 할까?

운동량은 다음 두 가지 사항에 따라 결정할 수 있다.

1. 운동 세트 횟수
2. 운동 동작 횟수

자신의 수준에 적합한 세트 수는 어느 정도인지 알아보자.

> **Note**
> 세트(Set)란 힘이 빠질 때까지 같은 동작을 반복 수행하는 일련의 동작을 뜻한다. 근육마다 수행하는 세트 횟수는 근육의 발달 정도를 가늠해볼 수 있는 중요한 기준이 된다. 세트를 너무 많이 수행하면 오히려 근육의 발달이 저해되고, 세트를 충분히 수행하지 않으면 근육은 최상의 자극을 받지 못해 빨리 성장하지 못한다.

처음 운동을 시작할 때

작은 근육들을 운동하는 데 2~3세트를 넘지 않도록 한다. 큰 근육들은 3~4세트를 넘지 않도록 한다.

한 달 운동 후

작은 근육들을 운동하는 데 2~4세트로 실시하고 큰 근육들은 3~5세트를 넘지 않도록 한다.

두 달 운동 후

작은 근육들을 운동하는 데 3~5세트로 실시하고, 큰 근육들은 4~6세트를 넘지 않도록 한다.

세 달 운동 후

작은 근육들을 운동하는 데 5~6세트를 넘지 않도록 하고, 큰 근육들은 6~7세트를 넘지 않도록 한다.

운동한 지 세 달이 넘어가면, 각 근육들의 필요와 회복 능력에 따라 세트 횟수를 조정한다.

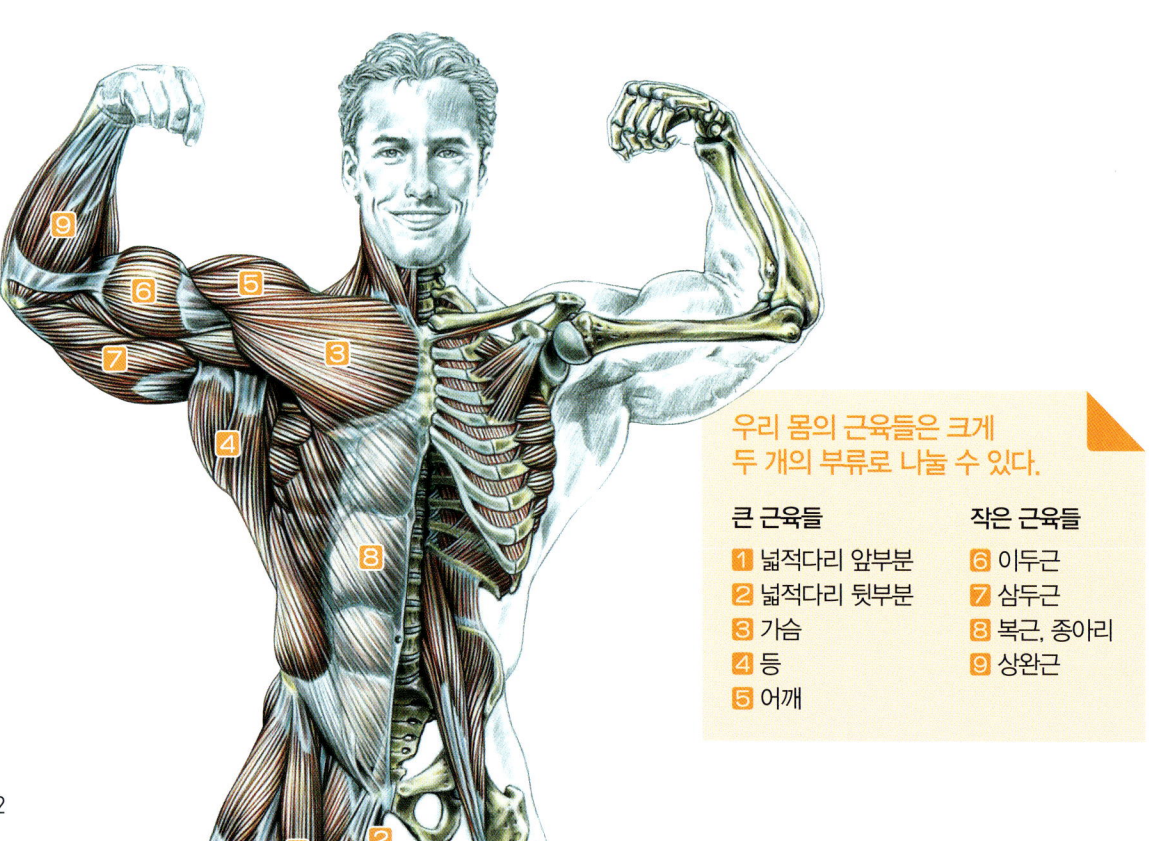

우리 몸의 근육들은 크게 두 개의 부류로 나눌 수 있다.

큰 근육들	작은 근육들
1 넓적다리 앞부분	6 이두근
2 넓적다리 뒷부분	7 삼두근
3 가슴	8 복근, 종아리
4 등	9 상완근
5 어깨	

> **Note**
> 근육 운동을 본격적으로 시작하기 전에는 적어도 워밍업 세트를 1~2회 정도(46p 참고) 가볍게 수행해야 한다. 워밍업 세트는 강도가 세지 않기 때문에 근육 운동을 위한 세트 횟수에는 포함시키지 않는다.

❗ 본인의 최대 한계라고 생각한 수준을 넘어서는 데 아무런 어려움이 없다면, 그것은 근육의 수축 강도가 충분히 높지 않다는 뜻이다. 근육의 수축 강도는 운동을 하면 점점 높일 수 있지만, 매번 운동할 때마다 이를 한계까지 끌어올리기는 어렵다. 근육의 수축 강도를 한계까지 끌어올리기 위해서는 가벼운 중량으로 반복횟수를 늘리는 것보다 반복횟수를 줄이고 중량을 늘려 힘을 더 집중시키는 것이 좋다.

융통성

근육 운동에서 운동량을 늘릴 때 가장 먼저 조정할 수 있는 것은 바로 세트 수다. 운동 초반에는 하나의 근육을 단련하기 위해 운동 동작을 늘리는 것보다 세트 수를 늘리는 것이 좋다. 어느 정도 근력과 근육이 향상되었다고 느껴지면 세트를 하나씩 추가해보자.

세트를 얼마만큼 수행하는 것이 적당한지는 바로 여러분의 근육이 말해줄 것이다. 세트를 수행하다 보면 갑자기 힘이 쭉 빠지기 시작할 때가 있는데, 그것이 바로 자신에게 가장 적당한 세트 수다. 힘이 갑작스럽게 빠져버렸다는 것은 너무 많은 세트를 수행했기 때문이다. 따라서 그 지점을 기준으로 세트 수를 설정해보자.

물론 여러분이 수행할 수 있는 세트 수는 경우에 따라 오르락내리락 할 수 있다. 컨디션이 아주 좋은 날에는 세트를 많이 할 수 있겠지만, 반대로 몸이 좀 피곤할 때는 기존에 하던 세트 수를 다 채우지 못할 수도 있다.

지난번 운동에서 어떤 방식으로 운동을 수행했는지도 고려해야 한다. 지난번 운동에서 중량과 세트 수를 기존보다 늘렸다면, 회복하는 데에도 그만큼의 시간이 필요하다. 바로 이러한 점 때문에 그날 운동을 매우 훌륭히 수행했다 하더라도 다음번 운동 또한 그만큼 진행될 것이라고 말할 수는 없는 것이다. 운동 강도가 높아지면 그만큼 회복 시간도 많이 필요하다. 운동하는 것이 점점 고통스럽지 않으려면 운동하는 날 사이에 적어도 하루 이상 휴식 시간을 끼워 넣도록 하자.

단일 세트냐 복수 세트냐의 논쟁

근육에 따라 세트를 몇 회 수행하는 것이 적당한지에 관한 문제가 큰 논쟁거리가 되고 있다. 아주 강도 높은 세트 1회만으로도 근육 운동이 된다고 주장하는 사람들도 있다. 하지만 이는 강도 높은 세트를 한 번 수행할 때 모든 힘을 사용할 수 있는 신경 시스템 능력을 갖춘 소수의 운동선수에게 해당된다. 이 경우 1세트를 진행한 후에는 많은 힘을 잃고, 같은 강도로 운동을 반복할 수 없다. 따라서 이러한 운동 방식은 두 번째 세트를 수행하는 것이 비생산적이다. 연구에 의하면 운동선수 중 약 70%가 복수 세트에 적합하고, 단 30%만이 단일 세트에 적합한 근육을 가지고 있다고 한다.

70%의 선수들은 운동 강도를 서서히 올려야 자신이 낼 수 있는 최대한의 힘을 끌어낼 수 있다. 이 선수들이 단일 세트로 운동을 수행하게 되면, 자신이 낼 수 있는 전력의 힘을 완전히 낼 수 없기 때문에 금방 좌절감에 빠지고 만다. 따라서 이 경우에는 단일 세트로 운동하는 것보다 복수 세트로 운동하는 것이 좋다.

어떤 운동을 복수 세트(2~3세트)로 수행하면 그 효과는 우리 몸에 다음과 같이 작용한다.

- 첫 번째 세트는 '생생한 근육'에 작용한다.
- 두 번째 세트는 '약간 지쳐 있는 근육'에 작용한다.
- 마지막 세트는 '지친 근육'에 작용한다.

이것은 운동선수에게 부합하는 요건이라 할 수 있다. 실제로 운동선수들이 경기할 때는 단 한 차례의 강도 높은 운동만 수행하는 경우가 드물다. 단거리 주자의 경우에도 결승전을 하기 전에 예선전을 거치기 마련이다. 따라서 운동선수들은 지금 막 자극한 근육을 다시 단련시키는 습관을 들여야 한다. 단일 세트로만 운동하면 예선전에서는 좋을 수 있지만, 그 이후에는 지쳐서 주저앉고 말 것이다. 사전에 격렬한 운동으로 근육이 지친 상태에 있을 때 자신이 낼 수 있는 전력을 쏟아내는 습관을 들이지 않았기 때문이다.

09단계
근육당 몇 가지의 운동 동작을 수행해야 할까?

초보 단계에서는 각 근육군 운동을 단일 동작(여러분에 가장 적합한 동작)으로 수행하는 것이 좋다(동작을 선택하는 기준은 나중에 설명할 것이다). 이 규칙은 한 회의 운동에서 근육군 전부를 운동할 때 적용된다.

두 번째 단계에서는 운동 동작을 추가해서 큰 근육군을 단련하는 데 집중해보자. 큰 근육은 근육량이 많으므로 작은 근육보다 더 많은 운동량이 필요하기 때문이다. 또한 작은 근육들은 큰 근육을 운동할 때 개입된다. 이러한 점을 세트 횟수(32p 8단계 참고)와 운동 동작을 추가할 때 반영해야 한다.

단, 상급자일지라도 큰 근육을 단련하는 데 3가지 이상의 운동, 작은 근육을 단련하는 데 2가지 이상의 운동을 수행하는 것은 좋지 않다.

운동 초보자의 경우 단일 동작으로 운동하는 것이 효과적인 이유는 같은 동작을 반복하면 동작 수행 테크닉을 향상시킬 수 있기 때문이다.

실제로 초보자가 운동 동작을 자주 바꾸면 근육이 가진 힘을 다 쓰지 못한다. 동작을 수행하는 데 모든 힘을 동원하는 법을 배우기 위해서는 학습 단계가 필요한데, 동작을 자주 바꾸면 근육이 그 동작에서 힘을 내는 방법을 학습할 시간이 부족하기 때문이다. 새로운 동작을 학습하는 데 많은 시간을 소비하는 것은 우람한 근육을 만들고 스포츠 수행 능력을 향상하는 데 시간 낭비일 뿐이다.

10단계
세트당 리피티션(반복횟수)은 몇 회가 적당할까?

운동 프로그램에서 반복횟수는 근육이 얼마나 빨리 향상될 수 있는지를 결정하는 요소가 아니다. 반복횟수보다 중요한 것은 근육의 수축 강도이다.

우람한 근육을 만드는 데는 일반적으로 6~12회를 실시하는 것이 도움이 된다. 주어진 무게에서 여러분이 목표로 정한 12회를 넘어 15회를 수행할 수 있다면 그렇게 하도록 하자! 이 경우에는 다음 세트에 횟수를 늘리지 말고 중량을 올리도록 한다.

자신의 목표가 근육량을 크게 늘리는 것이 아니라 순수하게 힘을 얻고자 하는 것이라면 무거운 무게로 1~4회 반복해도 좋다. 반면에 지구력을 기르기 위해서라면 적어도 20회 이상 반복해야 한다. 심지어 100회 이상도 가능하다면 망설이지 말고 실시하자.

피라미드 세트

근육 운동은 피라미드 세트로 진행할 수 있다. 처음에는 무게를 가볍게 하고 반복횟수를 많이 (예를 들면 25회) 하여 근육을 효과적으로 워밍업한다.

이렇게 하면 근육을 워밍업하는 것은 물론 지구력도 향상시킬 수 있다.

두 번째 세트에서는 무게를 충분히 올리고 12회 반복을 목표로 해보자. 하지만 앞서 언급한 것처럼, 본인이 목표한 반복횟수 이상 실시할 수 있다면 그렇게 하도록 하자. 주어진 무게에서 반복횟수를 많이 수행하면 할수록 근육은 더욱 강하게 수축되고 빠르게 향상된다.

세 번째 세트에서는 저항을 추가하고 대략 8회 반복을 목표로 한다. 여기까지가 작은 근육군 단련을 위한 피라미드 세트다.

큰 근육군을 단련하려면 네 번째 세트에서 중량을 더 추가하고 6회 반복을 목표로 한다. 다섯 번째와 마지막 세트에서는 중량을 더 올려서 1~4회 반복을 목표로 하거나(힘을 기르기 원하는 경우), 중량을 낮추고 15~20회 반복을 달성한다(근육량을 늘리거나 지구력을 기르기 원하는 경우).

마지막 세트는, 무게를 무겁게 올려서 운동하는 날과 무게를 낮추고 운동하는 날을 교대로 구성하여 수행할 수 있다. 이렇게 하면 무겁게 운동을 수행하는 날 사이에 휴식을 부여할 수 있어 회복에 도움이 된다.

11 단계
어떤 속도로 리피티션을 수행하는 것이 좋을까?

앞서 리피티션은 3단계로 구성된다고 설명했다. 근육 수축을 제어하는 방법을 배우기 위해서는 처음 시작할 때 무게를 상대적으로 천천히 들어 올리는 것이 좋다. 이때 치팅(몸의 반동이나 관성을 이용해 운동 동작을 완수하는 기법)을 이용해 중량을 움직이는 것은 좋지 않다. 이러면 나쁜 습관이 붙게 돼 나중에는 고치기 어려워질 뿐만 아니라, 발달이 더뎌지고 최악의 경우 다칠 수도 있다! 성급하게 속도를 내지 말고 중량을 천천히 들어 올리자.

1. 1~2초에 걸쳐 무게를 들어 올린다.
2. 가능한 한 근육을 강하게 수축하면서 1초 동안 수축 자세를 유지한다.
3. 천천히 힘을 빼고 2초 동안 무게를 내려놓는다.

운동 동작 1회를 4~5초 동안 실시하도록 하자. 더 빠르게 움직이면 더 무거운 무게를 들 수 있겠지만, 그러면 근육의 힘이 아니라 반동을 이용하게 될 수 있다.

! 근육의 폭발력이 요구되는 플라이오메트릭 동작을 수행하는 경우에는 이와 같은 기본 규칙들이 적용되지 않는다.

Note

리피티션(Repetition, 반복횟수)이라는 용어는 세트(32p 세트 용어 참고)를 수행하는 동안 주어진 운동 동작을 반복하는 총 횟수를 말한다. 리피티션은 다음과 같이 세 단계로 전개된다.

1. 포지티브 단계 : 무게를 들어 올린다.
2. 정지 단계 : 몇 초간 수축 자세를 유지한다.
3. 네거티브 단계 : 무게를 천천히 내려놓는다.

세트를 수행할 때 반복횟수를 몇 번 하는 것이 최적인지 궁금할 것이다. 하지만 운동의 효과를 극대화하는 마법의 횟수는 존재하지 않는다.

심화 과정

지금까지 기본 테크닉에 관한 사항을 살펴보았다. 이를 완벽하게 마스터한 다음 다른 전략으로 넘어가야 한다. 근육을 잘 제어할 수 있게 된 후에는 동작을 빠르게 수행하면서 폭발력을 기를 수 있을 것이다. 단, 폭발력이 치팅을 의미하는 것은 아니다. 폭발적인 운동과 치팅 사이에는 미묘한 차이가 존재한다. 그렇기 때문에 폭발적인 운동으로 넘어가기 전에 먼저 근육의 수축을 잘 제어할 수 있어야 한다.

폭발적인 리피티션은 여러 스포츠 활동에서 요구되는 다양한 동작 유형에 적합하다. 절제된 방식으로 아주 천천히 몸을 움직이는 스포츠는 많지 않으며, 보통은 가능한 한 빠르게 움직이는 능력을 필요로 한다. 폭발적인 운동을 통해 우리가 얻고자 하는 목표는 바로 이러한 속도에 있다.

폭발적인 리피티션에서 포지티브 단계는 0.5~1초가 걸린다. 수축을 유지하는 정지 단계는 없으며, 네거티브 단계는 0.5초 동안 수행한다.

이러한 유형의 리피티션은 우람한 근육 만들기를 목표로 하는 사람보다 스포츠 수행 능력을 향상시키고자 하는 운동선수들에게 더 적합하다. 단 무거운 무게로 폭발적인 운동을 잘못 수행하면 수행 능력을 향상시키기는커녕 다칠 수 있다는 사실을 명심하자.

다양한 강화 테크닉에 관한 부분(52p 참고)에서 리피티션 수행 속도에 변화를 주는 다른 테크닉을 좀 더 소개하겠다.

12단계
운동은 얼마나 지속해야 할까?

효과적인 운동이란 가능한 한 짧은 시간에 근육을 최대한 자극하는 운동을 말한다. 즉, 운동 시간보다 강도에 신경을 써야 한다.

운동 시간을 결정하는 첫 번째 기준은 본인의 스케줄과 일정이다. 시간이 많지 않다면 서킷 방식으로 아주 짧은 시간에 운동할 수 있다. 서킷 트레이닝은 15~20분 동안에도 충분히 수행할 수 있으나 적어도 30분 이상은 지속하는 것이 좋다(강화 테크닉과 Part 03 참고).

이상적인 전체 운동 시간은 45분에서 최장 1시간이다. 이 시간을 초과했다면 운동 강도가 충분히 높지 않은 것이다. 45분~1시간 후에는 근육들이 그만해달라고 애원할 정도가 되어야 한다.

! 워밍업을 완전하게 수행하는 데는 계절에 따라 시간이 걸릴 수 있다. 따라서 최종 운동 시간인 45분~1시간에 워밍업 시간은 제외하자. 예를 들어 겨울에는 워밍업 시간이 길어야 하는데, 워밍업 시간을 늘린다고 해서 나머지 운동 시간을 줄이지는 않아야 한다.

운동 시간은 아래 두 변수에 따라 달라진다.

- 운동량(동작의 수 + 세트 횟수)
- 세트 사이에 휴식하는 시간

운동 시간이 충분하지 않다면 휴식 시간을 조절해야 한다. 그리고 방금 말했듯이 운동이 1시간 이상 걸리는 것은 좋지 않다. 1시간 이상 걸렸다면 다음과 같은 원인이 작용한 것이다.

→ 너무 많은 근육을 운동했거나,
→ 너무 많은 횟수를 수행했거나,
→ 너무 많은 세트를 수행했거나,
→ 세트 사이에 휴식을 너무 많이 취한 것이다.

13단계
세트 사이 최적의 휴식 시간은 어느 정도일까?

세트 사이에는 숨을 돌릴 시간이 필요하다. 휴식 시간은 동작의 난이도와 중량에 따라 5초에서 2분까지 다양하게 구성할 수 있다.

- 스쿼트, 데드리프트, 클린 앤드 저크(역도의 용상), 푸시업, 친업과 같이 어려운 동작에서는 더 많은 휴식이 필요하다.
- 팔, 종아리, 복부 운동을 위한 고립운동에서는 휴식 시간이 많이 필요하지 않다.
- 중량이 무거울 때는 휴식 시간을 더 길게 조정한다.
- 중량이 가벼울 때는 휴식 시간을 더 짧게 조정한다.

자신의 목적에 맞게 휴식 시간을 적절히 조절해보자.

1 우람한 근육을 만들기 위한 경우, 휴식 시간은 평균 1분이 적당하다.

2 순수하게 힘을 기르고자 하는 경우에는 휴식 시간을 너무 제한할 필요는 없다. 근육이 힘을 충분히 회복할 수 있도록 필요한 시간을 주어야 한다. 근육이 충분히 회복되지도 않았는데 무거운 중량으로 운동을 재개하는 것은 매우 쓸모없는 짓이다. 또한 최대치에 가까운 무게를 가지고 운동할 때 너무 조급하게 하는 것도 좋지 않다(물론 운동 시간이

너무 길어질 정도로 마냥 휴식을 취해서도 안 되지만). 이 경우에는 세트 사이에 2분 정도 휴식을 취하도록 하자.

3 힘과 지구력을 기르기 위한 경우에는 세트 사이 휴식 시간을 상대적으로 짧게 한다. 가장 좋은 전략은 운동이 여러 날 진행됨에 따라 휴식 시간을 점차 줄이면서 중량은 그대로 유지하거나 더 올리는 방법이다. 예를 들면 이번에 두 세트 사이에 20초를 쉬었다면, 다음 날에는 휴식 시간을 15초로 줄이고 동일한 운동을 시도해보는 것이다. 세트를 여러 번 수행하다가 더 이상 시도할 수 없을 때는 세트 간 휴식 시간을 다시 20초로 늘린다. 다음번 운동에서는 15초를 휴식하면서 더 많은 세트(즉 운동)를 시도해보자. 휴식 시간을 많이 줄일 수 있게 되었을 때는 서킷 방식으로 운동을 해보자.

4 지구력을 기르기 위한 가장 이상적인 운동 방법은 서킷 방식, 즉 휴식 시간 없이 여러 동작들을 연속으로 실시하는 것이다.

일반적으로, 휴식을 취할 때 아래와 같은 느낌이 들면 세트를 재개한다.

- 호흡이 거의 정상으로 돌아왔을 때
- 피로감이 사라지고 운동 욕구가 다시 돌아왔다고 느껴질 때

단, 새로운 세트를 시작하기 전에는 다시 집중해야 한다는 사실을 명심하자. 동작을 몇 회 반복해야 하는지, 이 세트를 실시하는 이유는 무엇인지(예 : 두 달 동안 팔뚝을 1cm 늘린다거나 근력 기르기)를 잊지 말아야 한다. 운동 초보자는 운동 시간을 명확히 정하고 본인에게 주어진 시간대를 잘 지키도록 하자. 운동 시간대를 정하면 휴식을 취하는 데 너무 많은 시간을 허비하지 않을 수 있다.

! 한 세트를 수행하고 다음 세트로 넘어갈 때 갑자기 힘이 빠져버렸다면, 그 이유는 너무 많은 세트를 수행했거나(34p 참고), 휴식 시간이 다소 **짧았기** 때문이다. 후자의 경우라면 회복 시간을 살짝 늘려보자.

그래도 문제가 해결되지 않는다면 수행 능력을 저하시킨 원인은 회복 시간이 아닌 다른데(예를 들면 부상이나 다른 원인)에 있다는 뜻이다.

14단계
동작에 가장 적합한 무게는 어떻게 정하는가?

얼마나 효과적으로 운동했는지를 결정하는 기준은, 반복횟수나 세트 수가 아니라 각 동작을 실시하는 과정에서 얼마나 무거운 저항(혹은 중량)을 들어 올렸느냐는 것이다.

본인의 힘에 적합한 중량을 이용하는 것은 대단히 중요한 문제다. 초보자는 그 무게를 찾는 것이 쉽지 않지만, 본인에게 적합한 무게를 이용하면 소위 '근육의 감각'을 발달시키기 때문에 꼭 필요하다. 적합한 무게를 찾는 것이 어려운 이유는, 근육에 가해야 할 저항을 선택하는 것이 자연의 논리와는 맞지 않기 때문이다. 자연적 상태에서 근육은 중량에 맞추어 운동을 한다. 중량이 근육 운동에 맞게끔 조절되는 법은 없다. 예를 들어 달리기를 할 때 우리 몸은 땅의 험난한 정도에 따라서 그에 알맞은 주법(走法)을 적용한다. 하지만 근육 운동의 논리는 정반대이다. 그것은 마치 우리가 원하는 주법을 미리 정해놓고 그 주법에 맞추어 땅의 형태를 바꾸려 하는 것과 같다.

우리 뇌와 신경 시스템을 이와 같은 모순적인 논리에 적응시켜야 한다. 빨리 향상되고픈 욕심에 단계를 거치지 않고 아주 무거운 무게에서 적당히 낮추어 조절하려 한다면, 적합한 무게를 찾을 수 없다. 각 운동에 적당한 저항을 찾기 위해서는 가벼운 것에서 시작해 점차 저항을 올려야 한다. 그 방법은 다음과 같다.

무게는 크게 3개의 영역으로 나뉜다.

1 제1영역의 무게 : 약간의 힘만으로도 다룰 수 있는 가벼운 무게다.
2 제2영역의 무게 : 근육이 운동하고 있음을 잘 느낄 수 있으면서 엄격한 방식으로 동작을 수행할 수 있는 수준의 무게다.

3 제3영역의 무게 : 동작하려면 치팅을 해야 할 정도로, 본인이 들 수 있는 최대치의 무게다.

저항을 선택하는 과정은 워밍업에서부터 시작한다. 워밍업을 잘하면 근육 운동에 적합한 저항의 수준을 측정할 수 있다. 항상 가벼운 중량으로 워밍업을 시작하자. 워밍업을 위한 맨 처음 세트는 제1영역 중간에 해당하는 무게로 수행한다. 두 번째 워밍업 세트는 제1영역의 높은 단계에 있는 무게를 이용한다.

여러분이 수행하는 세트의 4분의 3은 제2영역의 무게로 수행해야 한다. 세트마다 제2영역의 낮은 단계에서 높은 단계의 무게로 점차 올려보자.

근육당 마지막 1~2세트는 제3영역의 낮은 단계에 있는 무게로 수행한다. 많이 무겁다 싶을 정도로 무게를 조정하면 신경 시스템이 점차 적응하여 근육을 강화하는데, 이에 대한 자세한 설명은 52p의 강화 테크닉을 참고하자.

! 운동 동작에 적합한 무게를 찾았다면 훈련일지(50p 참고)에 그 무게와 반복횟수를 적어두고, 다음번 운동에서 같은 무게로 1~2회를 추가로 수행해보자.

15단계
무게는 언제 올려야 할까?

우리가 들어 올릴 수 있는 무게는 운동을 함에 따라 계속 변화하며, 힘이 증가하면 점점 더 무거운 중량을 들어 올릴 수 있다. 하지만 많은 사람이 자신의 힘을 과대평가해 무게를 너무 빨리 올리려는 경향이 있다. 그러면 자세가 점차 흐트러져 근육의 발달도 더뎌지게 되고, 결국 운동이 힘들어져 운동 동기마저 잃어버리고 만다.

무게를 올리는 타이밍은 향상을 위해 매우 중요하다. 자신의 근육이 높은 저항을 감당할 준비가 되어 있는지는 다음 두 가지 기준에 따라 판단해볼 수 있다.

1 목표 반복횟수에 도달했을 때

목표한 반복횟수(우람한 근육을 만들기 위해 12회 반복, 또는 지구력을 기르기 위해 25회 반복)에 도달했을 때는 무게를 올려도 될지 고려해보자.

2 무게를 쉽게 들어 올릴 수 있게 되었을 때

이 경우에는 목표 횟수에 도달하기 위해 동작 수행 중 자세가 흐트러지지는 않았는지를 고려해 보아야 한다. 무게를 쉽게 들어 올릴 수 있게 된 경우는 흔히 다음 두 가지 상황으로 나타날 수 있는데, 이 중 무게를 올리는 적당한 시기는 두 번째 경우에 해당한다.

1. 인위적으로 목표 횟수에 도달했다.
목표 횟수에 빠르게 도달하고 싶은 욕심에 치팅 동작을 많이 한 것이다. 이 경우에는 무게를 올리는 것보다 운동 자세를 바로잡는 데 노력을 기울이자.

2. 아주 가볍다고 느낄 정도로 편하게 운동했다.
이 경우에는 망설이지 말고 무게를 올려보자. 목표 반복횟수를 넘어서면 무게도 비례해서 올려야 한다. 단, 목표한 횟수보다 1회나 2회를 초과한 수준이라면 저항을 올리는 데 좀 더 신중해야 한다. 이 경우에는 같은 무게로 좀 더 실시하거나 덤벨일 경우에는 1kg 정도 올려서 실시해본다. 목표 횟수를 제대로 수행하지 않은 이상 빠르게 무게를 올려봤자 아무런 소용이 없다. 목표 횟수를 완전히 달성했을 때만 무게를 과감하게 올리는 것을 고려하자.

! 무게를 너무 빨리 올리지 않도록 주의하자. 그러면 근육의 수축을 제대로 느낄 수 없거나 자세를 완전히 망가뜨릴 수 있다. 무게를 갑자기 큰 폭으로 올리는 것보다는 무게를 조금씩 올리는 것이 감각을 기르는 데 도움이 된다. 이 주의를 무시한 채 단계를 빼먹고 넘어가면 동작을 대충 수행하면서 치팅 동작만 하게 되어 부상 위험이 증가하고, 향상도 지체될 수밖에 없다는 것을 명심하자.

! 워밍업을 꼭 하자. 힘을 내서 첫 번째 세트를 무겁게 시작하려고 할수록 워밍업이 그만큼 중요해진다. 초보자는 관절과 힘줄을 많이 워밍업할 필요가 없다. 왜냐하면 근육에 요구되는 긴장이 크지 않기 때문이다. 하지만 운동을 어느 정도 한 중상급자는 근육에 가해지는 긴장이 점점 더 파열점에 근접하기 때문에 워밍업 시간을 늘릴 필요가 있다.

16 단계
두 개의 근육군 운동 사이에 휴식을 취해야 할까?

그날의 운동에서 수행하는 두 개의 근육군 운동 사이에 별도의 휴식을 취할 필요는 없다. 세트 사이에 잠시 숨을 고르는 정도면 된다. 만약 피로감을 느끼는 경우, 특히 운동이 끝날 즈음에는 이 시간을 좀 더 늘릴 수는 있다. 그러나 몸의 웜업 상태와 집중력을 유지하기 위해서는 운동 동작이 빠르게 연결되어야 한다는 점을 잊지 말자. 그래야 전체 운동 시간도 늘어지지 않는다.

17 단계
본인에게 적합한 동작은 어떻게 선택해야 할까?

이 책에서는 가장 효과적인 근육 운동 동작을 엄선했다. 이 동작들은 특별한 도구가 필요하지 않다. 위험하거나 불안정한 동작들도 없다. 하지만 모든 동작이 여러분에게 적합하지는 않을 것이다. 개개인마다 체형의 차이가 있기 때문이다. 키가 큰 사람이 있는가 하면 작은 사람도 있고, 어깨가 넓은 사람이 있는가 하면 좁은 사람도 있다. 팔과 다리 길이도 제각각이다.

그러므로 각자의 체형에 맞추어 개별 동작을 선택할 필요가 있다. 모든 신체 구조에 적합한 동작이 존재한다고 주장하는 것은 거짓말이다. 어떤 유형의 사람들에게 잘 맞는 동작이 다른 사람에게는 그렇지 않을 수 있다.

여러 운동 동작 수행에 있어 나타나는 개인차 개념을 다음 예를 통해 살펴보자.

체형에 따른 난이도의 차이

인간의 체형은 모두 제각각이며, 다른 선수들에 비해 신체 조건이 더 유리한 운동선수가 있기 마련이다. 예를 들어 팔이 짧은 사람은 푸시업을 더 쉽게 수행할 수 있는데, 그것은 동작 가동 범위가 작기 때문이다. 반면 팔이 긴 사람은 동작 가동 범위가 크기 때문에 푸시업 수행이 더 어렵다. 체중이 같을 경우 팔이 긴 사람은 동일한 중량을 더 멀리 이동시켜야 한다. 이것은 마치 어떤 사람은 80m만 달리면 되는데, 다른 어떤 사람은 100m를 달려야 하는 것과 같다.

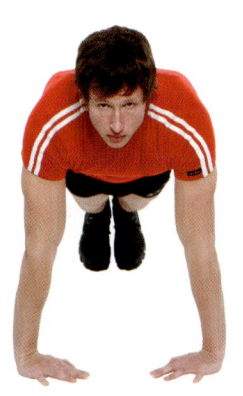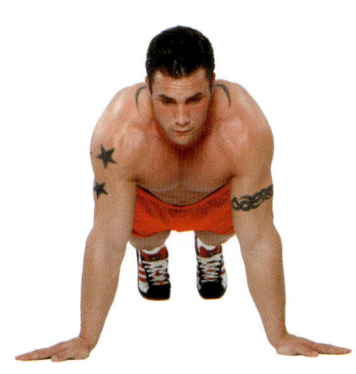

체형에 따른 위험도의 차이

체형에 따라 어떤 동작은 다소 위험할 수 있다. 예를 들어 스쿼트에서 하강 동작을 할 때 넓적다리가 긴 사람은 넓적다리가 짧은 사람에 비해 몸을 앞으로 더 기울여야 한다. 동작을 수행하는 테크닉이 잘못되었다는 말이 아니다. 이것은 체형의 문제다! 넓적다리가 짧은 사람은 하강할 때 상체를 똑바로 세우는 것이 상대적으로 쉽지만, 넓적다리가 길수록 하강할 때 상체를 앞으로 더 기울여야 균형을 잡을 수 있다. 그리고 불행히도 상체를 앞으로 기울일수록 등에 통증이 생길 확률이 높아진다.

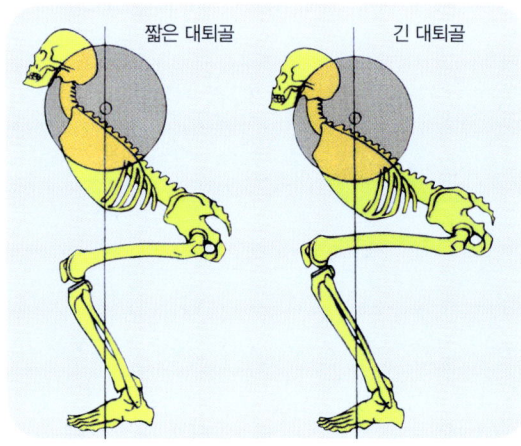

Part 2에서는 다양한 운동 동작을 소개한다. 동작 선택에 있어 체형의 변수를 고려해야 하는 경우에는 특정 설명에 표시를 해놓을 것이다.

동작 선택에 도움이 되는 두 가지 방법이 있다

1 맞지 않는 동작은 빼자

어떤 동작은 자신의 신체에 적합하지 않을 수 있다. 우선 그것을 제외시키자. 또 어떤 동작은 자신의 목적에 부합하지 않을 수 있다. 이 두 가지 조건에 맞지 않는 동작을 제거하고 나면 선택이 보다 쉬워진다. 하지만 단순히 동작을 빼는 것이 유일한 결정 기준이 되어서는 안 된다. 자신에게 맞는 동작이 무엇인지 찾아야 한다.

2 자신에게 맞는 동작을 선택하자

자신의 신체 구조에 적합한 동작을 찾는 유일한 방법은 그 동작을 한 번 시도해보는 것이다. 즉각 마음에 드는 동작도 몇 개 있겠지만, 보통은 동작이 어색하고 수행하기 어려울 것이다. 이유는 해당 근육을 사용하는 데 익숙하지 않기 때문이다. 그러나 시간이 지나면 어색함이 사라지고 근육의 동원도 점점 더 잘 느끼게 될 것이다.

각 운동 동작의 장·단점을 이해해야 한다

동작에도 차이가 있다는 사실을 알게 되면 선택이 간단해진다. 그 차이점을 이해하고 응용하는 법을 배워야 한다. 운동 동작의 장점과 단점을 이해하면, 어떤 동작의 장점이 자신의 목표와 잘 맞는지 또는 어떤 동작의 단점이 자신의 목표와 완전히 모순되지는 않는지를 발견하게 될 것이다.

따라서 책의 Part 2에서는 각 동작의 장점과 단점을 주의 깊게 설명할 것이다. 이를 통해 여러분은 필요에 따라 선택을 하면 된다.

각 동작의 장·단점을 파악하기 전에 운동 동작의 개념에 대해 알아야 할 사항이 있다. 운동 동작은 크게 두 개의 그룹으로 나눌 수 있는데, 이 두 그룹도 각각의 장점과 단점이 있다. 두 그룹 중 여러분의 필요에 부합하는 그룹의 동작을 선택하자.

1 복합관절운동

복합관절운동은 여러 관절을 동시에 동원하는 동작이다. 예를 들어 스쿼트는 무릎, 발목, 엉덩이를 가동시킨다. 즉 3개의 관절이 움직이므로 복합관절운동에 해당한다. 동작을 수행하는 데 어떤 근육들이 동원되는지 알고 나면 그 동작이 복합관절운동에 속하는지 아닌지 파악할 수 있다.

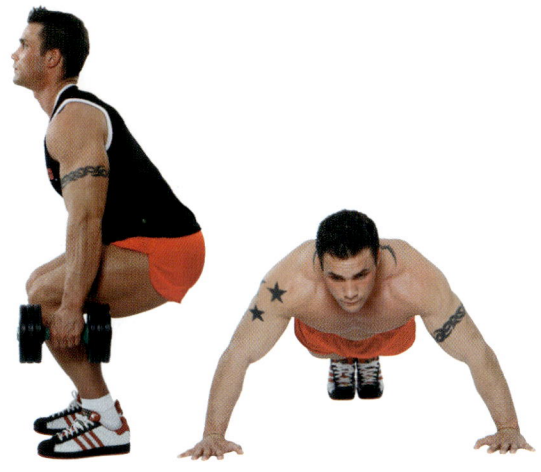

▲ 스쿼트   ▲ 푸시업

2 고립운동

고립운동은 단 하나의 관절만을 동원한다. 예를 들어 이두근 단련을 위한 컬(팔 위로 팔뚝 굽히기)동작에서는 팔꿈치 관절만 동원한다. 종종 이 동작을 팔 단련을 위한 복합관절운동이라고 소개하지만, 이는 잘못된 표현이다.

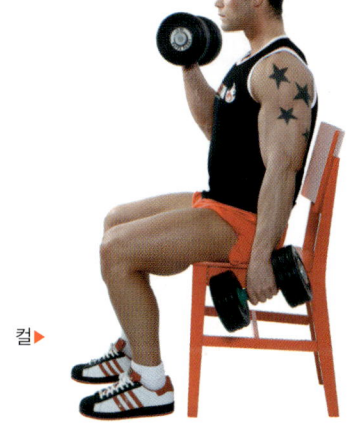

◀ 컬

장점

복합관절운동은 고립운동(41p 참고)에 비해 자연스럽고 효과적이다. 우리의 근육은 다 함께 운동하도록 되어 있지 분리된 방식으로 하나하나 움직이는 것이 아니기 때문이다. 복합관절운동을 수행하면 다음과 같은 장점이 있다.

→ 최소한의 시간에 최대한 많은 근육군을 자극할 수 있다.
→ 무거운 중량을 움직일 수 있다.
→ 적정한 가동 범위에서 운동하기 때문에 근육이 가진 힘을 모두 발휘하기가 용이하다.

복합관절운동이 인기가 있다고 해서 단점이 아주 없는 것은 아니다.

→ 많은 근육이 동원되기 때문에 육체적으로 매우 힘든 운동에 해당한다. 이러한 이유로 복합관절운동을 기피하는 사람들도 많다.
→ 운동에 관여하는 근육의 수가 많기 때문에 어떤 근육을 발달시킬지 목표를 정하기가 쉽지 않다.
  예를 들어 푸시업은 팔꿈치 관절과 어깨 관절을 동원하는 복합관절운동으로, 가슴과 어깨, 삼두근을 단련시킨다. 하지만 이 세 근육 중 어느 한 근육만을 개별적으로 운동하는 것은 불가능하다. 가슴 부위를 가장 많이 운동하는 사람이 있는가 하면, 삼두근이 수축하는 것만 느끼는 사람도 있고, 또 어깨 근육에 힘을 전부 쓰는 사람도 있을 것이다. 따라서 가슴을 키우려고 할 때 푸시업을 하라고 조언하는 것은 개인에 따라 좋을 수도 있고 나쁠 수도 있다. 이처럼 복합관절운동은 고립운동에 비해 근육의 발달 예측이 불가능한 측면이 있다.
→ 근육이 감당할 수 있는 완전한 가동 범위에 비하면 복합관절운동은 근육을 자극하는 가동 범위가 작다는 단점이 있다. 반면 고립운동은 넓은 가동 범위로 근육을 자극할 수 있다.

단점

장점

고립운동은 한 번에 적은 수의 근육군을 단련하기 때문에 힘과 에너지가 많이 필요하지 않다. 따라서 복합관절운동보다 확실히 덜 고통스럽다.

→ 목표로 정한 근육을 잘 단련시킬 수 있다. 일반적으로 고립운동을 하면 해당 근육이 운동하는 것을 잘 느낄 수 있다.
→ 고립운동은 근육의 제어 능력을 발달시키는 데 가장 효과적이다.
→ 어떤 근육이 복합관절운동으로 발달되지 않는 경우 고립운동을 몇 주간 실시하면 이 근육의 감각을 깨울 수 있다. 그리고 다시 복합관절운동을 실시하면 해당 근육의 자극을 더 잘 느낄 수 있다.

일반적으로 고립운동은 근력과 근육의 크기를 증가시키는데 있어 복합관절운동에 비해 효과적이지 않다.

→ 근육을 고립하는 것은 인위적인 작업이다. 힘든 운동을 수행할 때 우리 근육은 총체적으로 운동하도록 되어 있지, 분리된 방식으로 운동한다고 볼 수 없다.
→ 복합관절운동으로 수행하면 될 운동을 고립운동만으로 수행한다면 많은 시간을 낭비하게 된다. 예를 들어 푸시업으로 몇 세트를 수행하면 될 것을 가슴 운동 + 어깨 운동 + 삼두근 운동 동작을 각각 수행해야 한다.
→ 고립운동은 가동 범위가 크기 때문에 복합관절운동을 할 때만큼 무거운 중량을 다룰 수 없다.

단점

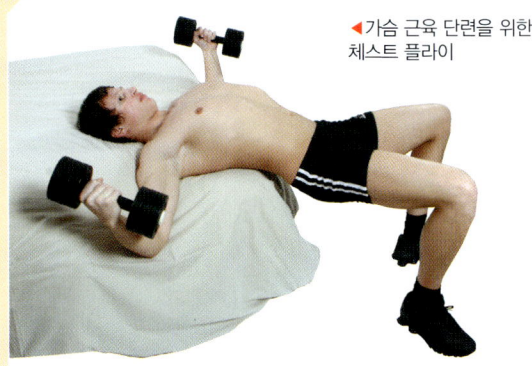

◀ 가슴 근육 단련을 위한 체스트 플라이

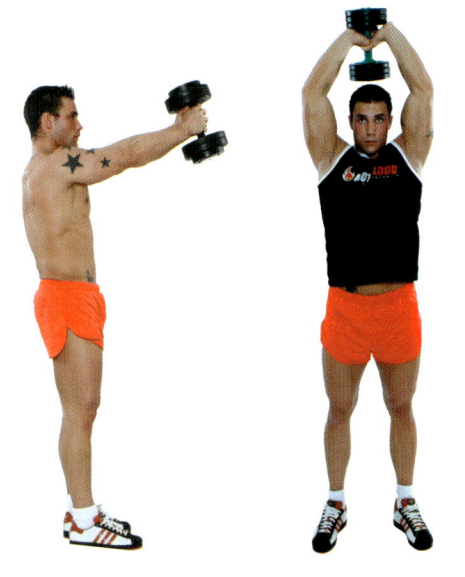

어깨 근육 단련을 위한 프론트 래터럴 레이즈 ▼

오버헤드 트라이셉스 익스텐션 ▼

결론

초보자를 위한 프로그램은 원칙적으로 복합관절운동으로 구성되어야 한다. 복합관절운동을 수행하면 최소한의 시간에 최대한의 근육군을 강하게 단련할 수 있기 때문이다. 그런 다음 고립운동을 추가함으로써 정체되어 있거나 우선적으로 발달시키기를 원하는 근육 부위를 목표로 정한다.

고립운동은 이차적인 동작으로서 대개 미적 향상을 위한 목적으로 수행한다. 앞서 말했듯이 복합관절운동은 단련하고자 하는 근육 전부를 동일하게 자극하지는 않기 때문에 몇몇 근육군은 다른 근육군보다 덜 발달하기도 한다. 고립운동은 이러한 발달의 균형을 잡아주는 기능을 한다.

동작 선택의 기준과 상황은 계속 변화한다

자신이 동작을 선택하는 데 있어 고려되었던 기준이나 상황이 불변한다는 생각은 버려야 한다. 시간이 지나면서 처음에는 좋아하지 않았던 동작이 좋아지기 시작할 수도 있다. 이러한 변화가 생기면 왜 미처 알지 못했는지 후회되기도 하고 시간 낭비를 했다는 생각이 들기도 할 것이다. 하지만 정말 시간 낭비인 경우는 거의 없다. 근육의 감각은 계속해서 발달하기 때문이다. 한두 달 전에 여러분의 근육은 해당 동작을 수행하기 위한 준비가 아직 되지 않았던 것이다. 시간이 지나고 근육이 발달하면 새로운 동작에서도 자극을 잘 느끼게 된다. 그러므로 어떤 후회도 할 필요가 없다.

정반대의 경우도 있다. 좋아했던 동작이 점점 싫어지는 경우이다. 초반에는 이 동작이 여러분의 빠른 향상을 보장했지만, 이제는 효과가 없는 것처럼 느껴질 수 있다. 이는 다음과 같은 이유 때문이다.

우리가 운동 동작을 수행할 때는 신경 시스템이 근육을 동원하는데, 어떤 운동 동작을 오랫동안 반복하면 신경 시스템이 소모되어 감각이 무뎌지고 동작의 효과가 줄어든다. 효과가 없어졌다는 것은 프로그램에서 그 동작을 빼야 할 시간이 왔음을 의미한다. 이후에 몇 주간 동작을 완전히 중단하고 나면 신경 시스템이 재생되는데, 이때 해당 동작을 프로그램에 다시 포함시키면 새롭게 향상되는 느낌을 경험할 수 있을 것이다. 중요한 것은 근육의 변화에 적절하게 대응해야 한다는 점이다.

18단계
프로그램은 언제 바꿔야 할까?

어떤 사람들은 같은 운동 프로그램을 계속해서 반복 수행하는 것을 선호한다. 이것은 쉽게 이해할 수 있다. 자신에게 적합한 프로그램을 찾았는데 굳이 변화를 줄 이유가 있겠는가? 반면 어떤 사람들은 끊임없이 새로운 운동을 하길 원한다. 자신이 이 두 그룹 중 어디에 속하는지는 처음엔 알기 어려울 것이며, 아마도 대부분의 사람들이 이 두 그룹 사이에 있을 것이다.

사실 운동 프로그램의 변화는 대부분 당사자의 육체적, 정신적인 부분이 반영된다. 다음 두 가지 기준을 살펴보고 프로그램에 변화를 줄지 결정해보자.

1 힘의 정체 또는 후퇴

향상 속도가 갑자기 느려졌다면 무엇인가 잘못된 것이다. 이는 한두 번 운동이 잘되지 않는다는 뜻이 아니라 적어도 일주일 동안 이러한 경향을 보이는 것을 말한다. 이 경우에는 운동에 획기적인 변화가 필요하다.

2 싫증

특정 근육군을 단련하는 것에 재미가 없어졌거나, 운동하는 것 자체에 흥미를 잃었다는 것은 프로그램이 너무 단조롭다는 의미이다. 이 경우에도 반드시 변화가 필요하다. 이때 싫증에도 정도의 차이가 있다는 것과 그 정도에 따라 운동의 변화 폭에도 차이를 두어야 한다는 것을 알아야 한다. 프로그램에 아주 큰 변화가 필요한 경우가 있고, 약간의 수정만 가해도 되는 경우가 있다.

운동에 완전히 흥미를 잃을 정도로 아주 심각한 경우

일반적으로 과도한 운동의 결과로 나타난다. 이 경우 당분간 휴식을 취하거나 운동량을 줄여야 한다. 운동 프로그램을 완전히 다시 짤 필요가 있다.

운동 중 특정한 날에 흥미를 잃은 경우

특정한 날에 수행하는 운동을 바꿀 필요가 있다는 신호이다. 흥미를 잃은 것이 그날 운동하는 근육군 때문인지, 수행하는 동작 때문인지, 강화 테크닉을 사용했기 때문인지 등 의문을 가져보자. 또한 자신이 운동하기 가장 좋아하는 날은 언제인지에 대해서도 같은 질문을 던져보자. 어째서 그날에는 운동하려는 동기가 충만한 것일까? 더 나아가, 그날의 열정을 활력이 부족한 날로 이전시키는 방법은 없을까 고민해본다.

특정 근육 운동에 흥미를 잃은 경우

전에는 즐겨 운동했던 근육인데 그 근육 운동에 흥미를 잃어버린 경우라면, 해당 근육을 위한 프로그램에 변화를 줄 필요가 있다는 신호이다. 나머지 근육 운동을 바꿀 필요는 없다. 그 근육에 대한 프로그램의 일부만 바꾸면 된다.

어떤 동작에 흥미를 잃어버린 경우

앞에서 설명했듯이 이전에 좋아했던 동작에 흥미를 잃었다는 것은 그 동작과 관련된 신경 시스템이 소모되었기 때문이다. 이 경우에는 해당 동작을 다른 동작으로 반드시 대체해야 한다. 이때 나머지 동작을 바꿀 필요는 없다.

결론

프로그램을 얼마나 자주 바꿔야 하는가에 대해 정해진 원칙은 없다. 여러분의 운동이 제때 성과를 내고 있다면(근력이 생겼다거나 반복횟수를 높였다거나) 그것을 바꿀 필요는 없지 않은가? 하지만 언젠가는 발달 속도가 급격하게 줄어드는 순간이 올 것이다. 이러한 신호를 얼마나 빨리 알아채고 프로그램에 변화를 주느냐에서 초보자와 노련한 상급자의 차이가 드러난다. 몸이 보내는 감각에 주의를 기울이고 훈련일지(50p 참고)의 도움을 받으면 이러한 신호를 빨리 알아차릴 수 있을 것이다.

19단계
운동 시기는 어떻게 구분해야 할까?

운동 시기는 특히 운동선수들에게 적용되는 개념이다. 이 개념은 스포츠 시즌 기간에 따라 신체적 준비 상태가 변한다는 사실에 기초한다.

스포츠 시즌이 일 년 내내 지속되는 경우는 드물기 때문에 신체적 준비 상태는 스포츠 시즌 기간에 최고조에 이르러야 한다. 비시즌 기간에는 기본 운동을 하거나 회복을 하는 데 집중한다.

운동선수의 오프시즌 운동 전략 3가지

1. 회복을 위해 운동량을 줄인다.
2. 오프시즌 동안 운동 수행 능력을 향상시키기 위해 근육 운동을 더 많이 수행한다. 이 경우 경기를 준비해야 할 시기에는 헬스클럽 운동을 중단한다.
3. 운동의 시기를 구분하지 않고, 시즌 때 운동하는 것처럼 오프시즌 동안에도 경기 능력을 향상시키기 위해 노력을 기울인다. 하지만 이는 회복 측면에서 보면 위험한 전략일 수 있다.

이 전략들 중에 하나를 자신의 회복 능력, 목적, 신체 상태(관절, 힘줄, 근육 등)에 따라 선택한다.

우람한 근육을 만들기 위한 운동 전략 3가지

1 운동하는 시기를 완전히 구분한다

운동을 정기적으로 중단하는 방법이다. 총 휴식 단계를 일 년에 1~4번으로 구성할 수 있다. 예를 들면 세 달 연속으로 운동을 한 후에 일주일간 휴식을 취하는 것이다.

장점
근육과 특히 관절을 회복할 수 있다. 또한 정신적 압박감에서 벗어나 휴식을 취한 후 새로운 열정으로 운동을 다시 시작할 수 있다. 운동에 대한 고민을 떨쳐버리고 휴가를 떠나보자.

단점
몇 주간의 휴식이 몇 달이 되고, 몇 년이 될 수 있다. 운동을 중지했다가 다시 시작하는 데는 자기 통제력이 많이 필요한데, 많은 사람이 이러한 통제력을 발휘하지 못한다. 운동을 다시 시작하지 못할 바에는 운동을 멈추지 말고 계속하는 것이 좋다. 중지 기간이 길면 길수록 다시 시작하는 것이 점점 어려워질 것이다. 또한 몸이 지방 조직으로 둘러싸이지 않으려면 음식 섭취에도 주의를 기울여야 한다.

2 운동 시기 중 제한적으로 휴식을 취한다

이 전략은 운동을 완전히 중단하는 대신 한두 근육군에 운동을 집중하고 다른 근육군은 가볍게 하는 방식으로 진행한다. 예를 들어 한 달 동안 철저하게 넓적다리 운동을 수행하면서, 가슴 운동은 가볍게 한다. 이렇게 하면 어깨와 팔꿈치를 회복시킬 수 있다. 그다음 달에는 가슴 운동에 집중하는 대신 넓적다리의 운동량을 줄이는 것이다.

장점
이러한 방식으로 근육군을 교대로 운동하면, 운동을 완전히 중단했을 때 생길 수 있는 '근손실' 현상을 겪지 않고 관절을 회복시킬 수 있다. 운동을 다시 시작하는 데 힘이 들지 않고 지방이 축적될 위험도 거의 없다. 필요 이상의 휴식을 취함으로써 시간이 낭비되지도 않는다.

단점
정신적으로 한 숨 돌릴 여유도 없이 항상 전쟁터에 나와 있는 셈이다. 이러한 전략은 부상을 당했을 때 흔히 잘못 사용된다. 예를 들면 무릎이 아픈 경우에 넓적다리 부위의 운동을 쉬고 팔을 혹사시키는 것이다. 근육이나 관절을 다칠 때까지 운동하고 회복에 신경쓰는 것은 잘못된 것이다.

3 운동 시기를 구분하지 않는다

가장 간단하면서도 인기 있는 전략으로, 운동 상태를 계속해서 유지하는 것이다. 과도하게 운동한 것도 아닌데 운동을 중단할 이유는 없지 않은가?

장점
힘을 잘 분배한다면, 휴식 단계의 시간 낭비나 후퇴 없이 계속해서 향상될 수 있다.

단점
관절이 회복할 시간이 없다. 관절에 이상이 없는지 걱정하기 시작할 때는 이미 너무 늦은 경우가 대부분이다.

결론

어떤 운동 전략을 선택하느냐는 여러분의 몫이다. 본인의 회복 능력에 따라 적합한 전략을 선택해보자. 운동 시기 구분의 가장 큰 어려움은 자신의 몸이 미래에 어떻게 반응할지 예상해야 한다는 것이다. 우리는 과거에 겪었던 일을 기준으로 반응을 예상할 수밖에 없으며, 여기에는 항상 실수할 가능성이 존재한다.

20단계 휴가가 필요할까?

일 년 내내 운동을 할 수도 있겠지만, 장기적으로 보면 이것은 좋은 전략이 되지 못한다. 운동 계획이나 시기 구분을 떠나서 매년 몇 주간의 휴가를 보내는 것은 여러분의 몸을 쉬게 할 수 있으며, 특히 관절과 힘줄 회복에 도움이 된다. 그러면 다시 운동을 시작할 때 관절이 최상의 컨디션을 발휘할 것이다. 근력과 지구력은 약간 후퇴할 수도 있겠지만(바로 다음 참고), 다시 운동을 시작하면 이전 수준으로 빠르게 되돌릴 수 있다. 10보 전진을 위해서 1보 후퇴하는 것이 좋은 전략일 수 있듯이, 휴식을 취하면 넘을 수 없을 것 같았던 한계를 극복하는 데 도움이 될 수 있다.

근육의 운동 습관 사라짐 현상

신경 시스템은 운동에 가장 먼저 반응하지만, 휴식 기간에 가장 먼저 감각을 잊어버린다. 이로 인해 근력 손실이 빠르게 진행된다. 하지만 근육량이 줄어드는 것은 아니다. 2~3주간의 휴가 때문에 근력이 손실되었다고 해서 근육이 사라져버리는 것은 아니기 때문에 걱정할 필요는 없다. 운동을 다시 몇 차례 수행하고 나면 신경 시스템도 제 기능을 되찾게 되니 걱정하지 말자.

향상 속도

근육 운동의 효과는 가장 먼저 근육통으로 나타난다.

근섬유에 가해지는 통증은 근육이 깨어나는 신호와 같다. 이 각성 신호는 본인의 운동 수준에 따라 강할 수도 있고 약할 수도 있다. 이러한 근육통을 빨리 완화시키기 위해서는 무리하지 말고 가볍게 운동해야 한다.

근육통이 사라지고 나면 근력과 지구력이 급격히 향상된다. 신경 시스템이 새로운 환경에 적응한 것이다. 그러면 운동할 때 여러 부위의 근육들이 서로 조화롭게 움직임으로써 힘을 알맞게 조정할 수 있게 된다. 근력과 지구력은 근육량보다 더 빠르게 발달한다(결과적으로 근육량도 증가한다). 다만 우리의 경험에서도 알 수 있듯이, 매일 어느 정도 향상되었는지 알기는 어렵다. 이 때문에 정체되어 있다는 느낌을 받기 쉽지만, 어느 순간 옷을 입을 때 몇몇 부위들이 꽉 조인다는 사실을 깨닫게 될 것이다. 근육의 발달을 가장 쉽게 알아보는 방법은 적어도 한 달에 한 번 자신의 사진을 찍어보는 것이다. 사진을 찍는 것이 체중을 재거나 자로 사이즈를 재보는 등의 측정보다 더 믿을만하다. 그 이유는 측정에서는 지방이 느는 것과 근육이 붙는 것이 동일한 결과로 나올 수 있기 때문이다. 지방의 증가는 외적인 향상을 위해 운동하는 우리의 목적과 반대되는 현상이다. 몸에 지방이 쌓였다는 것은 향상이 아니라 오히려 후퇴한 것이다.

규칙적으로 꾸준히 운동하면 근육이 발달한다는 사실만은 확실하다. 그러나 사람마다 근육이 발달하는 속도는 제각각이기 때문에 그 향상 속도를 규정하기는 어렵다.

근육통이란 무엇인가?

1. 젖산의 축적

근육통에 관한 확실한 사실이 하나 있다. 우리가 근육통을 느끼는 원인은 근육에 쌓인 젖산 때문이 아니라는 것이다. 젖산의 축적에 관한 이론은 이미 오래전에 사라졌다. 그러나 안타깝게도 이러한 믿음은 스포츠 분야에 여전히 뿌리 깊게 남아 있다. 강도 높은 운동을 한 경우에도 길어야 한 시간이면 젖산이 제거된다. 그 이상 걸리는 경우는 거의 없다. 일반적으로 젖산의 흔적은 20분이 채 되기 전에 근육과 혈액에서 사라진다. 하지만 근육통은 운동한 지 24~48시간 후에 나타난다. 운동한 지 하루에서 이틀이 지나 휴식하고 있는 근육에 젖산이 다시 돌아올 이유는 없지 않은가? 그리고 젖산 때문에 생기는 통증은 근육이 강하게 욱신거리는 감각과 일치한다. 근육통 때문에 생기는 감각과는 전혀 다르다.

2. 미세 손상의 증가

과학적인 연구를 통해 근육통은 근섬유에 생긴 미세 손상 때문에 발생한다는 사실이 밝혀졌다. 우리가 느끼는 통증은 사실 근육에 난 수많은 작은 '상처' 때문이라는 뜻이다. 그렇다면 왜 운동한 후 한참 뒤에야 그러한 통증을 느끼는 것일까?

미세 손상은 운동 중에 일어나는 것이 아니라 운동 직후에 발생한다. 근육 운동을 하면 세포 내 칼슘이 방출되는데, 이 칼슘은 근육의 수축 신호를 전달한다. 근육 수축을 명령하고 난 칼슘은 고립된 저장 주머니(근형질 세망 소포)로 되돌아가지만 강한 근육 운동에 의해 손상된 근형질 세망은 칼슘을 흡수하지 못한다. 이렇게 칼슘의 누출이 천천히 지속되다가 최고조에 이르렀을 때 우리는 근육 통증을 느끼게 된다. 이 때문에 운동을 한 후 근육통을 느낄 때까지 시간차가 생기는 것이다.

영양 섭취의 역할

영양 섭취는 스포츠 수행 능력을 향상시키고 근육량을 늘리는 데 중요한 역할을 한다.

일반적으로 알려진 통념과는 달리, 근육과 근력을 기르기 위해서 지방을 축적할 필요는 없다.

워밍업 테크닉

우리 신체는 자동차에 비유할 수 있다.

자동차의 모터를 예열하지 않은 상태에서 가속 페달을 밟으면 속도를 많이 내지 못할 뿐만 아니라 기계를 상하게 할 수도 있다. 반대로 모터가 충분히 예열된 상태에서는 약하게 가속을 하더라도 빠르게 속도를 높일 수 있다. 우리의 근육도 이와 마찬가지로 일정 온도에 이르렀을 때 최적의 상태로 작동한다. 강도 높은 운동을 하기 전에 필히 워밍업해야 하는 이유가 여기에 있다.

워밍업의 세 가지 역할

1 부상의 위험을 줄여준다

동일한 작은 고무 2개를 준비한다. 하나는 냉동실에 10여 분간 넣어 두고, 다른 하나는 뜨거운 물에 넣는다. 그다음 두 고무를 꺼내 가능한 한 길게 당겨보자. 차가운 곳에 노출되었던 고무는 금방 끊어져 버리지만, 덥혀 놓았던 고무는 저항력이 생겨 쉽게 끊어지지 않을 것이다. 우리의 근육도 고무처럼 반응을 한다. 열은 근육의 저항력을 증가시키지만, 냉기는 그 반대 효과를 낸다. 그렇기 때문에 근육 운동을 하기 전에 충분히 워밍업을 해야 하는 것이다. 겨울에 특히 부상 사고가 많이 일어나는 이유도 이러한 온도 효과로 설명할 수 있다. 이 시기에는 더욱 주의해서 워밍업할 필요가 있다.

> **Note**
>
> 우리가 관절에 압박을 가하기 시작하면 연골은 스펀지처럼 수분을 끌어당긴다. 부풀어 오른 연골은 관절의 완충 장치 역할을 하면서 마찰을 줄여준다. 근육 운동을 10분 동안 수행해야 연골의 두께가 최대 크기에 도달한다. 따라서 연골이 수분을 채울 수 있도록 약간의 시간을 줘야 한다. 활동을 하지 않고 한 시간이 지나면 연골은 원래 크기로 돌아온다.

! 많은 초보자가 워밍업을 할 필요가 없다고 생각한다. 처음부터 '무거운' 무게를 들려고 하면서, 워밍업하는 데 시간을 '낭비'하고 싶어 하지 않는 것이다. 그러나 이처럼 워밍업을 소홀히 하면 분명 차후에 발생하는 고통 때문에 여러분의 운동 수행 능력이 제한될 것이다.

2 운동 수행을 최적화한다

자동차 모터를 예로 들어 살펴보았듯이, 근육의 내부 온도는 운동을 수행하는 데 중요한 역할을 한다. 연구에 따르면 체온이 1도 오르면(37도에서 38도로), 근육이 낼 수 있는 최대 근력이 7% 증가한다고 한다. 실제로 근육이 에너지를 얻는 데 필요한 효소도 일반 체온보다 약간 더 높은 온도에서 최적으로 작동한다.

일반적으로, 몸에서 땀이 나기 시작할 때쯤 우리 몸이 잘 덥혀졌다고 생각할 것이다. 그러나 자동차 모터와 마찬가지로 과열은 운동 수행 능력을 저하시킨다. 운동하는 동안 몸을 따뜻하게 유지해야, 너무 덥게 해서는 안 된다는 의미이다.

! 체온은 언제나 오후보다 아침이 더 낮다. 아침보다 오후에 더 강한 힘을 낼 수 있는 이유를 이러한 생리적 현상으로 일부 설명할 수 있다. 만약 아침에 운동한다면 오후보다 좀 더 길게 워밍업을 해야 한다.

3 운동 집중도를 높여준다

운동할 때는 앞으로 해야 할 운동에 대해 정신적인 준비와 집중이 이루어져야 한다. 워밍업은 육체적인 준비운동일 뿐 아니라 정신적인 준비운동이기도 하다.

워밍업과 관련해 제기되는 문제

흔히 워밍업에서 중량을 올리는 속도에 관해 문제가 제기된다. 근육과 신경 시스템이 충분히 워밍업되지 않은 상태에서 무게를 빠르게 올리면 부상을 입을 위험이 있다. 반대로 너무 천천히 무게를 올리면, 정작 무거운 무게로 세트를 수행할 때 자신이 지닌 힘의 전부를 쓰지 못할 수 있다.

처음 운동 동작을 시작할 때는 가벼운 무게로 20~25회 반복에 도달하게 한다. 두 번째 워밍업 세트를 수행할 때는 12~15회를 손쉽게 수행할 수 있을 정도의 무게를 이용해보자. 근육이 운동할 준비가 되었는지 확신이 들지 않는다면 망설이지 말고 좀 더 무게를 더해 세 번째 워밍업 세트를 실시하자.

! 운동을 시작하기 전에 스트레칭을 하는 경우가 자주 있다. 자신이 그렇게 운동하고 있다면 스트레칭에 관한 설명을 다시 한 번 읽어보도록 하자. 스트레칭은 정도와 상황에 따라 운동 수행 능력을 개선시키기도 하지만, 저하시키기도 한다는 사실을 기억해야 한다.

쿨다운(정리운동)

운동을 시작할 때 워밍업이 중요하듯이, 운동을 마칠 때는 맥박과 호흡을 비롯한 몸의 상태를 서서히 정상으로 되돌리는 정리운동이 중요하다.

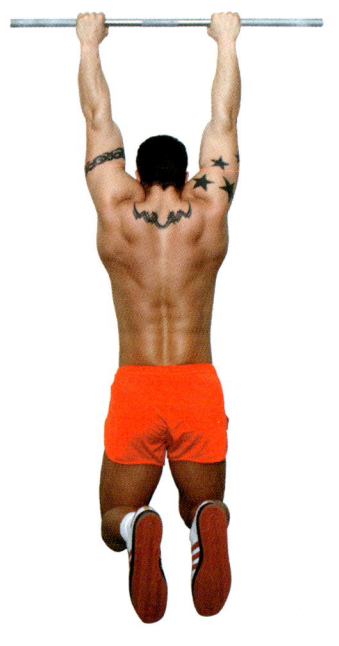 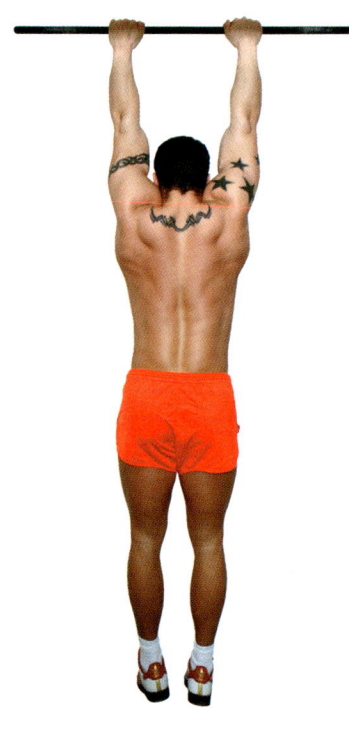

근육 운동은 척추에 압박을 가하는 동작이 많기 때문에 등을 스트레칭하는 것이 특히나 중요하다. 허리의 빠른 회복을 위해 적어도 30초간 친업 바에 매달려서 등의 긴장을 풀어보자. 처음엔 허리 근육이 풀어지지 않고 계속 수축된 느낌이 들 수 있는데, 시간이 지나면 허리가 이완되는 것을 자연스럽게 느낄 수 있을 것이다.

이러한 이완 동작을 좀 더 편하게 수행하려면 복근 운동 세트를 한 번 수행한 다음, 바로 친업 바에 매달려보자. 복근 운동으로 발생하는 일시적인 근육의 피로감은 척추를 지탱하는 근육들을 이완시키는 데 도움이 된다.

같은 방식으로, 운동을 하지 않는 날에도 잠들기 전에 30초 동안 바에 매달려 척추를 이완시켜 보자. 일상생활에서 서거나 앉은 자세를 계속 취하다 보면 척추가 압박되고, 이 때문에 추간판에 들어 있는 액체가 밀려나오게 된다(우리의 키가 아침보다 저녁에 더 작아지는 현상 역시 이 같은 원리로 이해할 수 있다). 뼈와 뼈 사이의 완충장치 역할을 하는 이 액체가 원판에서 빠져나가면 '요통'이 유발될 수 있다. 즉, 이 추간액의 손실이 허리 통증 유발의 핵심이다.

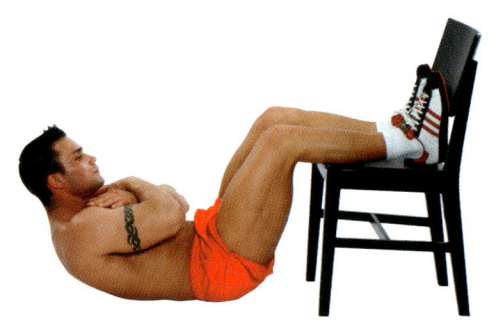

친업 바에 매달리면 압박을 받은 척추의 회복을 앞당길 수 있다. 왜냐하면 밤에 우리가 몸을 쭉 펴고 누웠을 때 일어나는 척추의 부분적 이완을 미리 진행할 수 있기 때문이다. 척추의 회복이 좋아지면서 자연히 잠도 잘 잘 수 있을 것이다.

만약 아침에 일어났는데, 척추가 밤새 압박을 받고 있었다는 느낌이 든다면, 허리 근육이 제대로 이완되지 않은 것이다. 밤에도 긴장 상태가 유지되면 숙면을 취하지 못하고 허리 통증도 계속된다. 잠자리에 들기 전에 허리와 척추를 미리 이완시켜 주면 이러한 문제를 해결할 수 있을 것이다.

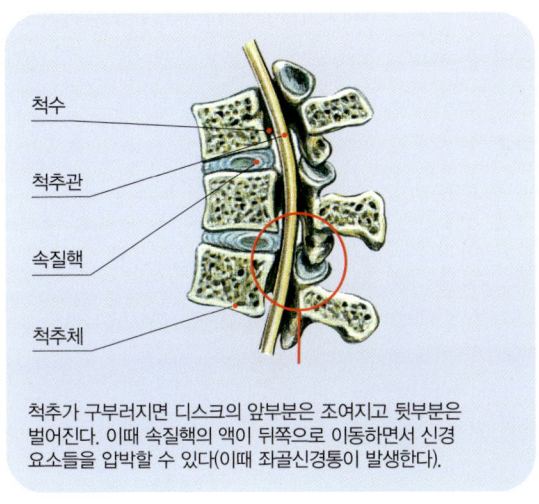

척추가 구부러지면 디스크의 앞부분은 조여지고 뒷부분은 벌어진다. 이때 속질핵의 액이 뒤쪽으로 이동하면서 신경 요소들을 압박할 수 있다(이때 좌골신경통이 발생한다).

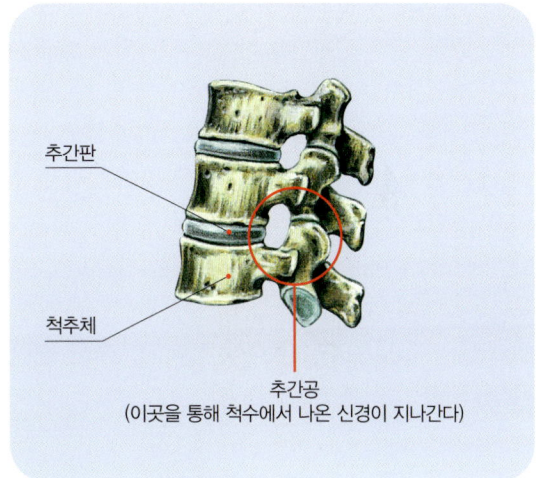

추간공
(이곳을 통해 척수에서 나온 신경이 지나간다)

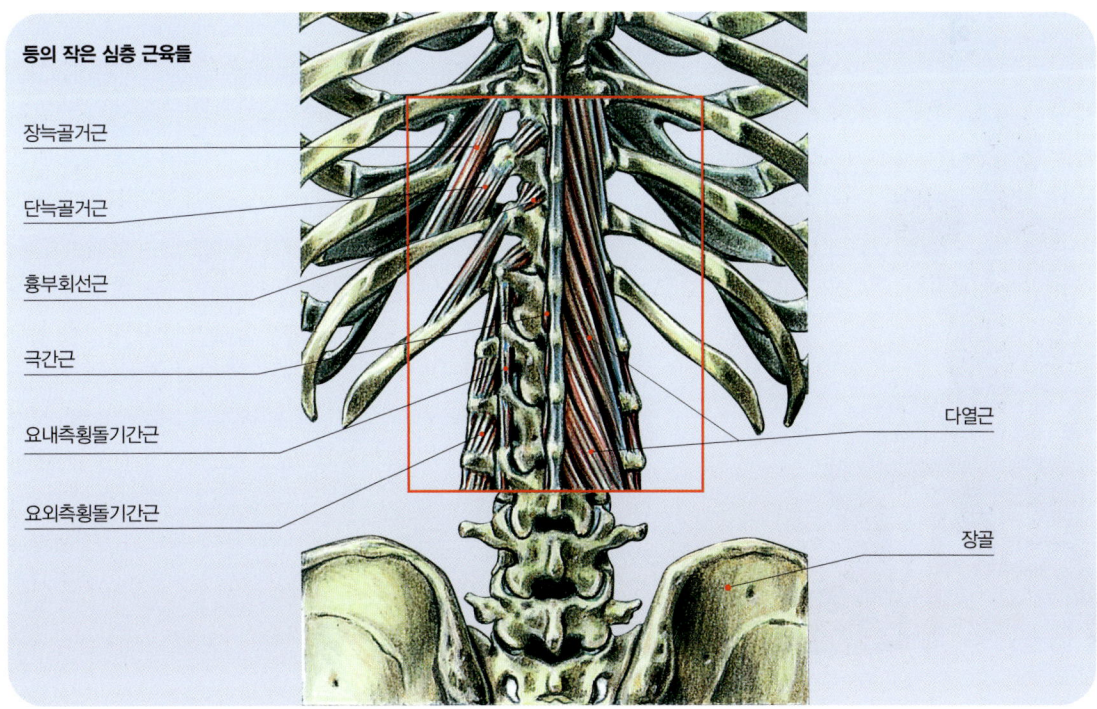

등의 작은 심층 근육들

- 장늑골거근
- 단늑골거근
- 흉부회선근
- 극간근
- 요내측횡돌기간근
- 요외측횡돌기간근
- 다열근
- 장골

훈련일지 기록하기

훈련일지를 적는 것은 매우 중요하다. 일지는 그 주의 운동일수와 일치하도록 칸을 나눈다.

예를 들어 일주일에 3회 운동을 한다면 훈련일지는 세 부분으로 나뉠 것이다. 이렇게 하면 지난 운동에서 자신이 어떤 근육군 운동을 수행했는지 바로 확인하고 운동을 다시 시작할 수 있다.

먼저 작은 칸을 만들고 운동을 시작한 시간을 적는다. 바로 밑에는 끝나는 시간을 적어보자. 이렇게 하면 자신이 얼마 동안 운동을 했는지 정확하게 알 수 있다. 시간을 재는 것은 매우 중요하다. 왜냐하면 세트 사이에 너무 오래 쉬게 되면 운동 수행 시간이 늘어날 뿐이지 근력도 그만큼 향상되었다고 볼 수 없기 때문이다. 두 회의 운동을 비교하려면 비슷한 시간 동안 운동을 수행해야 한다.

일지는 될 수 있는 한 명확하게 적되, 장황하지 않아야 한다. 한 가지 예를 소개한다.

우리는 여기에서 어떤 근육을 단련했는지(이두근), 어떤 동작을 어떤 무게로 수행했는지(컬)를 알 수 있다. 관행적으로 무게는 한 팔로 들어 올린 덤벨의 무게를 적는다. 물론 오른쪽 덤벨과 왼쪽 덤벨의 총 무게인 20kg을 적을 수도 있다. 어떻게 적느냐는 정하기 나름이다. 주의할 것은 항상 처음에 정한 기준을 따라야지, 하루는 10kg, 다른 날은 20kg으로 적으면 안 된다는 것이다.

그다음 반복횟수가 나온다. 예시에서는 첫 번째 세트에서 15회를 실시했다. 한쪽 팔이 다른 쪽 팔보다 더 센 경우가 종종 있다. 이 경우 오른팔로 15회, 왼팔로 14회를 수행했다면 다음번에 알아볼 수 있도록 다음과 같이 적어보자.

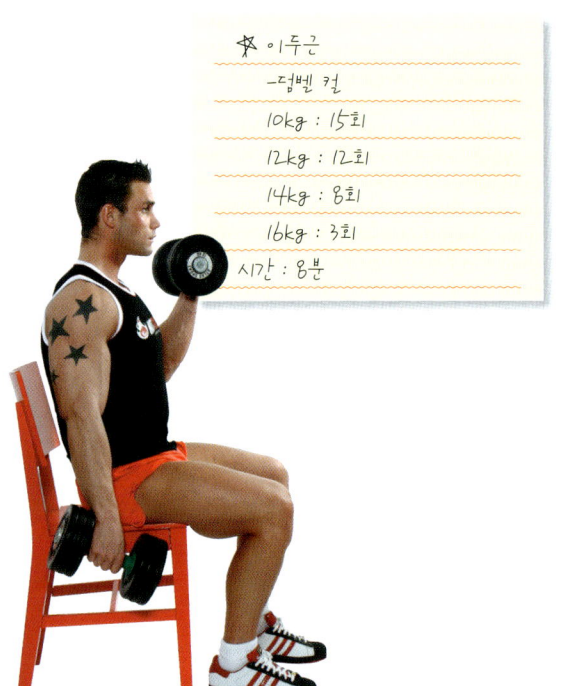

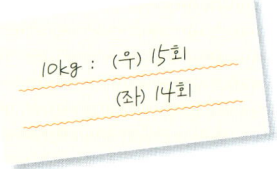

마지막 줄에는 근육(이두근)을 단련하는 데 소요된 총 시간을 적는다. 이를 바탕으로 일주일 동안 수행했던 운동을 비교해본다. 무거운 중량으로 운동할수록 세트간 휴식 시간도 길어지는 경향이 있는데, 근육의 단련 시간을 개별적으로 적어 놓으면 휴식 시간이 지나치게 길어지는 것을 확인하고 보완할 수 있다.

이러한 방식을 모든 근육과 동작에 적용해보자. 이렇게 하면 다음번 운동의 목표가 무엇인지 정확히 알 수 있을 것이다.

운동을 분석하라

운동 후에는 결과를 분석해야 한다. 다음과 같은 질문을 던져보자.

1 무엇이 잘되었나?
2 무엇이 잘못되었나?
3 왜 잘되지 않았는가?
4 다음번 운동에서 더 잘하려면 어떻게 해야 하나?

앞에서 예로 든 운동으로 다음과 같은 분석을 할 수 있다.

→ 첫 번째 세트가 가벼운 것 같으므로 무게를 좀 더 올려서 시작해보자(리피티션은 15회를 넘기도록 하자).
→ 두 번째와 세 번째 세트에서는 무게를 많이 올리지 말자.
→ 세 번째 세트에서 근육이 피로하기 시작했다. 무게를 2kg 올린 나머지 4회 덜 수행했다. 피로감 극복을 위해 노력하자.
→ 마지막 세트에서는 2kg을 더 올렸다가 5회를 덜 수행하고 힘이 빠져 버렸다. 무게 올리는 속도를 좀 늦추고 더 많이 반복해보자. 단, 지난번보다 더 가볍지는 않게 한다. 이를 적용하면 다음번 운동은 아래와 같을 것이다.

☆ 이두근
  —덤벨 컬
  11kg : 15회   13kg : 11회
  15kg : 9회   16kg : 6회
  시간 : 8분

다음번 운동 목표는 반복횟수를 줄이지 않고 마지막 세트에서 무게를 1kg 올리는 것이다. 이와 같은 방식으로 세 번 운동하면 향상 정도를 평가하기가 쉬워질 것이다.

☆ 이두근
  —덤벨 컬
  10kg : 15회   12kg : 12회
  14kg : 8회   16kg : 3회
  시간 : 8분

☆ 이두근
  —덤벨 컬
  11kg : 15회   13kg : 11회
  15kg : 9회   16kg : 6회
  시간 : 8분

☆ 이두근
  —덤벨 컬
  11kg : 15회   13kg : 12회
  15kg : 10회   17kg : 6회
  시간 : 8분

> **Note**
>
> **힘을 더 내려면 이를 악물어 보자.**
>
> 어떤 사람들은 웨이트 트레이닝을 할 때 턱을 최대한 이완시켜야 한다고 말한다. 하지만 이러한 이완은 자연스럽지 못하다. 앞서 말한 바와 같이 우리 몸의 근육은 각기 따로따로 동원되는 것이 아니라 함께 움직이기 때문이다. 따라서 동작이 어려워지면 자연스럽게 턱에도 약간의 수축이 일어나는 것은 놀라운 일이 아니다. 과학적인 연구에서도 이를 악물면 근력이 5% 정도 증가한다는 사실이 증명되었다. 주먹을 꽉 쥘 때도 마찬가지다. 단, 이러한 수축이 지나쳐 호흡에 방해가 되는 것은 피해야 한다.

! 근육 운동에서는 이러한 수축 현상이 허용되지만, 다른 스포츠 활동에서도 꼭 적절한 것은 아니다.

운동 기간이 적어도 한 달은 넘어야 그 프로그램을 조정할 것인지를 결정할 수 있다. 한두 번 운동을 수행한 것만으로는 결론을 내릴 수 없다. 수치가 규칙적으로 올랐다면 모든 게 잘되어 가는 것이다. 만약 향상이 더디다면 다음과 같이 바꿔보자.

- 동작을 바꾼다.
- 운동 사이에 더 많이 휴식한다.

근력이 지속적으로 감소하는 경우에는 중량을 가볍게 하여 운동하고, 휴식하는 날을 늘릴 필요가 있다.

훈련일지를 적어야 시간이 지남에 따라 얼마만큼의 성과를 거두었는지 수치로 명확히 알 수 있다. 자신의 기억을 믿어서는 안 된다. 과거의 운동 성과를 기억하고 있을 수도 있겠지만, 한 달 전에 무슨 운동을 몇 회 수행했는지 기억하기는 어렵다. 더군다나 동작을 바꾸고 나서 한두 달이 지난 후, 예전의 운동 동작을 다시 시작하려고 할 때, 과거의 성과가 어땠는지 어떻게 정확히 기억할 수 있을까? 훈련일지는 우리의 향상 정도를 말해주는 가장 훌륭한 증인이자, 미래의 훈련 계획을 알려주는 좋은 가이드다.

자신의 모습을 동영상으로 촬영하라

동작을 제대로 수행하고 있는지 알고 싶다면 주저하지 말고 운동하는 모습을 촬영해보자!

가능하다면 여러 각도에서 촬영하자. 본인이 운동하는 모습을 보고 무척 놀라는 경우가 종종 있는데, 그 이유는 동작 수행 모습이 자신이 상상했던 것과는 딴판이기 때문이다.

이러한 피드백을 이용하면 스스로 잘못을 수정하고 빠르게 개선할 수 있다. 높은 수준에 이른 운동선수들도 종종 자신의 운동 모습을 촬영한다.

강화 테크닉

강화 테크닉으로 보다 빠르고 강하게 향상될 수 있다.

과부하의 원리

과부하(오버로드, Overload)의 원리는, 근육에 일정 강도 이상의 자극을 주어야 근육이 강화될 수 있다는 원리이다. 모든 근육 운동은 과부하의 원리를 바탕으로 하고 있다. 가령 자신이 별 수고 없이도 푸시업 10회를 할 수 있음에도 10회 이상 수행하지 않도록 제한한다면 근육에 아주 약한 자극만 느껴질 것이다.

힘을 들여 푸시업 11~12회를 수행한 날에는 근육들이 낯선 긴장을 받게 되고, 근력과 근육량을 늘림으로써 이러한 오버로드에 반응한다. 그리고 그날 이후에는 푸시업 11~12회를 수행하는 것이 점점 수월해질 것이다. 계속 향상되려면 운동 강도를 더 높여야 한다. 가장 쉽게 할 수 있는 오버로드 방법은 중량을 늘리거나 반복횟수를 늘리는 것이다. 하지만 이와 다른 방식으로 수행할 수 있는 강화 테크닉들도 있다. 지금부터 소개할 테크닉들이 바로 그것이다.

운동량인가, 운동 강도인가

많은 사람들이 운동량과 운동 강도를 혼동한다. 우선 운동의 양과 강도는 다른 개념이라는 사실을 알아야 한다. 운동 강도를 높이면 세트를 많이 수행할 수 없다. 강도를 높이는 목적은 근육의 힘을 가능한 한 많이 사용하려는 것이기 때문이다. 반대로 힘을 적게 쓰면 쓸수록 더 많은 세트를 연속해서 수행할 수 있다. 운동 강도에 초점을 맞추어 수행하는 날이 있는가 하면, 운동량이 우선순위에 있는 날도 있을 것이다. 하지만 같은 운동을 수행하면서 이 둘을 동시에 충족시킬 수는 없다. 운동 강도와 운동량을 동시에 충족하려 하다가는 운동 과다 상태에 이르게 될 수 있으니 주의하자.

! 운동 강도를 높이는 강화 테크닉은 수없이 많다. 운동을 수행할 때마다 이 테크닉들을 사용하라는 말은 아니다. 모든 테크닉에는 장점뿐만 아니라 단점도 있다. 그리고 운동을 강도 높게 수행할수록 회복하는 데도 그만큼의 시간이 필요하다는 사실을 잊지 말아야 한다. 따라서 자신의 목적과 우선순위를 정확히 판단하여 그에 맞는 강화 테크닉을 선택하자. 또한, 아무리 방법이 좋다고 하더라도 남용해서는 안 된다는 사실을 명심하자.

인로드 이론 Inroad

인로드 이론이란 매번 운동을 수행할 때 근육의 힘을 가능한 한 많이 사용함으로써 근육을 강화한다는 개념이다.

이 개념을 이해하기 위해 최대 100kg을 들어 올릴 수 있는 근육을 예로 들어보자. 70kg의 무게를 들고 운동하다가 일시적 실패 지점(55p '실패' 개념 참고)에 도달했다면 여러분의 인로드는 약 30kg(100-70=30, 30kg의 힘이 일시적으로 손실됨)이 된다. 힘의 침식이 30kg이라고 할 때, 이것이 의미하는 바는 우리의 근육에는 아직 70kg의 힘이 남아 있다는 것이다. 세트를 중단하지 않고 50kg의 무게를 들고 동작을 계속하다가 다시 실패하면, 우리는 50kg의 인로드를 갖게 된다. 쉽게 말하자면 우리의 근육이 앞서 70kg의 무게를 들었을 때보다 녹초 상태에 더 가까워지는 것이다.

이 강화 테크닉의 목적은 세트 마지막에 인로드를 증가시켜 근육의 힘을 완전히 소멸시키는 것이다(물론 일시적으로).

! 두 번의 운동에서 같은 근육을 단련한다면, 첫날 운동 마지막에 인로드를 강조할수록 다음번 운동을 하기 전 근육의 회복 시간이 더 길어져야 한다. 반대로 인로드가 약할수록 휴식 시간을 더 짧게 잡을 수 있다.

알아둘 것은 매번 엄청난 인로드를 만들 필요는 없다는 점이다. 어떤 날은 힘들게 운동했다면, 다른 날은 가볍게 할 수도 있다. 일반적으로 이번 운동에서 강한 인로드를 수행했다면 다음번 운동에서는 인로드를 극단적으로 몰아붙이지 않는다.

절대근력

절대근력은 몇 가지 면에서 인로드와 상반된다. 절대근력이 추구하는 것은 자기 능력의 최대치에 근접한 무게를 다루는 것이다.

인로드와 절대근력 사이의 모순점은 중량을 피라미드 세트로 점진적으로 올릴 때 특히 부각된다.

무리하지 않은 반복횟수로 세트를 수행해야(약한 인로드) 피라미드에 더 높이 올라갈 수 있고, 최대한의 무게에 이르렀을 때 상대적으로 피로하지 않은 상태로 남아 있을 수 있다. 반면 첫 세트부터 최대한의 반복횟수를 실시하면(강한 인로드) 급속도로 피로해져 본인이 들 수 있는 최대한의 무게에 근접할 수 없을 것이다.

매번 세트를 수행할 때 반복횟수를 적게 하는 것(인로드를 작게 하는 것)은 종종 나태한 것으로 간주될 수 있으나 이것은 총 운동 세트를 더 많이 수행하기 위한 방법이다. 다만 이 같은 방법으로 최대치의 무게로 근접해 운동하는 전략은 관절을 매우 강하게 짓누르고 근육 및 근육과 관계된 조직을 혹사시킨다는 단점이 있다. 따라서 이 전략을 매 운동에서 사용해서는 안 된다. 반면 인로드를 강조하면 최대치의 무게와 거리를 둘 수 있기 때문에 관절의 보호면에서는 더 바람직하다고 할 수 있다.

하지만 이 두 가지 접근법 모두 근육 외상을 유발할 수 있다. 그러므로 두 전략을 적절히 혼합하여 관절과 근육에 가해지는 스트레스를 줄여야 한다. 이를 위해서는 다음과 같은 운동 사이클을 구성할 수 있다.

첫째 날 운동
매우 무겁게, 매우 적은 반복으로 최대한의 무게에 근접하도록 실시한다.

둘째 날 운동(같은 근육으로)
무게는 가볍게, 세트는 길게 하되, 인로드를 너무 강조하지는 않는다. 회복 운동이라고 할 수 있다.

셋째 날 운동
무거운 무게로 인로드를 강조한다. 그러나 무게를 극단적으로 올리지는 않는다.

넷째 날 운동
둘째 날 운동처럼 회복 운동을 다시 실시한다.

다섯째 날 운동
첫째 날 수행했던 방식으로 사이클을 다시 반복한다.
이러한 사이클의 장점은 가능한 한 폭넓게 근육을 운동시켜 근육량과 근력을 향상시킬 수 있다는 점이다.

이 사이클은 두 가지 방법으로 수행할 수 있다.

동기화(同期化) 사이클
그날 단련하는 근육 전부를 동일한 사이클로 운동한다. 무겁게 운동하는 날이 있는가 하면, 더 가볍게 운동하는 날도 있을 것이다.

비동기화(非同期化) 사이클
그날 단련하는 근육 중 몇 가지 근육은 아주 무겁게, 다른 몇몇 근육은 가볍게 단련하거나 강한 인로드 방식으로 운동한다.

동기화 사이클을 이용하면 무겁게 수행하는 날과 인로드 방식으로 수행하는 날의 운동이 매우 힘들 것이다. 반면 가볍게 수행하는 날은 운동이 쉬워질 것이다. 이렇게 교대로 수행하는 것도 하나의 전략일 수 있다.

비동기화 사이클을 이용하면 운동을 극단적으로 힘들게 수행하는 것을 피할 수 있다. 그날의 운동에서 무겁게 운동하는 한두 가지 근육은 집중적으로 훈련하고, 가볍게 운동하는 나머지 근육들은 휴식을 취할 수 있게 된다. 무겁게 훈련하는 근육군은 어느 한쪽으로 치우치지 않게 일정하게 배분한다. 비동기화 사이클 방식으로 운동하는 날의 예를 소개한다.

- 가슴 : 아주 무겁게 수행
- 어깨 : 인로드 방식으로 수행
- 등 : 가볍게 수행
- 이두근 : 아주 무겁게 수행
- 삼두근 : 가볍게 수행

다음번 운동에서는 아래와 같이 방식을 바꾼다.

- 등 : 아주 무겁게 수행
- 어깨 : 가볍게 수행
- 가슴 : 가볍게 수행
- 삼두근 : 인로드 방식으로 수행
- 이두근 : 가볍게 수행

일시적 실패 지점에 이를 때까지 운동해야 할까?

세트를 수행하는 동안 일시적으로 무게를 들 수 없게 되었을 때 '단축성 수축의 일시적 실패 지점에 도달했다'라고 말한다.

이에 대한 대답은 운동 전략에 따라 다르다. 어떤 사람들은 운동 동작을 수행하다가 실패하기 전 1회나 2회 리피티션을 남겨놓고 세트를 중단한다. 이러한 전략은 근육을 덜 피로하게 해(약한 인로드) 세트를 더 많이 수행할 수 있고, 피라미드가 길어져 더 무거운 무게를 들 수 있는 이상적인 방법이다. 또한 자신의 스포츠를 위한 강도 높은 훈련을 지속하기 위해 근육이 완전히 지치는 것을 원하지 않는 운동선수들에게도 유용한 전략이다.

운동량과 강도를 적절히 조절하다가 마지막 세트에 실패 지점까지 몰아붙이는 전략도 있다. 또한 모든 세트를 실패 지점까지 몰아붙일 수도 있다(강한 인로드). 이 테크닉은 근육을 빨리 지치게 만들기 때문에 많은 세트를 수행할 수 없다. 따라서 짧은 시간에 강도 높게 운동할 수 있다. 다만 이처럼 모든 세트를 실패 지점에 이를 때까지 수행할 경우에는 운동 사이에 해당 근육을 회복하기 위한 휴식 시간을 늘려야 한다.

실패 지점을 넘어 운동하는 방법

일시적 실패 지점을 넘어 운동을 수행할 수도 있으며, 이를 위해 다음의 트레이닝 방법을 이용할 수 있다.

1 치팅
2 강제 반복
3 디센딩
4 레스트 브레이크

인로드에 관한 표현 방식

→ 실패하기 전에 운동을 멈추면 약한 인로드
→ 일시적 실패 지점에 이를 때까지 운동을 하면 강조된 인로드
→ 실패 지점을 넘어서 운동을 하면 아주 강한 인로드

치팅 Cheating

실패 지점에 이르렀다고 해서 더 이상 근육에 아무런 힘도 없는 것은 아니다. 해당 무게를 들어 올리기 위한 힘이 충분하지 않을 뿐이다.

치팅이란, 근육이 피로해져 더 이상 정자세를 유지할 수 없는 경우 몸의 반동이나 관성을 이용해 추가로 동작을 완수하는 방법이다.

가령 이두근 단련을 위해 10kg 무게로 컬을 수행한다면, 처음에는 중량이 가볍게 느껴질 것이다. 우리의 이두근은 그보다 더 무거운 무게를 들어 올릴 수 있기 때문이다. 그러나 동작을 반복함에 따라 근육은 지치고 수축하는 능력을 잃는다. 이때 이두근에 10kg의 힘만 남더라도 팔을 움직일 수 있지만(간신히 수행할지라도), 9kg의 힘밖에 남지 않게 되면 더 이상 세트를 수행하는 것이 불가능해진다. 이때, 상체를 뒤로 젖히면서 반동의 힘을 이용하면 불가능했던 동작을 수행할 수 있다.

❗ 치팅은 세트를 마무리할 때만 사용해야 한다. 치팅의 목적은 동작을 더 많이 반복함으로써(정상적인 방법으로 가능한 정도를 넘어선 횟수) 실패 지점을 넘어 운동하기 위한 것이기 때문이다. 그러므로 불필요하게 덤벨에 도약을 가해 동작을 쉽게 실시해서는 안 된다. 사방으로 몸을 꼬면서 최대치보다 더 무거운 무게를 들어 올리는 것은 더더욱 안 된다. 치팅 동작은 부상의 위험이 높기 때문에 주의해서 아주 잠깐 동안만 수행해야 한다.

강제 반복

강제 반복은 치팅과 유사한 역할을 한다. 강제 반복을 사용하면, 근육에 더 이상 힘이 없는 경우에도 주어진 무게로 동작을 계속 수행할 수 있다.

예를 들어 이두근 단련을 위해 컨센트레이션 컬을 수행할 때 반대쪽 팔을 이용해 덤벨을 받치면 이두근의 힘을 본래 수준으로 환원시킬 수 있다. 덤벨 무게는 10kg인데 자신의 근육에 9kg의 힘만 남아 있다면 반대쪽 팔의 보조로 약 1kg의 무게를 지탱하는 것이다. 그다음 동작을 반복할 때 이두근에 7kg의 힘밖에 없다면 반대쪽 팔로 3kg을 들어 올리는 셈이다.

강제 반복은 근육이 미래에 생성해야 할 긴장의 유형을 제시함으로써 근육이 추가 반복을 수행할 수 있도록 해준다.

강제 반복은 치팅에 비해 두 가지 장점이 있다.

- 동작이 흐트러지지 않으면서 목표 근육을 지속적으로 긴장시킬 수 있다.
- 부상의 위험을 줄일 수 있다.

강제 반복을 수행하는 가장 이상적인 방법은 파트너와 함께 하는 것이다. 그러나 바로 앞에서 설명했듯이, 유니래터럴(63p '유니래터럴' 개념 참고) 방식으로 운동한다면 반대쪽 팔을 이용할 수도 있다.

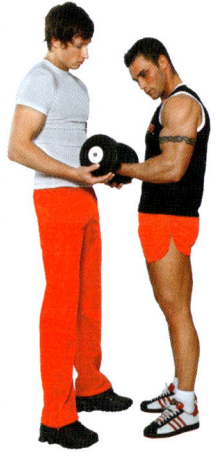

강제 반복
파트너가 덤벨을 받쳐준다.

디센딩 Descending

디센딩 방식으로 중량을 덜어내면 동작을 계속할 수 있다. 실패 지점에 이르렀을 때 이 테크닉을 사용하면 치팅이나 강제 반복을 할 필요 없이 세트를 계속 진행할 수 있다.

예를 들면 10kg의 덤벨을 가지고 컬을 수행하다가 실패 지점에 이르면 2kg을 빼고 바로 이어서 실시한다. 그리고 다시 실패 지점에 이르면 2kg을 더 빼고 세트를 계속하는 것이다.

다른 방법도 있다. 예를 들어 푸시업을 하다가 실패 지점에 이르렀을 때 무릎으로 몸을 지탱하면 동작이 쉬워져 계속 수행할 수 있다. 친업을 할 때는 바닥이나 의자에 한쪽 다리(그다음은 양다리 전부)를 대면 몸의 무게를 덜 수 있다. 스쿼트나 데드리프트를 수행할 때는 양손에 덤벨을 쥐고 시작하다가 실패하면 덤벨을 하나만 들고 수행하고, 다시 실패하면 맨손으로 동작을 좀 더 수행할 수 있다.

일반적으로 세트당 2번을 초과하여 '감량'하지는 않는다. 감량의 폭은 본인의 인로드에 달려 있다. 어떤 사람들은 강한 인로드로 세트를 실시하기도 한다. 이런 사람들은 실패 지점에 도달하면 중량을 아주 가볍게 해야 한다.

반대로 인로드가 약해 실패 지점에 도달했는데도 무게를 조금만 줄여서 세트를 계속할 수 있는 사람도 있다(일반적으로 초보자들이 그러하다). 이 경우에는 실패 지점을 넘어서는 테크닉을 이용하여 인로드를 강화하는 것이 좋다.

> **Note**
>
> 디센딩 방식으로 한 세트를 수행하면서 총 20회 반복하는 것(예를 들면 : 10회 반복 – 실패 – 감량 후 5회 추가 – 다시 실패 – 다시 감량 후 5회 추가 – 다시 실패)과 일반적인 방식으로 한 세트에 20회 반복을 실시하는 것은 매우 큰 차이가 있다는 사실에 주목해야 한다. 두 경우 총 반복횟수는 같지만, 디센딩 방식을 사용하면 다음과 같이 운동을 수행할 수 있다.
>
> → 아주 무거운 무게로 세트를 시작할 수 있다.
> → 3번 실패 지점에 이르면서 근육을 최대한 자극할 수 있다.
>
> 무거운 무게를 들고 근육이 실패하도록 해야 근력이 향상된다. 이런 점에서 디센딩 방식은 매우 효과적인 수행 방법이라고 할 수 있다.

디센딩 방식의 푸시업

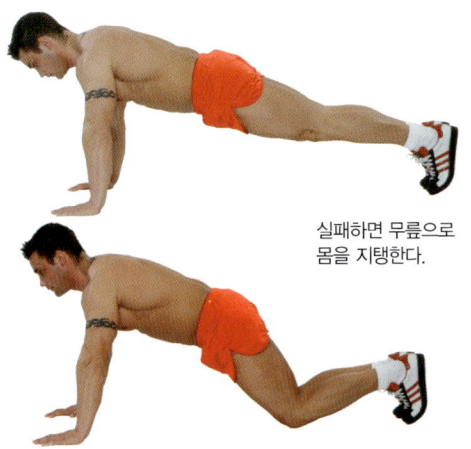

실패하면 무릎으로 몸을 지탱한다.

디센딩 방식의 스쿼트

덤벨 2개를 가지고 시작한다.

실패하면 덤벨 하나로 동작을 마무리한다.

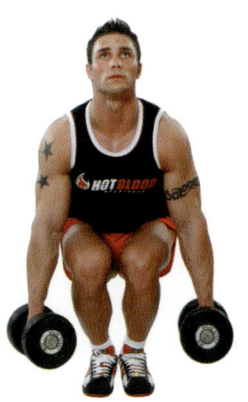
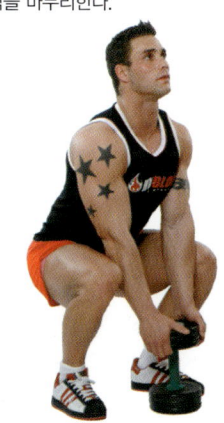

레스트 브레이크 Rest Break

실패 지점에 이르렀을 때 10~15초 동안 동작을 멈추고 근육을 약간 쉬게 한다. 짧은 휴식 후에 세트를 다시 시작해보자.

레스트 브레이크의 목적은 1~2회 추가 반복을 수행하는 것으로, 운동할 때 자주 사용하는 방식이다. 운동을 최대한 수행한 다음, 동작을 잠시 멈추고 숨을 돌린다. 그리고 다시 동작을 한 번 더 시도해본다. 휴식을 취하더라도 충분히 힘을 회복하지 못해 더 이상 1회도 추가 수행할 수 없을 때까지 이러한 방식을 반복한다.

친업이 어려운 초보자들도 이러한 방법을 이용할 수 있다. 한두 번밖에 턱걸이를 하지 못하고 실패하면 10~20초간 일시 정지한 후 한 번 더 시도해보자. 점점 회복 시간이 빨라지면서 동작을 여러 번 연속으로 수행할 수 있을 것이다.

레스트 브레이크는 주로 반복 횟수를 많이 수행할 때 사용한다.

동작을 멈췄다가 다시 실시하는 방식이 '스톱 앤드 고 (61p 참고)'와 약간 흡사하지만, 그 목적은 완전히 다르다. 레스트 브레이크는 동작을 멈추는 시간이 더 길고 수축 단계 바로 전에는 가급적 사용하지 않는다.

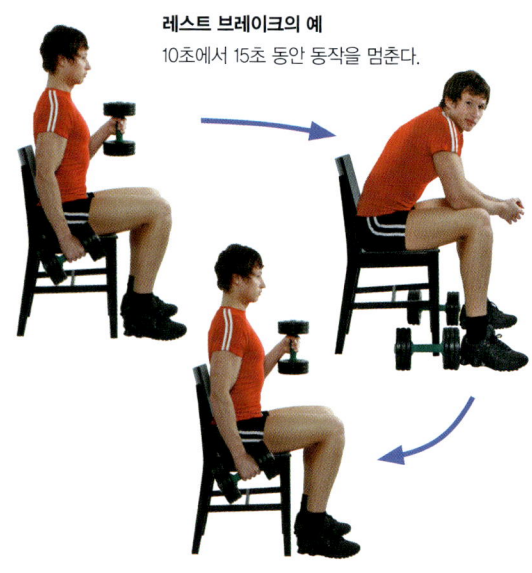

레스트 브레이크의 예
10초에서 15초 동안 동작을 멈춘다.

네거티브 Negative

네거티브는 원심성 수축이라고도 하며, 동작을 수행하는 과정 중 중량이나 몸의 무게를 내려놓는 단계를 말한다. 중량이나 몸의 무게를 들어 올리는 '포지티브' 운동과 상반된다.

계단을 오를 때 우리의 넓적다리 근육은 '포지티브' 방식으로 운동한다. 반면 똑같은 계단을 내려올 때 넓적다리 근육은 '네거티브' 방식으로 운동한다. 네거티브 방식으로 운동하는 근육들은 몸에 제동을 걸거나 속도를 줄이는 역할을 한다. 매우 가파른 계단을 오르고 내리는 두 사람을 떠올려보자. 한 명은 계단을 올라가고, 나머지 한 명은 계단을 내려간다. 당연히 계단을 오르는 사람이 훨씬 더 힘들 것이다. 그러나 내려가는 동작도 만만치 않게 까다롭다. 하강하는 동안 속도를 잡아주어야 하기 때문이다. 네거티브 방식으로 운동하는 근육들은 움직임에 가속도가 붙어 급격히 하강하는 것을 막기 위해 속도에 제동을 건다.

놀라운 점은, 다음날 근육통에 더 많이 시달리는 사람은 계단을 오른 사람이 아니라 내려온 사람이라는 것이다. 실제로 네거티브 방식이 운동하는 데는 더 쉬워 보일지 모르지만, 근섬유에 외상을 유발할 가능성은 더 높다. 몸에 제동을 걸기 위해 근육은 짧은 신장 작용을 하는데, 이 짧은 신장 작용들이 모여서 근섬유에 손상을 주기 때문이다.

우리 신체는 이러한 외상에 대한 반응으로 근력과 근육량을 증가시킨다. 많은 과학 연구를 통해서도, 근력을 얻고 근육량을 늘리기 위해서는 네거티브 방식의 운동이 포지티브 운동보다 더 효과적이라는 사실이 입증되고 있다. 계단의 예로 이어서 설명하자면, 한 달 동안 매일같이 계단을 내려온 사람이 계단을 오르기만 한 사람보다 넓적다리의 근육량이 더 많이 증가한다는 것이다.

결론

근육 발달을 극대화하고자 한다면 특히 네거티브 운동 방식에 주의를 기울일 필요가 있다.
이와 관련한 근육의 생리적 특성을 이용해 운동을 보완할 수 있는 네 가지 방법을 살펴보자.

1 각 리피티션 시 하강에 제동을 거는 방법

웨이트 트레이닝을 수행하다가 네거티브 단계에 들어갔을 때, 우리는 다음 두 가지 방법 중 하나를 선택할 수 있다.

1. 무게를 붙잡으려 하지 말고 떨어지게 놔둔다.
2. 근육의 힘을 이용해 하강에 제동을 건다.

첫 번째 경우의 전형적인 예는 바로 역도이다. 역도 동작에는 네거티브 운동이 거의 없다. 역도 선수들은 바를 팔 끝까지 한번 들어 올린 다음 속도를 줄이지 않고 그냥 놔 버린다.

그러나 그 외 대부분의 스포츠에는 네거티브 단계가 있다. 전형적인 예는 스키 활강이다. 일반적으로 보여지는 것과 달리 스키 선수들의 근육은 고정된 상태로 운동하지 않는다. 선수들의 넓적다리는 계속해서 울퉁불퉁한 활강로의 충격을 완화하고 있는 것이다.

따라서 이 경우에는 네거티브 방식의 운동이 특히 중요하다고 할 수 있다.

이렇듯 운동선수들은 자신이 수행하는 스포츠에서 네거티브적 힘이 어떤 역할을 하는지 분석해야만 한다. 스포츠를 수행하는 데 네거티브적 힘이 중요할수록 근육 운동에서도 네거티브적 힘을 더욱 발달시켜야 한다.

2 근육량 증가에 관한 네거티브 단계의 역할

우람한 근육을 만들기 위해서는 네거티브 단계가 포지티브 단계보다 더 중요하다. 따라서 중량을 내려놓을 때는 제동을 걸어야 한다.

네거티브 운동에 제동을 거는 과정은 단계적으로 진행되어야 한다. 예를 들어 한 세트에 8회 반복을 실시한다고 할 때 처음 3회는 아주 짧게 네거티브를 수행한다. 무게를 들어 올리는 것보다 무게를 내릴 때 제동을 거는 것이 더 쉽기 때문에 너무 일찍 네거티브에 들어가면 운동이 너무 쉬워진다(따라서 비효과적이다). 반면 동작을 반복하면서 근육이 피로해질수록 네거티브의 속도를 더 늦춰야 한다. 그리고 마지막에 수행하는 동작에서는 무게를 가능한 한 천천히 내려놓는다.

> **Note**
>
> 동작은 항상 네거티브 단계에서 마무리해야지 포지티브 단계에서 마무리하면 안 된다. 예를 들면 푸시업을 할 때 팔을 편 채로 동작을 끝내고 싶어 하는 경향이 많은데, 푸시업을 마무리할 때는 몸이 바닥에 닿았을 때 멈추고 다시 들어 올리지 말아야 한다. 몸을 바닥에 붙이는 마지막 단계의 네거티브는 자신의 모든 힘을 동원해 속도를 줄이고 아주 느리게 수행한다.

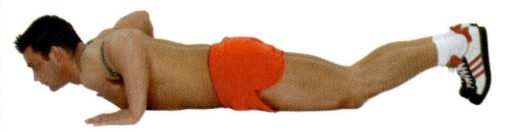

! 동작이 정점에 이르렀을 때 무게를 5~10초 동안 멈추었다가 힘을 주지 않고 떨어지게 놔두는 것은 잘못된 방법이다. 무게에 제동을 거는 것은 동작을 멈추라는 의미가 아니다. 네거티브 동작을 할 때 차츰 무게에 제동을 걸면서 중량이 자신의 근육을 신장시키도록 수행해야 한다.

3 하강 시 저항을 강조하라

근육의 네거티브적 힘은 포지티브적 힘보다 더 세다. 여러분이 한 팔로 20kg을 들 수 있다면 한 팔로 지탱할 수 있는 무게는 아마도 30kg 정도 될 것이다. 그러므로 운동에서 최상의 결과를 내려면 포지티브 단계보다 더 무거운 무게로 수행하는 네거티브 단계를 세트에 포함시켜야 한다. 네거티브 단계의 무게와 포지티브 단계의 무게를 분리하는 방식은 세 가지가 있다. 두세 번 운동할 때 적어도 한 번은 이 중 한 가지 방식을 사용해보자.

1. 파트너와 함께

가장 간단한 방법은 시작 자세로 돌아오는 단계에서 파트너가 무게나 몸을 눌러주면서 중량을 가중시키는 것이다. 그러나 아쉽게도 함께 운동할 파트너를 구하는 것은 쉽지 않다.

2. 운동하지 않는 자유로운 손으로

유니래터럴 방식(63p 참고)으로 운동하면 한 손은 자유롭다. 네거티브 단계에서 이 손을 이용해 운동하는 팔의 중량을 증가시킬 수 있다. 예를 들어 이두근 단련을 위한 컨센트레이션 컬을 수행할 때 일반적인 방식으로 덤벨을 들어 올렸다가 무게를 내려놓는 단계에서 덤벨을 누르면 5~10kg에 상당하는 무게를 추가할 수 있다.

3. 탄력밴드를 이용하여

장비 선택에 관한 부분에서 설명한 바대로, 탄력밴드는 독특한 저항의 속성을 띠고 있다. 탄력밴드를 당기면 탄력밴드는 에너지를 축적하고, 이 상태에서 밴드를 놓으면 격렬하게 수축한다. 이처럼 탄력밴드는 네거티브적 가속력을 지니고 있으며 이 속성은 다른 도구들이 제공할 수 없는 것이다. 상당한 양의 힘을 점차 축적하는 것이 탄력밴드의 가장 큰 장점이다.

고무에 축적된 힘은 네거티브 단계에서 급격하게 방출되며, 고무의 강한 탄성력에 제동을 가하기 위해 근육들은 일반적인 무게를 가지고 운동할 때보다 더 강한 힘을 내야 한다. 그 결과 일반적인 무게를 가지고 운동할 때보다 근력, 강도, 근육량을 더 빠르게 향상시킬 수 있다.

이러한 이유로 미국에서는 십수 년 전부터 무게를 들어 올릴 때 탄력밴드를 달고 운동하는 프로 스포츠팀들(특히 미식 축구선수들)이 많다.

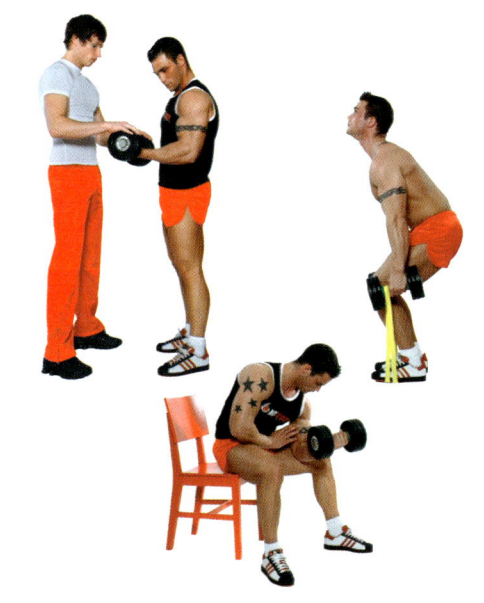

4 단순 네거티브

네거티브 단계에서 최대한의 힘을 내려면 포지티브 단계를 제거해야 한다. 될 수 있는 한 무거운 무게로 중력과 싸우는 것이 단순 네거티브 동작의 관건이다. 예를 들어 턱걸이를 할 힘이 더 이상 없을 경우, 몸을 들어 올릴 힘은 없더라도 하강 시 제동을 걸 힘은 여전히 남아 있을 것이다. 이때 하강 속도를 늦춰서 가급적 오랜 시간에 걸쳐 몸을 내려놓고, 가능한 한 여러 번 동작을 수행하는 것을 목표로 한다. 이처럼 단

> **Note**
>
> 네거티브 단계에서 탄력밴드 장력의 일부는 우리의 근육에도 축적된다. 근육 자체도 탄력밴드와 같은 역할을 하는 것이다. 근육은 외부에서 온 이 힘을 무게를 들어 올릴 때 사용한다. 다른 말로 표현하자면, 탄력밴드는 네거티브 단계를 강조할 뿐만 아니라 근육이 즉각적으로 더 큰 힘을 내게 하여 무거운 무게를 들어 올릴 수 있게 해준다. 미국의 경우, 힘을 많이 쓰는 스포츠 분야에서는 탄력밴드의 이 같은 장점을 이용한 훈련이 이미 대중화되어 있다.

순 네거티브 방식으로 운동하면 마법과도 같이 빠르게 힘을 얻을 수 있다. 일반적으로 친업 바에서 단순 네거티브 방식으로 2주간 운동하면 턱걸이를 전혀 하지 못하던 사람도 1~2회 정도는 할 수 있게 된다.

또 다른 테크닉으로는 중량을 들어 올릴 때는 두 팔을, 내릴 때는 한 팔만을 사용하는 방법이다. 예를 들어 푸시업을 할 때 일반적인 방식으로 두 팔로 몸을 올려보자. 그다음 몸의 무게를 한쪽 팔에 이전시켜 단순 네거티브를 수행해보자. 이러한 응용 동작을 시도하려면 근력이 일정 수준 이상에 이르러야 한다는 사실을 명심하자. 한 팔로 네거티브를 수행하는 것이 어렵다면 부분적 네거티브를 수행해볼 수도 있다. 다시 말해 한 팔로 10~20cm만 몸을 내렸다가 두 팔로 몸을 다시 들어 올리는 것이다. 이를 반복하면 빠르게 근력이 향상되어 이후에는 바닥까지 한 팔로 문제없이 몸을 낮출 수 있을 것이다.

대부분의 동작에 단순 네거티브 방식을 적용할 수 있다. 적어도 한 달에 한 번은 이 전략을 사용해보자.

5 실패 후 네거티브

실패를 넘어서기 위해서는 약간 다른 전략을 적용해볼 수 있다. 예를 들어 푸시업을 일반적으로 수행하다가 실패하면 두 다리로 무릎을 꿇고 몸을 일으켜 세운 다음 다시 다리를 뻗어 푸시업 자세를 취한다. 이 자세에서 하강 동작에 제동을 걸어보자. 몸이 바닥에 이르면 다시 같은 방식으로 몸을 일으켜 세웠다가 단순 네거티브 방식으로 동작을 반복한다. 이와 똑같은 전략을 친업 바에서도 사용해볼 수 있다. 턱걸이를 수행할 때 바닥이나 의자를 딛고 몸을 들어 올려 수축 자세를 취한 다음 천천히 제동을 걸며 내려오는 것이다.

스톱 앤드 고 Stop and Go

이 방법은 네거티브 단계와 수축 단계 사이에 1초간 휴식을 취하는 것이다.

예를 들어 푸시업을 할 때 근육을 이완하면서 1초간 바닥에 엎드렸다가 근육을 수축해 올라오는 것이다. 휴식의 목적은, 동작의 네거티브 단계에서 축적된 탄력 에너지를 제거하는 것이다.

이 전략은 다음 세 가지 특성을 고려하여 실전에 적용해볼 수 있다.

1 스톱 앤드 고는 단거리 달리기처럼 스타트 시 강한 힘을 요구하는 훈련에서 유용하다. 단거리 달리기에서 근육은 사전에 신장된 상태 없이 가능한 한 강하게 수축해야 한다. 즉, 근육이 상대적으로 약한 상태에서 즉각적으로 강한 힘을 내야 하는 것이다. 스톱 앤드 고 방식의 운동은 이러한 신체적 능력을 발달시킬 수 있다.

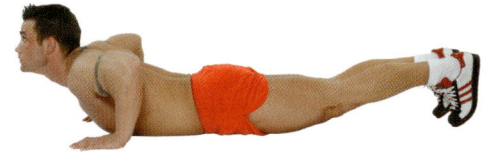

2 스톱 앤드 고는 근육의 동원 구조를 변화시킨다. 예를 들어 일반적인 푸시업을 하면 가슴이 운동하는 것은 잘 느낄 수 있지만, 삼두근은 그만큼 잘 느끼지 못한다. 하지만 수축 단계 바로 전에 일시 정지하면 이 상태를 역전시킬 수 있는 기회가 생긴다. 잠깐 멈추었다가 동작을 다시 시작하면 삼두근 쪽에 있는 다른 근육들이 운동하는 것을 느낄 수 있을 것이다. 그러므로 어떤 동작에서 목표한 근육을 정확히 운동시키지 못한다면 스톱 앤드 고 방식으로 운동을 시도해보자.

3 몇몇 관절은, 동작이 네거티브 단계에서 포지티브 단계로 바뀌는 순간 발생하는 힘줄의 압박에 매우 취약하다. 하지만 스톱 앤드 고를 수행하면 잠깐 취하는 휴식을 통해서 네거티브에서 포지티브로의 이전이 부드럽게 연결될 수 있다.

모든 동작을 스톱 앤드 고 방식으로 수행하는 것은 가능하나, 이 응용법이 모든 동작에서 이로운 효과를 내는 것은 아니다. 직접 이 방식을 테스트해보고 어떤 운동을 할 때 이 같은 전략을 취하는 것이 적합한지 정해보도록 하자.

번즈 Burns

세트를 수행하는 동안 근육에 젖산이 축적되는 현상을 '번즈(Burns)'라고 표현한다.

'번즈'는 근육이 운동 강도를 버티기가 힘들다는 사실을 반영한다. 즉, 근육 과부하의 신호인 것이다. 통증이라는 측면에서 이 불타는 듯한 느낌은 운동 수행에 장애가 된다. 하지만 번즈의 목적은 이러한 장애를 힘으로 바꾸는 것이다. 이 통증을 피하지 말고, 오히려 근육이 욱신거릴 때까지 운동해보자! 욱신거린다는 것은 자극을 통해 근육이 커진다는 것을 의미하기 때문이다. 근육이 욱신거린다고 운동을 포기하지 말고 가능한 한 오랫동안 참아내보자.

일반적으로 동작을 강도 높게 12회 정도 반복하고 나면 근육이 욱신거리기 시작한다. 욱신거릴 때까지 운동하는 것은 '가볍게' 운동하는 날 사용해볼 수 있는 전략이다. 지속적 긴장, 슈퍼세트(62~65p 참고), 디센딩 테크닉은 번즈를 견디며 운동할 수 있는 좋은 수단이 된다.

지속적 긴장 Continuous Tension

무게를 늘리지 않고 동작의 난이도를 높이는 방법의 하나로, 근육에 지속적인 긴장을 유지하는 것이다. 동작을 수행할 때 단 한순간도 근육을 쉬게 하거나 '한숨' 돌리도록 놔두지 않는다는 뜻이다.

예를 들어 푸시업을 할 때 팔을 편 채로 있으면 근육이 아니라 뼈가 몸의 무게를 지탱하게 된다. 이 자세에서 근육은 잠시나마 힘을 쓰지 않고 회복하게 된다. 지속적인 긴장의 원칙은 팔(또는 다리)을 펴고 있는 단계를 생략하는 것이다. 푸시업을 하는 내내 팔을 약간 접은 상태로 유지해보자. 근육은 금세 강하게 욱신거리기 시작할 것이다. 실제로 계속해서 근육에 긴장을 가하면 근육은 에너지를 합성하면서 많은 피로물질(젖산)을 배출한다.

이 같은 원칙을 어깨, 등, 이두근, 삼두근, 넓적다리에도 적용할 수 있다. 동작할 때 팔이나 다리를 완전히 뻗지 말고 실시해보자. 지속적 긴장을 이용해 운동할 때 가장 이상적인 방법은 레스트 브레이크와 혼합해서 사용하는 것이다. 지속적 긴장 상태로 동작을 하다가 고통을 참을 수 없을 때, **팔이나 다리를 편 상태로 일시 정지하여 젖산이 일부 빠져나가도록 하자.** 그러면 동작을 1~2회 정도 추가로 반복할 수 있다.

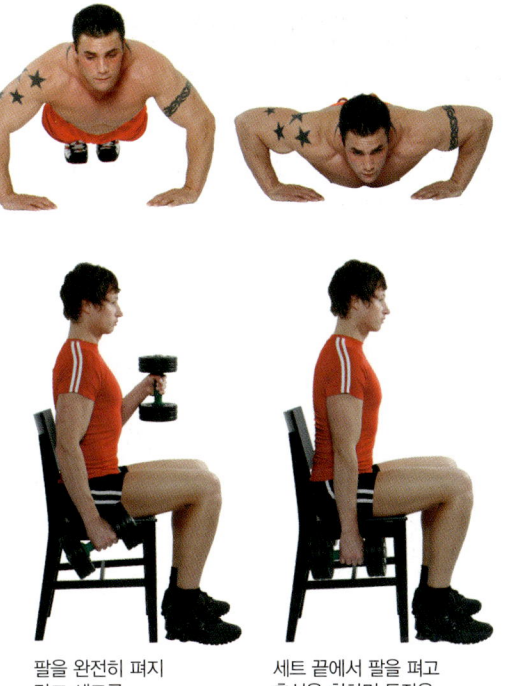

팔을 완전히 펴지 말고 세트를 시작해보자.

세트 끝에서 팔을 펴고 휴식을 취하면 동작을 몇 회 더 반복할 수 있다.

유니래터럴 운동 Unilateral

웨이트 트레이닝의 동작 대부분은 바이래터럴(bilateral) 방식으로 수행된다. 말하자면 오른쪽 근육과 그에 대응하는 왼쪽 근육을 함께 수축하는 방식이다.

좌우를 동시에 움직이는 대칭적 움직임은 우리가 일상적으로 취하는 동작에서는 발견할 수 없다. 예를 들어 걷거나 달리기를 할 때 대부분의 동작은 유니래터럴 방식으로 수행된다. 즉, 한 번에 몸의 한쪽 근육만 수축한다. 이러한 점에서 인간은 유니래터럴한 동물이라 할 수 있다(토끼와 비교하자면, 토끼는 동시에 두 발을 이용해 앞으로 나가는 반면 인간은 한쪽 다리가 교대로 앞으로 나간다).

바이래터럴 방식으로 운동할 때보다 유니래터럴 방식으로 운동할 때 힘의 크기가 10%가량 더 커진다는 사실 또한 유니래터럴 방식의 운동이 인간의 선천적인 성향임을 설명해준다. 만약 당신이 이두근 단련을 위해 컬을 할 때 두 팔을 동시에 움직여 최대 50kg을 들 수 있다면, 유니래터럴 방식으로 들어 올릴 수 있는 총 무게(오른팔로 들 수 있는 무게와 왼팔로 들 수 있는 무게의 합)는 55kg 정도가 될 것이다.

바이래터럴 방식으로 운동할 때는 중추신경계의 효과성이 떨어진다. 덤벨 컬을 수행해보면 이 사실을 알 수 있다. 먼저 두 팔을 동시에 수축하면서 컬을 시작해보자. 이후 실패 지점에 도달했을 때 왼쪽 팔은 신장된 상태로 두고 오른쪽 이두근을 수축하면 추가로 1~2회 정도 더 반복할 수 있을 것이다. 이렇게 힘이 좀 더 생기는 이유는 한쪽만 수축을 하면(유니래터럴 방식으로 운동하면) 신경 신호의 효율성이 증가하기 때문이다.

하지만 유니래터럴 방식으로 운동하는 것이 항상 쉬

운 것만은 아니다. 예를 들어 한쪽 팔만으로 푸시업을 하거나 턱걸이를 하는 것은 상당히 어렵다.
유니래터럴은 두 가지 응용 방식이 있는데, 각각의 특징은 다음과 같다.

1 얼터네이트 방식의 유니래터럴

컬을 예로 들어, 오른쪽 이두근을 수축해보자. 오른팔이 처음 위치로 돌아왔을 때 왼팔 운동을 시작한다. 이 테크닉의 장점은 왼팔을 운동하는 동안 오른팔이 쉴 수 있다는 것이다. 단점은 신경 신호가 왼쪽과 오른쪽 사이를 계속해서 왕복해야 한다는 것이다. 이것은 이상적인 방식이라고 할 수 없다. 단, 특정 스포츠에서는 이러한 크로스오버 방식(예를 들어 육상 달리기나 수영에서 크롤 영법)의 훈련이 필수적이다. 당신이 수행하는 스포츠가 이와 같은 방식의 능력을 요구한다면 근육 운동에서도 이러한 특성이 반영되어야 한다. 그래야만 신경 시스템이 준비되어 어려운 상황도 극복해낼 수 있을 것이다. 이 경우에 해당되지 않는다면 두 번째 응용 방식을 적용해보자.

2 단순 유니래터럴

단순 유니래터럴 방식은 몸의 한쪽만 운동한다. 세트를 수행하는 내내 오른쪽 근육만 운동해보자. 그리고 약간 숨을 고른 다음, 왼쪽 근육으로 세트를 수행한다. 이후에는 다시 짧게 휴식을 취하고 오른쪽 세트로 넘어간다. 이 방식은 신경 시스템이 최대한의 역량을 발휘할 수 있다. 또한 운동하는 근육에 대한 수축과 집중도가 최대치에 이를 것이다. 따라서 수행하는 스포츠에서 이러한 특성이 필요한 운동선수들(예를 들어 던지기 선수)은 이 방법을 적극 활용해야 한다.
단순 유니래터럴 방식만이 지닌 특유의 장점은 반대쪽 팔을 이용해 강도 높은 네거티브나 강제 반복을 수행할 수 있다는 점이다. 단점은, 수행해야 하는 세트 횟수가 두 배로 늘어나기 때문에 전체 운동 시간이 길어진다는 것이다.

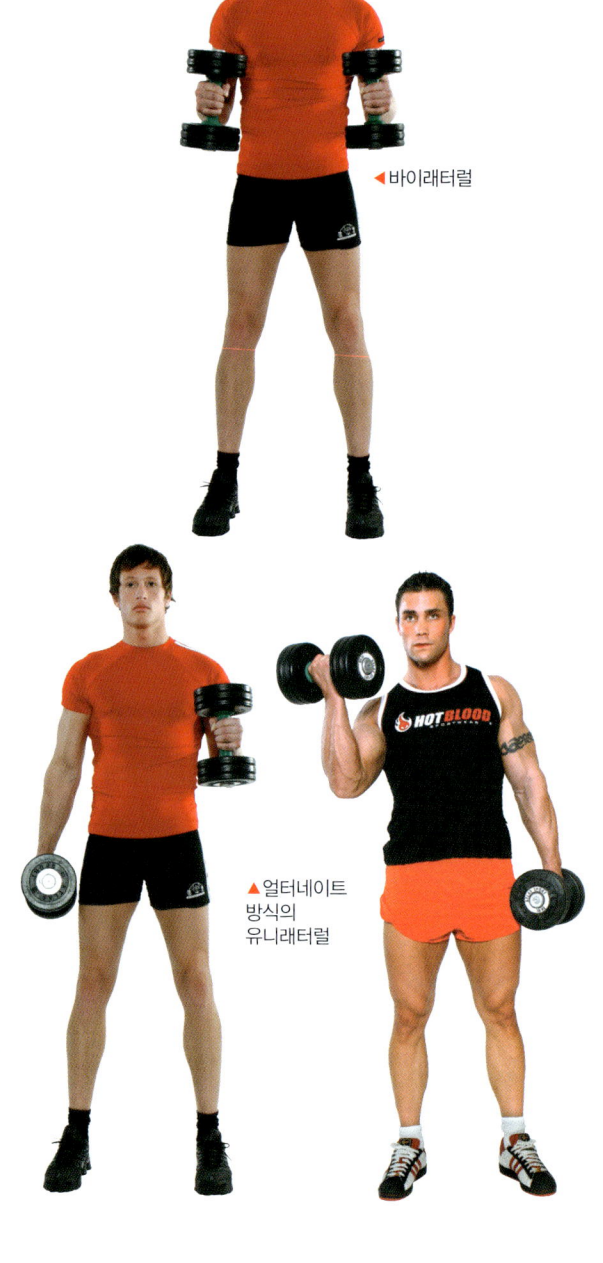

◀ 바이래터럴

▲ 얼터네이트 방식의 유니래터럴

▼ 단순 유니래터럴

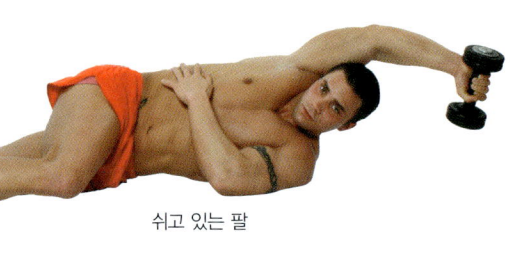

쉬고 있는 팔

슈퍼세트 Superset

슈퍼세트란 휴식을 취하지 않고 서로 다른 두 개의 동작을 연속으로 수행하는 것이다.

슈퍼세트는 크게 두 부류로 나눌 수 있다.

길항근 단련을 위한 슈퍼세트

하나의 근육을 단련하는 동작을 수행한 다음, 그와 대립하는 근육(길항근)을 단련하는 동작을 연속해서 수행하는 방법이다. 가장 일반적으로 수행하는 슈퍼세트는 이두근 단련 동작과 삼두근 단련 동작을 결합하는 것이다.

길항근 슈퍼세트로 수행할 수 있는 또 다른 조합에는 다음과 같은 것들이 있다.

- 가슴 · 등
- 어깨 앞부분 · 어깨 뒷부분
- 복부 · 허리
- 넓적다리 앞부분 · 넓적다리 뒷부분

이 전략의 가장 큰 장점은 시간을 효율적으로 쓸 수 있다는 것이다. 실제로 세트와 세트 사이에 휴식을 취할 필요가 없다. 삼두근을 운동하는 동안 이두근이 회복할 수 있고, 이두근을 운동할 때는 삼두근이 쉴 수 있다. 이로 인해 근력뿐만 아니라 지구력도 빠르게 향상시킬 수 있다.

같은 근육 단련을 위한 슈퍼세트

예를 들어 이두근 단련을 위한 두 가지 동작을 연속으로 수행하는 방법이다. 이 슈퍼세트는 운동의 강도를 높이는 것이 목표이다. 디센딩 세트와 거의 흡사한 방식으로 진행되지만, 동작을 바꾸면서 실시한다는 차이점이 있다. 두 번째 운동 동작은 첫 번째 운동 동작보다 무게를 줄여서 실시하므로 실패 지점을 넘어서 세트를 계속할 수 있다.

같은 근육 단련을 위한 슈퍼세트는 다음과 같이 세 가지 형태로 살펴볼 수 있다.

1 일반 슈퍼세트

복합관절운동 두 가지를 슈퍼세트로 수행하거나, 고립운동 두 가지를 슈퍼세트로 수행한다. 일반 슈퍼세트의 목표는 단지 두 가지 동작을 연속으로 수행하여 실패 지점을 넘어서는 것이다.

다음 페이지에 나오는 두 가지 슈퍼세트 응용 방식은 좀 더 정교하게 목표 근육을 자극하기 때문에 일반 슈퍼세트보다 더 많이 사용된다.

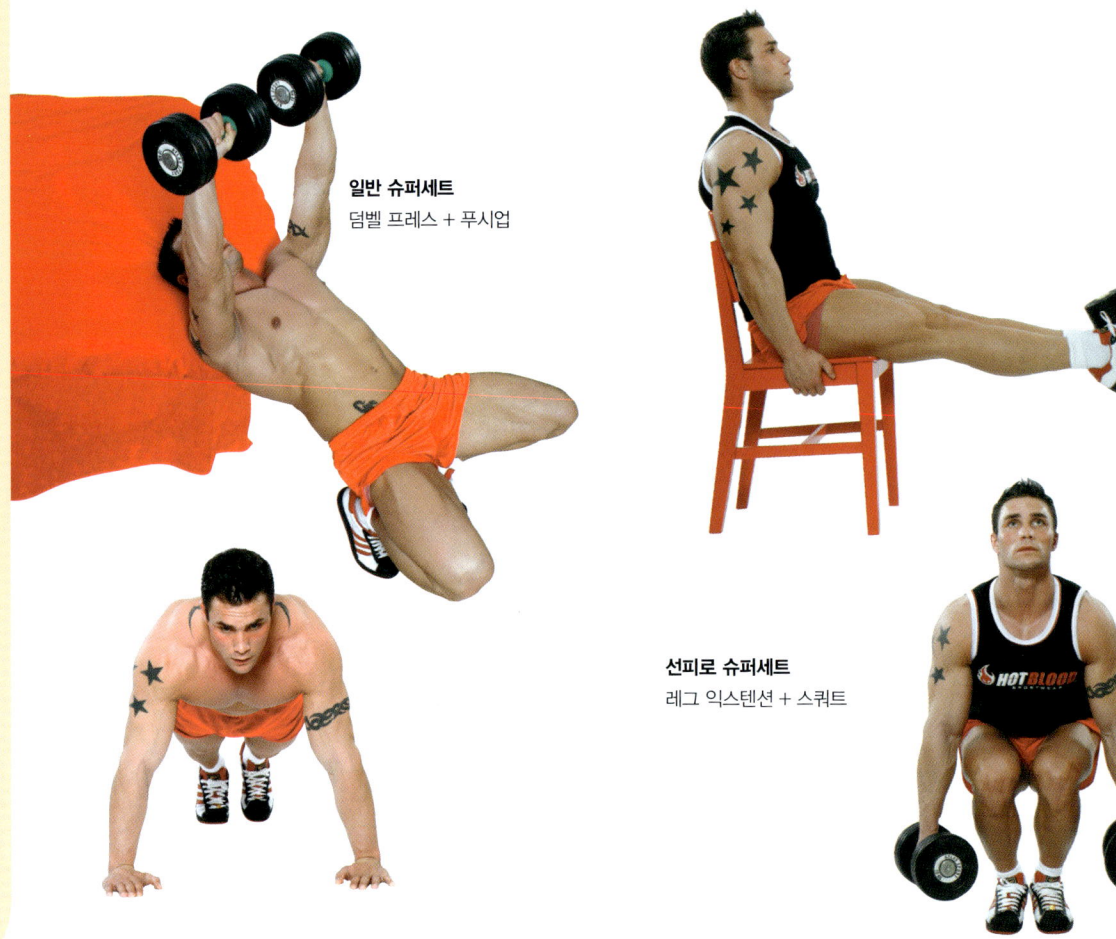

일반 슈퍼세트
덤벨 프레스 + 푸시업

선피로 슈퍼세트
레그 익스텐션 + 스쿼트

❷ 선피로 슈퍼세트

이 슈퍼세트는 동작들을 연결하는 방식이 아주 독특하다. 고립운동으로 운동을 시작한 다음, 복합관절운동을 이어서 수행하는 방법이다. 선피로 슈퍼세트의 목표는 고립운동을 먼저 수행함으로써 목표 근육을 미리 지치게 만드는 것이다. 복합관절운동을 수행할 때 목표 근육은 피로감에도 불구하고 다른 근육들의 도움을 받아 계속해서 운동하게 된다.

선피로 슈퍼세트의 이론적인 전제는, 대부분의 복합관절운동을 수행할 때 먼저 피로해지는 근육은 목표 근육이 아니라, 오히려 목표 근육에 연결된 다른 작은 근육들이라는 사실이다. 우리가 푸시업을 할 때 동작을 더 이상 수행하지 못하게 되는 것은 가슴 근육이 지치기 전에 삼두근이 먼저 지치기 때문이다. 즉, 팔의 힘이 부족하기 때문에 가슴 근육을 자극할 능력이 제한되는 것이다. 이러한 이유 때문에 고립운동으로 가슴을 미리 운동시킨 다음, 푸시업을 하는 것이다.

이 원칙은 가슴뿐만 아니라 모든 큰 근육군에 적용해 볼 수 있다. 예를 들어 어깨를 단련하는 경우 덤벨 래터럴 레이즈를 한 다음, 덤벨 프레스를 연속으로 수행해보자. 래터럴 레이즈를 실시하면 삼각근이 먼저 피로해질 것이다. 이어서 덤벨 프레스를 실시하면 대흉근 일부와 삼두근이 개입하면서 지쳐있는 삼각근을 계속 운동할 수 있다.

이처럼 선피로 슈퍼세트는 운동하기 어려운 근육을 더 잘 자극할 수 있도록 돕는다. 푸시업을 수행할 때

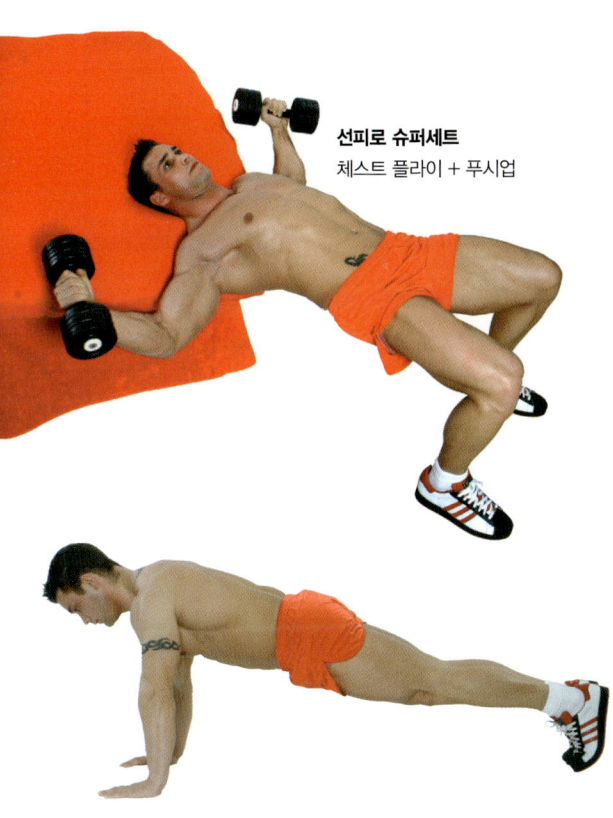

선피로 슈퍼세트
체스트 플라이 + 푸시업

가슴이 운동하는 것을 잘 느끼지 못하는 경우 사전에 고립운동을 수행하여 가슴 근육을 '욱신거리게' 만들면 푸시업의 자극을 더 잘 느낄 수 있다.

! 이것은 단지 이론에 불과하다. 선피로 방식은 자칫 역효과를 가져올 수도 있다. 어깨 운동의 예에서 레이즈 후 프레스를 할 때 삼두근만 운동을 수행하는 경우가 종종 있다. 왜냐하면 삼각근은 레이즈를 수행하면서 아주 피로해져서 복합관절운동에 개입할 힘이 없기 때문이다. 이 경우 어깨 운동을 더 잘 느끼기는 커녕 삼두근으로 모든 피로가 몰리는 역효과가 발생할 수 있다.

선피로 방식의 슈퍼세트 예시

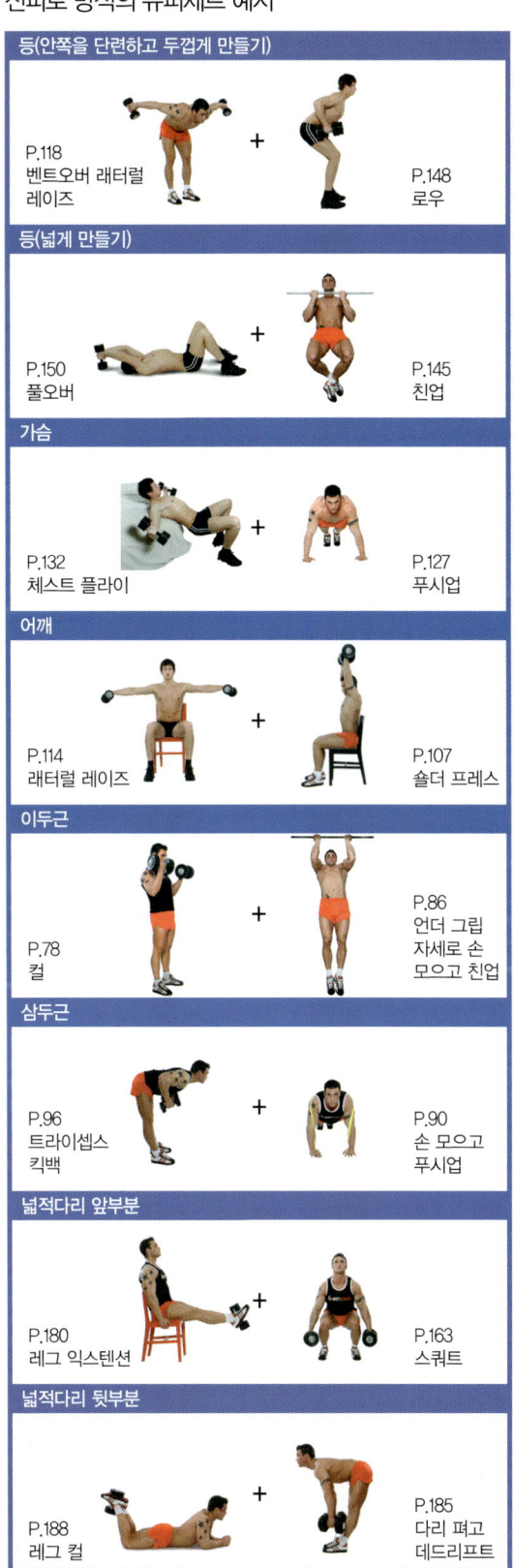

등(안쪽을 단련하고 두껍게 만들기)
P.118 벤트오버 래터럴 레이즈 + P.148 로우

등(넓게 만들기)
P.150 풀오버 + P.145 친업

가슴
P.132 체스트 플라이 + P.127 푸시업

어깨
P.114 래터럴 레이즈 + P.107 숄더 프레스

이두근
P.78 컬 + P.86 언더 그립 자세로 손 모으고 친업

삼두근
P.96 트라이셉스 킥백 + P.90 손 모으고 푸시업

넓적다리 앞부분
P.180 레그 익스텐션 + P.163 스쿼트

넓적다리 뒷부분
P.188 레그 컬 + P.185 다리 펴고 데드리프트

3 후피로 슈퍼세트

후피로 방식의 논리는 선피로 방식과 정반대이다. 후피로 슈퍼세트를 수행하는 목적은 복합관절운동을 먼저 수행함으로써 목표 근육을 최대한으로 운동시키는 것이다. 그리고 실패했을 때 좀 더 쉬운 고립운동으로 넘어가면 목표 근육에 남아 있는 힘을 모두 쓸 수 있다. 어깨 운동을 예로 들면, 덤벨 프레스를 먼저 수행함으로써 가지고 있는 모든 힘을 사용한다. 삼두근이 피로해져서 어깨 동작을 더 이상 수행하지 못하게 되더라도 상관없다. 그다음 남은 힘을 전부 이용해 오로지 삼각근을 목표로 고립운동을 수행해보자.

선피로 슈퍼세트와 정반대로 진행하는 후피로 방식은 목표 근육을 확실히 지치게 만들 수 있다.

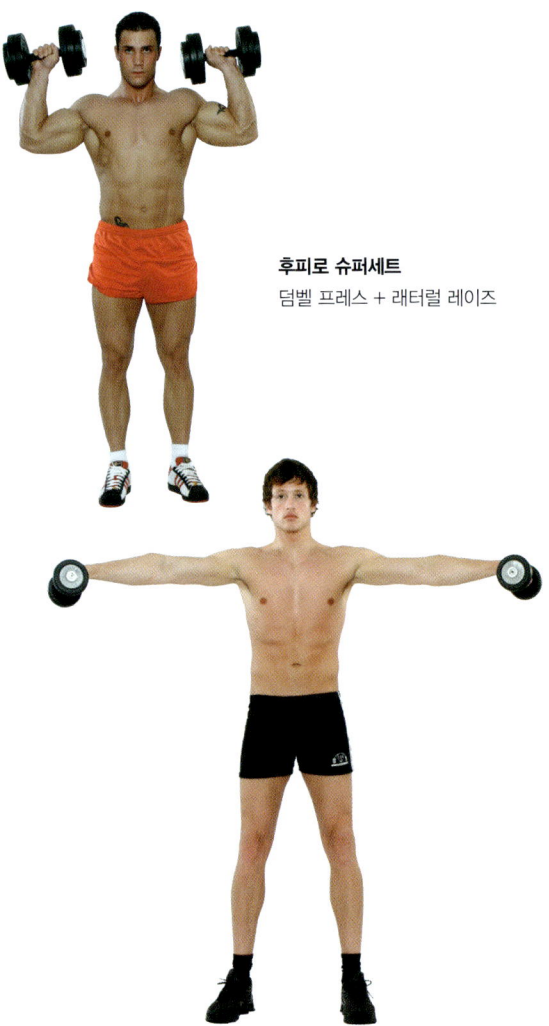

후피로 슈퍼세트
덤벨 프레스 + 래터럴 레이즈

후피로 방식의 슈퍼세트 예시

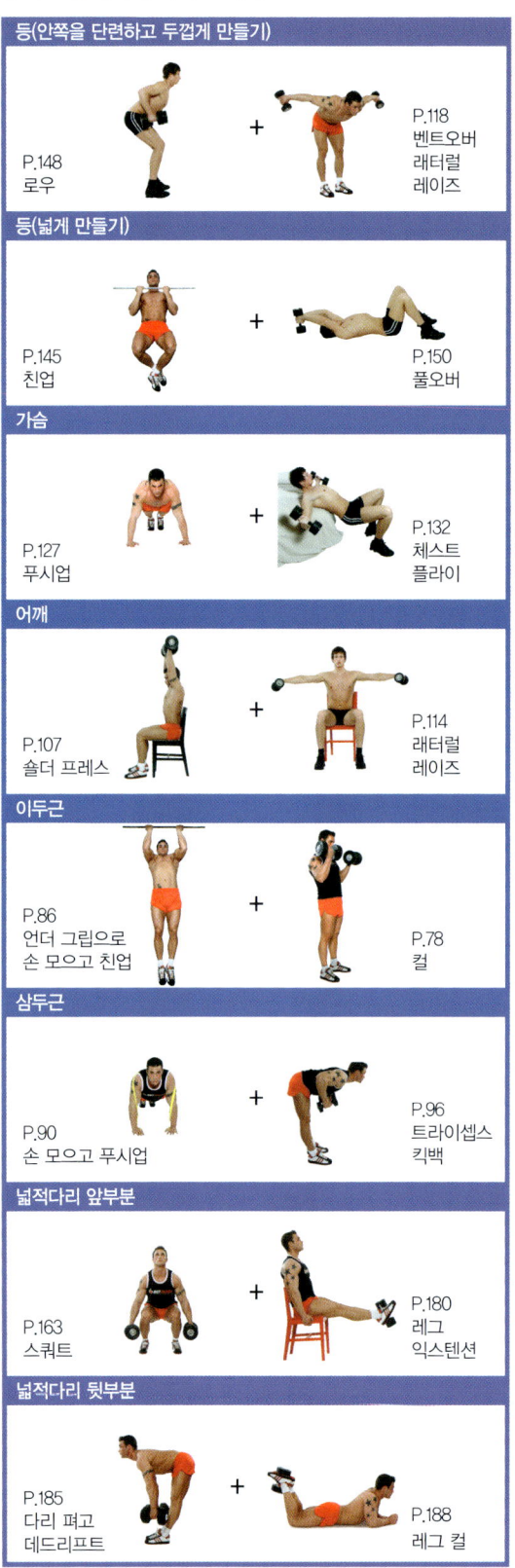

서킷 Circuits

서킷은 근력의 기능성을 추구하는 운동선수들이나 근육과 심혈관계의 건강을 유지하고자 하는 사람들이 주로 사용한다. 서킷 방식을 이용하면 휴식 시간이 없기 때문에 운동 시간을 단축할 수 있다.

일반적인 웨이트 트레이닝에서 각각의 근육 운동은 매우 인위적인 방식으로 분할되어 있다. 하나의 근육군(예를 들어 가슴) 단련을 위해 동작을 몇 세트 수행한 다음, 새로운 근육(예를 들어 등)으로 넘어가는 식이다. 그러나 대부분의 스포츠에서 모든 근육은 다 함께 움직인다.

같은 동작을 항상 반복하는 스포츠 훈련(육상 달리기, 수영 등)이 있는가 하면, 다른 동작을 연결해서 수행해야 하는 훈련도 있다. 예를 들어 럭비에서는 전후좌우로 달리면서 상대를 팔로 밀치기도 해야 한다.

서킷 방식에 가장 적합한 스포츠는 이처럼 동작을 계속해서 바꿔야 하는 스포츠다. 사실 일반적인 근육 운동 프로그램을 수행하는 것보다 서킷으로 동작을 계속해서 바꾸는 것이 스포츠 현장에서 요구하는 능력을 기르는 데는 더 좋다.

더군다나 서킷은 일반적인 세트 방식의 운동보다 지구력과 근력을 더욱 향상시키므로 근력·지구력을 요하는 스포츠에서 많이 사용된다. 반면 단순히 우람한 근육 만들기가 제1의 목표라면 서킷은 그다지 큰 장점이 없다(단, 시간을 벌 수 있다는 장점은 있다). 서킷은 Part 3에서 좀 더 자세히 소개하겠다.

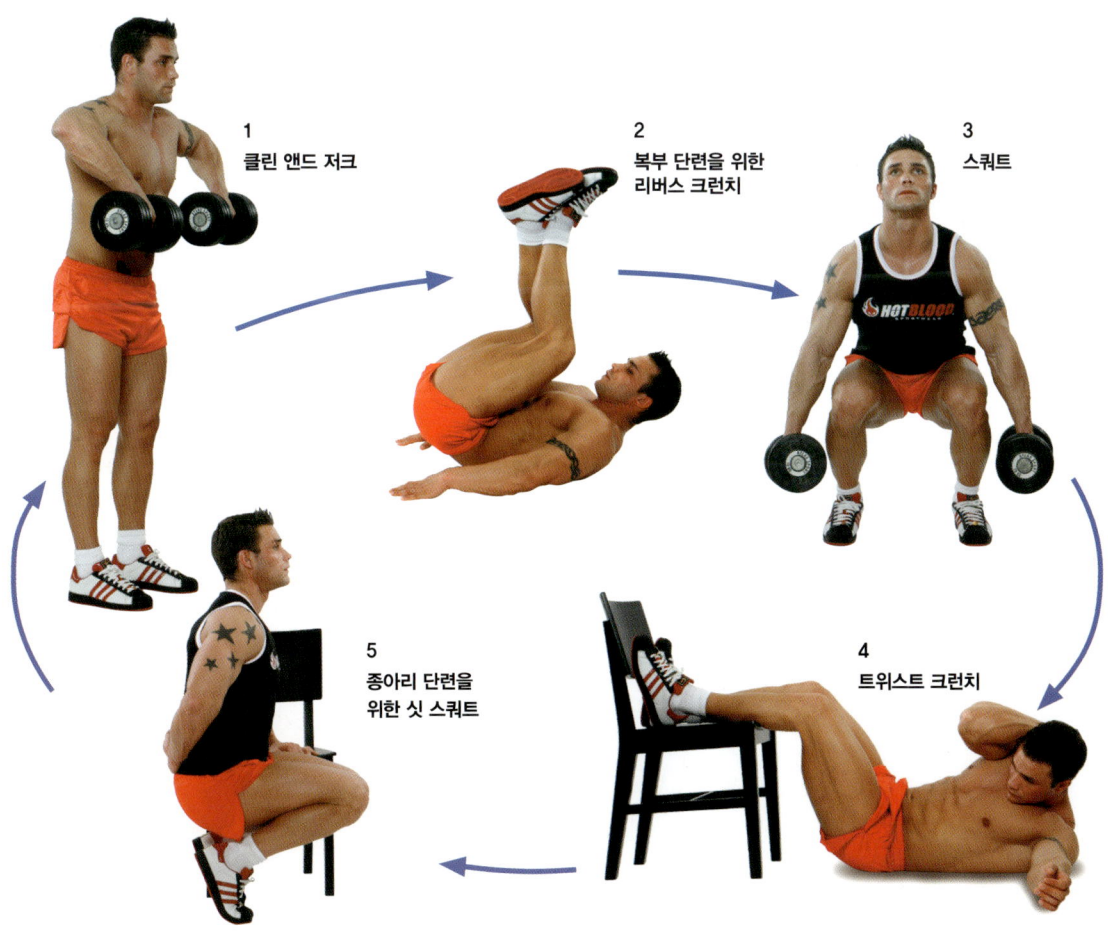

1 클린 앤드 저크
2 복부 단련을 위한 리버스 크런치
3 스쿼트
4 트위스트 크런치
5 종아리 단련을 위한 싯 스쿼트

운동하는 동안 호흡은 어떻게 해야 할까?

호흡은 운동을 수행하는 데 영향을 미친다.

- 근육은 호흡을 멈추었을 때 최대의 역량을 발휘한다.
- 숨을 내쉴 때 근육의 힘은 조금 약해진다.
- 숨을 들이쉬는 동안 근육은 가장 약한 상태에 놓인다.

이러한 생리적 반응을 제대로 설명하기 위해 팔씨름 챔피언들이 어떤 전략을 택하는지 알아보자. 팔씨름 챔피언들은 상대편이 호흡을 멈추기 위해 숨을 들이쉴 때를 기다렸다가, 상대편이 숨을 들이쉬는 순간 자신의 모든 힘을 발산해서 승리를 거둔다. 즉, 상대편이 숨을 들이쉬면서 힘이 가장 약해지는 순간 챔피언은 호흡을 멈추고 자신의 모든 힘을 동원하는 것이다. 힘을 사용할 때는 이러한 호흡의 특성을 최대한 활용해야 한다. 웨이트 트레이닝 관련 서적 중에는 운동 중에 호흡을 멈추지 말고 일정하게 호흡하도록 권장하는 책들도 있지만, 호흡을 멈추는 것은 자연스러운 반응이다. 호흡을 멈추면 힘, 반응시간, 동작의 정확성, 집중도가 순간적으로 개선된다. 호흡을 멈추었을 때의 또 다른 장점은 척추가 단단히 고정되기 때문에 강한 압박이 가해져도 등을 보호할 수 있다는 것이다. 수준급 단거리 선수들을 대상으로 한 연구에 의하면 모든 선수들이 출발 신호가 떨어지는 순간에 호흡을 멈춘다고 한다. 연구자들이 선수들을 대상으로 한 질문에서 선수들 중 91%가 의식적으로 숨을 멈춘다고 답했으며, 나머지 9%의 행동을 확인해본 결과 그 선수들은 의식하지는 못했지만, 호흡을 멈추었다는 사실이 밝혀졌다.

호흡을 멈춤으로써 생기는 문제점

근육의 긴장도가 높을 때 호흡을 멈추면 두 가지 문제가 발생할 수 있다.

1 심장에 위험을 줄 수 있다

호흡을 멈출 때 우리는 발살바 메뉴버(Valsalva Maneuver, 입과 코를 막고 숨을 내쉬는 방식)라는 호흡법을 사용하는데, 이렇게 호흡을 멈추면 심장에 상당한 압박이 가해진다. 이때 건강한 사람들의 심장은 호흡정지 상태를 완벽하게 견뎌내지만, 심장에 문제가 있는 사람은 심장에 부담을 줄 가능성이 있으므로 호흡을 멈추지 않는 것이 좋다.

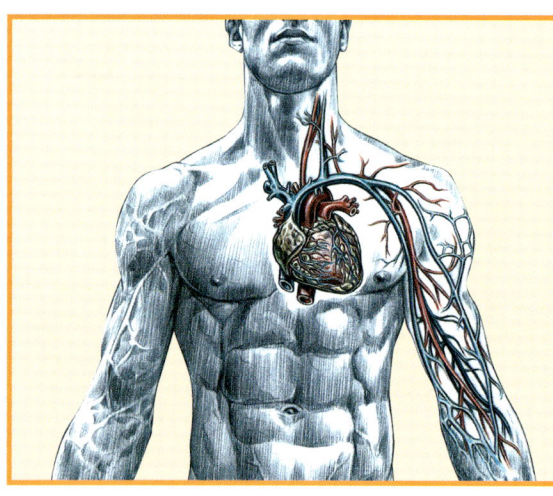

횡격막을 단련하는 운동이 중요한 이유

강한 횡격막은 다음과 같은 이점을 가져온다.

- 복강 내 압박을 증가시킨다.
- 복강 내 압박이 흉곽으로 이전되는 것을 막아준다. 앞에서 언급한 호흡을 멈출 때 생기는 몇 가지 문제점의 원인은 흉곽 내 압박이 증가하기 때문이다.

횡격막의 힘을 강화할 수 있는 특별한 운동을 실시해보자(231p 참고).

2 피로감이 빨리 찾아온다

호흡을 멈추면, 근육이 최대한의 힘을 내는 순간에 숨이 막히기 때문에 피로감이 발생한다. 이를 반복하거나 숨을 오래 참을수록 피로감이 더 빨리 찾아온다.

무거운 무게로 운동할 때의 호흡

무거운 무게로 운동할수록 호흡의 속성을 잘 활용해야 자신의 운동 수행 능력을 극대화할 수 있다. 방금 설명했던 문제들을 피하기 위해서는 호흡을 가능한 한 짧게 멈춰야 한다. 그리고 이렇게 짧게 호흡을 멈추는 순간이 가장 어려운 동작을 수행하는 순간과 정확하게 일치해야 한다. 예를 들어 컬을 실시하여 이두근 운동을 할 때 팔뚝이 바닥과 수평이 되는 순간의 동작은 가장 힘이 들며, 이 각도 이전과 이후의 동작은 상대적으로 쉽다. 무게를 들어 올리는 내내 호흡을 멈추는 것은 역효과를 가져온다. 팔뚝이 수평을 넘어서는 찰나에 바로 호흡을 멈춰야 한다. 그리고 바로 그 순간에는 절대로 숨을 들이마시면 안 된다. 도저히 숨을 못 참겠으면 차라리 숨을 내쉬자!

리피티션을 수행할 때 동작이 가장 쉬운 단계에서(중량을 내려놓을 때)는 숨을 들이쉬자. 숨을 들이쉬는 일은 의식적으로 수행하는 것이지만, 숨을 내쉬는 일은 근육의 강한 압박이 조금 줄어드는 순간에 자연스럽게 일어날 것이다. 무거운 중량으로 운동할 때 숨을 헐떡이게 되는 이유는 전체적으로 힘이 많이 들어가므로 숨을 충분히 들이쉬기가 어렵기 때문이다.

웨이트 트레이닝에 바람직한 호흡은 학습으로 이루어지는 것이며, 보이는 것처럼 그리 간단하지 않다. 하지만 근육 발달에 중요한 요소이므로 시간이 걸리더라도 꼭 익히도록 하자.

가벼운 지구력 운동에서의 호흡

운동의 강도가 가볍거나 시간이 길어질 때 근육에 산소가 부족해지는 것을 피하려면 가능한 한 많이 호흡해야 한다. 이 경우에는 자연스럽게 호흡을 멈추고 싶은 유혹이 들더라도 멈추지 않는 것이 좋다. 동작이 가장 어려운 단계에서(중량이나 몸을 들어 올릴 때)는 숨을 내쉬고, 동작이 가장 쉬운 단계에서(중량을 내려놓을 때)는 숨을 들이쉬자.

플라이오메트릭 운동에서의 호흡

플라이오메트릭 운동을 할 때는 지면과 접촉하는 순간에 호흡을 멈춰야 근육의 힘으로 잘 뛰어오를 수가 있다. 대개는 의식하지 않더라도 몸이 알아서 호흡을 멈출 것이다. 플라이오메트릭 운동은 짧은 순간 호흡을 차단했을 때 최대 근력을 이끌어 내는 능력을 기를 수 있다.

스트레칭에서의 호흡

스트레칭할 때의 호흡은 근육 운동과는 정반대가 된다. 몸을 스트레칭하려면 근육이 이완되어야 한다. 스트레칭하는 동안 호흡을 멈추면 근육은 경직될 것이다. 따라서 스트레칭할 때는 천천히 호흡하면서 근육의 긴장도를 줄여야 한다.

세트와 세트 사이의 호흡

휴식하는 동안에는 호흡을 제대로 할 수 있도록 집중해야 한다. 가장 효과적인 방법은 창가에 가서 차분하게 숨을 고르는 것이다.

결론

호흡법을 독단적으로 선택해서는 안 된다. 어떤 호흡법이 자신이 수행하는 운동에 가장 효과적인가를 우선적으로 따져보아야 한다.

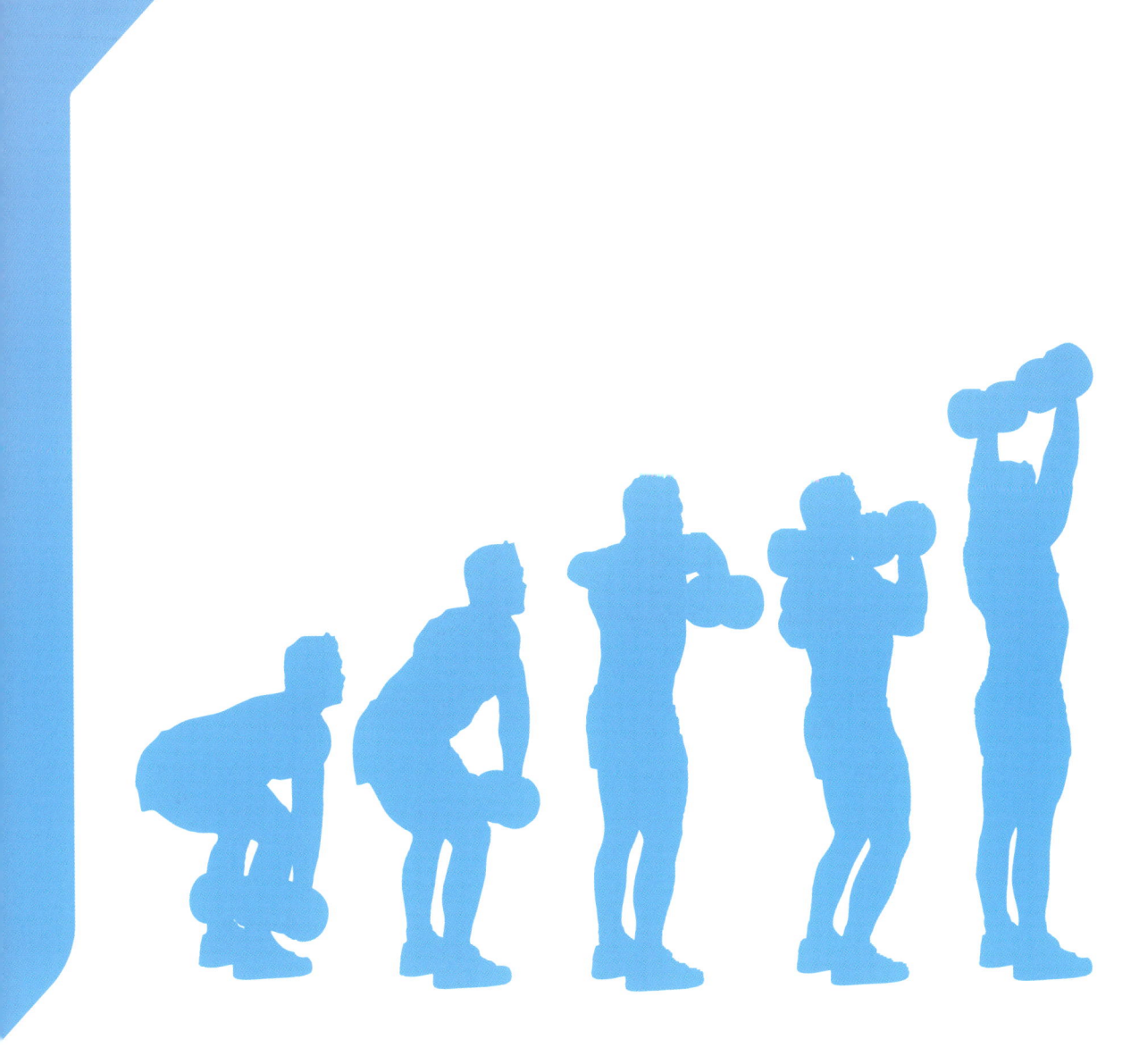

Part 2

최적의 움직임을 만드는 프리웨이트

과학적이고 체계적인 트레이닝 이론을 마스터했다면, 실전 노하우가 철저히 녹아든 최고의 운동 동작을 실행해볼 때다! 운동 목적, 난이도, 취약점, 취향에 따른 다양한 동작과 응용법을 다룬 200여 가지의 프리웨이트 동작으로 최적의 움직임을 만들어보자.

강한 팔을 만든다

팔은 크게 세 개의 근육군으로 나뉜다 : 이두근, 삼두근, 전완근

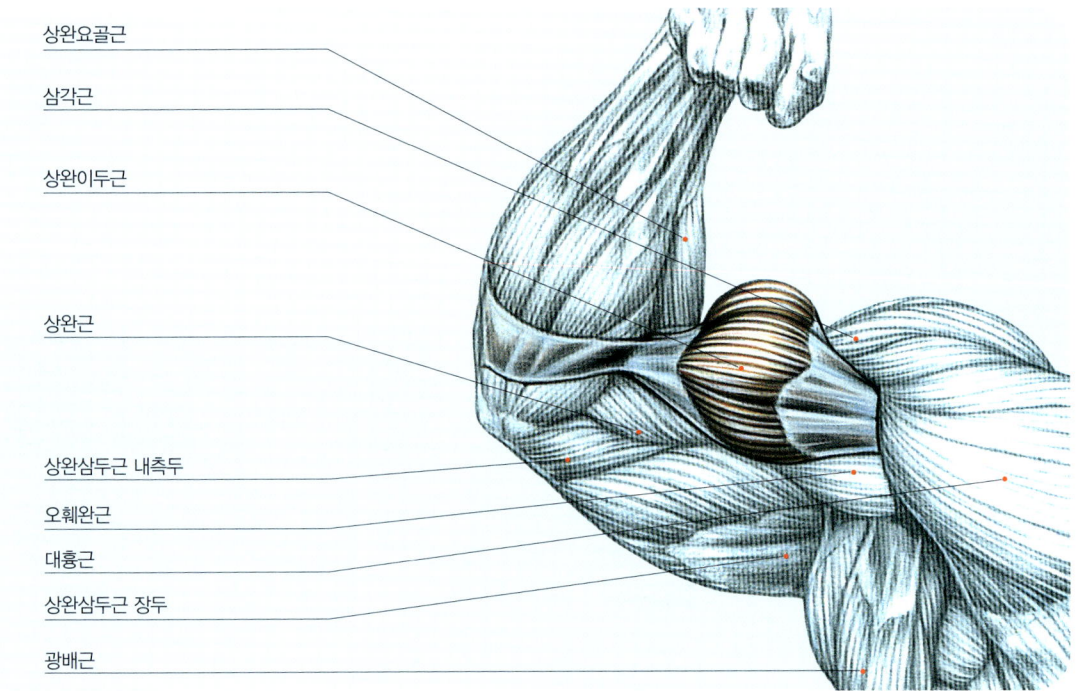

- 상완요골근
- 삼각근
- 상완이두근
- 상완근
- 상완삼두근 내측두
- 오훼완근
- 대흉근
- 상완삼두근 장두
- 광배근

이두근(Biceps)

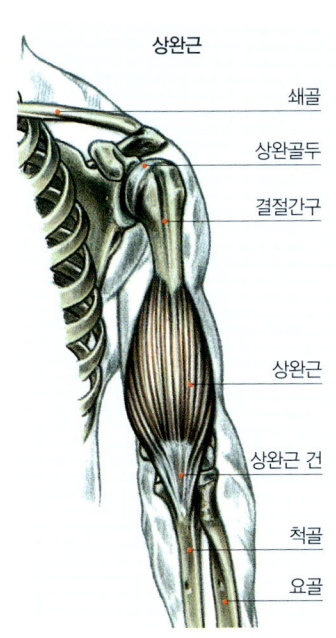

- 상완근
- 쇄골
- 상완골두
- 결절간구
- 상완근
- 상완근 건
- 척골
- 요골

■ 이두근의 역할

팔, 특히 이두근은 강력한 육체를 상징한다. 많은 사람들이 가장 먼저 발달시키고 싶어하는 근육으로, 전완(Forearm, 팔뚝)을 팔 쪽으로 끌어올릴 때 팔을 구부리는 기능을 수행한다. 이두근은 혼자서 움직이는 것이 아니라 다음 두 근육의 보조를 받는다는 사실을 이해하고 있으면 빠르게 팔을 발달시킬 수 있다.

상완근

이두근 아래에 위치한 상완근은 어떤 측면에서 보면 제2의 이두근이라고 부를 수도 있을 것이다. 상완근도 이두근처럼 두껍게 만드는 것이 불가능한 것은 아니지만, 실제로 그렇게 단련되는 경우는 흔치 않다. 상완근은 일상생활에서 거의 자극을 받지 않기 때문에 웨이트 트레이닝 동작에서도 단련하기가 쉽지 않다. 그래도 너무 실망하지는 말자. 상완근을 강화하는 몇몇 특별한 운동을 통해 몇 센티미터 정도는 쉽게 늘릴 수 있다.

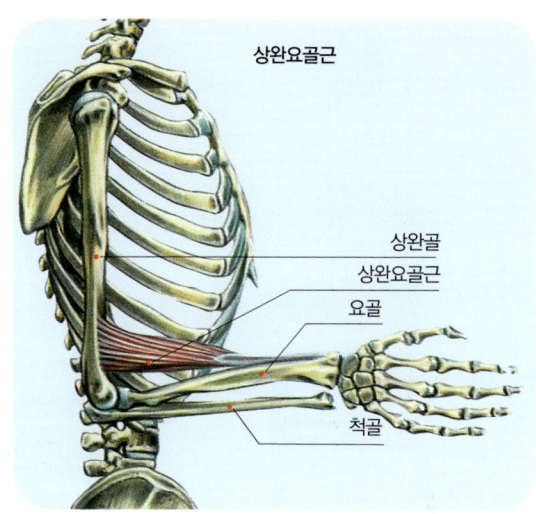

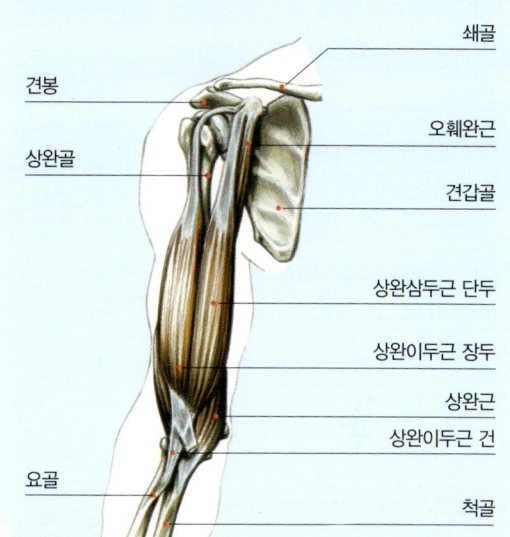

상완요골근

엄밀히 말하면 전완 근육에 가깝지만, 팔 굵기에 상당 부분 영향을 주는 근육이다. 상완요골근이 없더라도 굵은 팔을 만들 수는 있지만, 멋진 라인을 만들지는 못한다. 또한 팔 둘레가 약간 부족하더라도 상완요골근에 근육이 붙어 있으면 팔이 강해 보이는 착시를 일으킨다.

이두근, 상완근, 상완요골근. 이 세 개의 근육을 조화롭게 발달시켜야 당신의 '이두근'이 우람해보일 것이다.

■ 세 가지 그립 방법

그립할 때, 다음과 같이 세 가지 자세를 취할 수 있다.

중립 그립(Neutral Grip)

엄지손가락이 위를 향하게 둔다. 팔의 힘은 이 자세에서 가장 세지만 이두근이 강력한 힘을 내기에 이상적인 자세라고는 할 수 없다. 이 그립은 상완요골근과 상완근을 단련하기 좋다.

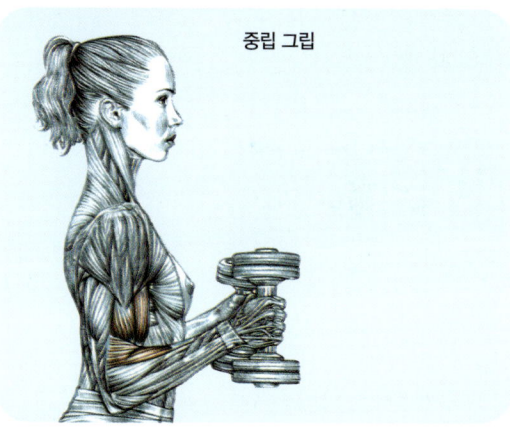

언더 그립(Under Grip)

새끼손가락이 안쪽을 향하게, 엄지손가락은 바깥쪽을 향하게 둔다. 이두근 단련에 가장 좋은 그립이다.

오버 그립(Over Grip)

엄지손가락이 안쪽을 향하게 둔다. 팔의 힘이 가장 약해지는 자세이지만, 상완요골근을 단련하기 좋은 그립이다. 이두근은 운동에 많이 개입하지 못한다.

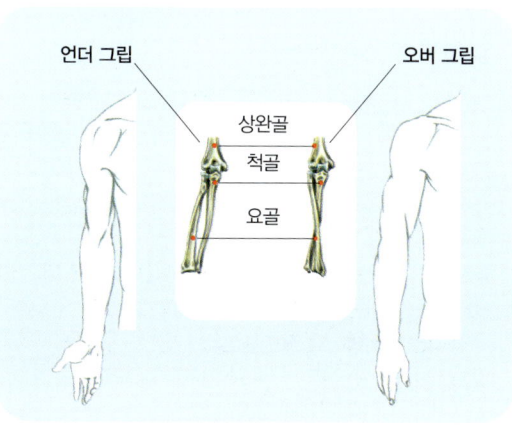

■ 근육의 길이-장력 관계 : 힘의 비밀

근력은 근육의 길이에 따라 달라진다. 근육을 신전할수록(쭉 펼수록) 근력은 점점 줄어든다. 근육의 길이가 짧아질 때(수축할 때)도 마찬가지로 힘을 잃고 만다. 근육이 가장 큰 힘을 만들 수 있는 순간은 두 극단 사이의 중간 정도에 있을 때이다. 이것을 근섬유가 최대의 힘을 발휘할 수 있는 '최적의 길이'라고 말한다. 그리고 근육의 길이와 근력 사이의 관계를 표현할 때 근육의 '길이-장력 관계'라는 용어를 사용한다.

길이-장력 관계는 단순관절근육 운동에서는 중요하지 않다. 단순관절근육을 수축하면 근육이 양쪽 모두 짧아지기 때문에 이 관계가 적용되지 않는다.

반면 다중(복합)관절근육을 운동할 때는 길이-장력 관계가 상당히 중요한 역할을 한다.

- 다중(복합)관절근육은 근육을 양쪽 모두 수축할 수 있다. 이 경우 근육은 상대적으로 약해진다.
- 다중(복합)관절근육은 근육을 한쪽은 신장하고, 반대쪽은 수축하는 것도 가능하다. 이 경우 다중관절근육은 최대의 힘을 발휘할 수 있다. 실제로 근육이 한쪽에서는 신전되고 다른 쪽에서는 수축되면 가장 큰 힘을 생성할 수 있는 길이에 놓이게 된다.

예를 들어 턱걸이를 할 때 전완에 매달린 이두근은 수축되는 반면, 어깨에 매달린 부분은 신장된다.

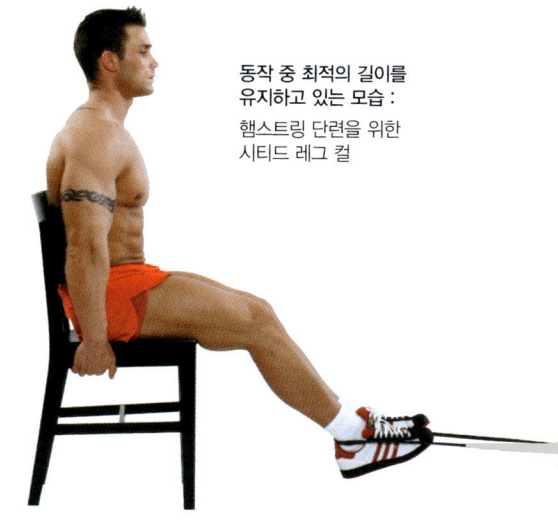

동작 중 최적의 길이를 유지하고 있는 모습 :
햄스트링 단련을 위한 시티드 레그 컬

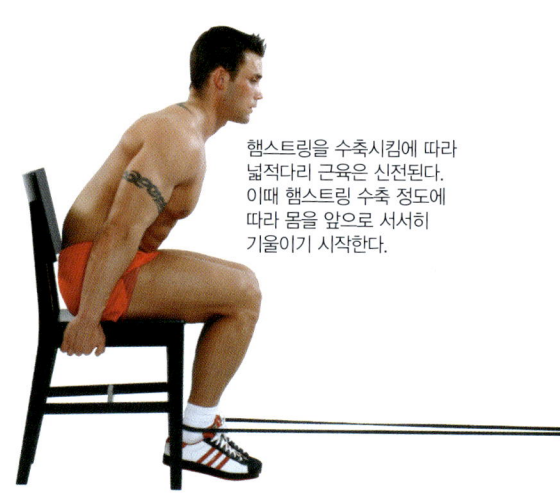

햄스트링을 수축시킴에 따라 넓적다리 근육은 신전된다. 이때 햄스트링 수축 정도에 따라 몸을 앞으로 서서히 기울이기 시작한다.

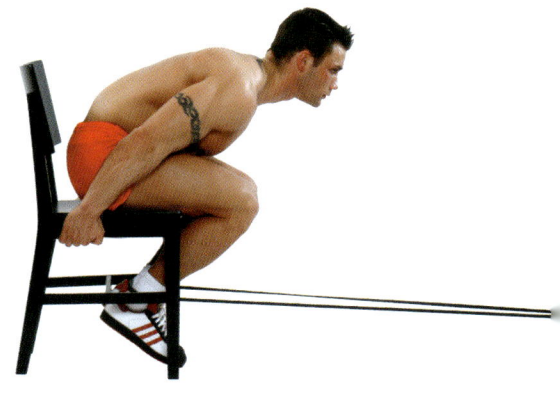

몸을 앞으로 계속 기울인다. 발이 몸 아래로 오지만 햄스트링의 길이는 크게 변하지 않는다.

다중관절근육의 특성

종아리, 햄스트링, 대퇴사두근은 다중관절근육이다. 다중관절근육이란 2개의 관절에 연결되어 있는 근육을 말한다. 반면 가슴, 어깨, 등 근육은 단순관절근육이다. 말 그대로 근육이 하나의 관절에만 연결되어 있다는 의미이다.

다중관절근육은 동작을 수행하는 동안 길이가 크게 변하지 않기 때문에 매우 강한 힘을 낼 수 있다. 단순관절근육과는 반대로, 다중관절근육은 길이-장력 관계의 이점을 이용할 수 있다.

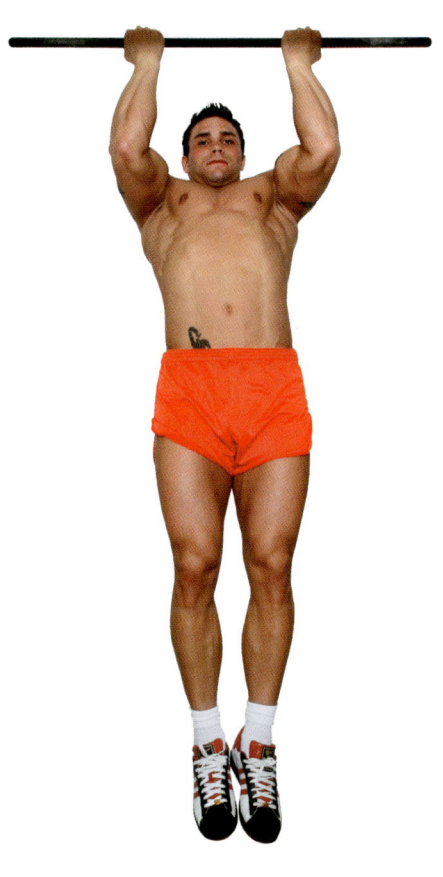

일반적으로 다중관절운동은 2개의 관절에 연결된 근육의 이 같은 생리적 특성을 이용한다. 이러한 이유로 고립운동보다 복합관절운동이 더 효과적이라 할 수 있다. 실제로 근육은 가장 큰 힘을 낼 수 있는 '최적의 길이'에 근접한 상태로 운동했을 때 더 쉽게 발달한다.

■ 스포츠에 적용하기

달리기를 할 때 운동하는 근육은 기본적으로 다중관절근육(햄스트링, 종아리, 대퇴직근)이다. 단순관절근육이 운동을 한다면 우리가 장시간 빠른 속도로 달리는 것은 불가능할 것이다.

예를 들어 넓적다리를 앞으로 내밀 때 햄스트링은 엉덩이 부분에서 신전되고 무릎 부분에서 줄어든다. 앞으로 나갔던 다리가 뒤로 빠지면 햄스트링은 엉덩이 부분에서 수축되고 무릎 부분에서 신전된다. 이처럼 근육이 가장 큰 힘을 낼 수 있는 최적의 길이에 근접한 상태를 항상 유지해야 효율적으로 몸을 움직일 수 있다.

근력과 근육량을 빠르게 향상시키기 위해서는 반드시 다중관절근육의 길이-장력 관계를 이용해야 한다. 따라서 각각의 근육이 다중관절근육인지 단순관절근육인지 파악해야 한다. 모든 근육에 대해 복합관절운동(길이-장력 관계를 최대한으로 이용함)을 수행하는 것이 이익인지, 고립운동(길이-장력 관계를 이용할 수 없음)을 수행하는 것이 이익인지 따져보아야 한다는 것이다. 이두근은 이러한 생리적 특성을 보여주는 상징적인 예라고 할 수 있다.

본문의 웨이트 트레이닝 동작을 소개하는 각 페이지의 첫 부분에는 해당 운동이 복합관절운동인지 고립운동인지를 명시해 놓을 것이다. 중요한 지침으로 삼고 운동을 수행해보자.

한쪽 팔이 반대쪽 팔보다 두꺼워요!

양쪽 팔이 완벽하게 대칭을 이루지 않는 것은 당연하다. 완벽한 대칭을 이루는 사람은 아무도 없으며, 크기에 대해 지나치게 걱정할 필요는 없다.

이상적인 팔의 굵기는 어느 정도일까?

팔의 지름이 40cm는 되어야 외관상 멋져보이기 시작한다. 이상적인 굵기의 팔 지름은 45~47cm이다. 47cm를 넘으면 팔이 지나치게 굵어보일 수 있으며, 그처럼 유별나게 굵은 팔을 만드는 것 자체도 굉장히 어렵다.

01 언더 그립 컬 Under Grip Curls

이 동작의 목표는 이두근을 단련하는 것이지만, 상완근과 상완요골근도 어느 정도 단련할 수 있다. 하나의 관절(팔꿈치)이 운동을 수행하기 때문에 복합관절운동이 아니라 고립운동에 해당된다. 굵은 이두근 만들기가 첫 번째 목표라면 유니래터럴 방식으로 운동하는 것이 좋다.

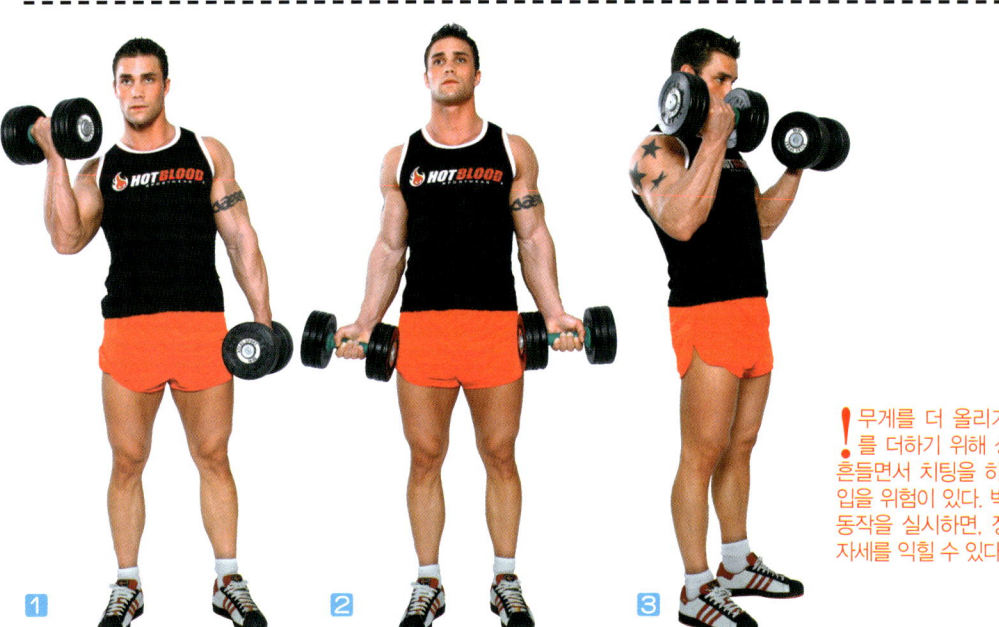

❗ 무게를 더 올리거나 반복횟수를 더하기 위해 상체를 앞뒤로 흔들면서 치팅을 하면 등 부상을 입을 위험이 있다. 벽에 등을 대고 동작을 실시하면, 정확하고 바른 자세를 익힐 수 있다.

1 중립 그립으로 덤벨을 잡는다. 그 다음 천천히 손목을 회전시켜 엄지손가락이 밖을 향하게 하면서 이두근의 힘으로 팔을 접는다. 동작 마지막에는 팔꿈치를 가볍게 들어 덤벨을 최대한 높이 들어 올리자. 단 이때 팔꿈치가 과도하게 움직이지 않도록 주의해야 한다(위의 사진에서는 팔꿈치를 너무 많이 들었는데, 이두근이 수축하는 모습을 보여주기 위한 예로 동작했기 때문이다). 최대한 힘주어 전완(팔뚝)을 이두근에 밀착시킨 채 1초간 수축 자세를 유지한다. 그리고 천천히 손목을 회전시키며 시작 위치로 내려간다.

2 3 덤벨 2개를 동시에 드는 방법과 한 팔씩 번갈아가며 들어 올리는 방법 중 선택할 수 있다. 덤벨을 한 팔씩 교대로 들어 올리는 방식으로 운동하면 더욱 강한 힘을 낼 수 있다.

트레이닝 포인트

리피티션마다 손목에 회전을 줄 수도 있고 손을 언더 그립으로 유지할 수도 있다. 본인에게 가장 자연스러운 자세를 선택해보자. 언더 그립을 유지하기로 결정했다면 절대로 팔을 완전히 펴면 안 된다. 팔을 끝까지 뻗으면 이두근이 찢어질 수 있기 때문이다. 무거운 중량으로 운동할 때는 더더욱 그렇다. 손을 중립 그립으로 두면 팔을 쭉 뻗은 자세에서도 문제가 되지 않는다.

전문가 어드바이스

무게 조절이 가능한 덤벨을 이용할 경우, 새끼손가락 쪽의 무게를 바의 끝부분에 가깝게 놓으면 바가 넓적다리나 상체에 부딪힐 염려가 없다.

장점

이두근을 완전히 분리하여 운동할 수 있다. 덤벨을 이용하면 손목을 자유롭게 움직일 수 있어, 긴 바를 사용할 때 생기는 부상을 피할 수 있다(스트레이트 바를 이용할 때보다 덤벨을 이용할 때 동작의 가동 범위는 더 커진다).

다른 동작들에 비해 치팅을 하고 싶은 충동이 강하게 생길 것이다. 그러나 치팅을 이용하면 이두근을 제대로 단련할 수 없다.
이 동작은 다른 컬 동작과 마찬가지로 길이-장력 관계를 이용할 수 없다.

단점

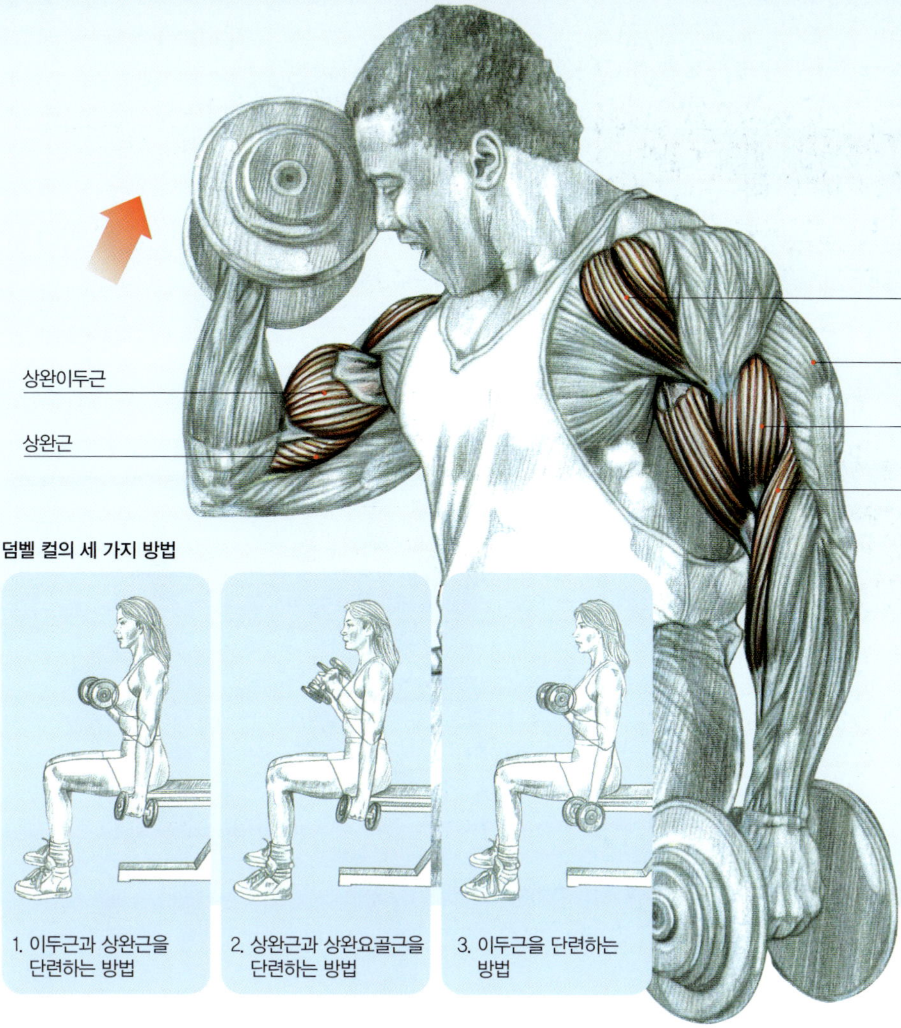

전면 삼각근

상완이두근

상완근

상완삼두근 외측두

상완근

상완요골근

덤벨 컬의 세 가지 방법

1. 이두근과 상완근을 단련하는 방법
2. 상완근과 상완요골근을 단련하는 방법
3. 이두근을 단련하는 방법

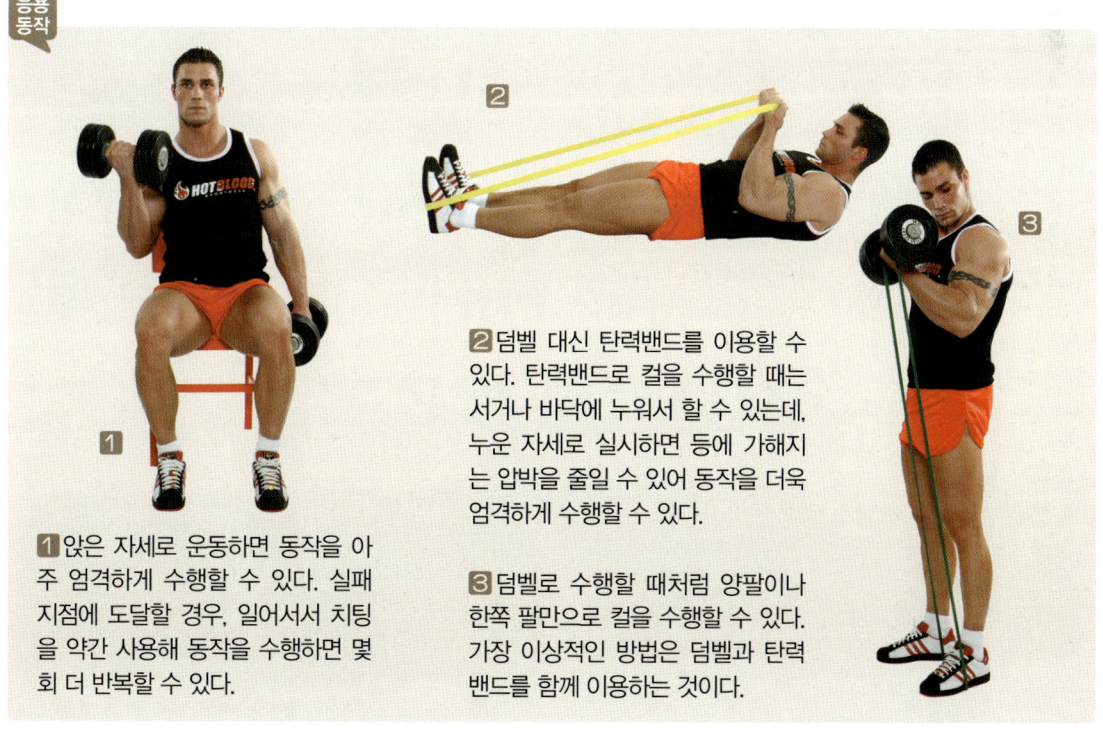

응용동작

1 앉은 자세로 운동하면 동작을 아주 엄격하게 수행할 수 있다. 실패 지점에 도달할 경우, 일어서서 치팅을 약간 사용해 동작을 수행하면 몇 회 더 반복할 수 있다.

2 덤벨 대신 탄력밴드를 이용할 수 있다. 탄력밴드로 컬을 수행할 때는 서거나 바닥에 누워서 할 수 있는데, 누운 자세로 실시하면 등에 가해지는 압박을 줄일 수 있어 동작을 더욱 엄격하게 수행할 수 있다.

3 덤벨로 수행할 때처럼 양팔이나 한쪽 팔만으로 컬을 수행할 수 있다. 가장 이상적인 방법은 덤벨과 탄력밴드를 함께 이용하는 것이다.

02 해머 컬 Hammer curls

이 고립운동의 목표는 주로 상완근과 상완요골근을 단련하는 것이다. 언더 그립 컬만큼 이두근을 많이 단련하지는 못하지만, 굵은 팔뚝을 만들고 싶다면 유니래터럴 방식으로 운동해보자.

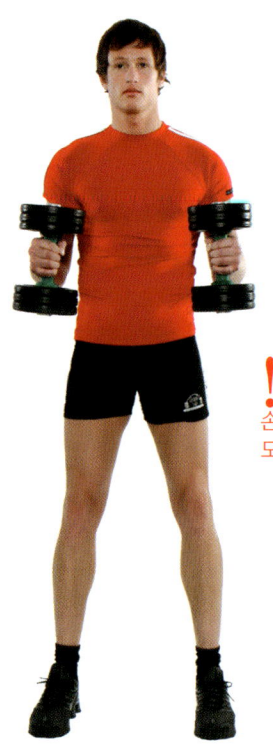

❗ 아주 무거운 중량을 사용할 경우, 등과 손목에 무리가 가지 않도록 조심해야 한다.

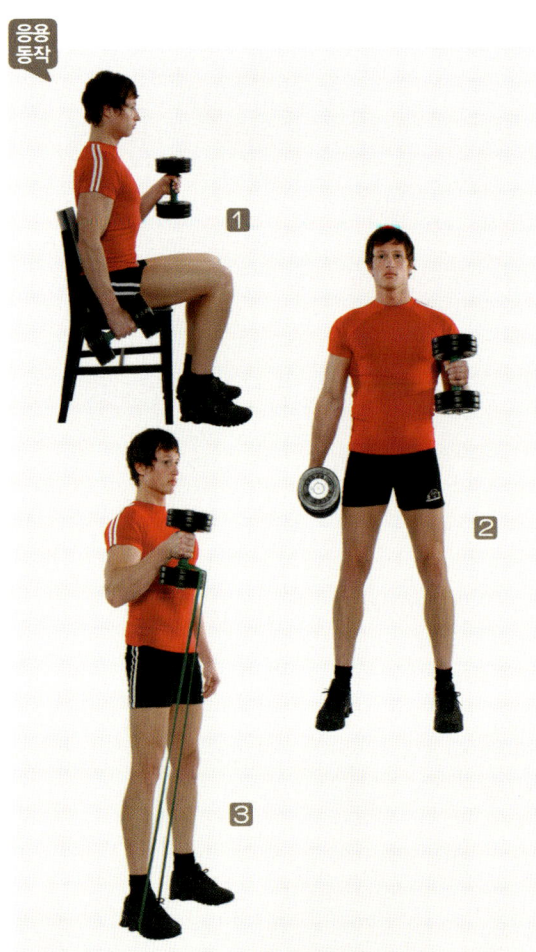

1 손을 중립 그립으로 놓고 덤벨을 한 손으로 잡는다(망치를 잡는 모습이라고 하여 해머 컬이라고 불린다). 그다음 엄지손가락이 위를 향한 상태로 천천히 팔을 접는다. 동작 마지막에는 팔꿈치를 가볍게 들어 덤벨을 최대한 높이 들어 올리자. 단, 팔꿈치가 과도하게 움직이지 않도록 주의해야 한다. 최대한 힘주어 전완을 이두근에 밀착시킨 채로 1초간 수축 자세를 유지한 다음 천천히 시작 위치로 내려간다.

전문가 어드바이스

이 동작의 효과는 상완근의 크기에 따라 다르게 나타난다. 상완근과 이두근의 크기가 동일하다면 이 동작은 별로 효과가 없다. 반면, 대부분의 경우처럼 이두근에 비해 상완근이 덜 발달되어 있다면 해머 컬이 좋은 효과를 발휘한다. 상완근이 어느 정도 발달할 때까지 일반 컬 대신 해머 컬을 수행해보자.

1 처음에는 앉은 자세로 실시하다가 실패 지점에 이르면 일어서서 치팅을 약간 사용해 추가로 몇 회 더 반복한다.

2 덤벨 2개를 동시에 드는 방법과 한 팔씩 번갈아가며 들어 올리는 방법 중 선택할 수 있다. 한 팔씩 교대로 동작하면 더욱 큰 힘을 낼 수 있다.

3 덤벨 대신 탄력밴드를 이용할 수 있다. 가장 이상적인 방법은 덤벨과 탄력밴드를 함께 이용하는 것이다. 탄력밴드만 이용할 경우에는 서거나 바닥에 누운 자세로 동작을 수행할 수 있다. 누운 자세로 운동하면 등에 가해지는 압박을 덜 수 있어 동작을 더욱 엄격히 수행할 수 있다.

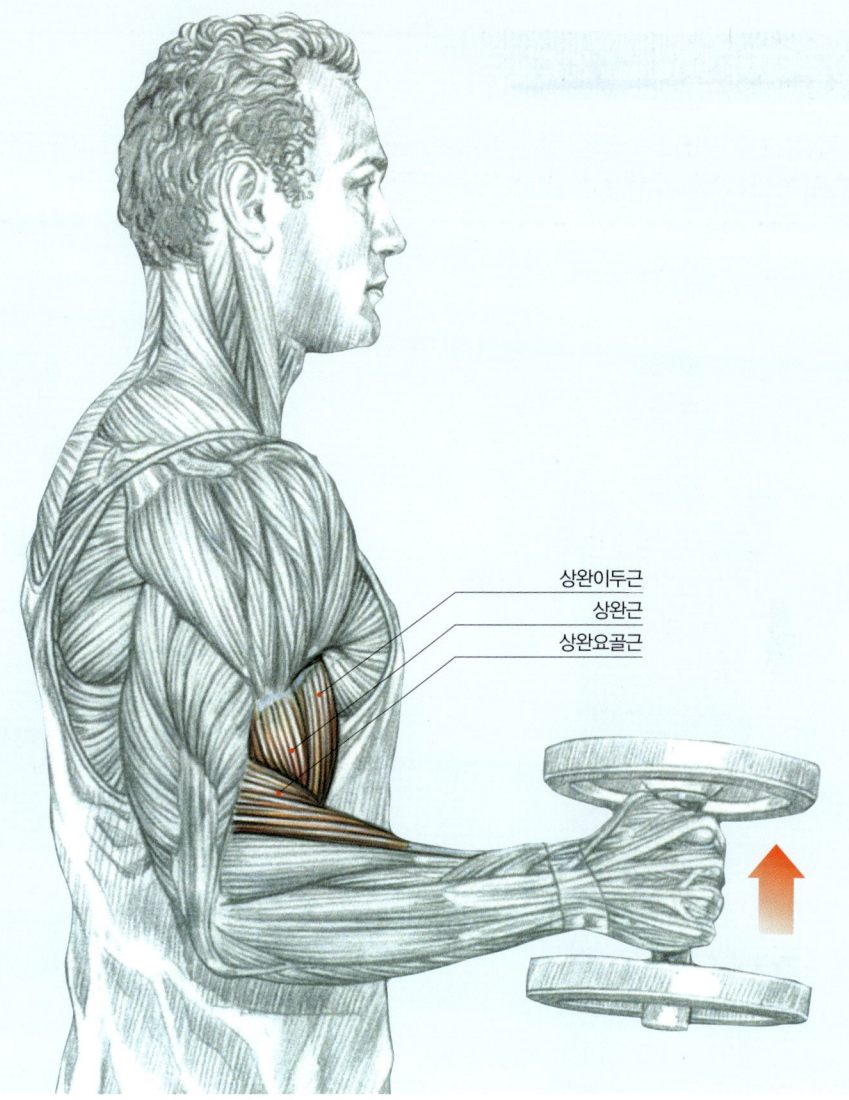

상완이두근
상완근
상완요골근

트레이닝 포인트

팔은 언더 그립보다 중립 그립으로 컬을 실시할 때 더 큰 힘을 낼 수 있다. 따라서 해머 컬은 언더 그립 컬보다 더 무거운 중량을 사용할 수 있다. 단 과도하게 무게를 올림으로써 동작 가동 범위가 너무 줄어들지 않도록 주의해야 한다.

전문가 어드바이스

초보자라면 언더 그립 컬이나 해머 컬 중 하나를 선택해 실시해보자. 같은 날에 언더 그립 컬과 해머 컬을 동시에 수행하는 것은 권장하지 않는다. 한 회의 운동에서는 해머 컬을, 그 다음 회의 운동에서는 언더 그립 컬을 번갈아가며 수행하는 것이 가장 이상적인 방법이다. 이두근과 상완근의 발달 정도에 따라 둘 중 하나의 방식을 좀 더 수행할 수도 있다.
또한 언더 그립 컬을 실패할 때까지 수행한 다음, 슈퍼세트 방식으로 해머 컬을 수행하면서 운동을 마무리할 수도 있다(이 경우 디센딩 방식을 적용해도 좋다).

장점

전완은 매우 약하기 때문에 해머 컬로 전완을 단련해 놓으면 근육 운동 과정에서 빈번히 찾아오는 근육통을 예방하는 데 도움이 된다. 유니래터럴 방식으로 수행하는 컬 운동이 모두 그렇듯이, 운동하지 않는 손을 이용해 강제 반복을 실시할 수도 있다.

언더 그립 컬과 등 운동으로도 상완근을 단련할 수 있기 때문에 근육 운동에서 해머 컬이 반드시 필요한 것은 아니다.

단점

03 리버스 컬 Reverse Curls

상완요골근을 강화할 수 있는 고립운동이다. 상완근은 거의 자극되지 않고 이두근은 약간 자극된다. 유니래터럴 방식으로도 실시할 수 있다.

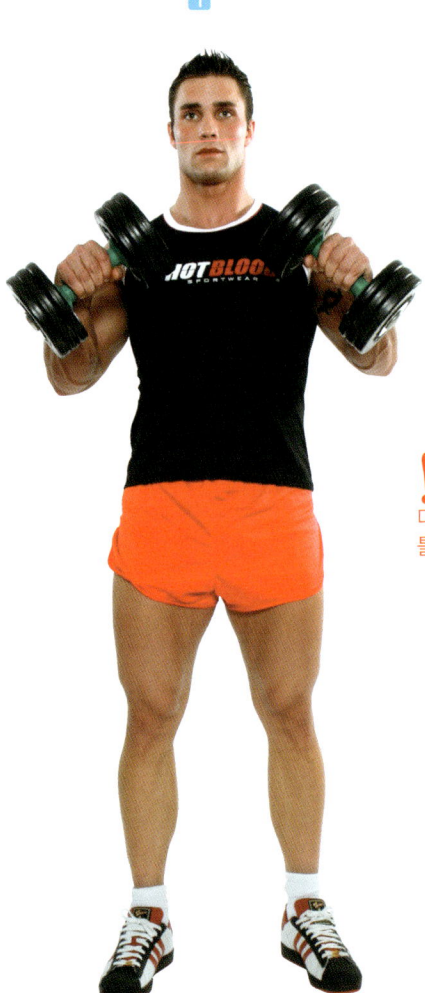

1

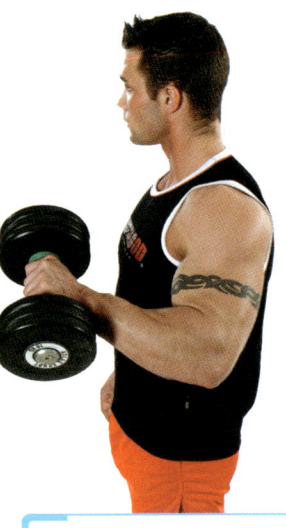

2

! 손목을 주의하자. 항상 엄지손가락이 새끼손가락보다 좀 더 높이 있도록 해야 전완이 뒤틀리는 것을 막을 수 있다.

트레이닝 포인트

리버스 컬 자세에서는 팔의 상태가 상대적으로 약하다. 그러므로 다른 형식의 컬을 할 때보다 무게를 필히 줄여야 한다.

전문가 어드바이스

리버스 컬로 동작을 시작하다가, 실패 지점에 이르면 손목을 약간 돌려 해머 컬로 동작을 계속할 수 있다. 이 동작의 효과는 상완요골근의 근육량에 따라 달라진다. 상완요골근이 이미 잘 발달되어 있다면 이 동작이 크게 유용하지 않다.

1 오버 그립(엄지손가락이 서로 마주 보도록)으로 덤벨을 잡는다. 그다음 엄지손가락이 새끼손가락보다 약간 더 높이 있도록 한 채 천천히 팔을 접는다. 동작 마지막에는 덤벨을 가능한 한 높이 올려보자. 다른 컬과 달리 이 동작에서는 팔꿈치를 들면 안 된다. 상완요골근이 잘 수축할 수 있도록 실시해보자.

2 최대한 힘주어 전완을 이두근에 밀착시키고 1초간 수축 자세를 유지해보자. 그다음 천천히 시작 위치로 내려간다.

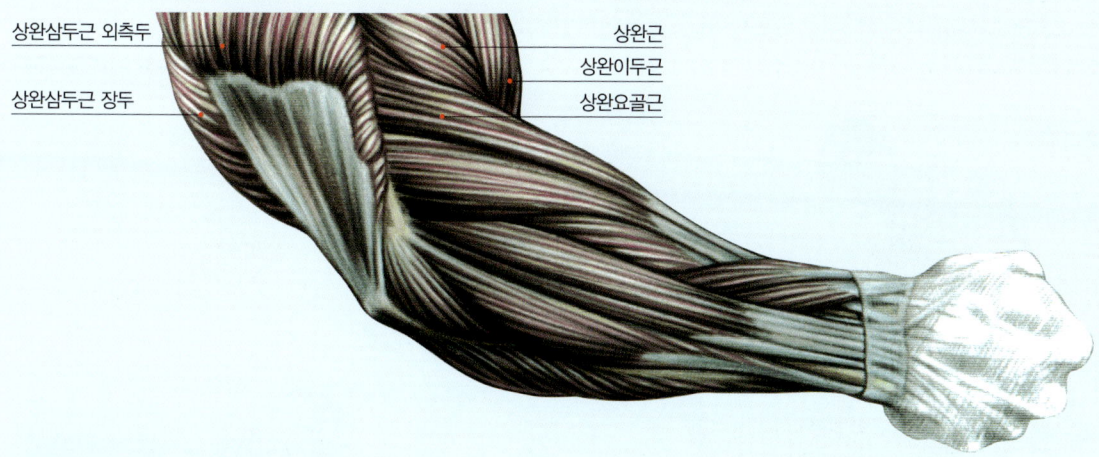

상완삼두근 외측두	상완근
	상완이두근
상완삼두근 장두	상완요골근

장점

덤벨을 이용하면 긴 바를 이용할 때보다 손목의 뒤틀림이 확실히 줄어들기 때문에 긴 바로 수행할 때 생길 수 있는 부상을 예방할 수 있다.

이론적으로 볼 때 이두근과 등을 운동하는 것만으로도 상완요골근을 잘 발달시킬 수 있기 때문에 반드시 필요한 운동은 아니다.

단점

응용 동작

앉거나 서서 수행할 수도 있다. 앉은 자세로 운동을 시도해보고 실패할 경우 일어서서 치팅을 약간 사용하면 리피티션을 몇 회 더 수행할 수 있다.
또한 탄력밴드를 이용할 수도 있다. 탄력밴드는 덤벨과 비교해 손목 외상을 입을 염려가 없다. 밴드를 이용해 서거나 바닥에 누워서 동작을 수행해보자. 유니래터럴, 바이래터럴 방식 모두 가능하다.

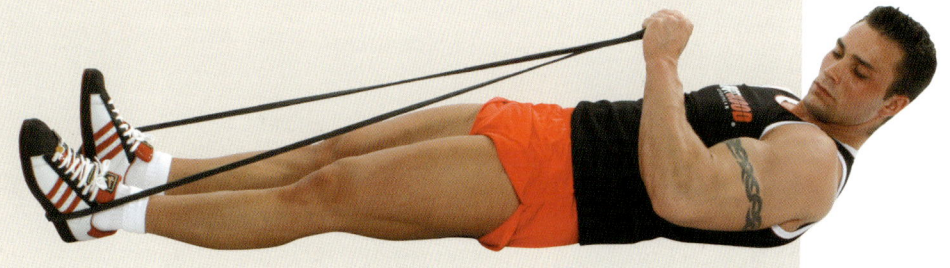

04 컨센트레이션 컬 Concentration Curls

이 고립운동을 수행하면 상완근을 좀 더 단련할 수 있지만, 일반 컬만큼 이두근을 단련하지는 못한다. 이두근 안쪽을 고립시켜 단련하는 운동으로, 반드시 유니래터럴 방식으로 수행해야 한다.

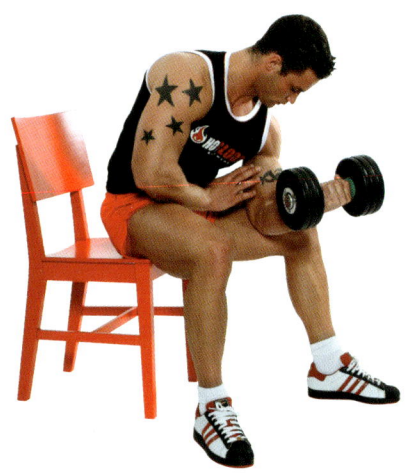
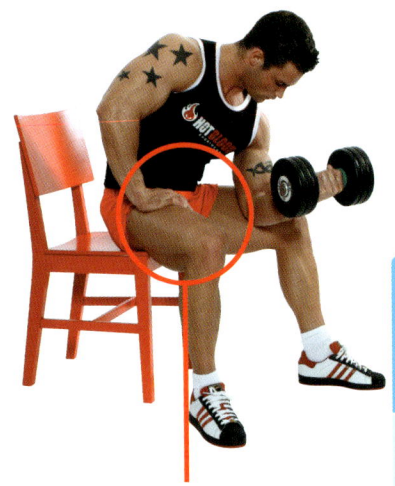

1 의자에 앉아 한 손으로 덤벨을 잡는다. 언더 그립으로 덤벨을 잡고 삼두근을 넓적다리 안쪽에 붙여보자. 그다음 이두근의 힘을 이용해 천천히 팔을 접는다. 동작 마지막에는 팔꿈치를 들지 말고 덤벨을 가능한 한 높이 올린다. 최대한 힘주어 전완을 이두근에 밀착시킨 채 1초간 수축 자세를 유지한다. 그다음 천천히 시작 위치로 내려간다.

! 팔을 넓적다리에 기대어 놓는 과정에서 몸을 지나치게 아래로 낮추면 등이 구부러져 위험할 수 있다. 쉬고 있는 손을 넓적다리 위에 놓고 척추의 압박을 덜어주면 등을 보호할 수 있다.

장점

컨센트레이션 컬은 일반 컬에 비해 상완근을 좀 더 자극하기 때문에 이두근과 상완근을 균형 있게 발달시키는 데 도움이 된다.

유니래터럴 방식으로 동작을 수행하기 때문에 시간이 걸릴 수 있다. 또한 이 동작은 우람한 근육을 만드는 데 최적의 방법은 아니다. 다만 동작 수행이 비교적 쉽기 때문에 인기가 있는 동작이다.

단점

트레이닝 포인트

이 동작의 목표는 이두근의 가장 솟아오른 부위를 운동시켜 이두근을 보다 둥근 형태로 만드는 것이다. 상완근을 다소 강도 높게 동원하기 때문에, 상완근이 이두근을 위쪽으로 밀면서 이두근의 형태에 약간의 변형을 가할 수 있다.

전문가 어드바이스

컨센트레이션 컬(언더 그립이나 중립 그립으로)로 세트를 시작해보자. 실패 지점에 이르면 일반 컬로 넘어가서 추가 리피티션을 몇 회 더 실시한다.

응용동작

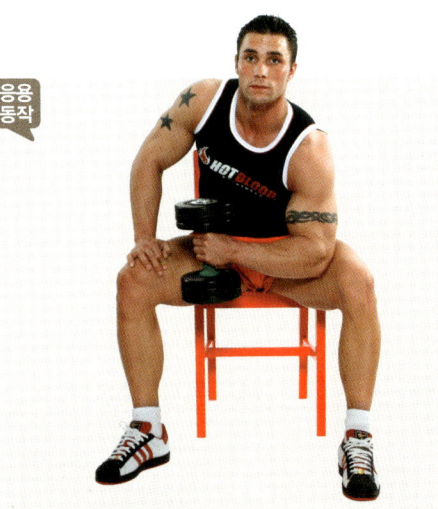

언더 그립이나 해머 그립(엄지손가락이 위를 향하는 그립) 중 하나를 선택할 수 있다. 해머 그립으로 실시하면 상완근의 자극이 더욱 커진다.

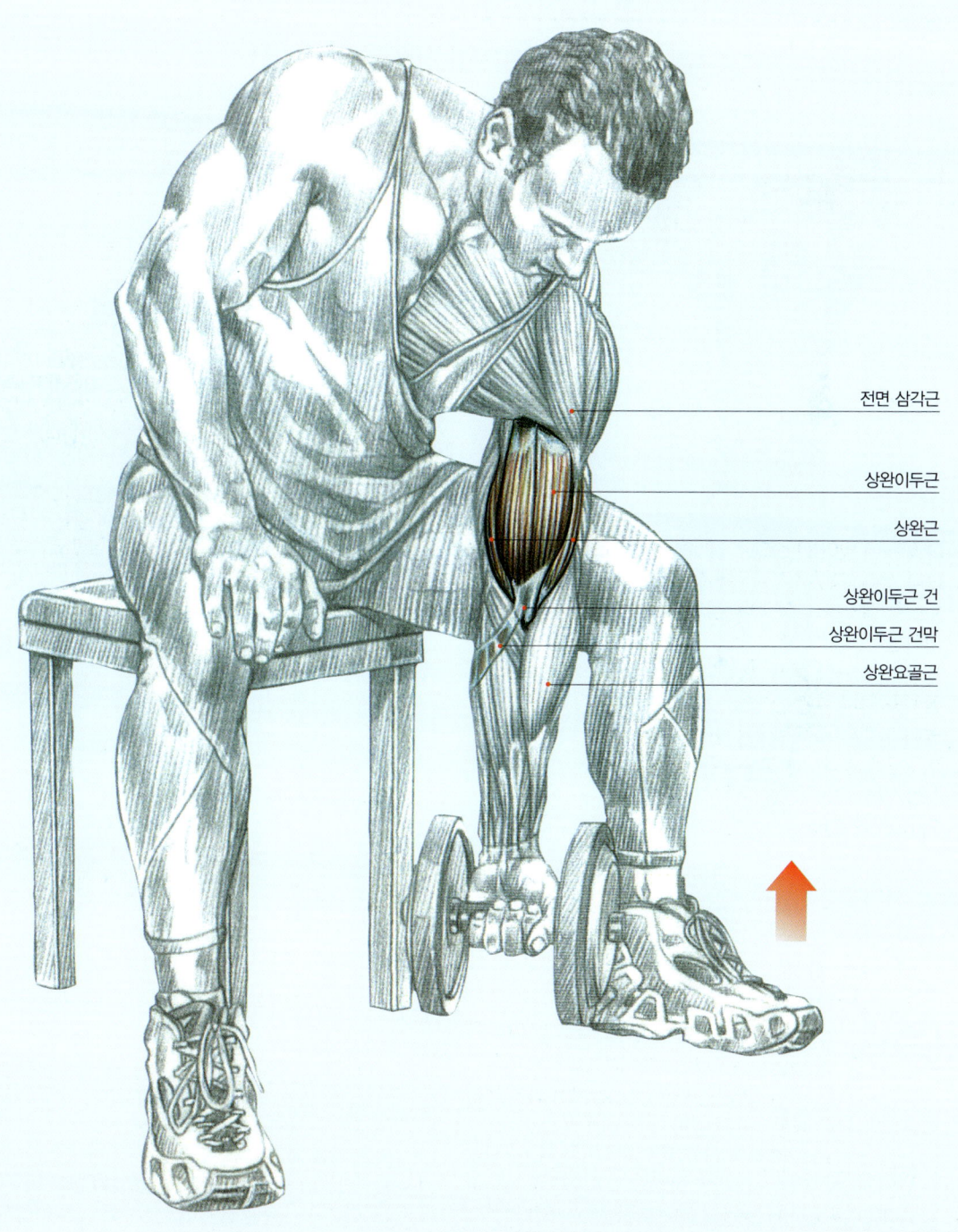

05 친업 Chin-Up

이두근 단련을 위해 가장 보편적으로 사용하는 유일한 복합관절운동이다. 이 동작은 이두근뿐만 아니라 등 근육도 단련시킨다. 유니래터럴 방식은 거의 불가능하지만, 체중이 아주 가벼운 사람들은 가능할 수도 있다.

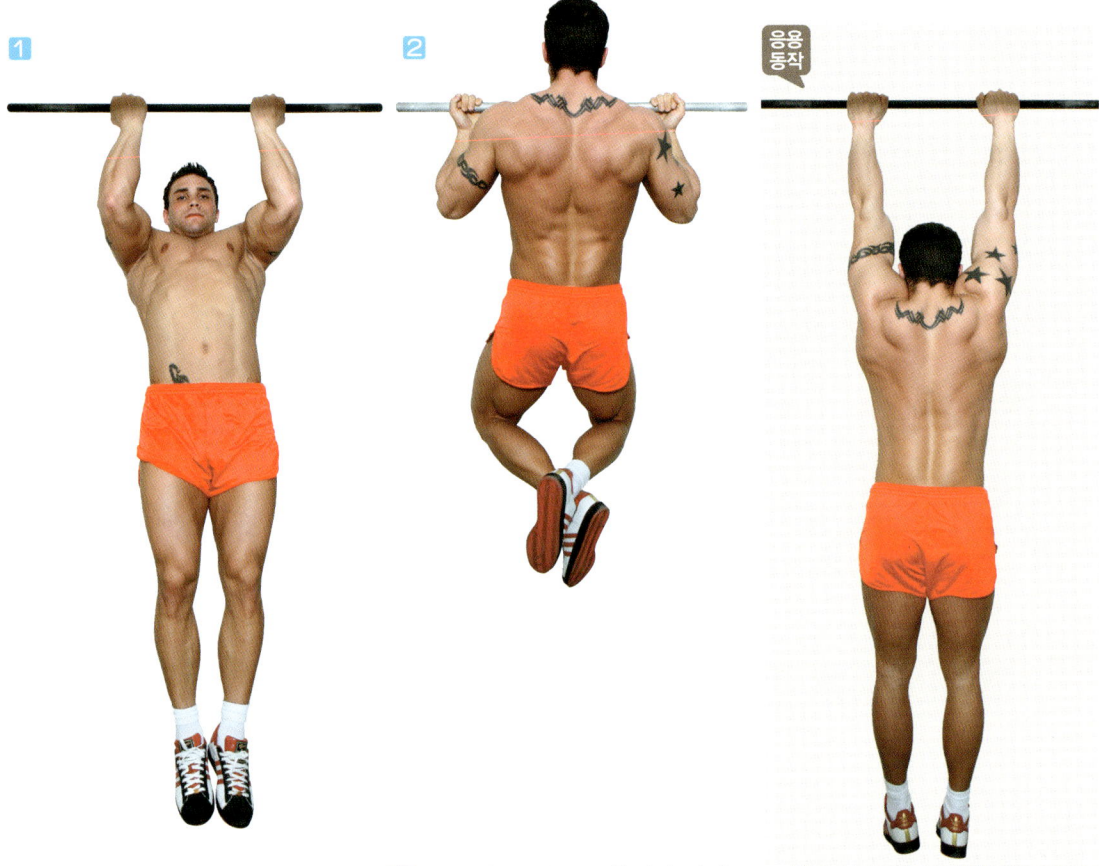

1 언더 그립(새끼손가락이 서로 마주 보도록)으로 친업 바를 잡는다. 양손의 간격은 쇄골 너비 정도 벌린다. 손목에 무리가 가지 않는다면 손잡이를 꽉 잡도록 하자. 손잡이를 꽉 잡을수록 이두근을 더 강하게 자극할 수 있다.

2 이두근을 최대한 수축시켜 상체를 들어 올려보자. 가슴이 친업 바에 닿을 필요까지는 없다. 1초 정도 자세를 멈춘 후 천천히 몸을 내린다.

상완요골근을 단련하려면 오버 그립으로 잡을 수도 있다. 하지만 이 자세에서는 이두근의 운동이 제한되고, 힘도 줄어든다.

트레이닝 포인트

등을 단련하는 것이 목적이라면 이두근을 될 수 있는 한 적게 동원해야 하지만, 여기에서는 이두근을 가능한 한 많이 동원하는 것이 목표다. 그러므로 등을 많이 수축할 필요는 없다. 동작할 때 몸을 살짝 뒤로 기울이고, 목을 친업 바에 최대한 가까이 가져가보자.

전문가 어드바이스

친업은 등과 팔을 동시에 운동할 수 있어 운동 시간을 절약할 수 있다. 손잡이를 꽉 잡으면 이두근을 더 자극할 수 있다.

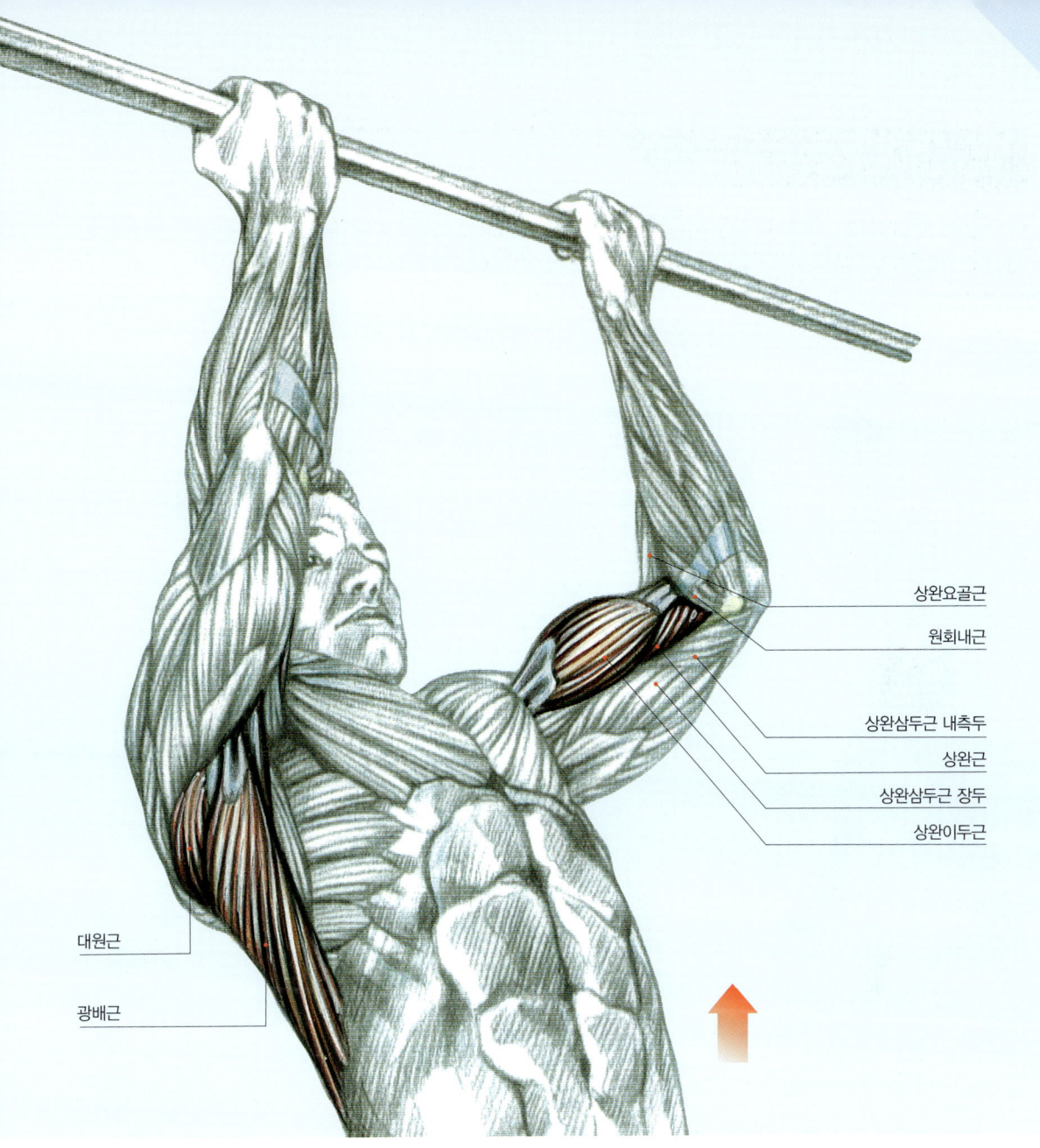

! 바를 잡은 상태에서 팔을 완전히 펴면 이두근에 부상을 입을 수 있으므로 주의해야 한다.

장점

친업은 이두근 단련을 위해 가장 일반적으로 수행하는 유일한 복합관절운동이다. 동작을 수행할 때 이두근은 어깨 부분에서 신전되고 팔꿈치 부분에서는 수축된다. 이처럼 친업은 길이-장력 관계를 완벽하게 이용하기 때문에 팔을 단시간에 단련하기에 더없이 좋은 동작이다.

불행히도 모든 사람이 이 동작을 할 수 있는 것은 아니다. 동작이 어려울 경우 발로 바닥을 밀거나 의자를 이용해 몸을 올린 다음 하강 동작을 버티는 방식(네거티브)으로 수행해보자.

단점

06 스트레치 컬 Stretch Curls

이 고립운동의 목표는 특히 이두근 바깥쪽을 단련하는 것이다. 이두근 바깥쪽은 이두근 중에서 눈에 가장 잘 띄는 부분이기 때문에 우선적으로 발달시켜야 한다. 유니래터럴 방식으로만 수행할 수 있다.

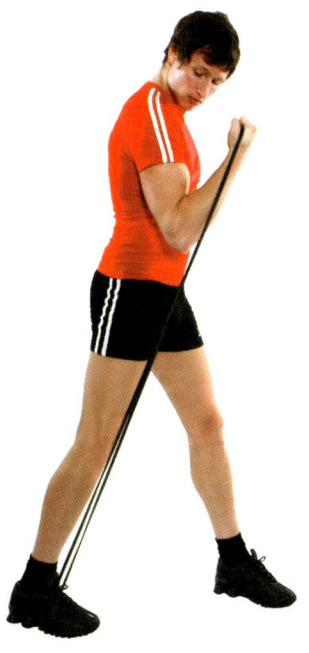

1 오른발을 몸 뒤쪽으로 딛고 탄력 밴드를 밟고 선다. 그리고 오른손으로 탄력밴드를 잡아당겨 상당한 저항을 준다. 밴드는 언더 그립(새끼손가락을 몸 쪽으로)으로 잡고, 이두근의 힘으로 전완을 어깨 쪽으로 당겨보자. 동작 마지막에는 팔꿈치를 살짝 들어 올려 최대한 수축시킨다. 1초간 수축 자세를 유지한 다음, 시작 자세로 돌아온다. 오른팔 운동이 끝나면 왼팔로 넘어가는 식으로 운동을 진행한다. 휴식 시간은 최소한으로 한다.

❗ 이두근을 단련하는 동작이 모두 그렇듯이, 신전할 때 팔을 완전히 펴면 안 된다(이두근이 부상당하기 쉬우므로). 어깨가 과도하게 신전되지 않도록 동작을 엄격하게 수행하자.

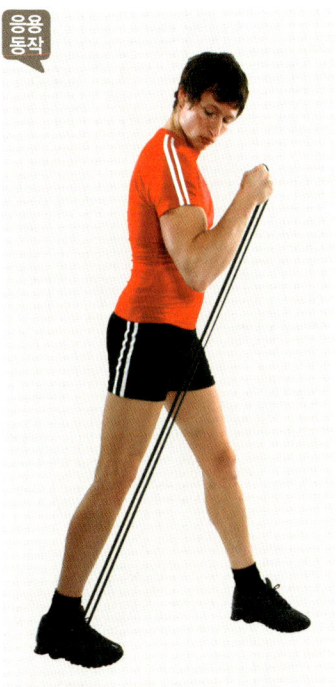

응용 동작

상완근을 좀 더 동원하려면 언더 그립 대신 해머 그립(엄지손가락이 위를 향한다)을 취해야 한다. 언더 그립으로 세트를 시작하다가 실패 지점에 이르면 손목을 돌려 해머 그립으로 바꾸는 방법도 있다. 이런 식으로 동작을 계속해보자. 발로 탄력밴드를 조금 느슨하게 밟으면 저항을 줄일 수 있어 추가 리피티션을 실시할 수 있다.

트레이닝 포인트

이 운동을 하면 이두근이 이상할 정도로 빠르게 욱신거릴 것이다. 이러한 특징을 이용해 최소 12회 정도 반복해보자. 근육이 욱신거리기 시작하면 가능한 오랫동안 그 느낌(번즈)이 지속되도록 해보자.

전문가 어드바이스

효과를 극대화하기 위해 덤벨과 밴드를 함께 사용할 수도 있다.

장점

이 동작은 이두근이 윗부분에서 신전하면 아랫부분에서는 수축하기 때문에 다른 형태의 컬 동작보다 길이-장력 관계를 많이 이용할 수 있다. 스트레치 컬의 운동 효과가 매우 큰 이유가 바로 이 때문이다.

단점

반드시 유니래터럴 방식으로 실시해야 하기 때문에 운동 시간이 많이 소요된다.

07 이두근 스트레칭

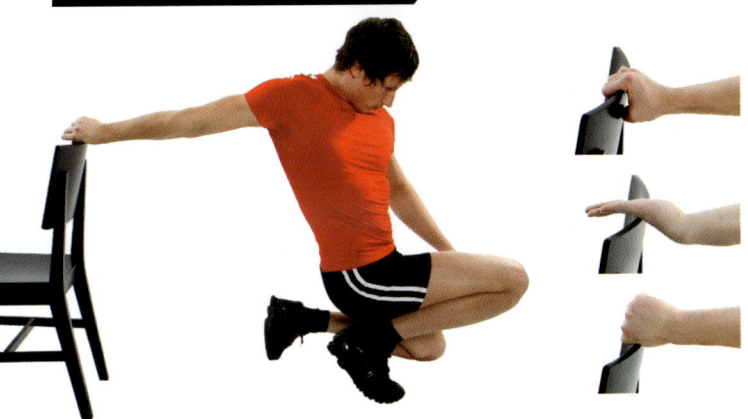

1 이두근을 충분히 스트레칭하려면 의자 등받이에 손을 올려놓고 등을 아주 천천히 돌려보자. 이두근을 구성하는 단두와 장두를 충분히 신전하려면 손목을 위에서 아래로, 아래에서 위로 회전시켜야 한다. 손목을 급하게 돌리면 부상을 입을 수 있으므로 천천히 조심스럽게 실시한다.

삼두근(Triceps)

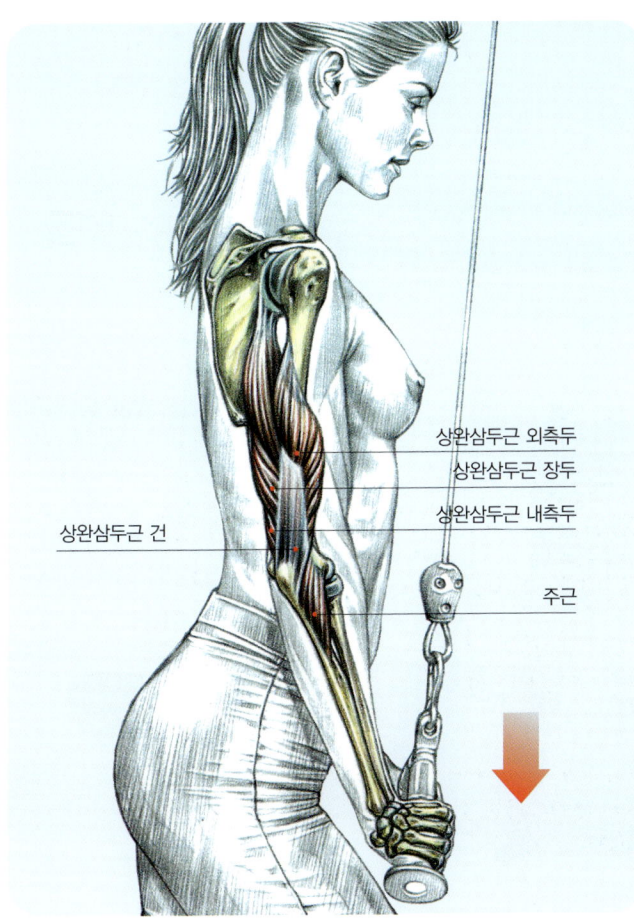

상완삼두근 외측두
상완삼두근 장두
상완삼두근 내측두
상완삼두근 건
주근

■ 삼두근의 역할

삼두근은 이두근과 상완근의 길항근으로 팔을 펴는 기능을 한다. 굵고 강한 팔을 만들고 싶다면 삼두근의 근비대는 필수다. 이두근과 상완근을 합한 것보다 삼두근이 좀 더 굵은 형태가 이상적이지만, 아쉽게도 삼두근이 발달되지 않은 사람들이 많다. 그러나 이는 삼두근 운동으로 충분히 보완할 수 있다. 삼두근을 규칙적으로 운동하면 팔 둘레 몇 센티미터는 빠르게 늘릴 수 있을 것이다.

삼두근은 세 부분으로 이루어져 있는데 이 중 외측두(바깥쪽에 있는 부분)가 눈에 가장 잘 띄며, 내측두와 장두는 대체로 가슴에 가려져 있다. 따라서 팔이 굵어보이는 효과를 내려면 외측두를 우선적으로 발달시켜야 한다.

! 삼두근 장두는 등을 단련하기 위한 동작을 수행할 때도 동원된다. 장두는 삼두근의 세 부분 중에서 유일한 다중관절근육이다. 따라서 장두는 단지 팔을 펴는 역할만 수행하는 것이 아니라 등 근육들과 공조하여 팔을 몸 쪽으로 당기는 역할도 수행한다. 그러므로 등 근육을 운동하기 전에 팔꿈치를 제대로 워밍업해야 이 부위에 빈번히 발생하는 부상을 예방할 수 있다.

08 손을 좁게 벌리고 푸시업

삼두근, 어깨, 가슴 근육을 강화할 수 있는 복합관절운동이다. 유니래터럴 방식도 가능하지만, 체중이 극히 가벼운 사람에게만 해당된다.

트레이닝 포인트

삼두근 외측두를 단련하는 것이 목표라면 양손이 서로 마주 보도록 살짝 방향을 틀어보자. 상체와 팔이 이루는 각도를 다양하게 변형하여 운동할 수도 있다. 어깨를 축으로 하거나 가슴을 축으로 해서 손의 위치를 바꿔가며 삼두근을 가장 잘 자극할 수 있는 자세를 찾아보자.

전문가 어드바이스

손을 좁게 벌릴수록 삼두근을 더 많이 자극할 수 있다. 대신 손을 좁게 벌리면 가슴 근육은 거의 동원되지 않기 때문에 힘이 약해진다.

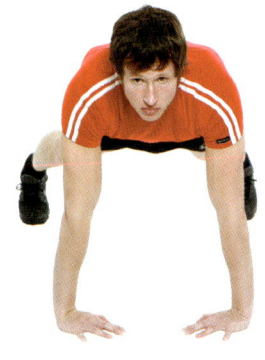

1 손으로 바닥을 짚고 엎드린다. 양손은 쇄골 너비만큼 벌린다. 양손의 간격을 좁힐수록 삼두근을 더 많이 자극할 수 있다.

2 천천히 몸을 내린다. 몸이 바닥에 닿으면 삼두근의 힘을 최대한 이용해서 몸을 다시 들어 올린다.

응용동작

저항을 추가하려면 탄력밴드를 사용해보자. 탄력밴드를 등에 걸치고 양손으로 잡는다.

1 처음에는 등에 탄력밴드를 한 줄만 걸쳐보자.

2 힘이 생기면 등에 두 줄을 걸칠 수도 있다.

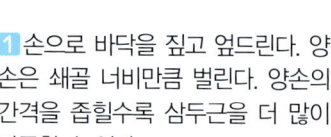
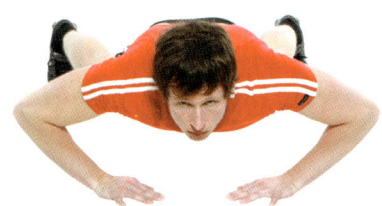

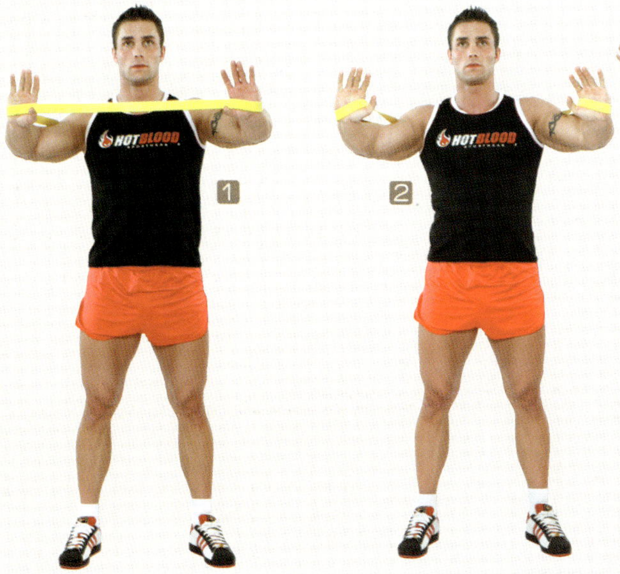

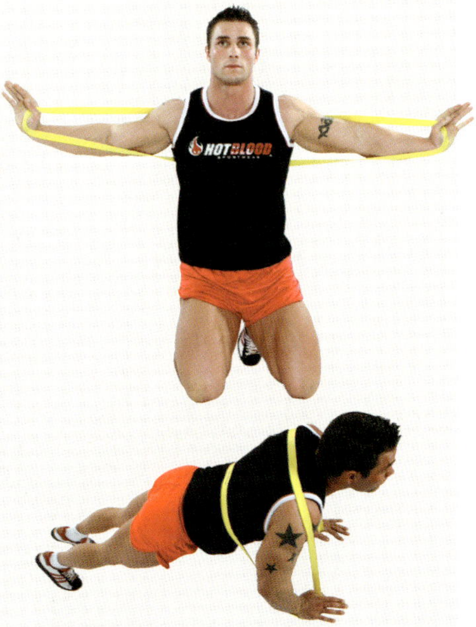

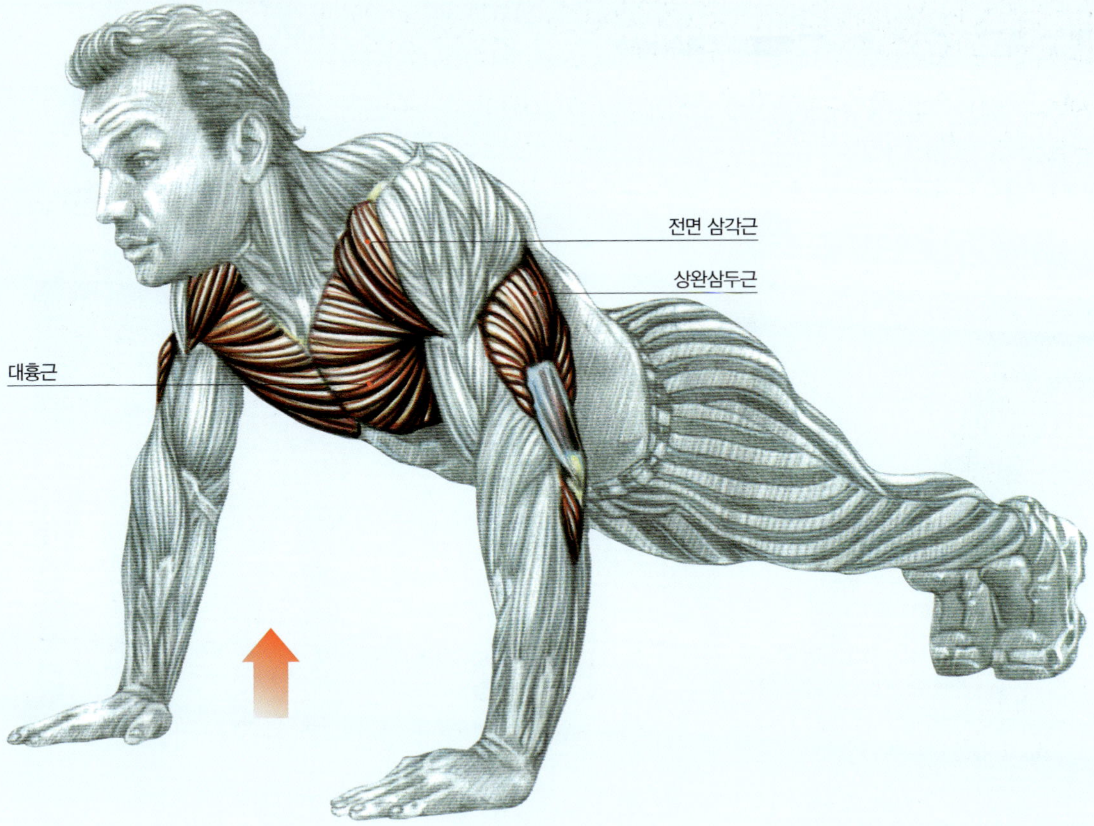

전면 삼각근
상완삼두근
대흉근

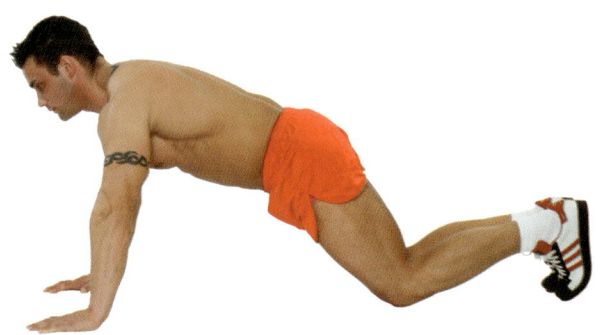

! 모든 사람의 손목이 푸시업을 수행하기에 적합한 것은 아닐 것이다. 손목을 너무 혹사시키지 않으려면 푸시업 바를 사용해보자. 이러한 손잡이를 이용하면 동작의 가동 범위가 커지고 손목이 부자연스럽거나 과도하게 비틀어지는 것을 막을 수 있다.

장점

저항을 쉽게 바꿀 수 있다. 체중이 아주 많이 나간다면 발 대신 무릎으로 몸을 지탱하고 푸시업을 해보자. 그러면 좀 더 수월하게 실시할 수 있다. 또한 일반 푸시업을 실시하다가 마지막에 더 이상 동작할 힘이 없는 경우에도 무릎을 대면 동작을 좀 더 실시할 수 있다.
푸시업은 장두의 길이-장력 관계를 이용해 삼두근을 단련하는 몇 안 되는 동작 중 하나다.

삼두근을 정확하게 단련하는 것은 쉽지 않은 일이다. 더욱이 푸시업이 모든 사람의 신체 구조에 다 맞는 것도 아니다. 팔이 긴 사람은 운동하는 데 고생만 하고 좋은 결과를 얻지 못할 수 있다.

단점

09 트라이셉스 익스텐션 Triceps Extensions

삼두근 단련이 목표인 고립운동이다. 유니래터럴 방식으로도 운동할 수 있다.

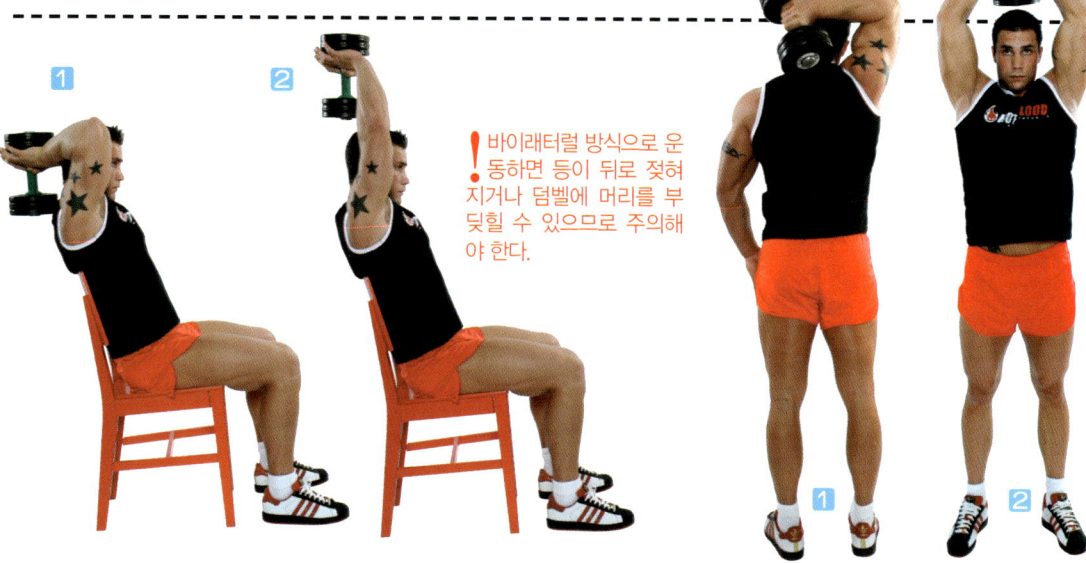

❗ 바이래터럴 방식으로 운동하면 등이 뒤로 젖혀지거나 덤벨에 머리를 부딪힐 수 있으므로 주의해야 한다.

1 앉거나 서서 양손으로(바이래터럴 방식) 덤벨을 잡거나 한 손으로(유니래터럴 방식) 잡는다. 덤벨을 머리 뒤로 가져가보자. 이때 팔꿈치와 새끼손가락은 천장을 향하게 한다.

2 삼두근의 힘으로 팔을 쭉 편 다음, 내려놓는다.

트레이닝 포인트
유니래터럴 방식으로 운동을 수행하면 신전이 잘 되고 수축을 강조할 수 있기 때문에 바이래터럴 방식보다 동작의 가동 범위가 훨씬 커진다.

전문가 어드바이스
이 동작을 풀오버와 혼동해서는 안 된다. 동작할 때 팔은 항상 바닥과 거의 수직을 유지해야 한다.

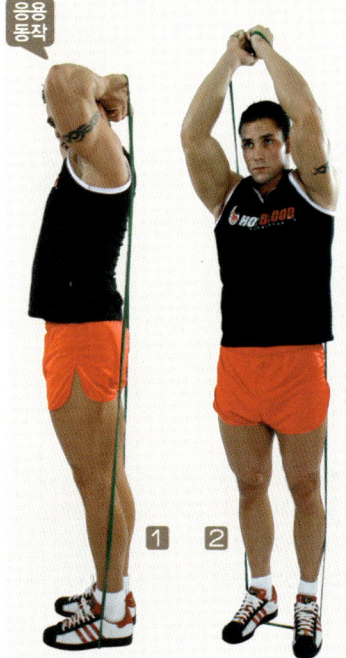

응용 동작

1 양손으로 탄력밴드의 한쪽 끝을 잡고, 반대쪽 끝은 발로 밟고 서서 동작을 수행할 수 있다. 탄력밴드를 사용하면 그립을 다양하게 할 수 있다. 오버 그립, 언더 그립, 중립 그립 중 하나를 선택해 실시해보자.

2 바이래터럴 방식으로 실시할 때는 팔을 완전히 펴지 말고 긴장을 계속 유지하는 것이 좋다. 반대로 유니래터럴 방식으로 실시할 때는 팔을 쭉 펴서 삼두근을 완전히 수축하자.

장점
삼두근 운동 중에서 이 동작은 유난히 신전이 잘 이루어진다.

팔꿈치가 과도하게 자극되므로 팔꿈치에 부상을 입지 않으려면 동작을 잘 제어해야 한다. 이 동작은 삼두근의 길이-장력 관계를 이용하지 않는다.

단점

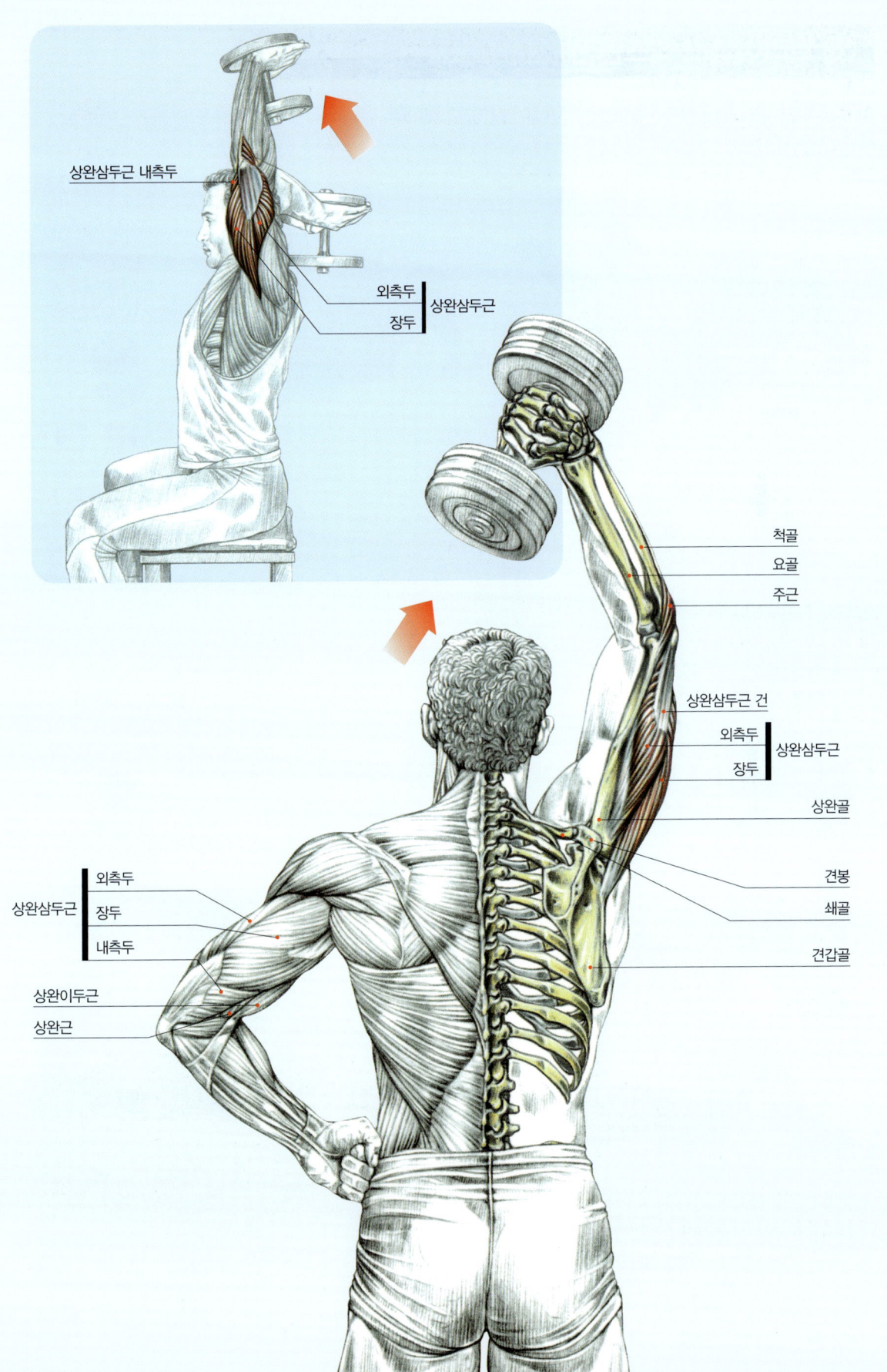

10 라잉 트라이셉스 익스텐션 Lying Triceps Extensions

누워서 하는 이 고립운동의 목표는 삼두근을 단련하는 것이다. 유니래터럴 방식으로도 운동할 수 있다.

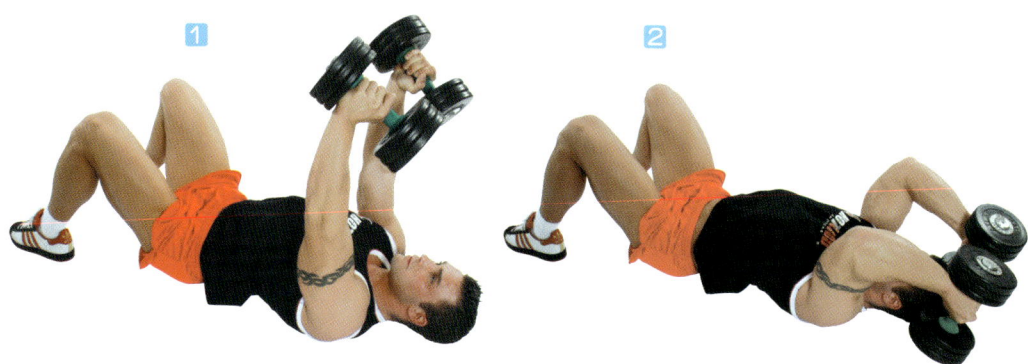

1 바닥에 누워서 덤벨을 잡는다.

2 중립 그립(새끼손가락이 천장을 향하게)으로 덤벨을 잡고 머리 뒤로 천천히 내려보자. 삼두근을 최대한 신전하되 팔을 너무 많이 이동시켜서는 안 된다. 팔꿈치는 천장을 향하도록 한다. 삼두근의 힘으로 중량을 들어 올리고 1초간 수축한 다음, 다시 내려보자.

! 덤벨로 머리를 치지 않도록 조심해야 한다. 팔의 근력이 약하거나 피로할 때는 특히 주의하자.

트레이닝 포인트

덤벨을 머리 뒤로 가져가는 대신 귀 부근으로 가져갈 수도 있다. 삼두근을 가장 자연스럽게 단련할 수 있는 방식을 선택하여 동작을 수행해보자.

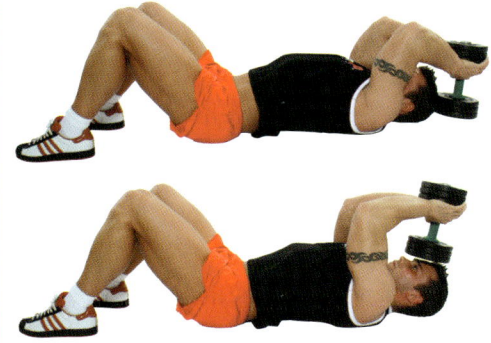

전문가 어드바이스

이 동작을 풀오버와 혼동해서는 안 된다. 동작할 때 상완은 항상 바닥과 거의 수직을 유지해야 한다.

응용동작

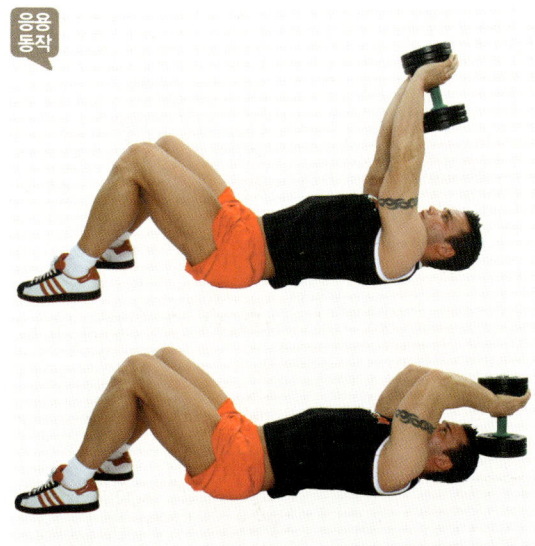

바이래터럴 방식을 취하더라도 덤벨을 1개 또는 2개로 운동할 수 있다. 동작을 익히려면, 무게를 잘 제어할 수 있도록 양손으로 덤벨 1개만 잡고 운동하는 것이 좋다.

장점

누운 자세에서는 등을 잘 보호할 수 있으므로 서서 동작을 실시할 때보다 더욱 엄격하게 수행할 수 있다.

팔꿈치를 과도하게 자극하므로 외상을 입지 않으려면 동작을 잘 제어해야 한다. 이 동작은 삼두근의 길이-장력 관계를 이용하지 않기 때문에 운동 효과를 극대화 하지는 못한다.

단점

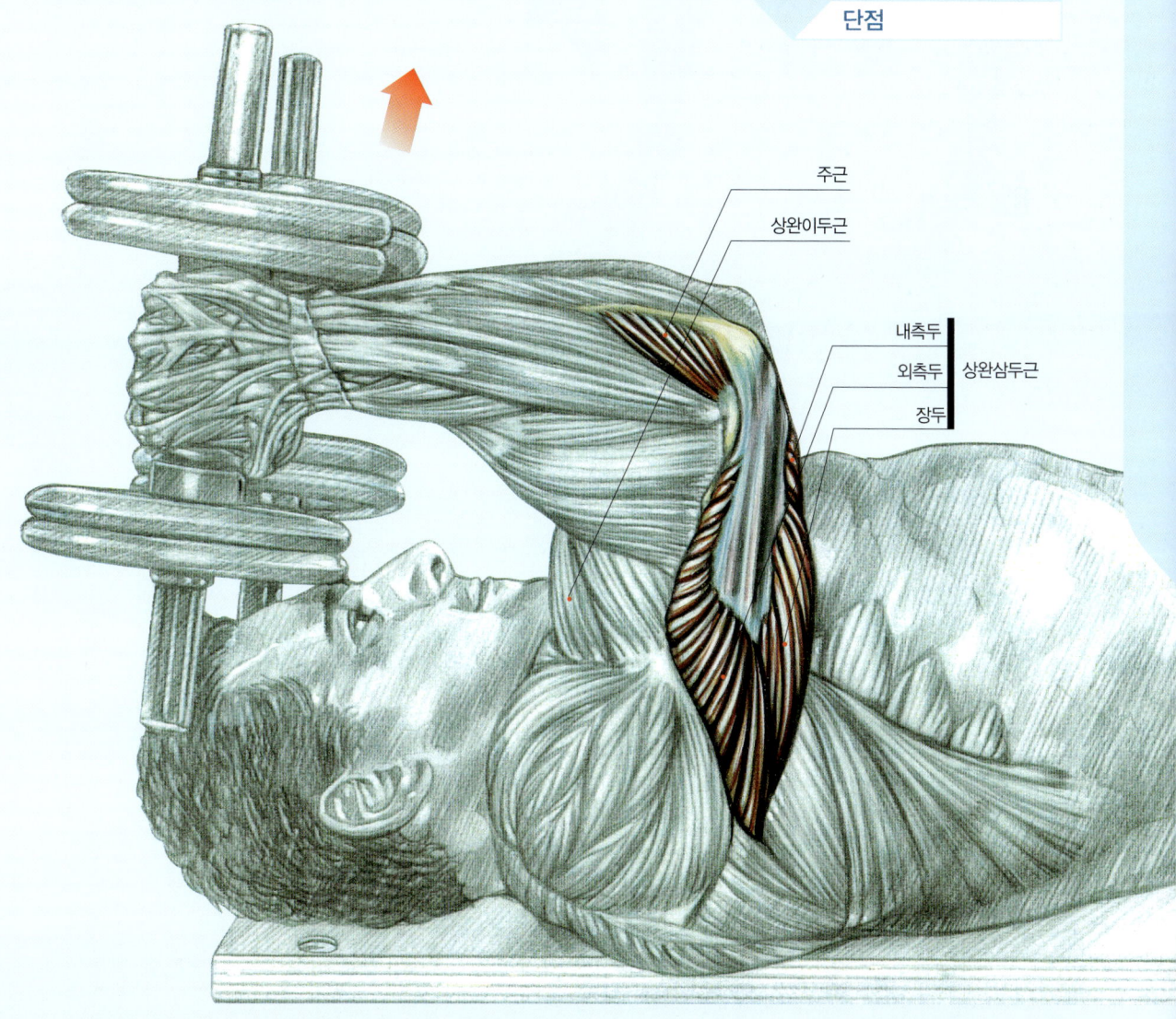

11 킥백 Kickback

삼두근 단련이 목표인 고립운동이다. 유니래터럴 방식으로 운동할 수 있다.

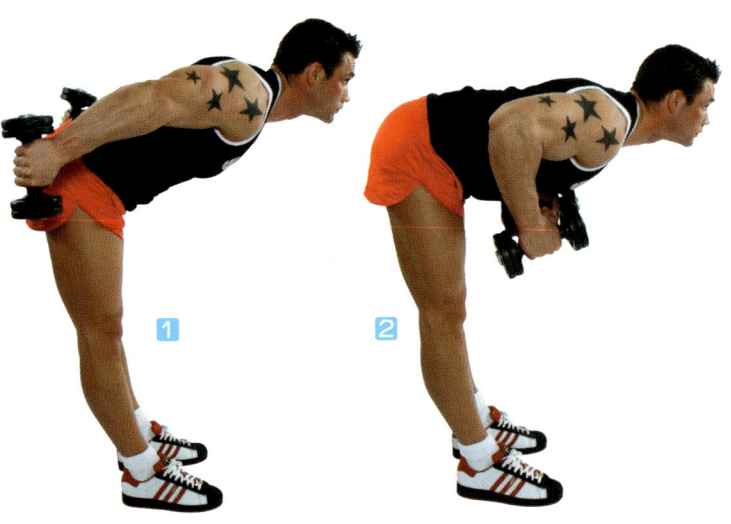

1 몸을 앞으로 기울인 채 중립 그립으로 덤벨을 잡는다. 두 팔은 몸에 붙이고 바닥과 평행하게 뻗는다.

2 팔뚝이 바닥과 수직이 되도록 덤벨을 내려보자. 그다음 삼두근의 힘을 이용해 팔을 다시 쭉 뻗는다. 팔을 뻗은 채 1초간 수축 자세를 유지한 후, 덤벨을 내린다.

트레이닝 포인트

팔을 쭉 뻗으면서 삼두근을 최대한 수축해보자. 그 상태로 가능한 오랫동안 자세를 유지한다. 다른 삼두근 운동과는 달리, 이 동작에서는 팔을 쭉 뻗은 자세를 유지하기 위해 근육을 많이 긴장시켜야 한다. 이러한 동작의 특성을 최대한 이용해보자.

전문가 어드바이스

수축 자세에서 새끼손가락을 가볍게 바깥쪽으로 돌리면 삼두근 외측두를 잘 단련할 수 있다.

응용동작

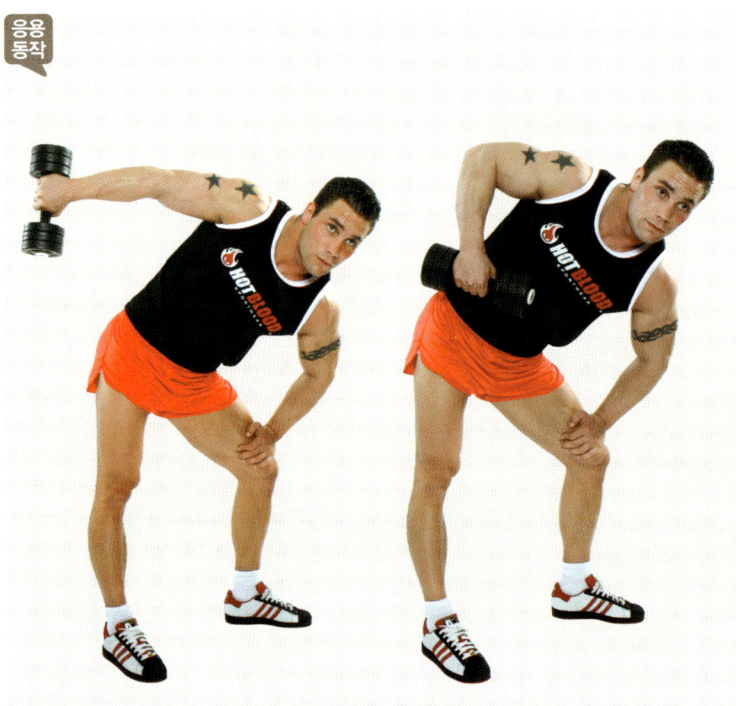

천장을 향해 팔꿈치를 약간 들 수도 있다. 이러면 개인에 따라 삼두근의 자극이 더 잘 느껴지는 사람도 있을 것이다. 보다 안정적으로 동작을 수행하려면 유니래터럴 방식으로 운동하는 것이 좋다.

! 바이래터럴 방식으로 운동하면 등 하부가 자극된다. 유니래터럴 방식으로 동작을 수행하면 운동하지 않는 팔로 넓적다리를 받쳐 척추를 지지할 수 있다.

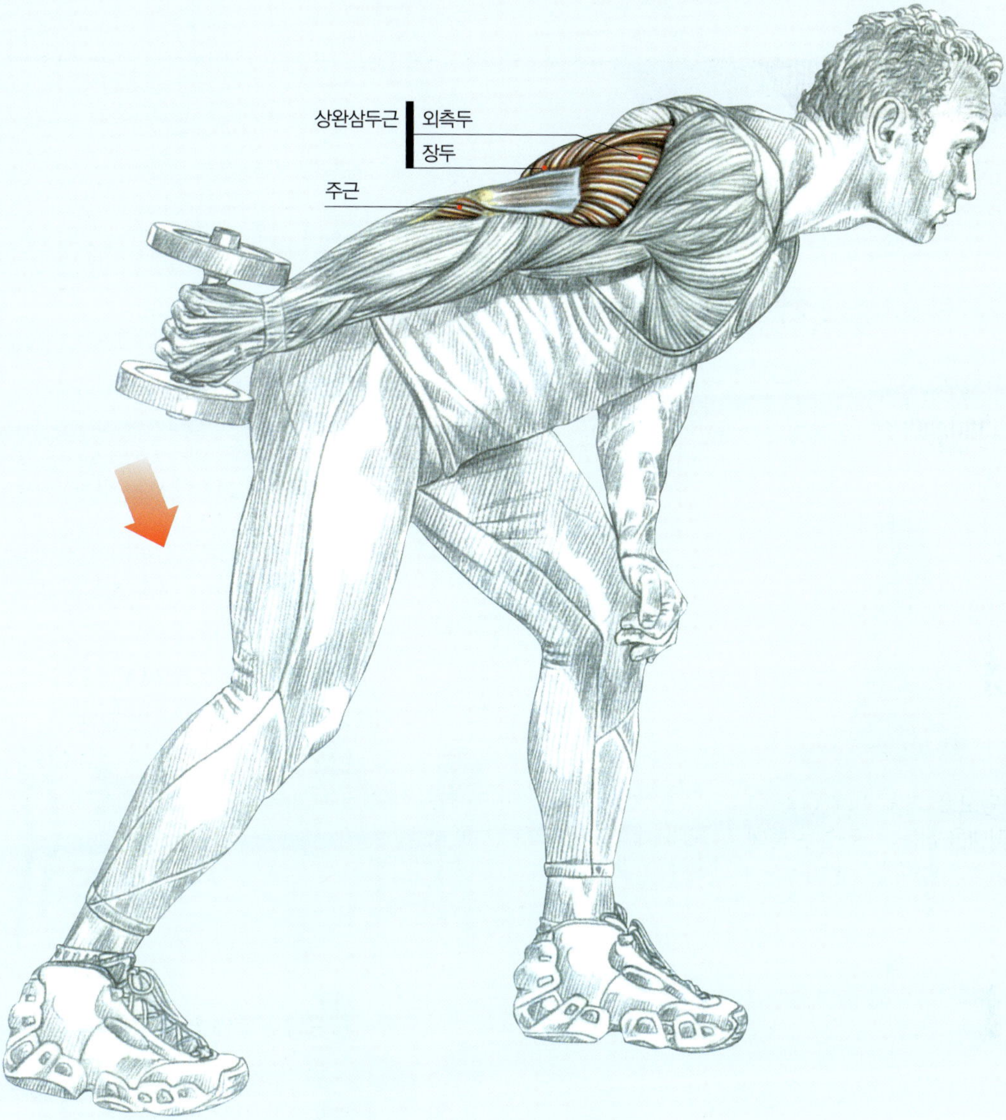

상완삼두근 — 외측두
　　　　　　 장두
주근

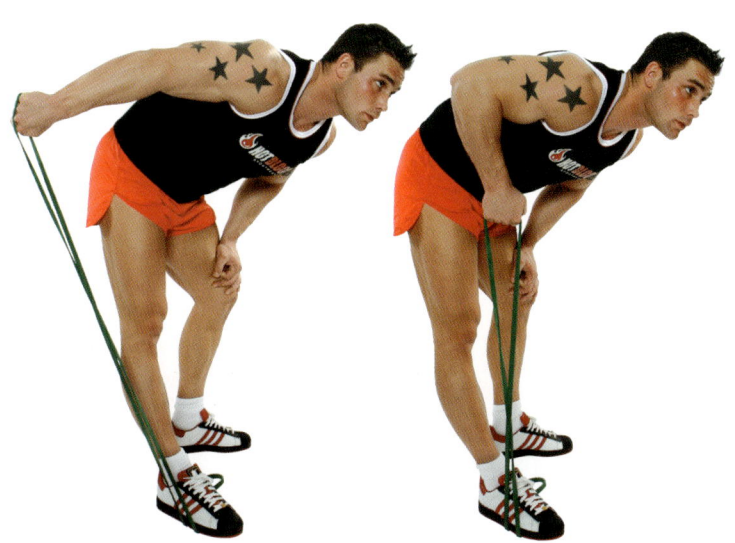

장점

삼두근 운동 가운데 팔꿈치를 거의 자극하지 않는 동작에 속한다. 다른 동작을 수행할 때 팔꿈치가 아프다면 이 동작으로 삼두근을 단련할 수 있을 것이다. 하지만 통증을 느낄 때는 관절을 쉬게 하는 것이 제일 좋다는 사실을 명심하자.

동작할 때 근육이 신전하는 것을 잘 느끼지 못하는 사람도 있을 것이다. 이때 탄력밴드를 사용하면 이 문제를 해결할 수 있다. 이 동작은 근육의 길이-장력 관계를 이용하지 않는다.

단점

12 리버스 딥스 Reverse Dips

삼두근, 가슴, 어깨 근육 단련을 목표로 하는 복합관절운동이다. 유니래터럴 방식으로 운동하는 것은 불가능하다.

트레이닝 포인트
머리를 똑바로 세우고 시선은 약간 천장을 향한 상태에서 삼두근의 힘으로 몸을 들어 올린다.

전문가 어드바이스
동작이 너무 쉽다면 앞에 의자를 놓고 그 위에 발을 올려보자. 이렇게 하면 체중의 상당 부분이 삼두근에 실리게 된다. 발을 의자 위에 올리고 동작을 실시하다가 실패 지점에 이르면 발을 바닥에 내려놓고 동작을 재개한 후 마무리할 수도 있다. 이 방법으로 운동하면 최대한 많이 반복할 수 있다.

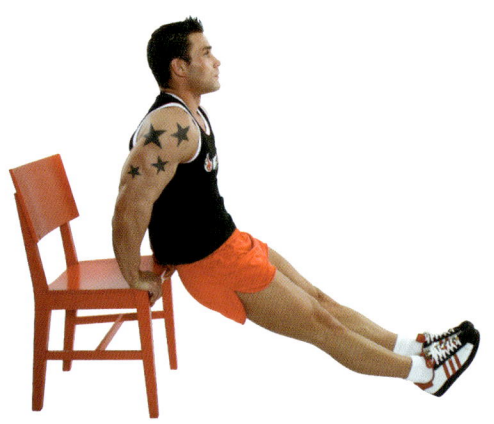

1 침대나 의자 쪽으로 등을 돌리고 침대나 의자의 가장자리에 오버 그립(엄지손가락이 서로 마주 보도록)으로 손을 얹는다. 다리는 앞으로 쭉 뻗는다.

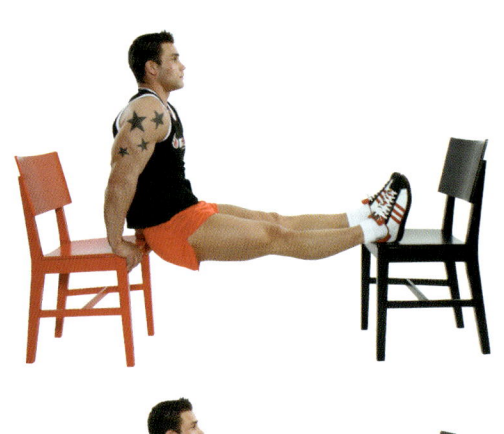

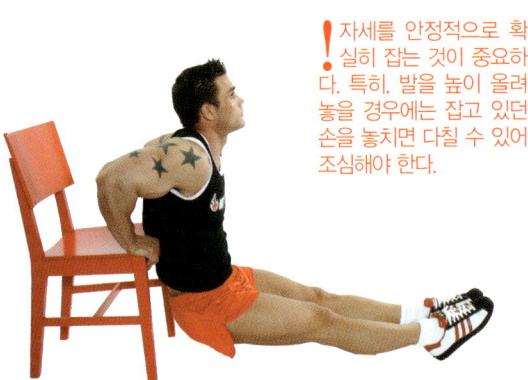

❗ 자세를 안정적으로 확실히 잡는 것이 중요하다. 특히, 발을 높이 올려놓을 경우에는 잡고 있던 손을 놓치면 다칠 수 있어 조심해야 한다.

2 팔을 접으면서 바닥을 향해 몸을 내려보자. 그런 다음, 삼두근의 힘으로 다시 몸을 들어 올린다. 동작의 가동 범위를 너무 크게 할 필요는 없다. 50cm 정도면 충분하다.

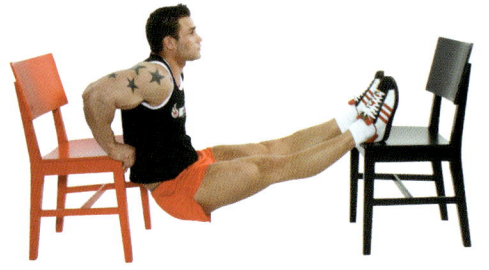

저항을 더 높이려면 넓적다리 위에 무게를 놓고 동작을 실시해보자.

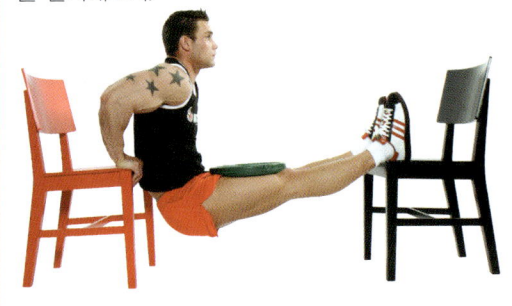

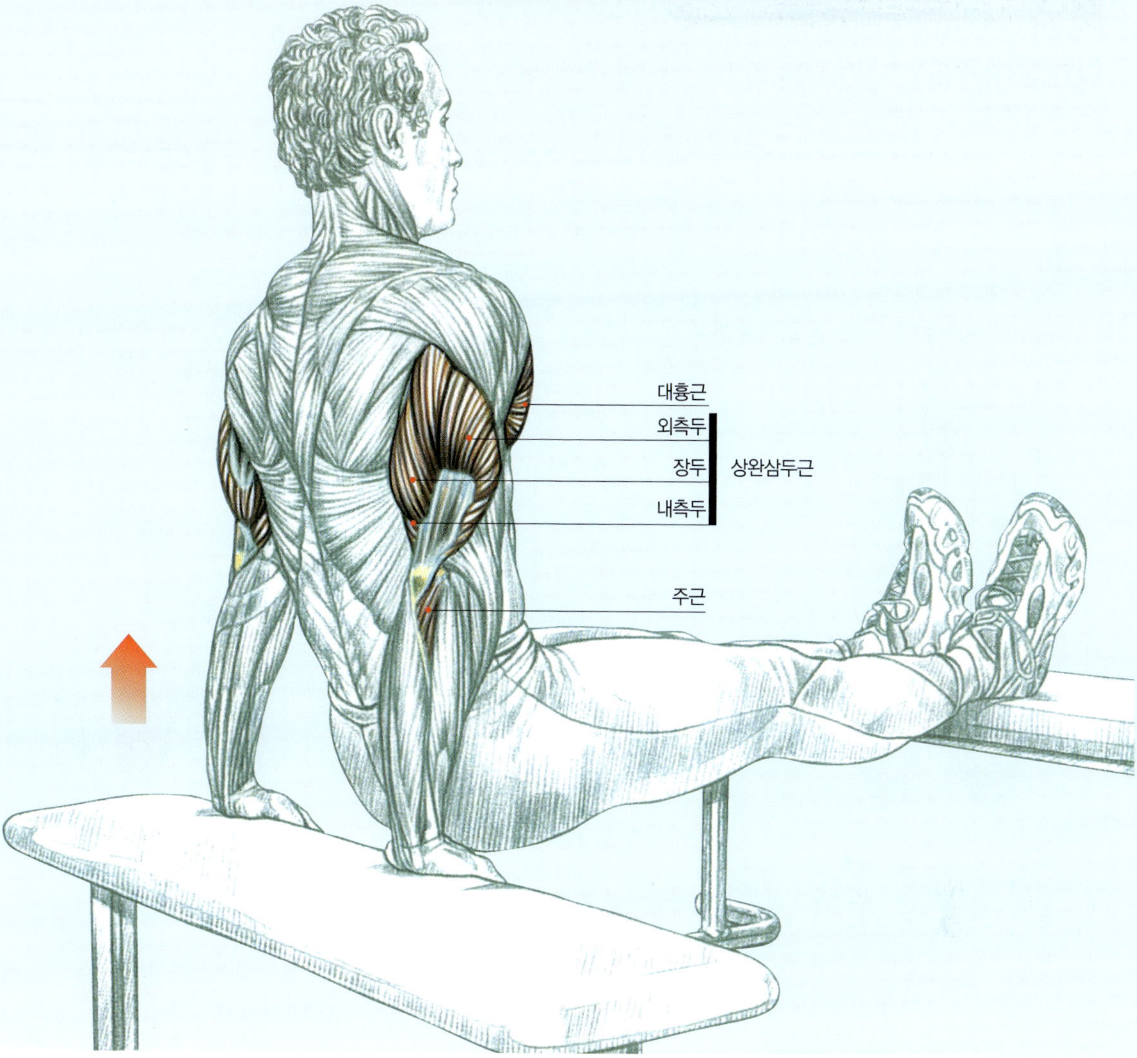

대흉근
외측두
장두 ⎱ 상완삼두근
내측두

주근

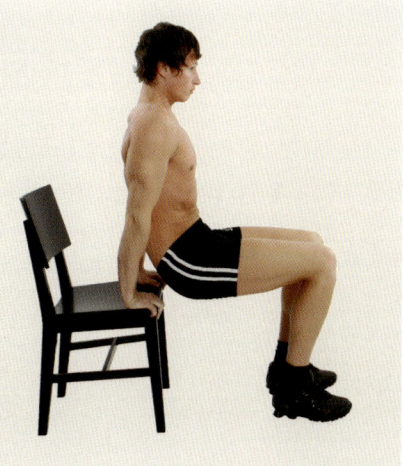

 양손의 간격을 다양하게 바꾸면서 삼두근 단련에 가장 적합한 너비를 찾아보자. 다리를 접으면 동작이 더 쉬워진다. 초보자의 경우 다리를 쭉 뻗고 동작을 실시하다가 실패 지점에 이르면 다리를 접고 추가 리피티션을 실시해보자.

장점

리버스 딥스는 푸시업과 유사하지만, 삼두근에 가해지는 중량이 아주 적기 때문에 수행하기는 훨씬 쉽다.
삼두근 운동 가운데 길이-장력 관계를 이용하는 몇 안 되는 동작 중 하나다.

어깨와 가슴 근육 일부가 운동에 개입할 수 있기 때문에 삼두근을 목표로 운동하는 것이 쉽지만은 않다.

단점

13 밴드를 이용한 푸시다운 Push-down

삼두근을 강화할 수 있는 고립운동이다. 유니래터럴 방식으로 운동할 수 있다.

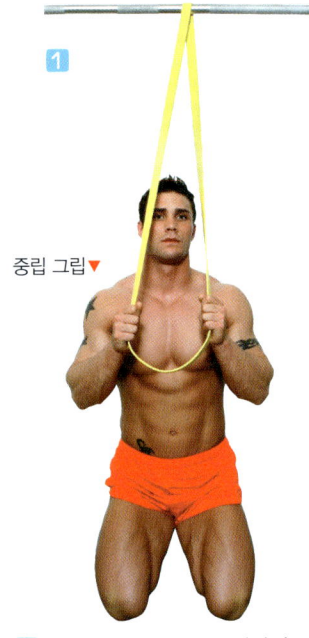

중립 그립 ▼

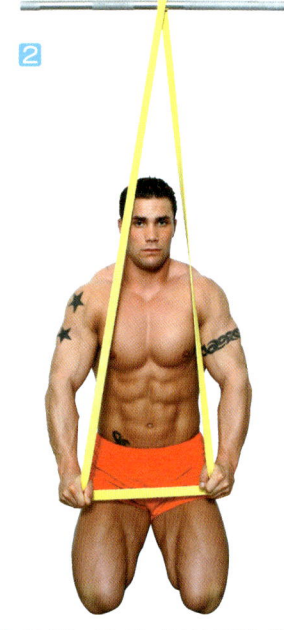

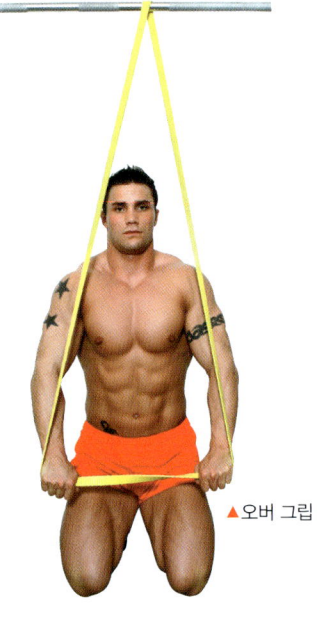

▲오버 그립

1 철봉에 탄력밴드를 매단다. 철봉이 없다면 문 위에 탄력밴드 한쪽을 걸쳐보자. 무릎을 꿇고 팔꿈치를 직각에 가깝도록 구부린다. 손은 중립 그립 또는 오버 그립으로 놓고 밴드를 잡는다. 오버 그립과 중립 그립 중간 정도에 있는 그립을 취할 수도 있다. 삼두근을 가장 잘 수축할 수 있는 그립을 선택해보자.

2 탄력밴드를 당기면서 팔을 쭉 편다. 1초간 수축 자세를 유지한 후 시작 자세로 돌아온다.

응용 동작

밴드를 바에 매달고 등이 바를 향하게 한 다음 머리 위 뒤쪽으로 밴드를 양손으로 잡는다. 그 상태로 몸을 앞쪽으로 기울이면 삼두근을 더욱 신전시킬 수 있다.

장점

탄력밴드를 이용해 운동하면 맨손으로 실시하거나 덤벨을 들고 실시할 때보다 팔꿈치 외상을 줄일 수 있다.

탄력밴드만으로 운동하면 저항을 정확하게 측정하기가 어렵다. 또한 탄력밴드를 앞에 놓고 동작을 수행하면 길이-장력 관계를 잘 이용할 수 없다. 하지만 응용 동작으로 운동하면 길이-장력 관계를 잘 이용할 수 있다.

단점

트레이닝 포인트

운동 초반에는 삼두근의 자극을 제대로 느낄 수 있도록 천천히 동작을 수행하는 것이 좋다. 실제로 삼두근은 일상생활에서 거의 자극을 받지 않기 때문에 운동을 처음 하는 초보자들은 근육의 자극을 잘 느끼지 못한다.

전문가 어드바이스

동작할 때 양손을 벌리는 간격을 조절할 수 있다. 하지만 손의 위치를 계속 바꿔서는 안 된다. 사람마다 자극이 잘 느껴지는 손의 위치가 다르기 때문에 자신에게 가장 적합한 위치를 찾도록 하자.

14 플라이오메트릭 운동

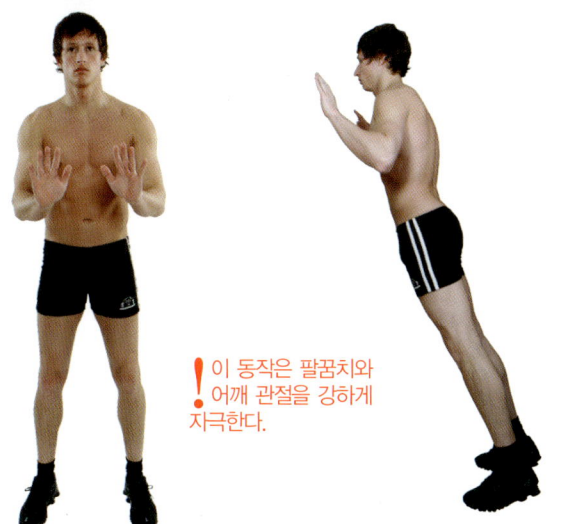

 이 동작은 팔꿈치와 어깨 관절을 강하게 자극한다.

트레이닝 포인트

팔을 많이 접고 운동할수록 동작이 어려워진다. 팔을 편 채로 동작을 실시하면 쉽게 할 수 있지만, 이렇게 하면 운동 효과가 없고 부상을 입을 수 있다. 따라서 동작을 수행할 때는 항상 팔을 약간 굽힌 자세를 유지해야 한다.

전문가 어드바이스

모든 플라이오메트릭 운동이 그렇듯이, 이 동작을 수행할 때도 접촉 시간을 최소화해야 한다. 그렇게 하려면 손이 벽 또는 바닥에 닿자마자 즉시 튀어 올라야 한다.

1 삼두근을 단련하기 위한 플라이오메트릭 운동은 주로 벽이나 바닥을 짚고 푸시업을 수행하는 것이다. 동작에 익숙해지려면 서서 벽을 짚고 푸시업을 시작해보자. 벽 앞에 서서 손을 쇄골 너비만큼 벌린다.

2 몸이 벽 쪽으로 떨어지도록 놔둔다. 벽에 몸이 닿기 전에 팔을 이용하여 튀어 오른다. 몸이 벽에서 멀리 있을수록 동작의 난이도가 높아진다.

장점

이 동작을 연습하면 럭비, 무술, 던지기처럼 상대편이나 물체를 앞으로 밀어내는 모든 동작에서 힘이 생길 것이다.

단점

운동할 때 벽이나 바닥에 머리를 부딪히지 않도록 주의하자.

응용동작

동작이 수월해졌다면 벽에서 몸을 점점 떨어뜨려 보자. 어느 정도 운동에 익숙해졌다면 바닥에 엎드려서 동작을 실시해보자. 처음에는 무릎을 바닥에 대고 하다가 이후에는 정상적인 동작으로 수행해본다.

15 삼두근 스트레칭

1 탄력밴드를 쥐고 오른팔을 올려 이두근을 머리에 붙인다. 왼손으로 탄력밴드를 잡아당기면서 오른팔을 최대한 굽혀보자. 가장 이상적인 자세는 오른손이 오른쪽 어깨에 닿도록 하는 것이다.

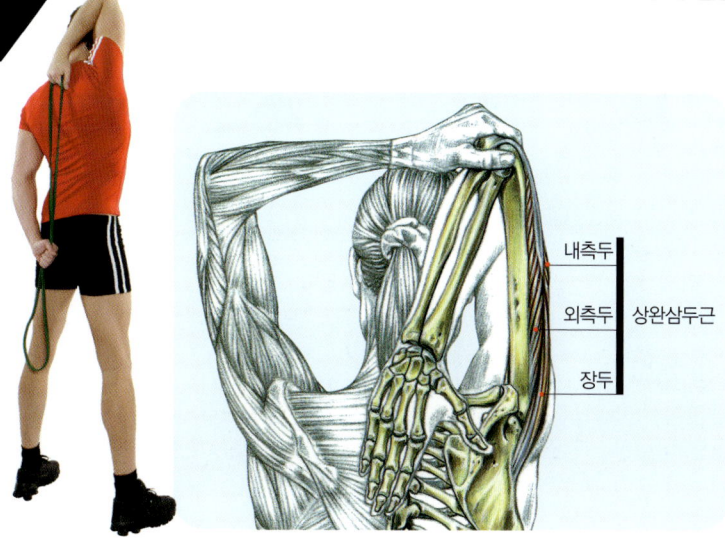

내측두
외측두 — 상완삼두근
장두

전완(Forearm)

■ **전완의 역할**

전완은 다중관절근육으로서 다음과 같은 역할을 한다.

- 손을 펴고 쥐는 동작을 수행한다.
- 손목을 움직여 손을 올리고 내리게 한다.
- 팔꿈치를 움직여 전완을 올리고 내리게 한다.

전완은 팔과 상체(복부는 제외) 근육을 강화하는 모든 동작에 관여하므로 전완에 힘이 없으면 그 많은 동작들을 수행하기가 어렵다.

헬스장에 가면 우람한 전완을 가진 사람들을 어디에서나 볼 수 있지만, 그것이 대부분의 스포츠에서 유용한 도움이 되는 것은 아니다. 그러므로 전완을 무조건 단련하기 보다 본인의 필요에 따라 운동량을 조절하도록 하자.

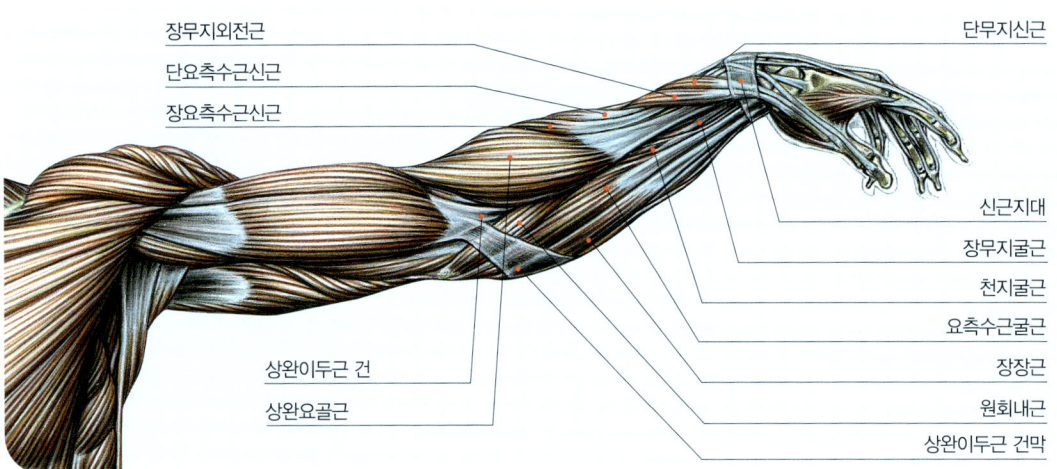

16 리스트 컬 Wrist Curls

이 고립운동의 목표는 전완의 안쪽 부분을 단련하는 것이다. 유니래터럴 방식으로 운동할 수도 있지만, 시간이 많이 소요되므로 이 방식을 고수할 필요는 없다.

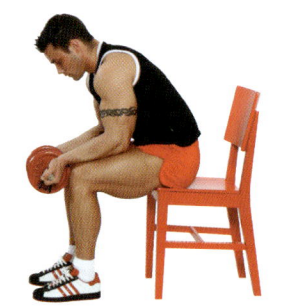 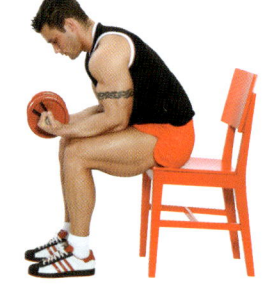 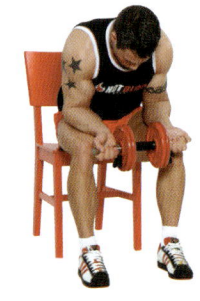

1 앉아서 덤벨의 양쪽 끝을 언더 그립으로 잡는다. 전완을 넓적다리 위에 올려놓고, 양손은 허공에 늘어뜨린다.

2 전완의 힘으로 덤벨을 가능한 한 높이 올려보자. 수축 자세를 1초간 유지한 다음, 천천히 내려놓는다.

3 손목을 많이 굽힐수록 자극이 더 강해진다.

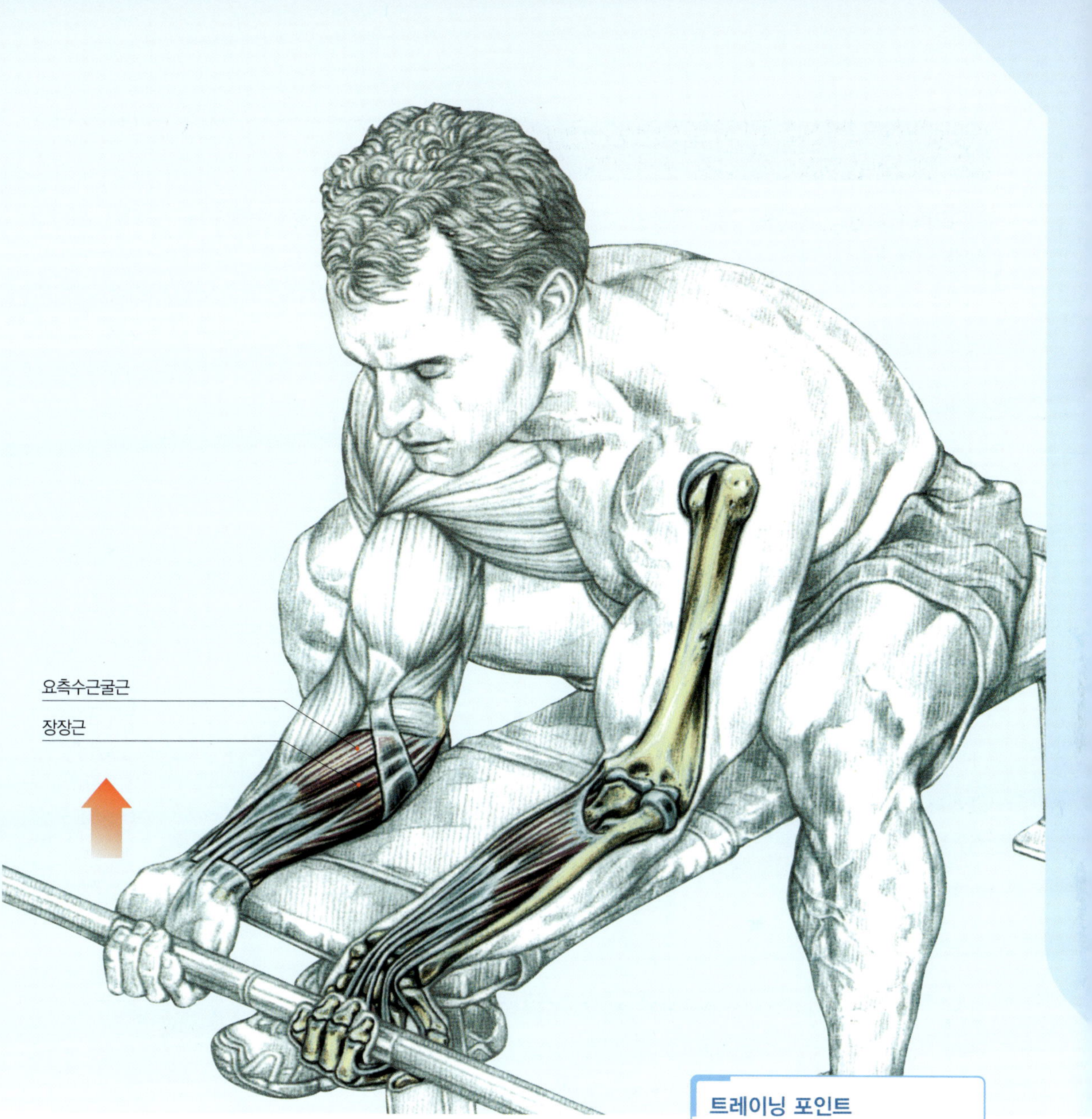

요측수근굴근
장장근

손목은 약한 관절이지만 사용빈도가 매우 높은 관절이다. 그렇기 때문에 아주 무거운 무게로 적게 반복하는 것보다는 가벼운 무게로 많이 반복(15~25회)하는 것이 좋다.

응용 동작

유니래터럴 방식으로 실시하는 것도 가능하지만, 손목의 가동성이 크기 때문에 위험할 수 있다. 손목은 신전 자세에서 약간 불안정한 상태에 놓이므로 덤벨을 내릴 때 동작 폭을 너무 크게 해서는 안 된다.

장점

리스트 컬을 수행하면 이두근과 등 운동을 할 때 더 강한 힘을 낼 수 있다.

리스트 컬 동작은 이두근과 등을 단련하는 동작과 중복된다.

단점

트레이닝 포인트

동작을 폭발적인 방식으로 강력하게 수행해서는 안 된다. 전완근은 지속적인 힘을 내는 근육이기 때문에 천천히 수행하는 것이 좋다.

전문가 어드바이스

리스트 컬이 반드시 필요한 운동은 아니다. 본인이 하는 스포츠에서 강력한 전완을 필요로 하거나 자신의 전완이 아주 약한 경우를 제외하고, 처음 운동을 시작하는 대다수의 초보자들에게는 불필요하다.

17 리스트 익스텐션 Wrist extensions

전완의 바깥쪽을 단련하는 것이 목표인 고립운동이다. 유니래터럴 방식으로 운동할 수도 있지만, 최선의 방법은 아니다.

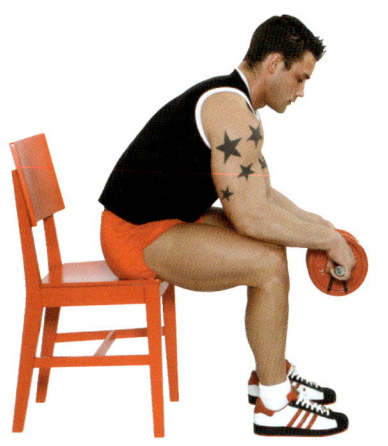 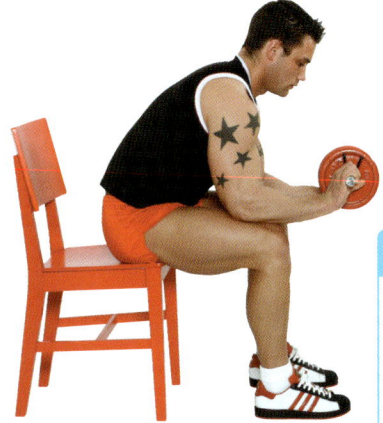

1 앉아서 덤벨의 양쪽 끝을 오버 그립으로 잡는다. 전완을 넓적다리 위에 올려놓고, 양손은 허공에 늘어뜨린다.

2 전완의 힘으로 덤벨을 가능한 한 높이 올려보자. 수축 자세를 1초간 유지한 다음 천천히 내려놓는다.

트레이닝 포인트

바는 가능한 한 자연스럽게 잡아야 한다. 손목 부위에 경련이 일어난다면 망설이지 말고 전완을 약간 비스듬히 내려 잡아보자. 엄지손가락을 나머지 손가락과 나란히 잡아도 좋다.

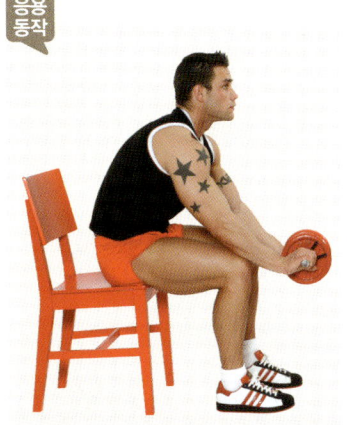

응용 동작

팔을 약 90도로 접고 수행하다가 실패 지점에 이르면 팔을 펴고 몇 회 더 실시한다. 팔을 많이 펼수록 힘이 더 생길 것이다.

장점

이두근, 삼두근, 등을 단련하는 동작은 손목의 굴근(굽힘근, 리스트 컬을 수행할 때 운동하는 근육)을 많이 자극한다. 반면 신근(폄근, 리스트 익스텐션을 수행할 때 운동하는 근육)은 거의 자극하지 않는다. 이로 인해 굴근과 신근 사이에 불균형이 생길 수 있는데, 이처럼 근육이 불균형하게 발달하면 부상의 위험이 증가한다. 리스트 익스텐션은 근육 발달의 균형을 잡아주는 역할을 한다는 점에서 리스트 컬보다 더 유용한 동작이라고 할 수 있다.

단점

초보자를 위한 프로그램에서 리스트 익스텐션을 수행하는 것은 시간과 에너지 낭비일 수 있다.

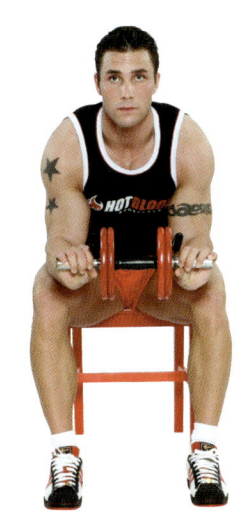

전문가 어드바이스

선피로 방식으로 슈퍼세트를 수행하면 시간을 절약할 수 있다. 리스트 컬로 동작을 시행하다가 실패 지점에 이르면 일어서서 리스트 익스텐션을 연속으로 수행하여 근육을 지치게 만들어보자.

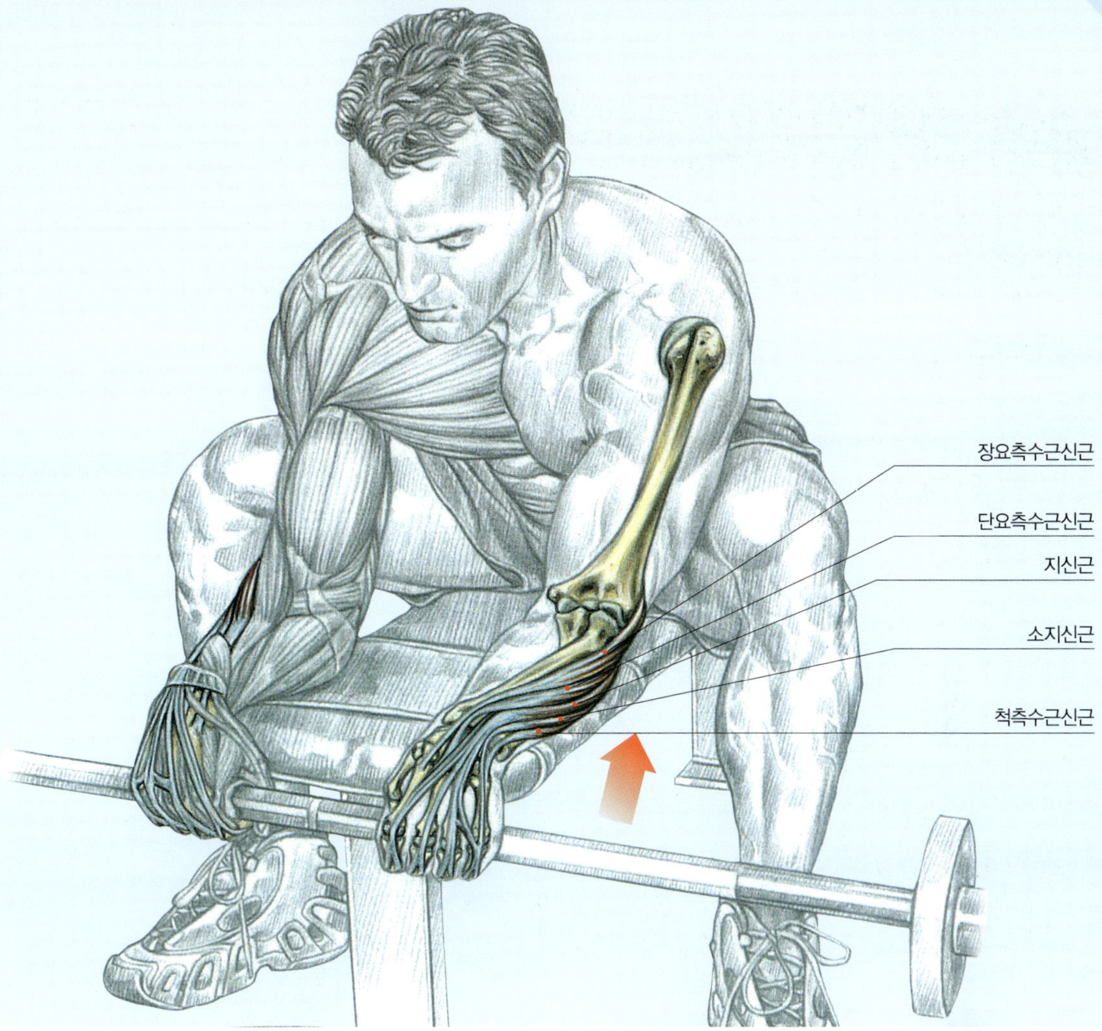

장요측수근신근
단요측수근신근
지신근
소지신근
척측수근신근

18 전완 스트레칭

다음과 같이 양손을 맞대어보자.

1️⃣ 손가락을 위로 향하게 하고 손바닥을 맞댄 채 굴근을 스트레칭한다.

2️⃣ 손가락을 아래로 향하게 하고 손등을 맞댄 채 신근을 스트레칭한다.

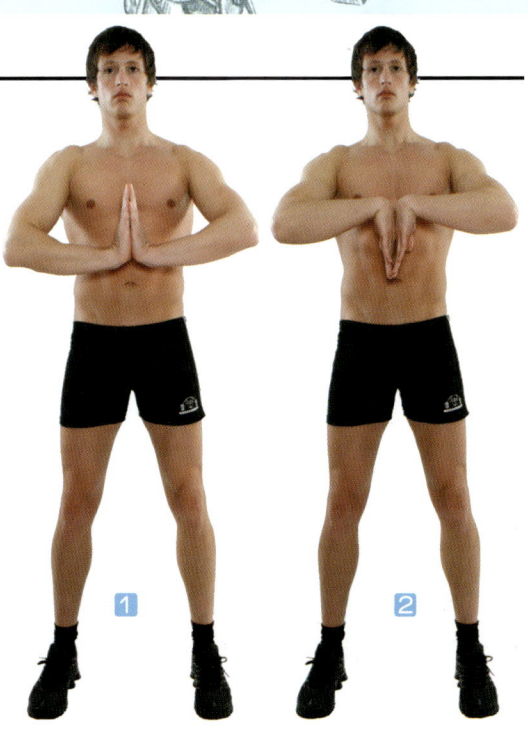

넓은 어깨를 만든다

삼각근(Deltoid)

■ 삼각근의 역할

삼각근은 단순관절근육으로서 모든 방향으로 팔을 움직이게 해준다. 사각형으로 떡 벌어진 어깨는 미관상 중요한 역할을 하므로 어깨를 발달시키는 것은 매우 중요하다.

삼각근은 세 부분으로 나눌 수 있다.

1. 어깨 앞부분(전면 삼각근)

팔을 앞으로 들어 올리는 기능을 한다. 가슴 근육과 함께 움직이는 데다 삼각근 부위 중에서 가장 쉽게 발달되는 부위이기 때문에, 가슴 운동을 강도 높게 수행한다면 어깨 앞부분을 따로 운동할 필요는 없다. 그러면 시간을 절약할 뿐 아니라 삼각근과 팔꿈치 관절의 부상 위험도 줄일 수 있다.

2. 어깨 옆부분(중간 삼각근)

팔을 옆으로 들어 올리는 기능을 한다. 팔을 옆으로 드는 동작은 스포츠나 일상생활에서 그리 흔한 동작은 아니지만, 어깨 옆부분은 넓은 상체를 만들고 상체에 둥근 윤곽을 줌으로써 미관상 중요한 역할을 한다. 이러한 이유로 삼각근 옆부분 운동은 인기가 매우 높다.

3. 어깨 뒷부분(후면 삼각근)

팔을 뒤쪽으로 당기는 기능을 한다. 팔의 뒷부분은 소홀하기 쉽기 때문에 가장 늦게 발달되는 부위이기도 하다. 대부분 어깨 앞부분(과도하게 운동됨)과 삼각근의 뒷부분(충분히 운동되지 못함)이 불균형적으로 발달한다. 많은 논문에서 어깨의 근육량을 측정해 보았는데, 운동을 전혀 하지 않는 사람들과 비교해 전문 운동선수들은 다음과 같은 발달을 보였다.

- 어깨 앞부분의 근육량이 평균 250% 더 많았다.
- 옆부분의 근육량은 150% 더 많았다.
- 어깨 뒷부분은 단지 10~15% 더 발달되어 있었다.

이처럼 전면 삼각근이 잘 발달되어 어깨 관절을 앞으로 강하게 당기는 반면, 후면 삼각근이 이에 균형을 맞추어 줄 만큼 충분히 강하지 않으면 어깨 관절이 앞으로 이동하면서 굽어 있다는 느낌을 주게 된다. 미적인 측면은 접어두더라도 어깨 관절이 제 위치에 놓이지 않으면 여러 병리적 증상이 생길 수 있으니 어깨 뒷부분도 잘 발달시키도록 하자.

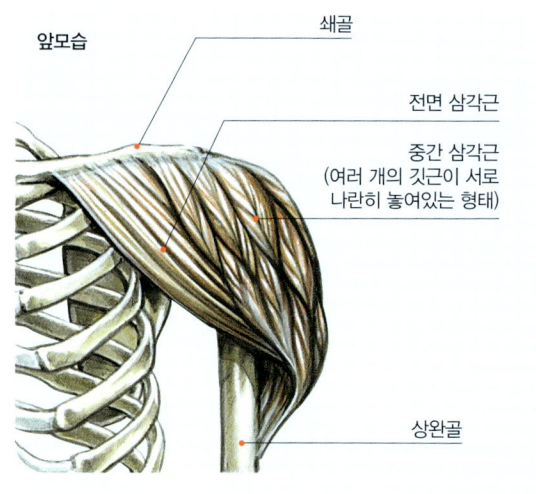

앞모습

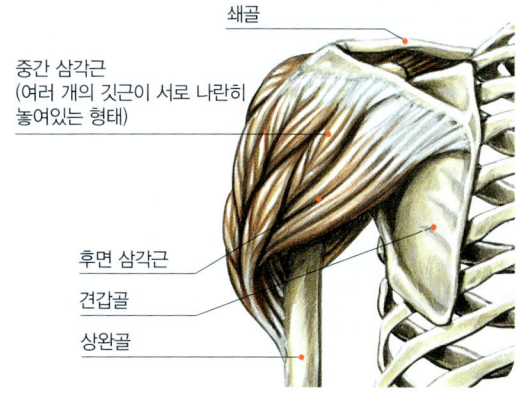

뒷모습

이러한 일반적인 불균형을 예방하기 위해서는 다음과 같은 사항을 고려해야 한다.

- 어깨 앞부분을 과도하게 단련하는 것을 지양한다.
- 어깨 뒷부분 발달이 중요하다는 점을 강조한다.

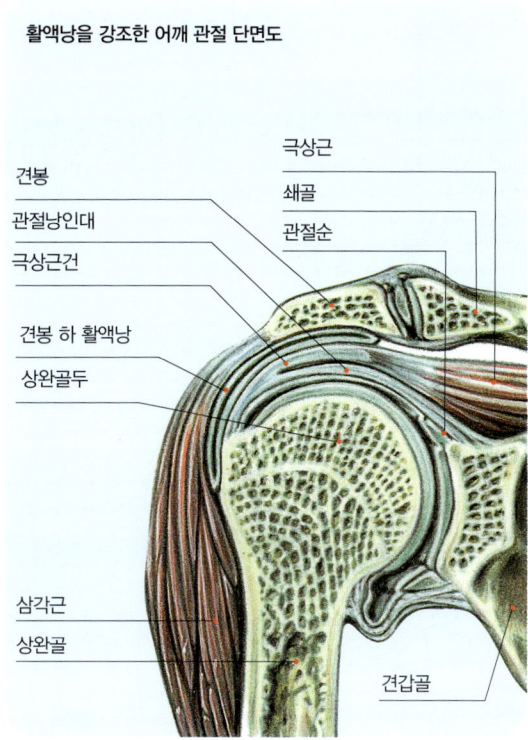

활액낭을 강조한 어깨 관절 단면도

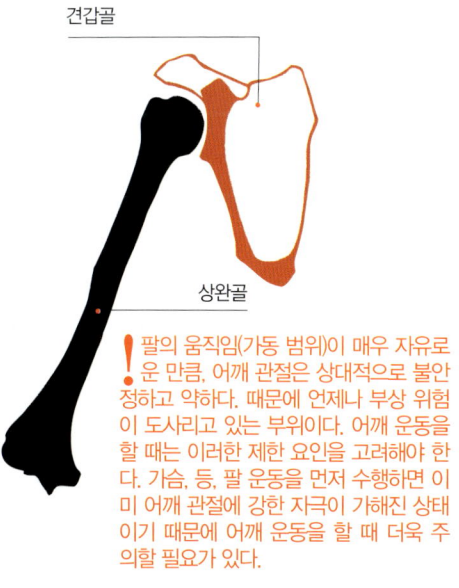

! 팔의 움직임(가동 범위)이 매우 자유로운 만큼, 어깨 관절은 상대적으로 불안정하고 약하다. 때문에 언제나 부상 위험이 도사리고 있는 부위이다. 어깨 운동을 할 때는 이러한 제한 요인을 고려해야 한다. 가슴, 등, 팔 운동을 먼저 수행하면 이미 어깨 관절에 강한 자극이 가해진 상태이기 때문에 어깨 운동을 할 때 더욱 주의할 필요가 있다.

01 덤벨 프레스 Dumbbell Press

삼각근 앞부분, 삼두근, 가슴 윗부분을 단련하는 복합관절운동이다. 유니래터럴 방식으로 실시할 수 있다.

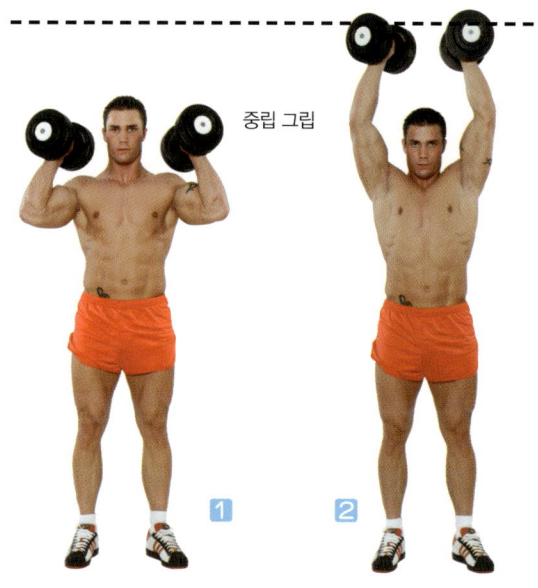

1 앉거나 선 자세에서 덤벨을 자연스럽게 잡고 머리 높이로 가져온다. 덤벨을 잡을 때는 엄지손가락이 머리를 향하게 잡는 것(오버 그립)이 일반적이지만, 뒤쪽이나 바깥쪽을 향하게 잡을 수도 있다(중립 그립이나 언더 그립).

2 이제 덤벨 2개를 근접시키면서 머리 위로 덤벨을 밀어보자. 팔을 완전히 펴지 말고 시작 자세로 돌아온다.

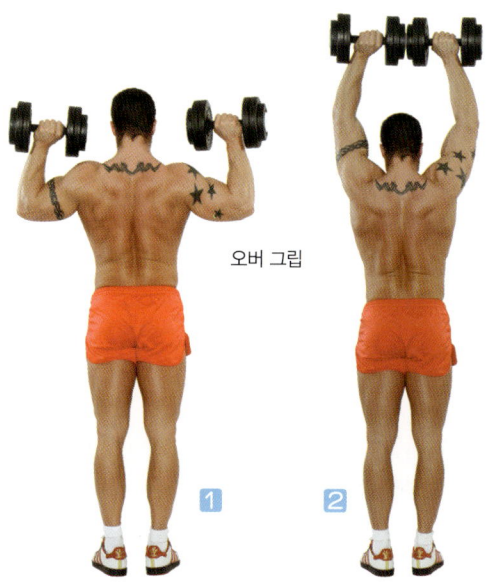

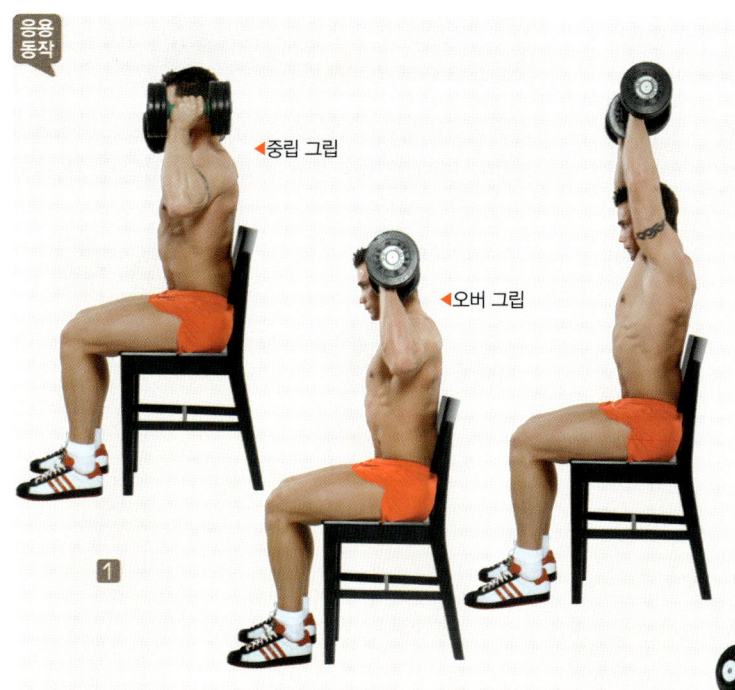

◀ 중립 그립

◀ 오버 그립

1 이 동작은 앉거나 서서 수행할 수 있다. 몸을 만들기 위해 운동하는 것이라면 앉아서 실시하는 것이 좋다(동작을 더욱 안정적으로 수행할 수 있기 때문). 반면 대다수의 스포츠(특히 접촉을 요하는 스포츠) 훈련에서는 어깨와 팔, 넓적다리를 함께 움직이는 습관을 들여야 한다. 따라서 이 경우에는 서서 실시하여 상체 근육과 하체 근육을 동시에 동원하는 것이 좋다.

! 중량을 들고 머리 위쪽으로 팔을 쭉 뻗는 자세는 부상을 입기 쉽다. 무게 때문에 팔이 뒤쪽으로 넘어가면 아주 심한 부상을 입을 수 있으므로 항상 안정적인 자세를 유지하며 무게를 제어할 수 있어야 한다. 특히 선 자세로 이 동작을 수행하는 경우 등이 활처럼 휘는 경향이 나타나는데, 상체가 뒤로 휘면 가슴 윗부분이 동작을 일부 수행하기 때문에 힘은 더 생기지만 어깨의 운동량은 줄어들고 허리 부상을 입을 위험이 커진다.

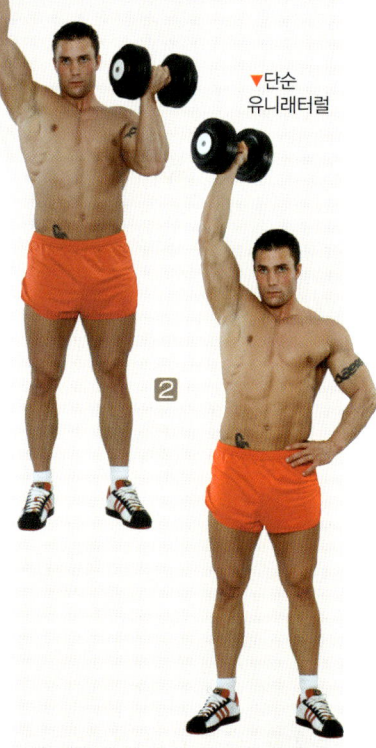

▲ 얼터네이트 방식의 유니래터럴

▼ 단순 유니래터럴

트레이닝 포인트

덤벨을 너무 낮게 내릴 필요는 없다. 덤벨을 지나치게 내리면 어깨 관절 부위에 경련이 일어날 수 있으니 주의하자. 덤벨을 내릴 때는 본인의 유연성과 쇄골 너비에 맞춰 하강 높이를 조절해야 한다. 유연성이 떨어지고 쇄골이 덜 발달된 경우에는 많이 내리면 안 된다(대부분은 귀 높이에서 멈춘다).

전문가 어드바이스

무게를 추가할 수 있는 덤벨을 이용할 때는 덤벨 안쪽에 최대한 가깝게 중량을 놓아 무게 중심을 약간 어긋나게 하면 바가 머리를 때리는 것을 방지할 수 있다.

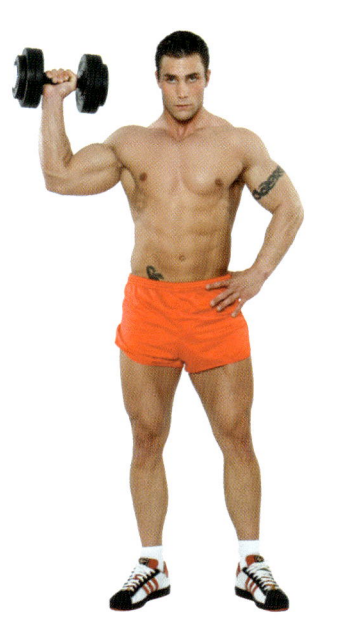

2 투포환 같은 스포츠에서는 유니래터럴 방식으로 운동하는 것이 좋으며, 그 외의 경우에는 바이래터럴 방식이 좋다.

장점

이 한 가지 동작만으로도 수많은 근육이 동원된다. 서서하는 경우는 더욱 그렇다.

어깨 앞부분이 유난히 약한 경우가 아니라면 이 부위를 반드시 운동할 필요는 없다. 특히 가슴 운동을 많이 하는 경우에는 이 운동이 불필요하며, 이때는 삼각근 측면과 후면을 중점적으로 운동하는 것이 좋다.

단점

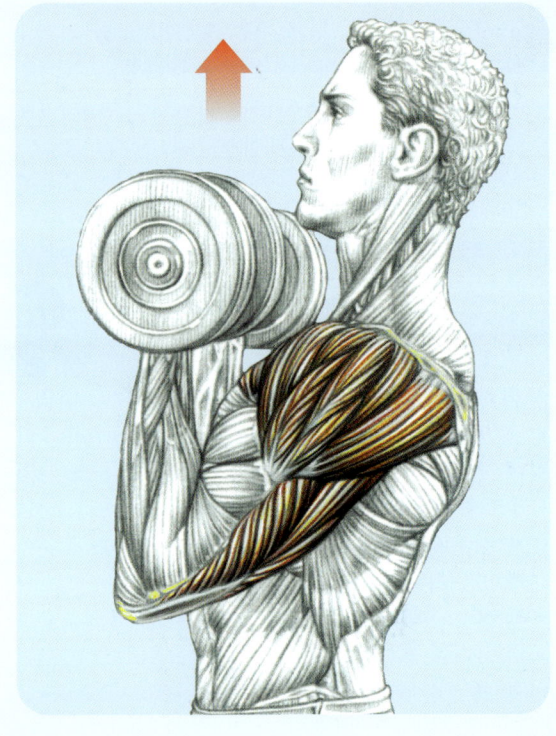

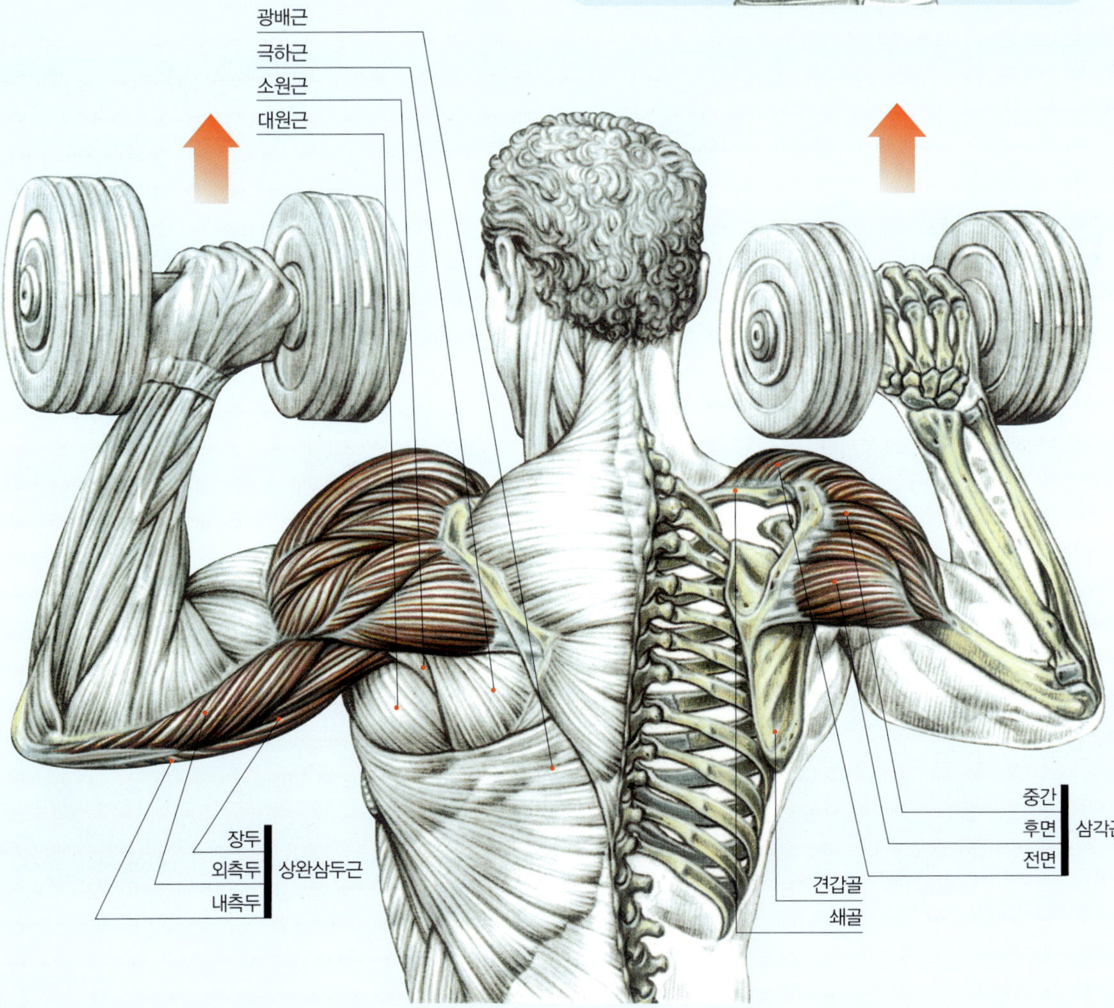

- 광배근
- 극하근
- 소원근
- 대원근
- 장두
- 외측두
- 내측두
- 상완삼두근
- 중간
- 후면
- 전면
- 삼각근
- 견갑골
- 쇄골

109

02 프론트 레이즈 Front Raise

삼각근 앞부분과 가슴 윗부분을 강화할 수 있는 고립운동이다. 유니래터럴 방식으로 운동할 수 있다.

1 덤벨을 1개나 2개를 잡고 선다. 그립은 오버 그립이나 중립 그립(엄지손가락이 위를 향하도록) 중에 편한 그립을 선택한다.

2 어깨의 힘을 이용해 최소한 눈높이까지 팔을 들어 올린다. 팔이 올라가지 않는다면 중량을 가볍게 조정한다.

3 동작이 쉬워지면 팔을 좀 더 높이(머리보다 약간 위로) 올려본다. 근육이 수축하는 느낌에 따라 본인에게 적당한 팔 높이를 정해보자. 모든 사람에게 동일하게 적용되는 최적의 높이는 없다.

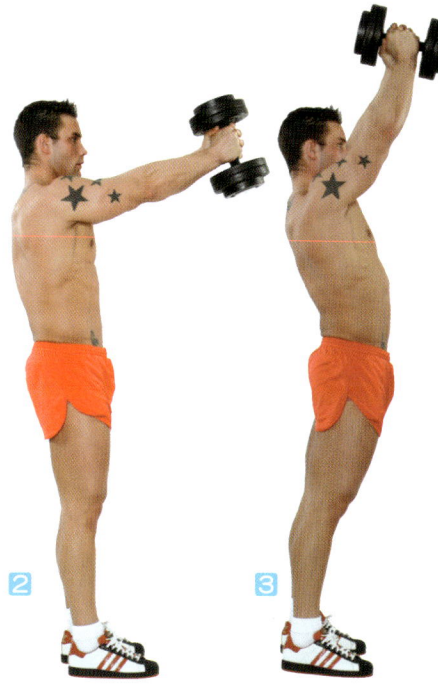

트레이닝 포인트

동작할 때 상체를 앞에서 뒤로 움직이면서 치팅을 하기 쉬우니 주의하자. 동작을 아주 엄격히 수행하면서 어깨 앞부분만 고립시켜 운동하는 것이 좋다. 등을 벽에 대고 실시해도 좋다.

전문가 어드바이스

어깨를 단련하는 고립운동은 모두 디센딩 세트로 수행하는 것이 적합하다. 예를 들면 덤벨 2개로 동작을 실시하다가 실패 지점에 이르면 두 손으로 덤벨 하나만 드는 방식으로 동작을 좀 더 실시한다.

! 무게를 더 올리려는 욕심에 등을 휘게 하는 경우가 종종 있는데, 등을 똑바로 세워 바른 자세로 실시해야 한다. 무게를 좀 더 가볍게 조절하면 근육을 고립시켜 운동할 수 있고 부상의 위험도 줄어든다.

응용동작

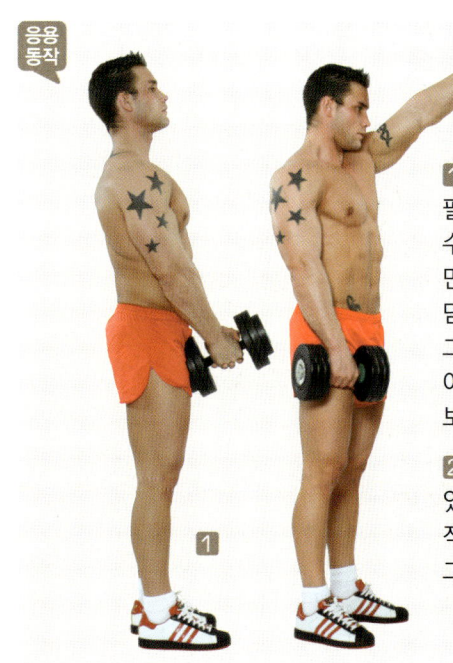

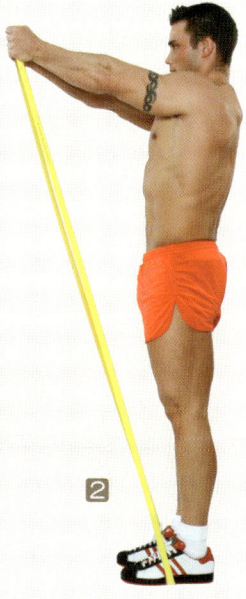

1 두 팔을 동시에 드는 방법과 오른팔과 왼팔을 번갈아가며 실시하는 방법 중 선택할 수 있다. 양팔을 교대로 드는 방식을 이용하면 좀 더 무거운 무게를 들 수 있다.
덤벨 1개만 사용할 수도 있다. 두 손을 중립 그립으로 놓고 덤벨을 잡는다. 이 방식은 제어가 쉽기 때문에 운동을 처음 시작하는 초보자에게 적합하다.

2 탄력밴드만 가지고 동작을 수행할 수도 있고, 탄력밴드와 덤벨을 함께 이용하여 동작을 수행할 수도 있다. 앞서 설명했던 여러 그립을 이용해 실시해보자.

장점

프레스 동작은 삼두근의 힘 때문에 삼각근 운동이 제한될 수 있지만, 이 동작은 삼두근을 개입시키지 않고 어깨 앞부분을 잘 고립시켜 운동할 수 있다.

벤치 프레스(또는 푸시업)와 숄더 프레스를 하고 있다면 프로그램에 프론트 레이즈까지 추가할 필요는 없다. 팔꿈치가 아파서 숄더 프레스를 하지 못하는 경우에는 프론트 레이즈로 대체할 수 있다.

단점

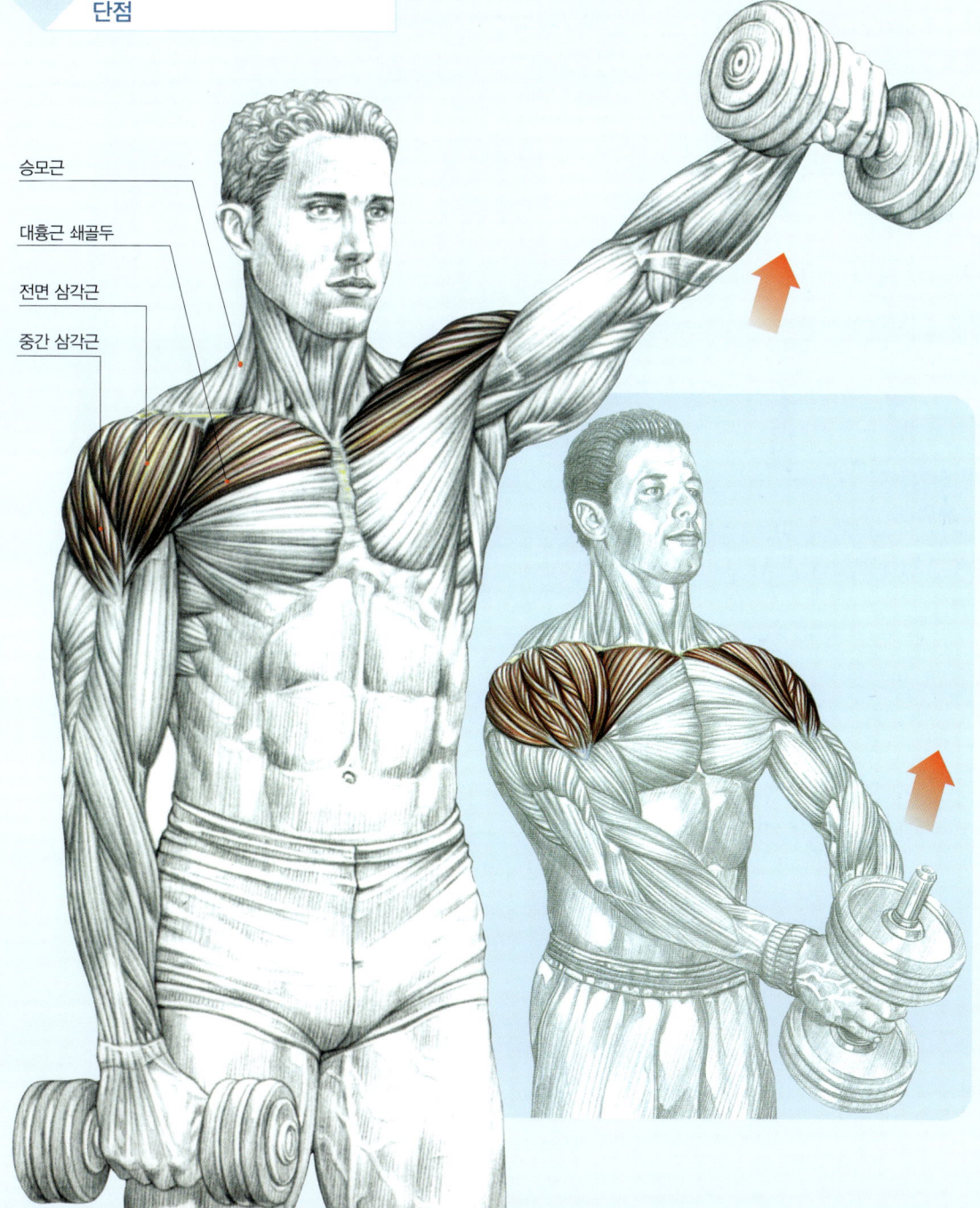

03 업라이트 로우 Upright Row

삼각근의 앞부분과 바깥부분을 동원하는 복합관절운동이다. 이두근과 승모근도 함께 자극할 수 있다. 바이래터럴 방식으로 운동하는 것이 좋다.

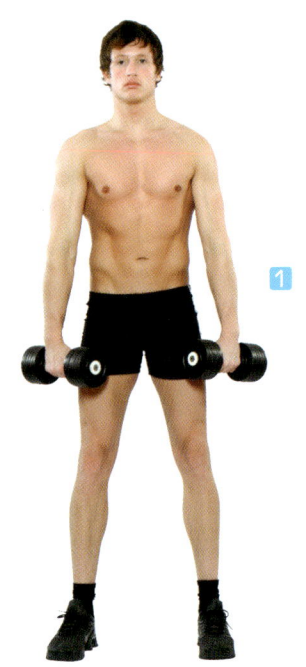 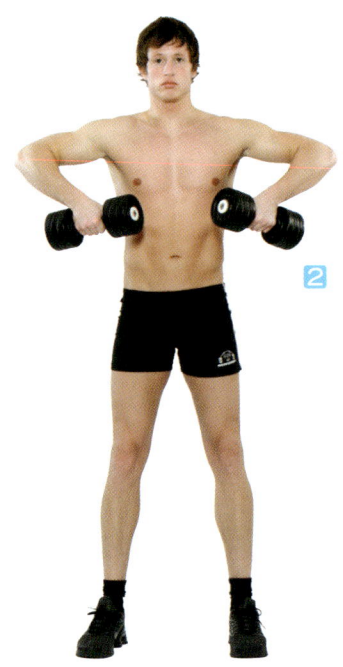 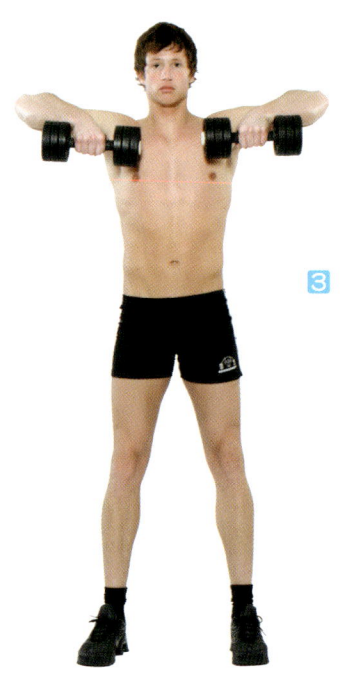

1 서서 덤벨을 손에 쥔다. 이때 손은 오버 그립으로 놓는다.

2 3 팔을 접으면서 덤벨을 들어 올린다. 무게는 항상 최대한 몸 가까이에 붙여야 한다는 것을 명심하자.

❗ 손목이 과도하게 비틀리는 것을 막으려면 손목을 덤벨과 함께 자연스럽게 움직여야 한다. 그러나 이 동작이 불편하다면 하지 않는 것이 좋다.

트레이닝 포인트
덤벨을 머리까지 들어 올릴 필요는 없다. 대부분 가슴 높이까지 들어 올린다.

전문가 어드바이스
양손의 간격을 다양하게 할 수 있다. 손 간격이 넓을수록 삼각근이 더 많이 동원되고, 좁을수록 승모근이 더욱 강하게 동원된다.

장점
삼두근에 의존하지 않고 어깨를 단련시키는 유일한 복합관절운동이다. 삼두근이 어깨 운동을 제한한다고 느낀다면 업라이트 로우를 실시해보자. 덤벨(숄더) 프레스와 업라이트 로우를 결합해서(이 순서대로 하거나, 취향에 따라 순서를 바꿀 수도 있다) 슈퍼세트로 수행하는 것도 가능하다.

모든 사람이 이 동작을 안전하게 수행할 수 있는 것은 아니다. 사람에 따라 어깨와 손목 관절이 이 동작을 감당하지 못하는 경우도 있다. 이 경우에는 무리해서 동작을 수행해서는 안 된다.

단점

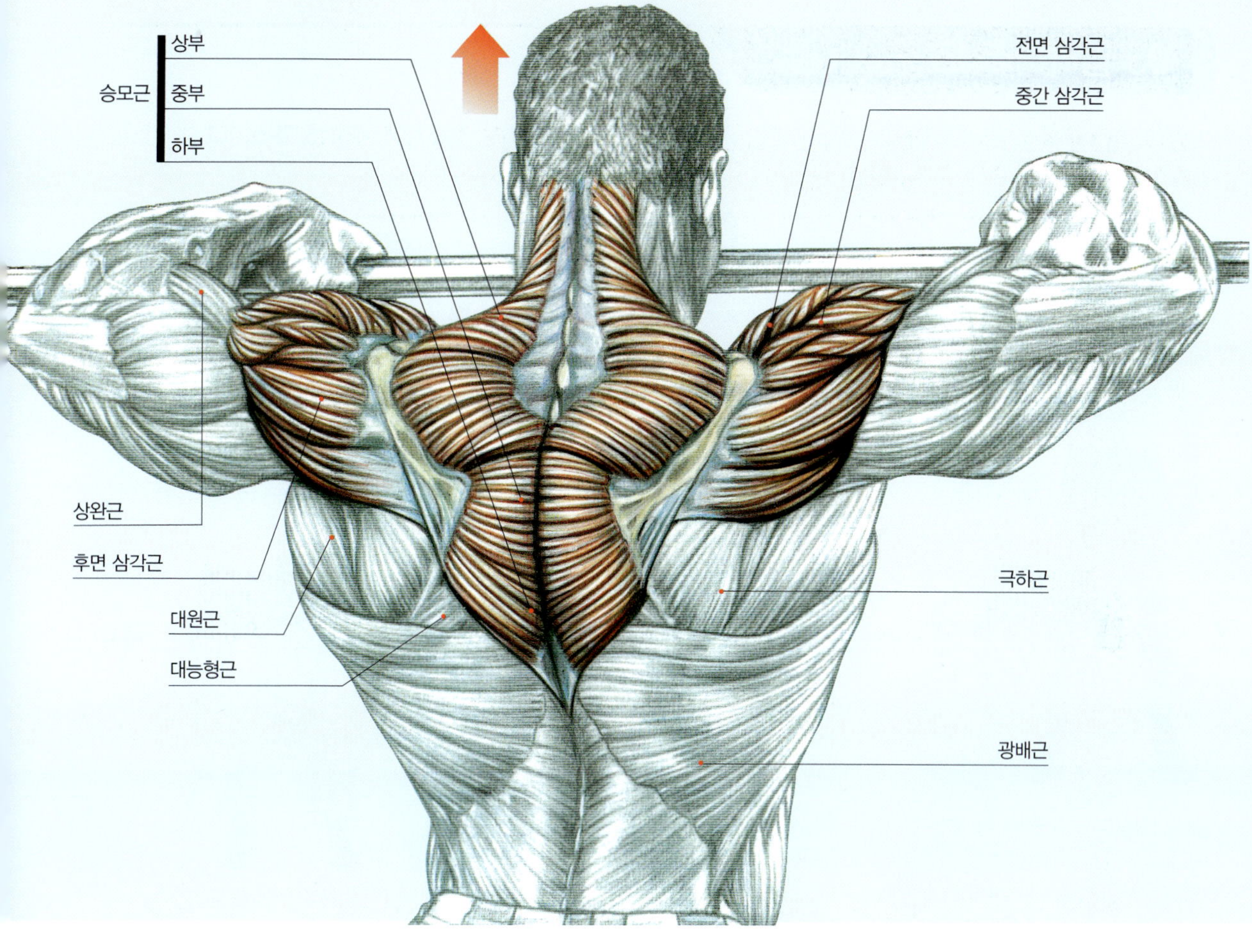

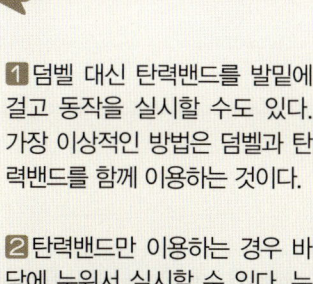

승모근 { 상부 / 중부 / 하부	전면 삼각근
	중간 삼각근
상완근	
후면 삼각근	극하근
대원근	
대능형근	광배근

> **응용 동작**
>
> **1** 덤벨 대신 탄력밴드를 발밑에 걸고 동작을 실시할 수도 있다. 가장 이상적인 방법은 덤벨과 탄력밴드를 함께 이용하는 것이다.
>
> **2** 탄력밴드만 이용하는 경우 바닥에 누워서 실시할 수 있다. 누워서 동작을 수행하면 척추에 가해지는 압박을 줄일 수 있다는 이점이 있다.

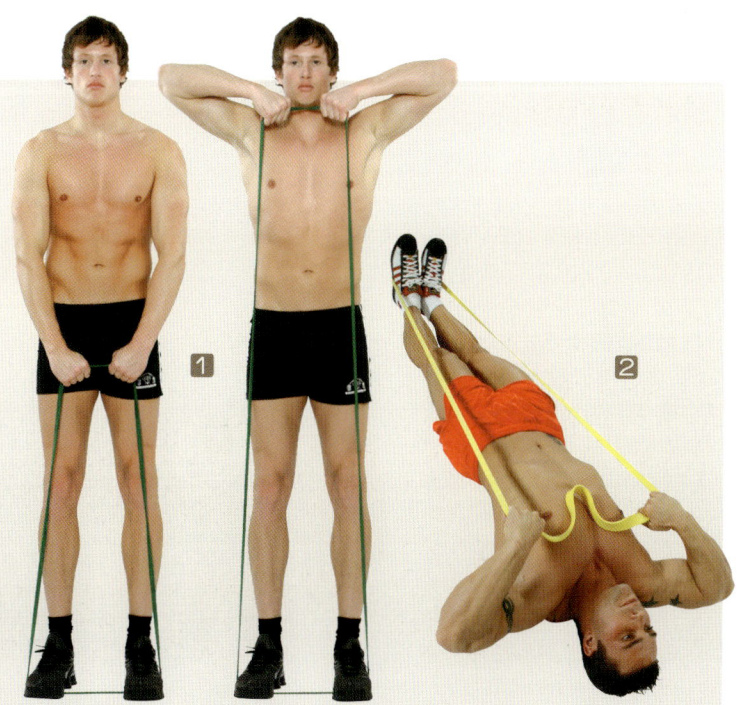

04 래터럴 레이즈 Lateral Raise

어깨의 측면 근육을 특히 강화할 수 있는 고립운동이다. 떡 벌어진 어깨 만들기에 가장 효과적이다.

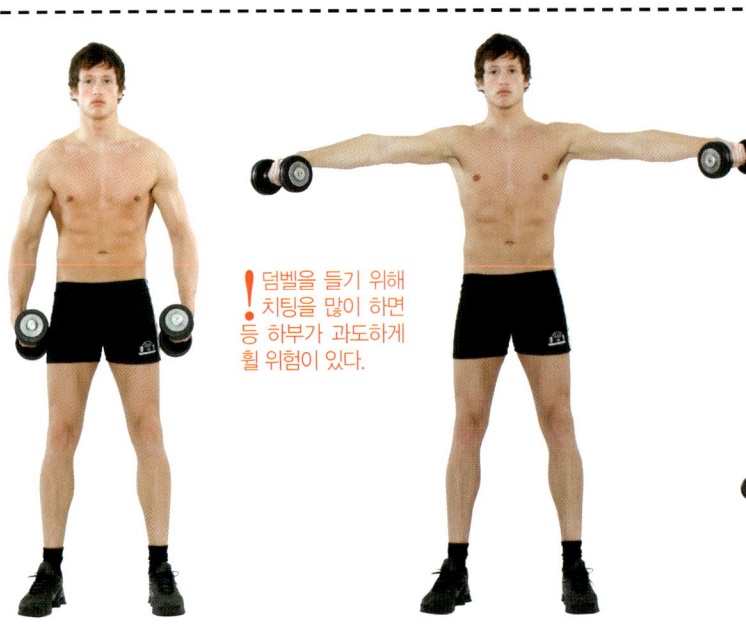

❗ 덤벨을 들기 위해 치팅을 많이 하면 등 하부가 과도하게 휠 위험이 있다.

1 동작을 잘 느끼려면 두 팔을 동시에 들어보자. 저항(덤벨이나 탄력밴드)을 중립 그립(엄지손가락이 앞을 향하도록)으로 잡고, 양손은 넓적다리의 옆면에 둔다.

2 몸을 축으로 삼아 가능한 한 곧게 팔을 든다. 팔을 구부릴수록 동작은 더 쉬워질지 모르지만, 넓은 어깨를 만드는 효과는 떨어진다. 엄지손가락을 새끼손가락보다 항상 낮게 두고 동작을 수행하면 삼각근 측면에 더욱 힘을 집중시킬 수 있다.

트레이닝 포인트

이 동작은 앉거나 서서 수행할 수 있다. 앉아서 동작을 수행하면 서서 할 때보다 어깨에 더 집중할 수 있다. 앉아서 동작을 실시하다가 실패하면, 일어서서 가볍게 반동을 가하면서 추가로 몇 회 더 반복하는 방법도 가능하다.

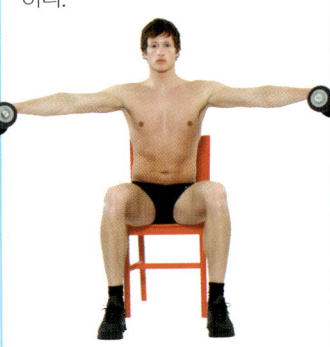

전문가 어드바이스

적어도 리피티션 초반에는 팔이 바닥과 평행이 되는 순간에 동작을 정확히 멈출 수 있어야 한다. 동작을 제대로 멈출 수 없다면 반동을 너무 많이 이용했거나 너무 무거운 무게를 들었기 때문이다.

어깨가 욱신거리는 경우, 세트와 세트 사이에 몸을 따라 팔을 쭉 펴고 있으면 통증이 길어지고 회복이 잘 되지 않는다. 어깨에 있는 젖산을 보다 빨리 제거하려면 철봉에 매달려보자. 중력이 어깨에 있던 신진대사의 노폐물을 없애는 데 도움이 될 것이다. 래터럴 레이즈와 등을 단련하는 턱걸이 동작을 슈퍼세트로 수행할 수도 있다. 이렇게 길항근을 슈퍼세트로 운동하면 삼각근의 회복에 도움이 된다.

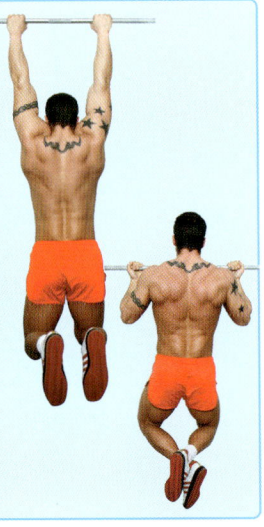

장점

삼각근을 거의 완전히 고립시켜 운동하는 것이 가능하기 때문에 디센딩 세트 방식으로 운동하면 근육을 잘 단련할 수 있다. 삼두근이나 다른 근육들이 개입하여 삼각근 운동을 방해하지 않는다.

무거운 무게를 들기 위해 치팅을 하는 경우가 자주 있는데, 이것은 역효과를 부른다.
이 동작은 고립운동이기 때문에 무거운 중량을 다룰 수 없다.

단점

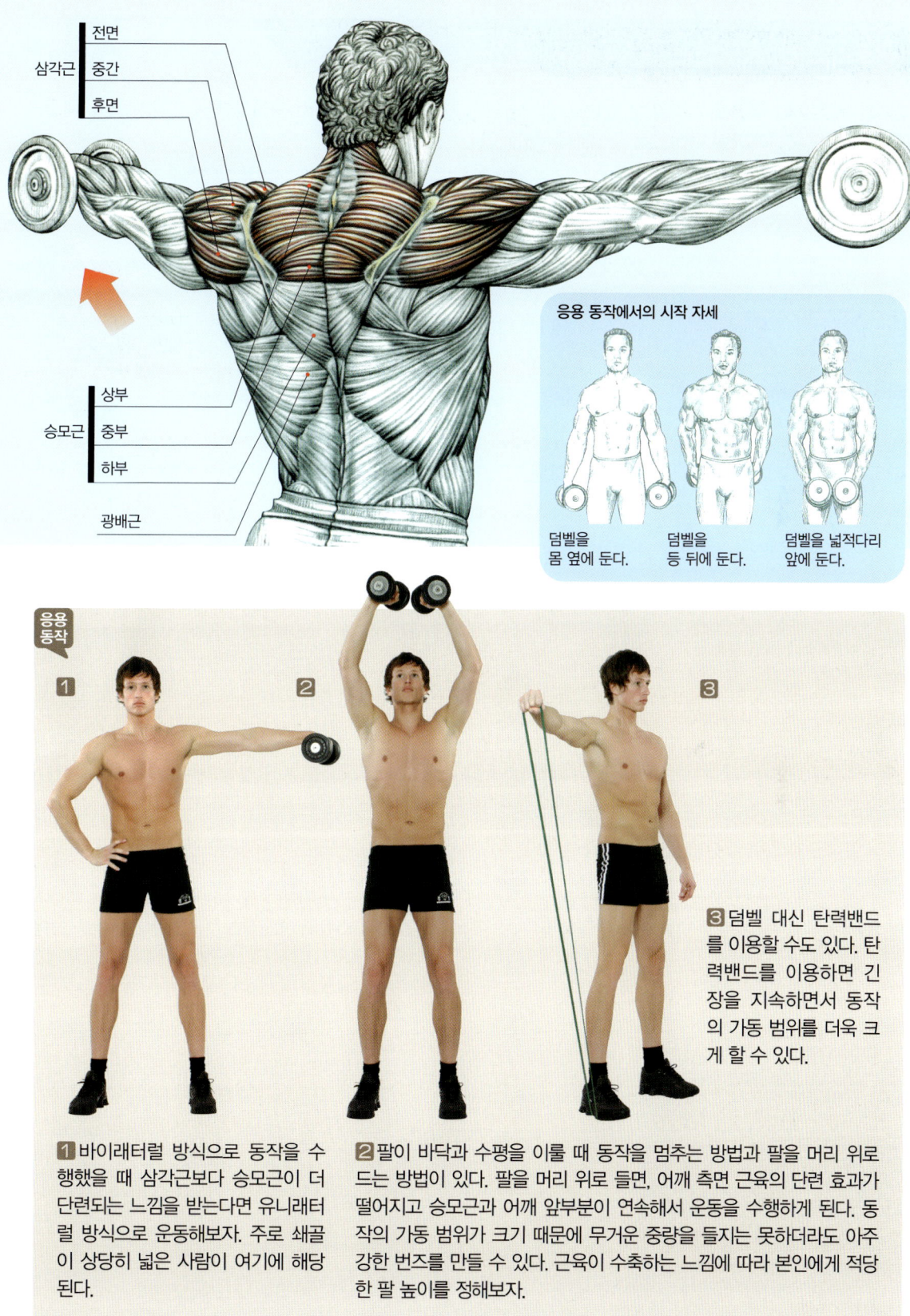

응용 동작에서의 시작 자세

덤벨을 몸 옆에 둔다. / 덤벨을 등 뒤에 둔다. / 덤벨을 넓적다리 앞에 둔다.

1 바이래터럴 방식으로 동작을 수행했을 때 삼각근보다 승모근이 더 단련되는 느낌을 받는다면 유니래터럴 방식으로 운동해보자. 주로 쇄골이 상당히 넓은 사람이 여기에 해당된다.

2 팔이 바닥과 수평을 이룰 때 동작을 멈추는 방법과 팔을 머리 위로 드는 방법이 있다. 팔을 머리 위로 들면, 어깨 측면 근육의 단련 효과가 떨어지고 승모근과 어깨 앞부분이 연속해서 운동을 수행하게 된다. 동작의 가동 범위가 크기 때문에 무거운 중량을 들지는 못하더라도 아주 강한 번즈를 만들 수 있다. 근육이 수축하는 느낌에 따라 본인에게 적당한 팔 높이를 정해보자.

3 덤벨 대신 탄력밴드를 이용할 수도 있다. 탄력밴드를 이용하면 긴장을 지속하면서 동작의 가동 범위를 더욱 크게 할 수 있다.

05 누워서 한 손으로 래터럴 레이즈

삼각근 측면이나 후면을 강화할 수 있는 고립운동이다. 운동할 부위에 따라 운동 방법을 선택해보자. 이 동작은 반드시 유니래터럴 방식으로 수행해야 한다.

어깨 측면 근육을 단련하는 동작

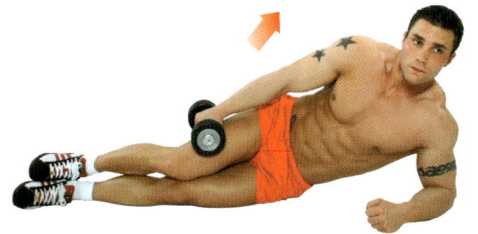

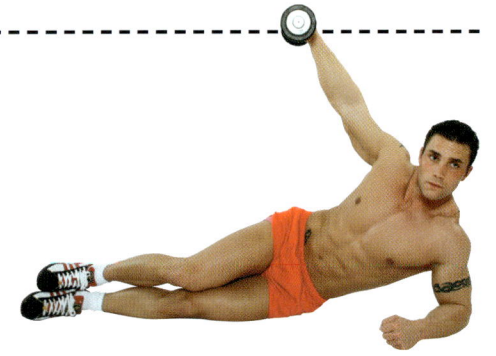

1 바닥이나 침대에 옆으로 누워 전완으로 상체를 지탱한다. 다른 손으로 덤벨을 잡고 팔을 몸과 나란히 둔다.

2 중립 그립(엄지손가락이 앞을 향하도록)으로 덤벨을 잡고 들어 올린다. 팔은 쭉 뻗은 상태를 유지하고, 팔이 바닥과 수직을 이루기 전에 동작을 멈춘다. 서서하는 래터럴 레이즈보다 동작이 더 어려울 것이다.

어깨 후면 근육을 단련하는 동작

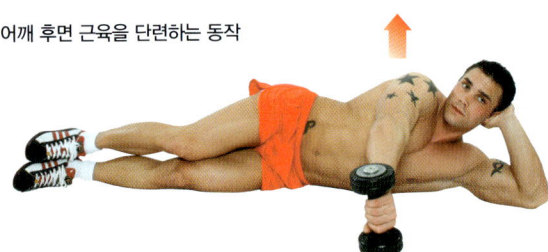

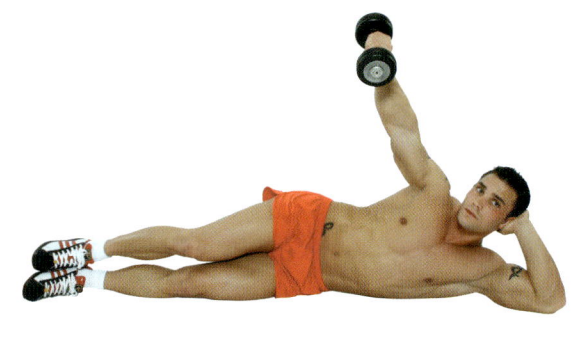

1 이 동작은 침대 위에서 수행하는 것이 좋다. 침대 가장자리에 누우면 손을 허공에 늘어뜨릴 수 있어 동작의 가동 범위를 크게 할 수 있기 때문이다. 옆으로 누운 다음, 쉬고 있는 손으로 덤벨을 잡고 팔을 몸 앞에 둔다.

2 오버 그립(엄지손가락이 바닥을 향하도록)으로 덤벨을 잡고 들어 올린다. 팔은 쭉 뻗은 상태를 유지하고, 팔이 바닥과 수직을 이루기 전에 동작을 멈춘다. 이 동작은 벤트오버 래터럴 레이즈(118p 다음 동작 참고)보다 어깨 뒷부분을 제대로 고립시켜 단련할 수 있다. 또한 상체를 흔들면서 치팅을 할 수 없기 때문에 자극을 잘 느낄 수 있을 것이다.

장점

어깨, 특히 어깨 뒷부분의 자극을 잘 느끼지 못한다면 이 동작을 실시해보자. 몇 주가 지나면 동원하기 힘들었던 삼각근의 자극을 잘 느낄 수 있을 것이다.

유니래터럴 방식으로만 가능하기 때문에 시간이 많이 소요된다.

단점

트레이닝 포인트

아주 무거운 무게로 운동하는 것이 목적은 아니다. 누운 자세를 취하면 동작을 분리해서 엄격하게 수행할 수 있다. 동작을 수행할 때는 팔을 편 상태를 유지해야 한다. 실패 지점에 이르면 팔을 약간 접고 추가로 몇 회 더 반복해보자.

전문가 어드바이스

이 동작은 디센딩 방식으로 세트를 수행하는 것이 좋다.

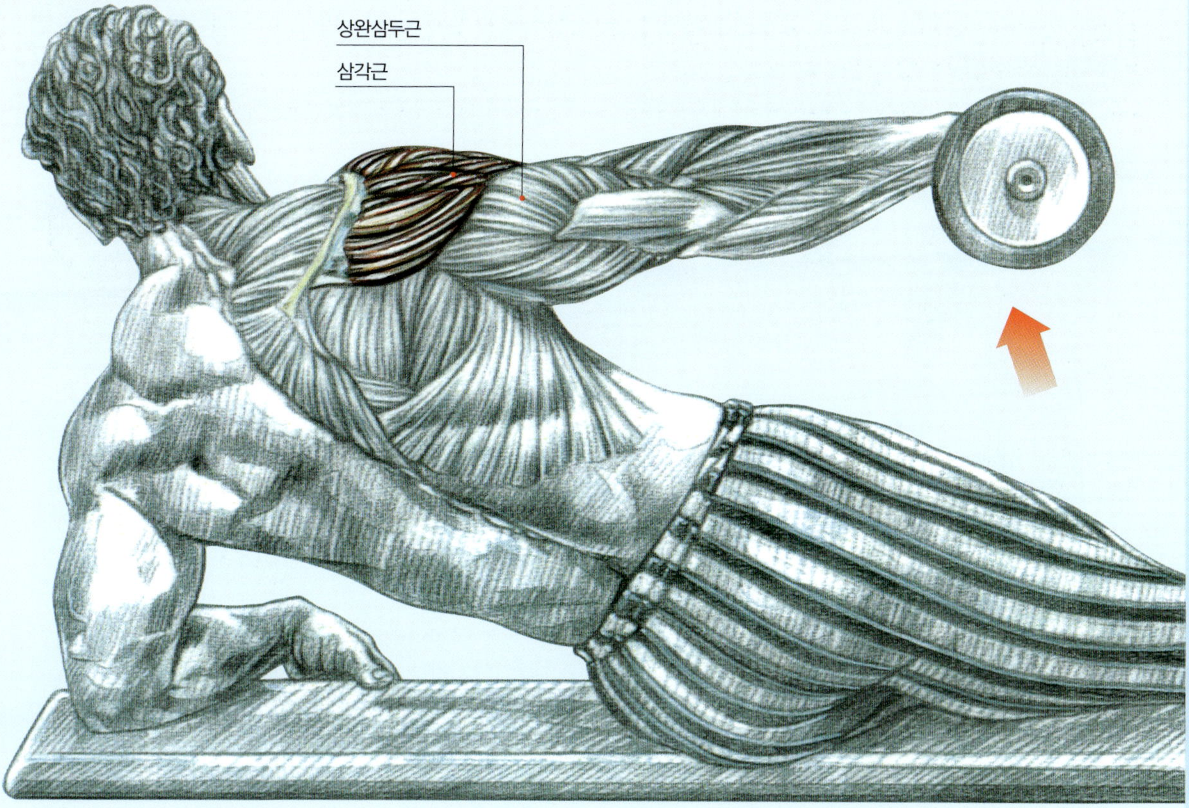

상완삼두근
삼각근

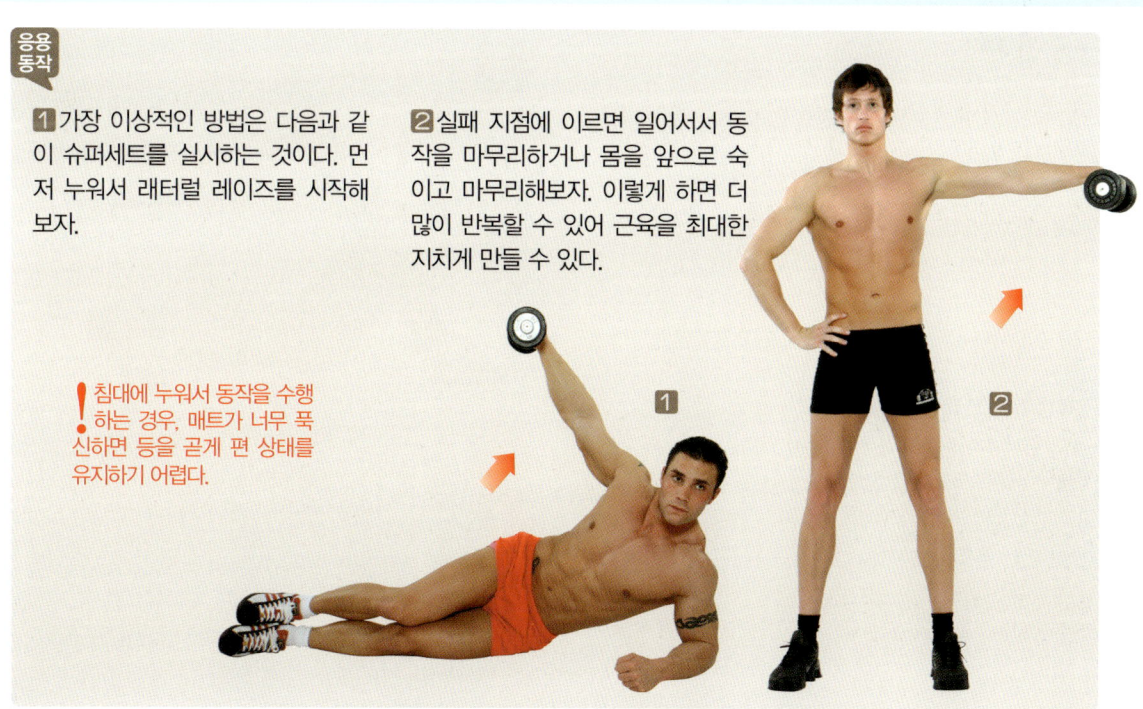

응용동작

1. 가장 이상적인 방법은 다음과 같이 슈퍼세트를 실시하는 것이다. 먼저 누워서 래터럴 레이즈를 시작해보자.

2. 실패 지점에 이르면 일어서서 동작을 마무리하거나 몸을 앞으로 숙이고 마무리해보자. 이렇게 하면 더 많이 반복할 수 있어 근육을 최대한 지치게 만들 수 있다.

❗ 침대에 누워서 동작을 수행하는 경우, 매트가 너무 푹신하면 등을 곧게 편 상태를 유지하기 어렵다.

06 벤트오버 래터럴 레이즈 Bent-Over Lateral Raise

어깨 뒷부분을 강화할 수 있는 고립운동이지만, 승모근과 등의 일부도 자극한다. 바이래터럴 방식으로 운동하는 것이 좋다.

❗ 몸을 앞으로 숙이면 등은 매우 취약한 상태가 된다. 허리에 가해지는 하중을 덜려면 무릎을 약간 구부려 복부를 넓적다리에 살짝 기대어 보자. 동작을 수행하는 동안 등 하부는 항상 곧은 자세를 유지해야 한다.

장점

어깨 뒷부분을 단련하는 데 아주 좋은 동작이다. 동작이 쉽지 않지만, 어깨 뒷부분을 아주 우람하게 만들려면 디센딩 방식으로 세트를 아주 많이 수행해야 한다.

몸을 앞으로 숙인 상태에서 등을 구부리지 않고 편평하게 유지하기란 쉽지 않다. 정확한 자세로 수행하기가 힘들고, 자칫 허리를 다칠 수도 있다.

단점

1 몸을 앞으로 숙여 상체가 바닥과 거의 직각이 되게 한다. 중립 그립(엄지손가락이 서로 마주보도록)으로 덤벨을 잡는다.

2 팔을 곧게 편 상태를 유지하면서 옆으로 가능한 한 높게 올려보자. 1~2초간 수축 자세를 유지한 후 팔을 내린다.

트레이닝 포인트

팔이 몸통과 열십자가 되도록 올려보자. 팔을 지나치게 뒤쪽으로 올리기 쉬운데, 그러면 더 무거운 무게를 들 수는 있으나 어깨 뒷부분을 정확하게 고립시켜 운동할 수가 없다. 머리를 똑바로 세우고 정면보다 조금 위를 바라보면 등을 곧은 자세로 유지할 수 있다. 유니래터럴 방식으로 실시하고 싶다면 116p에서 설명한 동작을 수행해보자.

전문가 어드바이스

이 장의 도입부에서 설명했듯이, 어깨 뒷부분은 소홀히 하기 쉬운 부위이다. 삼각근을 단련하는 운동을 수행할 때마다 어깨 앞부분을 운동할 필요는 없지만, 어깨 뒷부분은 반드시 운동해야 한다. 어깨 운동이 아닌 등 운동을 할 때도 벤트오버 래터럴 레이즈 동작을 몇 세트 수행하여 어깨 근육을 깨워보자.

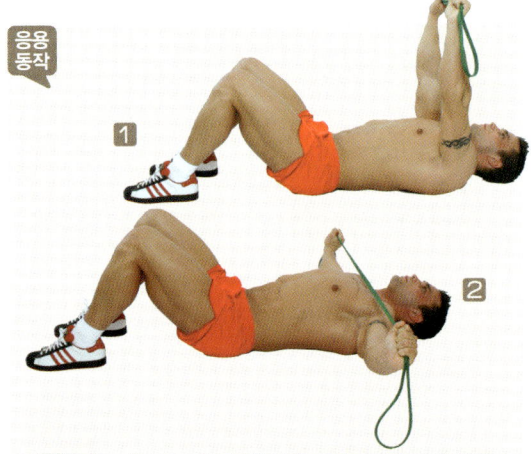

응용동작

1 등을 대고 누워서 탄력밴드를 오버 그립으로 잡는다. 그 상태로 팔을 쭉 뻗어보자.

2 어깨 뒷부분의 힘을 이용해 양팔을 바닥까지 내리면서 팔과 몸이 열십자가 되도록 해보자. 이 방법은 척추에 압박을 전혀 가하지 않는다는 장점이 있다.

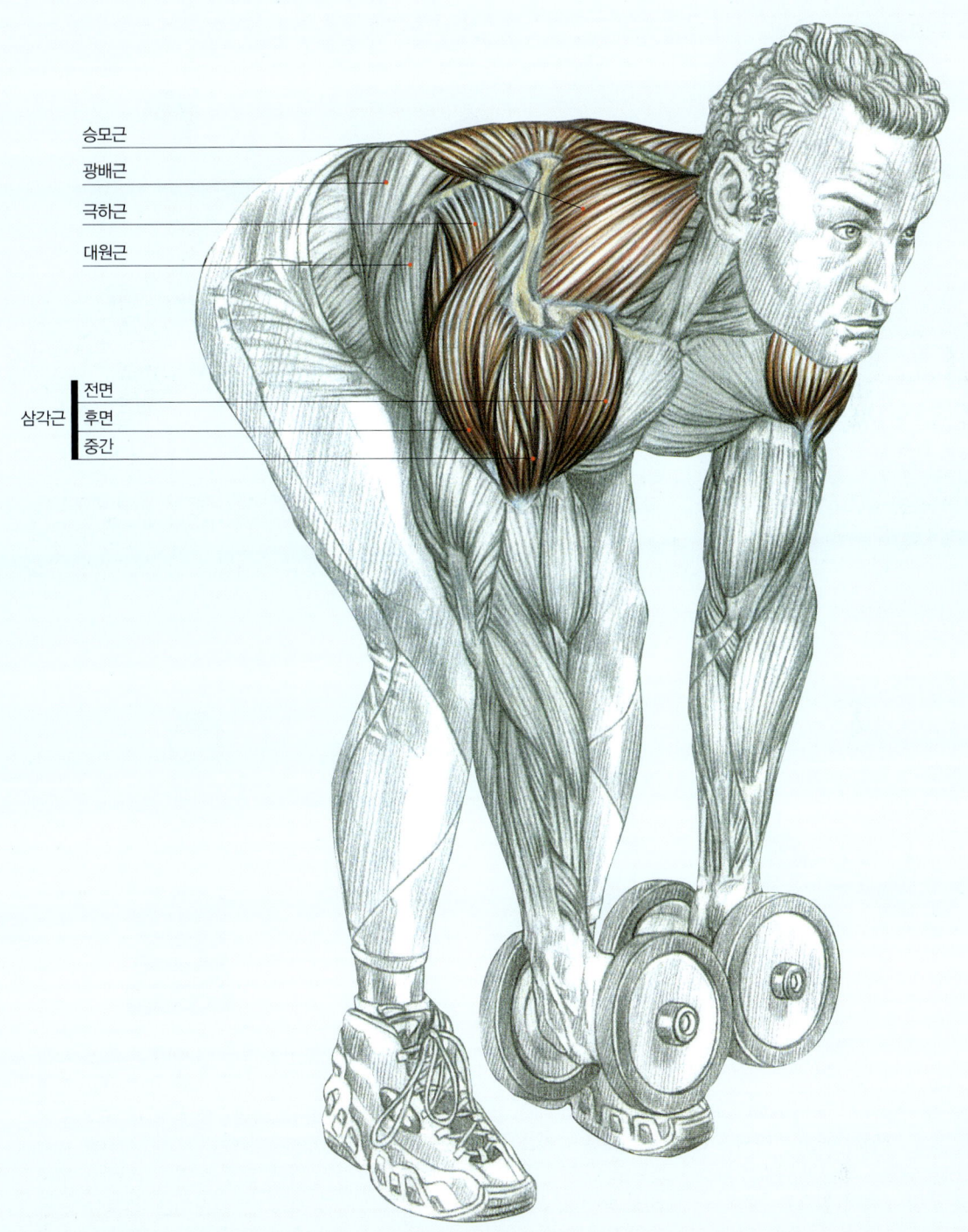

07 어깨 스트레칭

> **전문가 어드바이스**
> 몸통이 팔을 가로막고 있기 때문에 삼각근 측면을 스트레칭하는 것은 쉽지 않다.

어깨 앞부분 스트레칭Ⓐ

1 손을 등 뒤로 돌리고, 한 손으로 반대쪽 손을 감싸 잡은 다음 뒤에 놓인 의자 등받이 위에 놓는다.

2 몸을 낮추면서 앞으로 숙여보자. 그러면 팔이 뒤로 들릴 것이다.

3 몸이 앞으로 나갈수록 신전 강도는 더욱 세질 것이다. 손목이 아프다면 손과 의자 사이에 수건을 받쳐 놓는다.

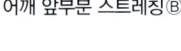

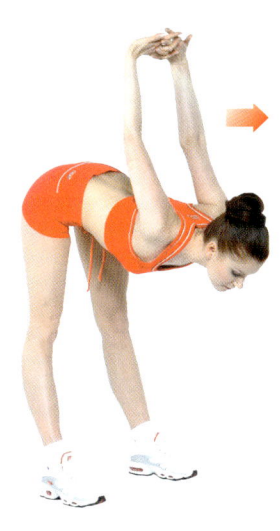

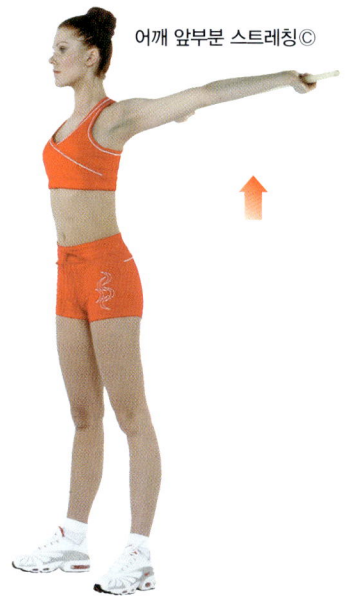

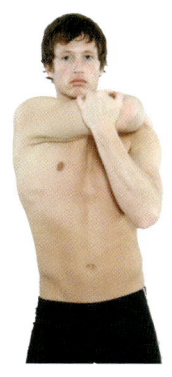

어깨 앞부분 스트레칭Ⓑ

1 양발을 평행하게 놓고 다리를 쭉 편다. 양손은 엉덩이 뒤에서 깍지를 낀다. 상체를 앞으로 천천히 기울이며 쭉 뻗은 두 팔을 어깨 위로 올려보자. 그다음 무릎을 가볍게 구부리고 등을 펴면서 몸을 다시 들어 올린다.

어깨 앞부분 스트레칭Ⓒ

1 다리를 벌리고 선다. 등 뒤에서 양손으로 봉의 양쪽 끝을 잡는다. 팔을 쭉 뻗은 채 머리 쪽으로 봉을 가져가면서 원을 그려보자.

어깨 뒷부분 스트레칭

1 선 자세에서 오른팔을 90도로 접어 왼쪽 어깨 위에 둔다. 왼손으로 오른쪽 팔꿈치를 잡고 목 쪽으로 오른팔을 최대한 당긴다. 자세를 유지한 다음, 팔을 바꾸어 실시한다. 몸이 유연하다면 팔꿈치를 벽에 대고 몸의 무게를 이용해 스트레칭을 실시할 수도 있다.

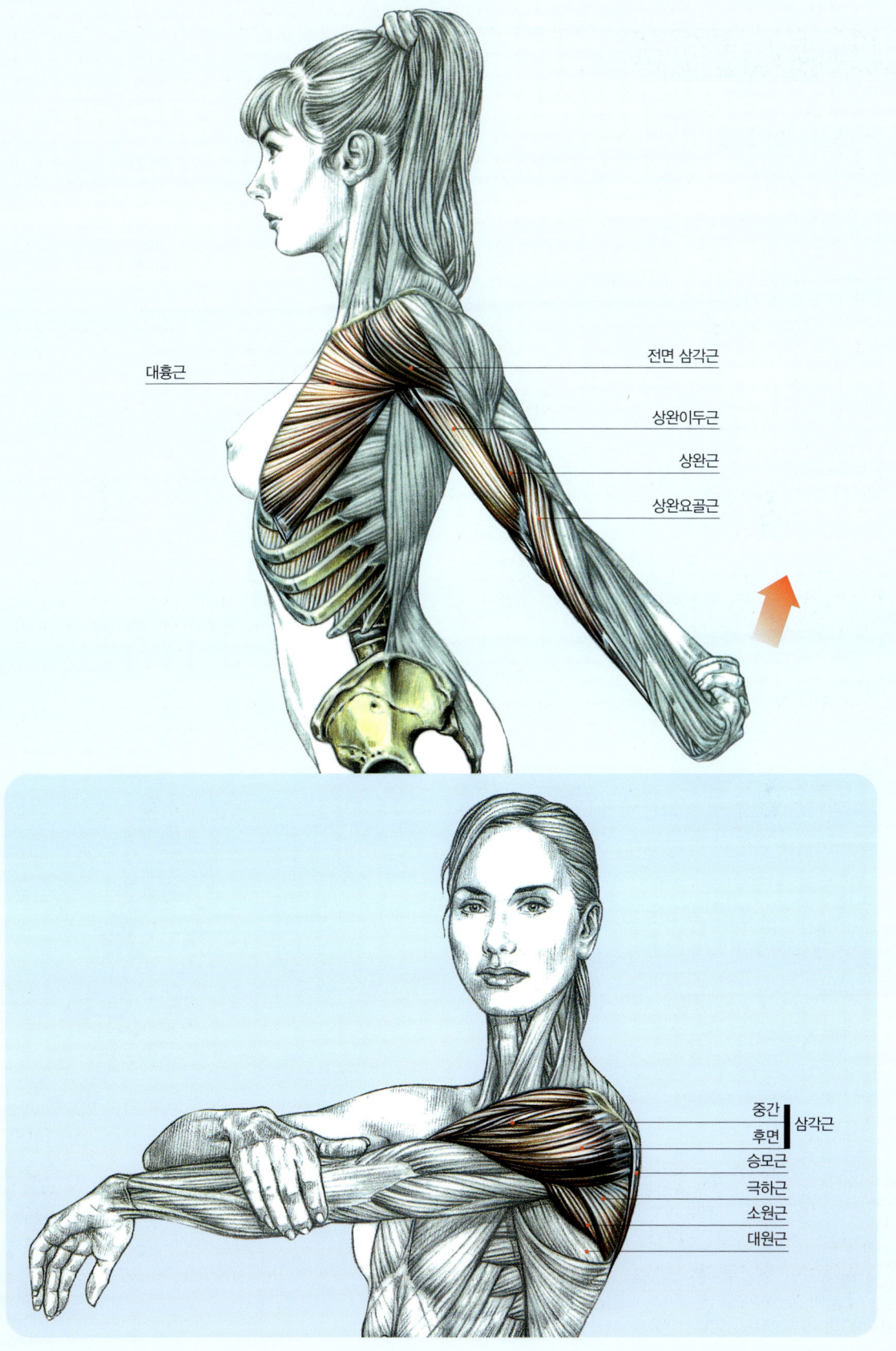

극하근(Infraspinatus)

■ 극하근의 역할

극하근은 회전근개를 구성하는 4개의 근육(극하근, 극상근, 소원근, 견갑하근) 중 하나다. 어깨 관절을 감싸고 있는 4개의 근육은 관절이 제자리에 있도록 잡아준다. 실제로 어깨 관절은 우리가 어깨를 움직일 때마다 탈구되려는 움직임을 보인다.

회전근개는 상체 근육을 강화하는 거의 모든 동작에서 급작스럽게 사용된다. 수영이나 던지기처럼 팔을 사용하는 스포츠에서도 마찬가지다. 이렇게 극단적으로 힘을 가하면 어깨 안정화 근육들에 쉽게 부상을 입을 수 있다. 4개의 보호 근육은 매우 작은 근육이기 때문에 부상이 빈번하게 발생한다. 그리고 이 4개의 근육 중 가장 많은 자극을 받는 동시에 가장 약한 근육이 바로 극하근이다. 따라서 운동을 통해 극하근을 강화할 필요가 있다.

극하근 강화 운동은 다음 두 가지 방식으로 수행할 수 있다.

1. 워밍업을 할 때

상체를 단련하는 모든 운동을 할 때 극하근을 가볍게 단련하는 방법으로 워밍업을 2~3세트 실시해 보자. 이렇게 워밍업을 하면 무거운 세트를 수행할 때 근육이 지나치게 식는 것을 막아준다. 또한 규칙적으로 단련해두면 근육이 강화되어 부상을 예방할 수 있다.

2. 그날의 운동을 마무리할 때

워밍업 운동이 충분하지 않거나 자신의 어깨가 불안정하다고 느끼는 경우에는 더욱 강도 높은 운동이 필요하다.

대부분 어깨 통증을 느끼고 난 후에야 극하근 운동이 필요했었다는 사실을 뒤늦게 깨닫는다. 그렇다 할지라도 아예 모르고 넘어가는 것보다 늦게라도 알고 운동하는 것이 좋다. 이 경우 상체 근육 운동 마지막에 극하근 단련 운동을 3~5 세트 수행해보자.

단, 세트 마지막에 운동한다고 해서 극하근 워밍업 세트를 하지 않아도 된다는 의미는 아니다.

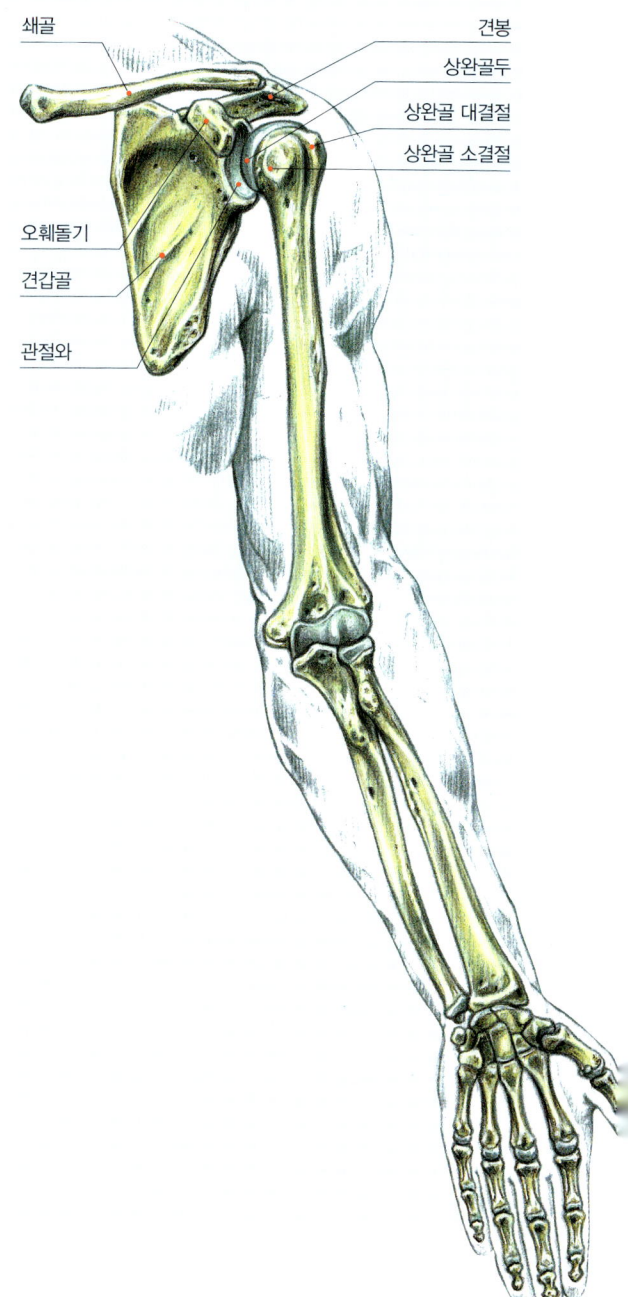

어깨 관절

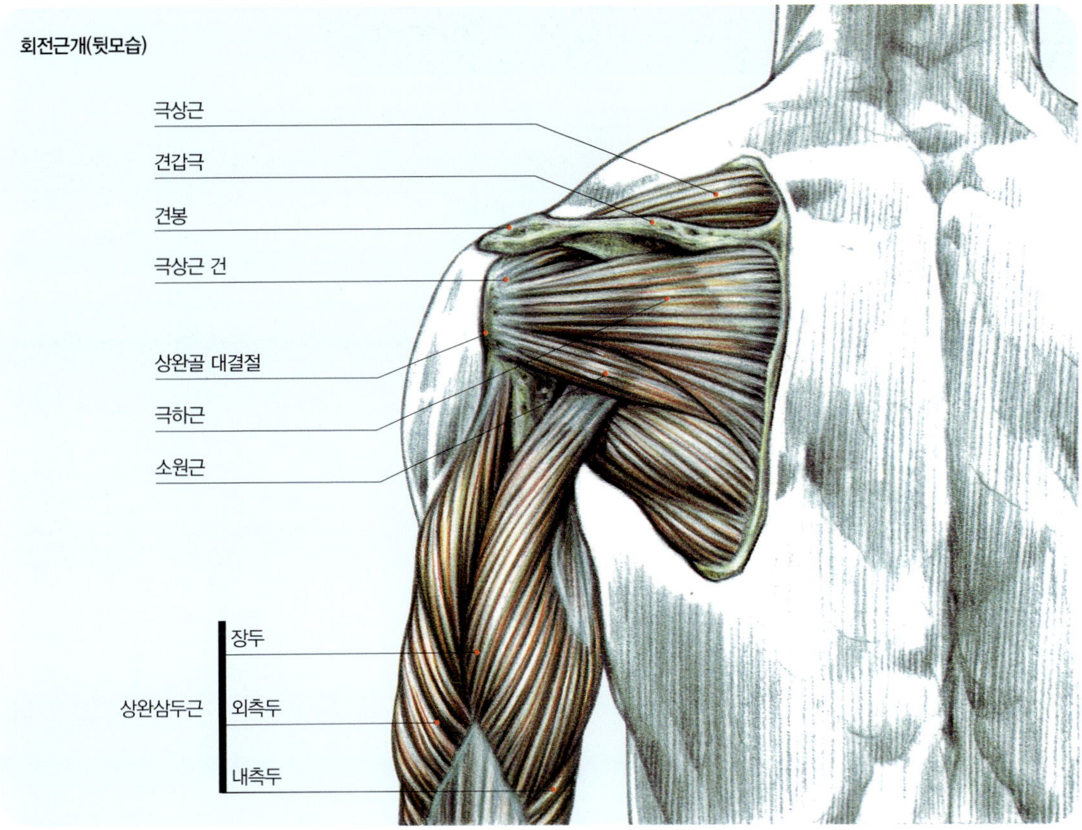

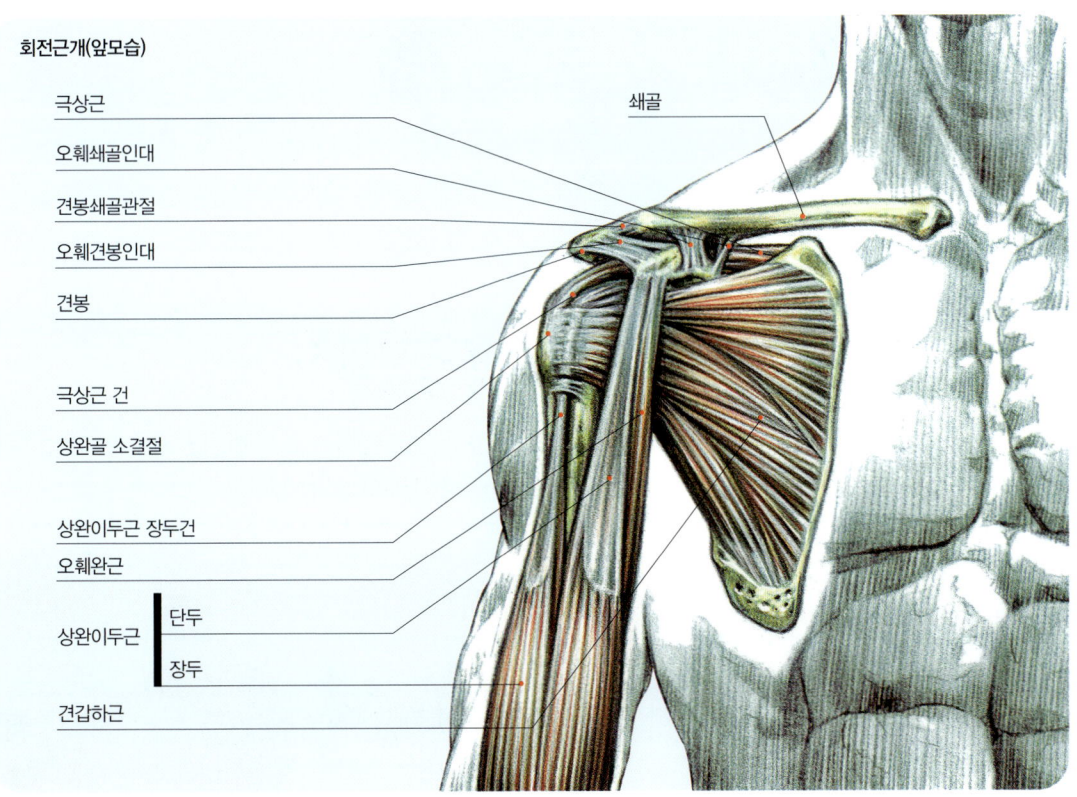

08 덤벨을 이용한 숄더 로테이션 Shoulder Rotation

극하근을 강화할 수 있는 고립운동이다. 반드시 유니래터럴 방식으로 운동해야 한다.

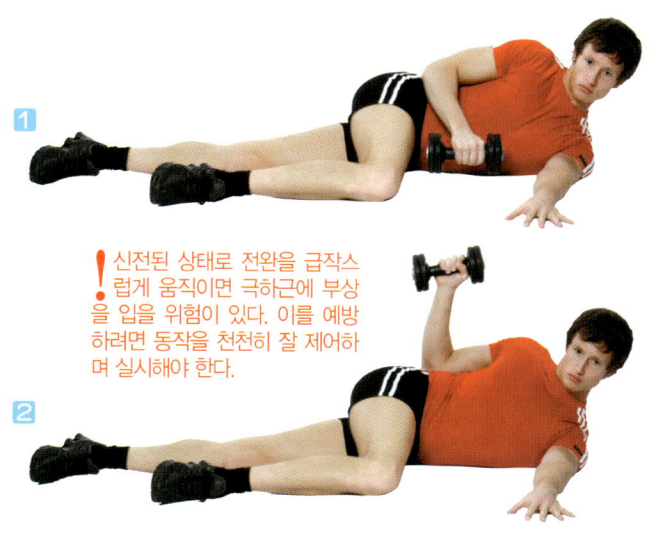

1 바닥이나 침대에서 왼쪽 옆으로 눕는다. 오른팔을 90도로 접고 이두근 안쪽 부분이 상체와 닿도록 한다.
2 중립 그립으로 덤벨을 잡고, 마치 히치하이킹할 때 팔을 흔들듯이 전완을 회전시킨다. 전완이 바닥과 수직이 되기 바로 전에 동작을 멈춘다. 그다음 천천히 내려놓는다.

! 신전된 상태로 전완을 급작스럽게 움직이면 극하근에 부상을 입을 위험이 있다. 이를 예방하려면 동작을 천천히 잘 제어하며 실시해야 한다.

트레이닝 포인트

반복횟수를 최소 20회 수행한다. 세트를 길게 수행하면 근육에 욱신거림(번즈)이 일어나면서 극하근의 자극을 더 잘 느낄 수 있다.
어떠한 경우에도 무거운 중량으로 동작을 수행해서는 안 된다. 동작을 제대로 수행하면서 극하근의 운동을 잘 느낄 수 있도록 노력해보자. 이것도 쉽지만은 않을 것이다.

전문가 어드바이스

운동량이 많다면(세트나 훈련횟수가 많다면) 강도를 약하게 해야 한다.

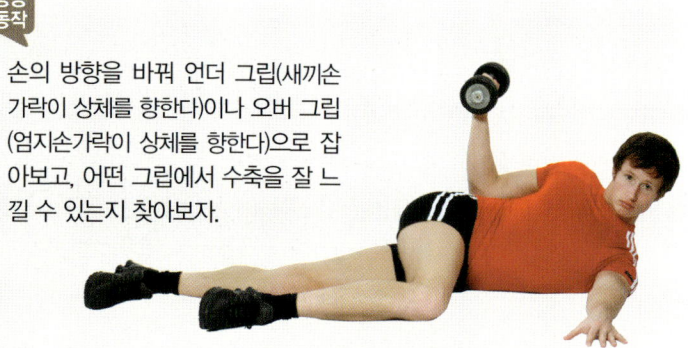

응용동작
손의 방향을 바꿔 언더 그립(새끼손가락이 상체를 향한다)이나 오버 그립(엄지손가락이 상체를 향한다)으로 잡아보고, 어떤 그립에서 수축을 잘 느낄 수 있는지 찾아보자.

장점
아주 이상적인 동작은 아닐 수 있지만, 아예 안하는 것보다는 낫다. 처음엔 운동량을 늘리는 것보다는 계속 긴장을 유지하면서 자극이 잘 느껴지도록 노력해보자.

덤벨 하나에서 얻는 저항이 극하근 단련에 필요한 운동 강도와 잘 맞지 않을 수 있다. 동작 가동 범위가 아주 작고 긴장의 형태도 간헐적이어서 약한 근육이 손상을 입을 수도 있다.

단점

09 극하근 스트레칭

극하근을 유연하게 하기 위해 앉아서 스트레칭을 해보자. 이 동작은 광배근 스트레칭에도 도움이 된다(151p 참고).

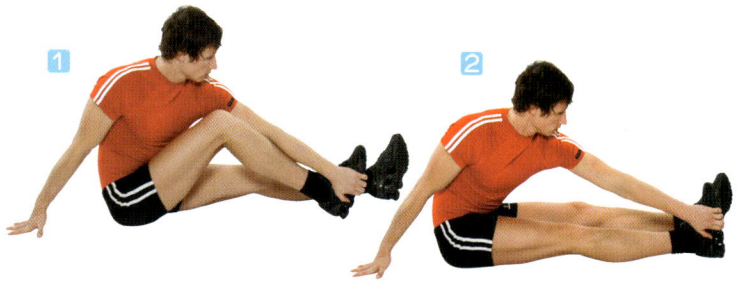

10 밴드를 이용한 숄더 로테이션

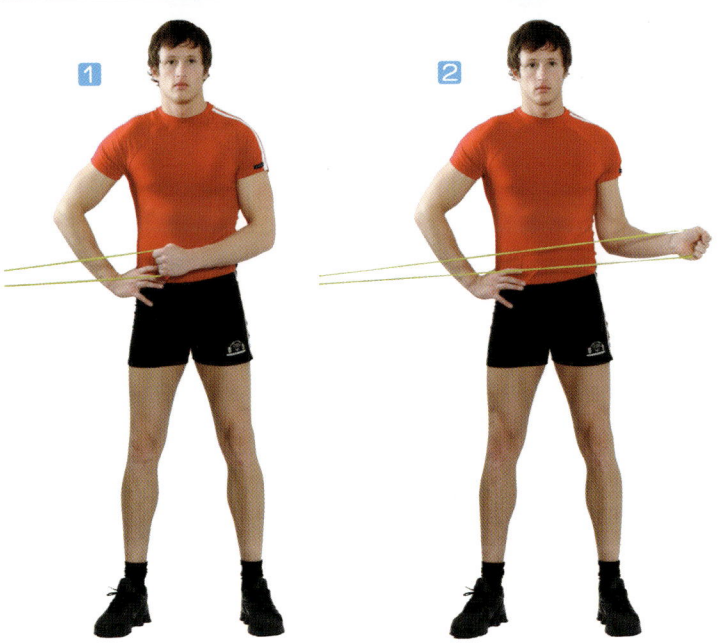

❗ 탄력밴드를 사용하면 덤벨을 사용할 때보다 부상을 입을 염려가 확실히 줄어든다. 단, 갑작스럽게 동작하거나 지나치게 동작하는 것은 피해야 한다.

트레이닝 포인트
탄력밴드에 가하는 긴장을 점차 이완시킴으로써 디센딩 세트를 수행할 수 있다.

전문가 어드바이스
탄력밴드를 사용하면 근육에 지속적인 긴장을 줄 수 있다. 그러면 극하근의 자극을 훨씬 쉽게 느낄 수 있을 것이다.

1 발을 약간 벌리고 선다. 왼팔을 90도로 접고 이두근 안쪽 부분을 상체에 붙인다. 탄력밴드를 자신의 오른편 중간 높이에 단단히 묶고 중립 그립으로 탄력밴드를 잡는다.

2 히치하이킹을 하듯이 전완을 왼쪽으로 회전시킨다. 흉곽을 팽창시키면 왼쪽으로 최대한 멀리 당길 수 있고, 극하근도 잘 수축될 것이다. 1~2초간 수축 자세를 유지한 후 호흡하고 전완을 오른쪽으로 가져온다. 팔꿈치가 들리는 느낌이 들면 즉시 스트레칭을 멈춘다. 적어도 12회 이상 반복하자.

장점
극하근을 워밍업하거나 강화하는 데 가장 효과적인 동작이다.

단점
탄력밴드에서 얻는 저항은 측정이 어렵다. 표준치가 없기 때문에 어느 정도 향상되었는지 알기 어렵다.

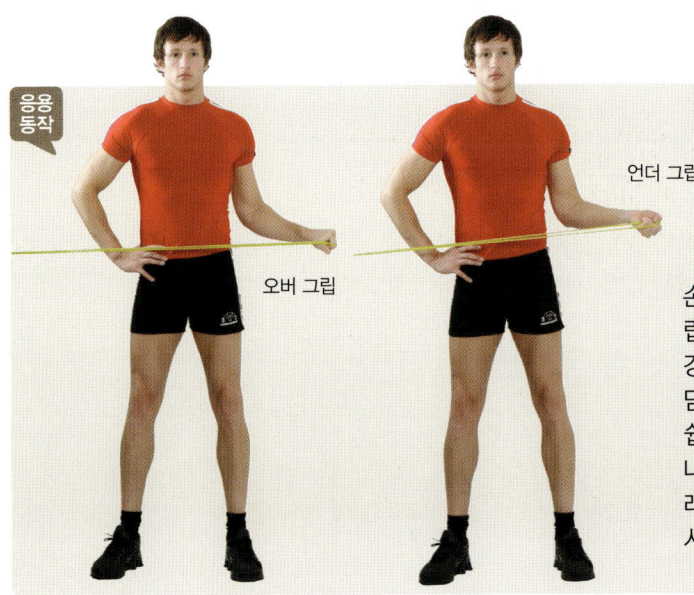

응용 동작

오버 그립   언더 그립

손의 방향을 바꿔 언더 그립이나 오버 그립으로 잡아보고, 어떤 그립에서 수축을 더 강하게 느낄 수 있는지 찾아보자.
덤벨로 하는 모습을 흔히 볼 수 있는데, 아쉽게도 이렇게 하면 아무 효과가 없다. 왜냐하면 이 운동이 효과를 보려면 위에서 아래로 저항이 가해지는 것이 아니라, 측면에서 가해져야 하기 때문이다.

탄탄하고 두툼한 가슴을 만든다

흉근(Pectoralis)

■ 흉근의 역할

흉근은 팔로 사물을 밀고, 당기고, 들고, 던질 수 있게 하는 등 상체 움직임에 많은 부분을 담당한다. 주로 격투기, 접촉을 요하는 스포츠, 던지기 운동을 할 때 자주 쓰인다.

탄탄하고 두툼한 가슴은 남성다움과 힘의 상징이기 때문에 많은 남성들이 멋진 가슴을 만들고 싶어 한다. 그러나 흉근은 일상생활에서 거의 쓰이지 않기 때문에 더디게 발달하는 경우가 많으며, 근육 운동을 처음 시작할 때 자극을 느끼기도 어려운 것이 현실이다.

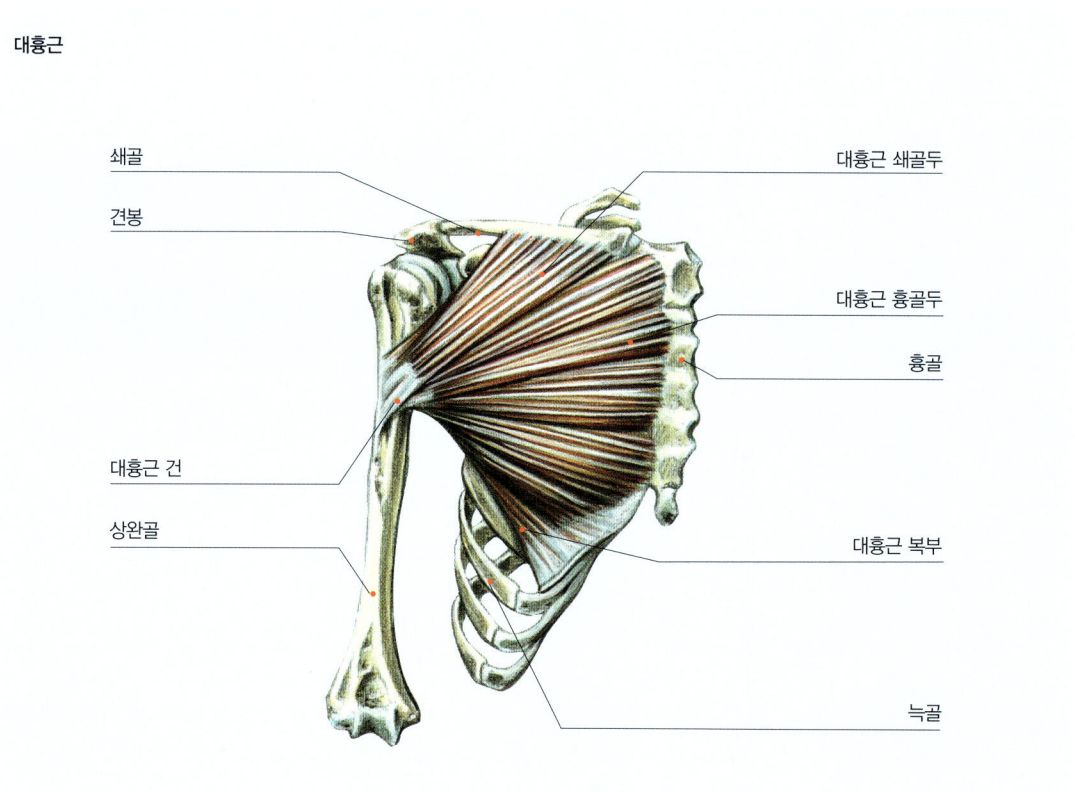

대흉근

쇄골
견봉
대흉근 건
상완골

대흉근 쇄골두
대흉근 흉골두
흉골
대흉근 복부
늑골

01 푸시업

가슴, 어깨, 삼두근을 단련하는 복합관절운동이다. 유니래터럴 방식도 가능하지만 아주 가벼운 사람에게만 해당된다.

---

1 양손을 바닥에 대고 땅을 보고 엎드린다. 양손은 적어도 어깨너비만큼 벌려야 한다.

2 가슴의 힘을 최대한 이용해 팔을 쭉 펴면서 몸을 들어 올린다. 그다음 천천히 몸을 내려놓는다.

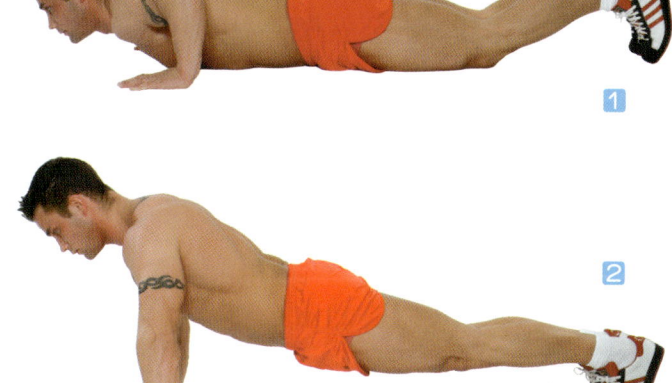

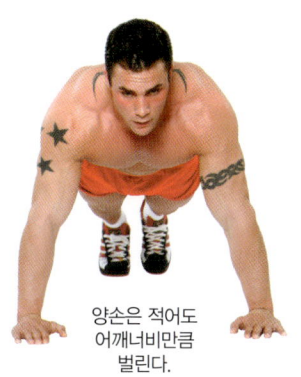

양손은 적어도 어깨너비만큼 벌린다.

트레이닝 포인트

1. 손을 넓게 벌릴 때
손을 넓게 벌릴수록 가슴은 더욱 신전된다. 그러나 전완이 긴 경우에는 주관절(팔꿈치)이 움직이는 각도가 작아서 가슴에 전달되는 강도가 약하다. 때문에 팔을 쭉 뻗어도 가슴이 많이 수축되지 않는다.

2. 손을 좁게 벌릴 때
반대로 손을 좁게 벌릴수록 가슴은 많이 신전되지 않는다. 따라서 대흉근 건의 손상 위험을 덜 수 있으며, 팔을 완전히 펴면 흉근을 많이 수축시킬 수 있다. 유일한 단점은 좁은 그립에서는 삼두근이 더 자극되어 가슴 운동의 일부를 삼두근이 대신한다는 점이다.

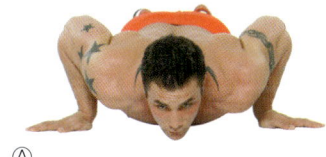
Ⓐ

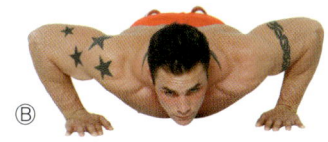
Ⓑ

본인에게 가장 자연스러운 방식으로 손 자세를 취해보자.

Ⓐ 일반적으로 흉근을 단련하기 위해서는 손을 앞을 향하게 하거나 바깥쪽을 향하게 둔다.

Ⓑ 손을 안쪽을 향하게 하면 삼두근을 동원하는 데 도움이 된다.

Ⓒ 다리 간격은 가장 편한 자세를 선택한다.

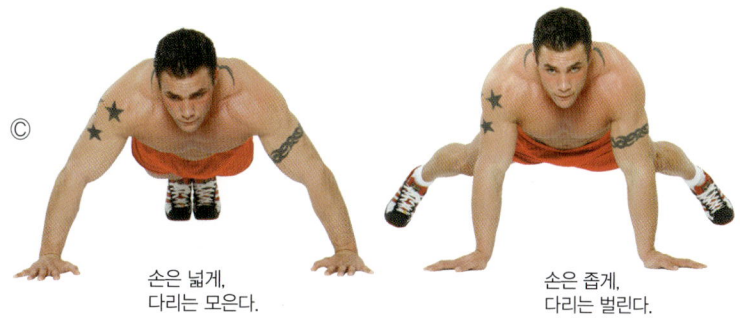
Ⓒ 손은 넓게, 다리는 모은다.   손은 좁게, 다리는 벌린다.

❗ 모든 사람의 손목이 90도로 접히는 것은 아니다. 손목을 불필요하게 혹사시키지 않으려면 푸시업 바를 사용해보자. 이러한 손잡이를 이용하면 동작의 가동 범위를 증가시킬 수 있고, 손목이 지나치게 비틀어지는 것을 막을 수 있다. 등을 활처럼 휘게 하면 동작은 쉬워질지 모르지만, 척추에 불필요한 압박이 가해지니 주의하자.

장점

저항을 쉽게 바꿀 수 있다. 체중이 많이 나간다면 발 대신 무릎으로 몸을 지탱하고 푸시업을 해보자. 일반적인 푸시업을 하다가 세트 막판에 힘이 빠진 경우에도 무릎을 대고 실시하면 더 많이 반복할 수 있다.

푸시업으로 흉근을 잘 단련하기는 쉽지 않다. 게다가 푸시업이 모든 사람의 신체 구조와 잘 맞는 것도 아니다. 팔이 긴 사람들은 동작을 수행하는 데 힘만 들고 높은 효과를 볼 수 없다.

단점

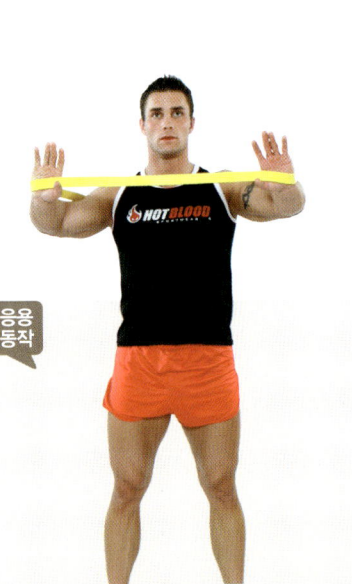
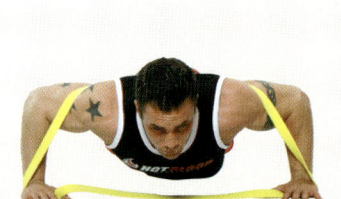
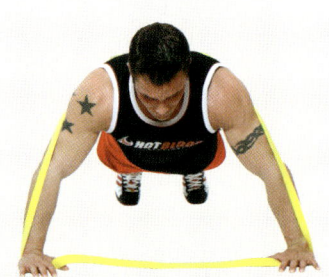
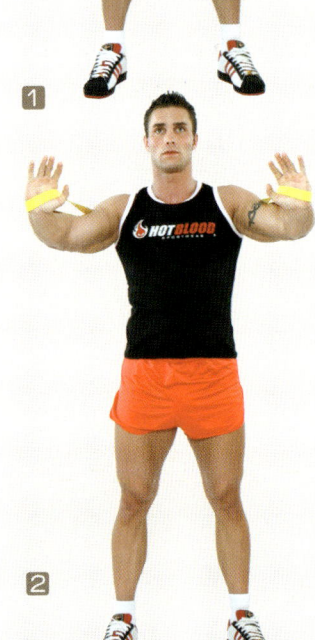
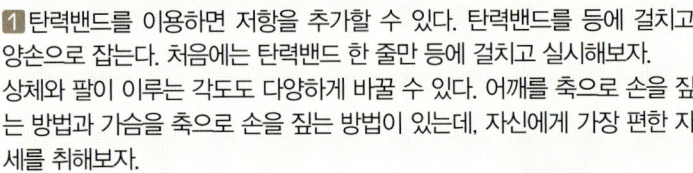
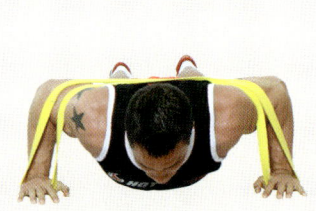
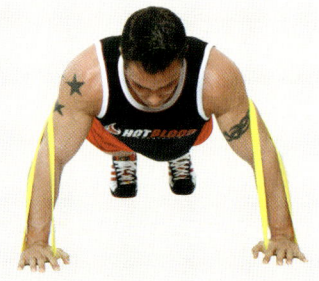

응용 동작

1 탄력밴드를 이용하면 저항을 추가할 수 있다. 탄력밴드를 등에 걸치고 양손으로 잡는다. 처음에는 탄력밴드 한 줄만 등에 걸치고 실시해보자.
상체와 팔이 이루는 각도도 다양하게 바꿀 수 있다. 어깨를 축으로 손을 짚는 방법과 가슴을 축으로 손을 짚는 방법이 있는데, 자신에게 가장 편한 자세를 취해보자.

2 힘이 생겼으면 탄력밴드 두 줄을 등에 걸치고 실시해보자.

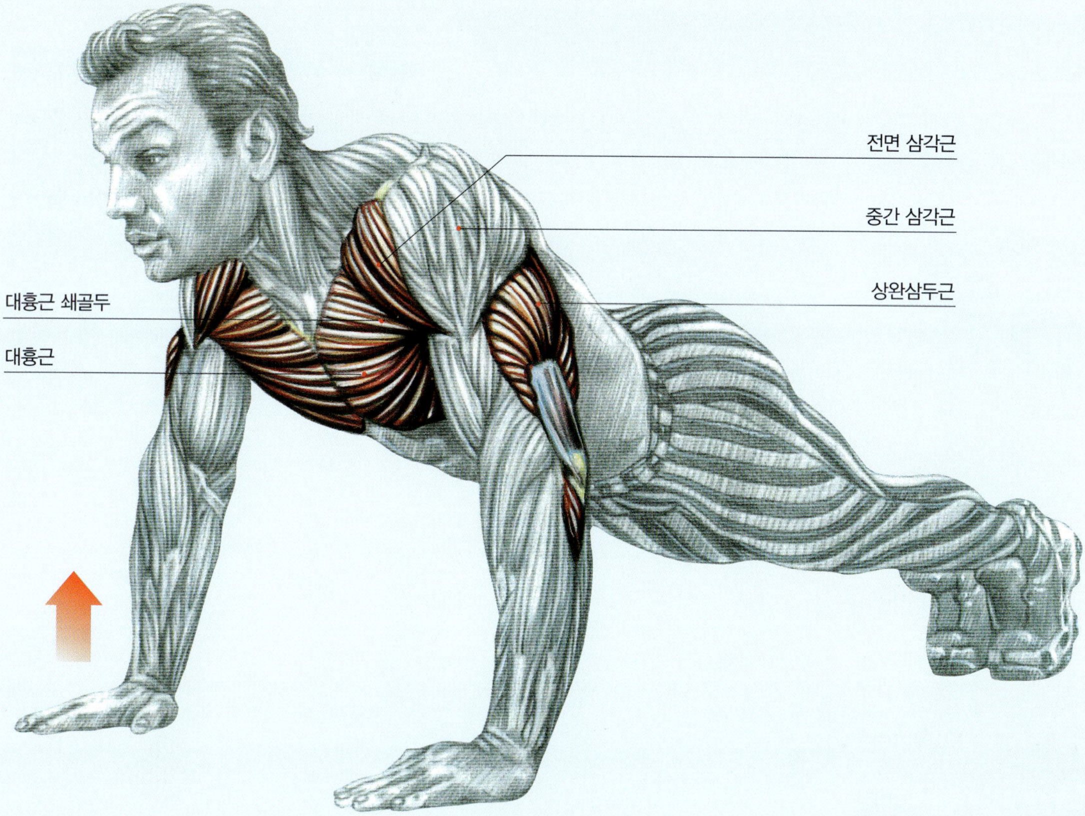

전면 삼각근

중간 삼각근

상완삼두근

대흉근 쇄골두

대흉근

전문가 어드바이스

푸시업을 할 때 몸은 호(弧)를 그린다. 즉, 우리 몸은 바닥과 평행하게 들리는 것이 아니라 머리 쪽이 다리 쪽보다 더 많이 이동한다. 이렇게 호를 그리지 못한다면 넓적다리나 무릎 밑에 두꺼운 발판을 깔고 동작을 수행해보자. 그러면 동작이 더 쉬워지고(발판을 상체에 가까이 둘수록 동작이 더 쉬워진다) 관절과 근육도 더욱 자연스럽게 움직일 것이다. 일반적인 푸시업을 수행하면서 근육의 자극을 제대로 느끼지 못하는 경우 이러한 방식을 이용하면 확실히 도움이 될 것이다.

가슴을 단련하는 복합관절운동을 수행할 때 빠르게 근력을 얻는 방법이 있다. 푸시업과 벤치 프레스를 수행하는 사이에 이두근 단련 1세트를 무리하지 않는 선에서 가볍게 수행하는 것이다. 이두근을 가볍게 운동하면 삼두근이 급격하게 피로해지는 것을 막고 빠르게 회복할 수 있다.

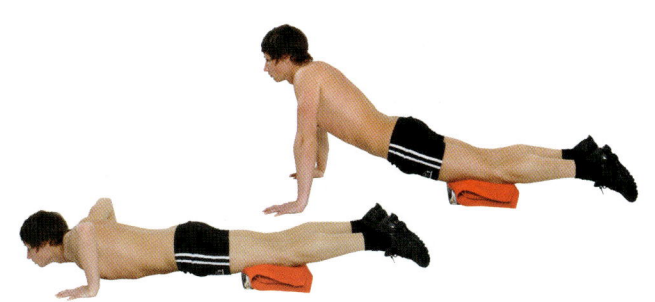

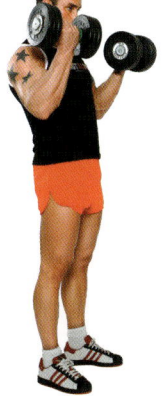

02 덤벨 벤치 프레스 Dumbbell Bench Press

가슴, 어깨, 삼두근을 강화하는 복합관절운동이다. 유니래터럴 방식도 가능하지만, 동작이 불안정해지기 때문에 초보자에게 그리 적합한 방식은 아니다.

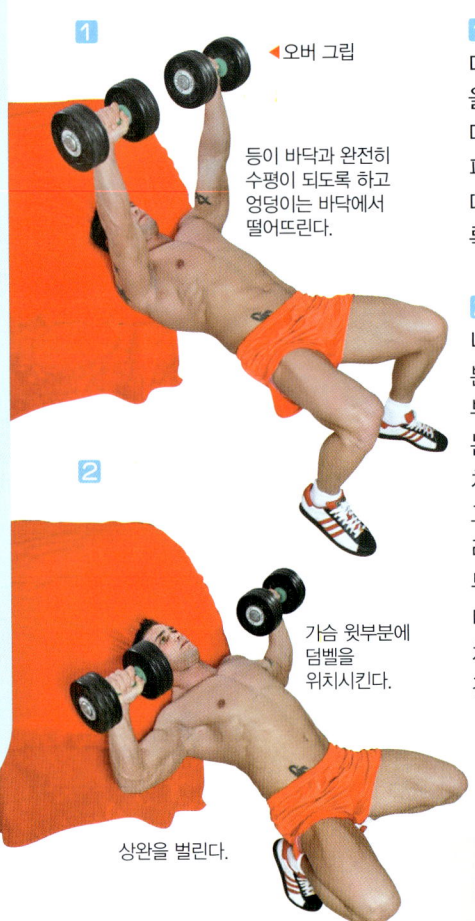

◀ 오버 그립

등이 바닥과 완전히 수평이 되도록 하고 엉덩이는 바닥에서 떨어뜨린다.

가슴 윗부분에 덤벨을 위치시킨다.

상완을 벌린다.

1 바닥이나 침대 모서리에 등을 대고 눕는다. 오버 그립으로 덤벨을 잡고 어깨 높이에 위치한다. 그 다음 가슴의 힘을 이용해 팔을 쭉 펴 보자. 팔을 완전히(거의) 폈을 때 11자가 되어 덤벨이 서로 닿도록 해야 한다.

2 팔을 접어 덤벨을 떼어놓으며 내린다. 덤벨이 가슴 상부(어깨 부분)와 가슴 하부(유두 부분) 사이 부근에 도달하도록 한다. 처음에는 가장 자연스럽게 느껴지는 위치를 낙하지점으로 정하자. 그리고 다음번에는 본인의 목표에 따라 낙하지점을 선택한다. 가슴 상부에 위치시키면 대흉근 상부가 더 많이 운동되고, 가슴 하부에 위치시키면 대흉근 아랫부분을 더 강화할 수 있다.

응용 동작 인클라인 프레스

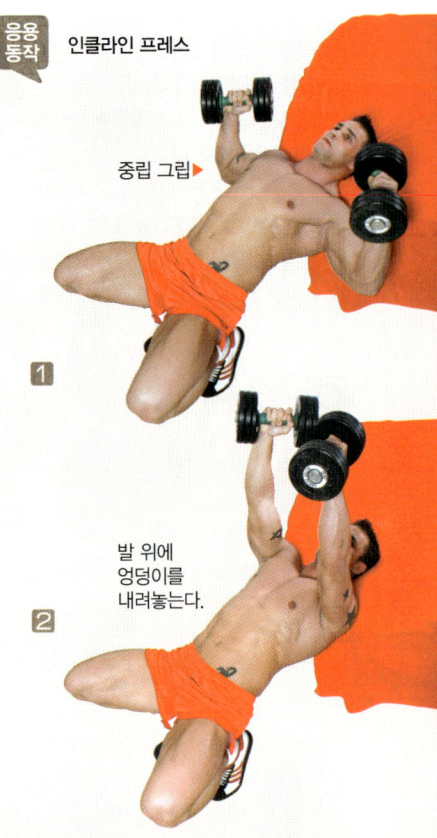

중립 그립 ▶

발 위에 엉덩이를 내려놓는다.

❗ 바닥에서부터 덤벨을 들어 올리는 동작을 할 때는 허리를 조심해야 한다. 덤벨을 넓적다리 위에 올리고 팔을 접으면 허리를 잘 보호하면서 움직일 수 있다. 또한 덤벨을 바닥에 내려놓을 때도 이두근에 부상을 입지 않으려면 절대 팔을 편 상태로 중량을 내려놓아서는 안 된다.

1 손과 팔꿈치의 방향을 다양하게 바꿀 수 있다. 팔꿈치를 몸 옆에 두고 덤벨을 중립 그립(엄지손가락이 머리를 향하도록)으로 잡으면 대흉근이 덜 신전하고 어깨를 더 많이 단련할 수 있다.
팔꿈치를 몸에서 최대한으로 벌리고 덤벨을 오버 그립으로 잡으면 하강 동작을 할 때 가슴 근육이 매우 효과적으로 신전된다. 부상을 입을 위험은 크지만, 대흉근을 더 많이 동원할 수 있다. 이러한 변수들을 다양하게 적용해 보면서 어떤 자세에서 자신의 근육을 가장 잘 단련할 수 있는지 찾아보자.

2 침대 모서리에서 동작을 수행할 때, 상체가 바닥과 평행을 이루도록 하는 대신 엉덩이를 내려 발 위에 올려놓을 수도 있다. 이처럼 인클라인 자세를 취하면 가슴 윗부분을 더욱 강하게 자극할 수 있다.

3 가슴을 단련하는 프레스 동작은 탄력밴드를 가지고 서서 수행할 수도 있다. 탄력밴드를 등에 걸치고 양손으로 잡는다. 한 팔이나 두 팔로 동시에 탄력밴드를 밀어보자. 이 응용 동작은 복싱과 같은 격투기 훈련에서 매우 유용하다.

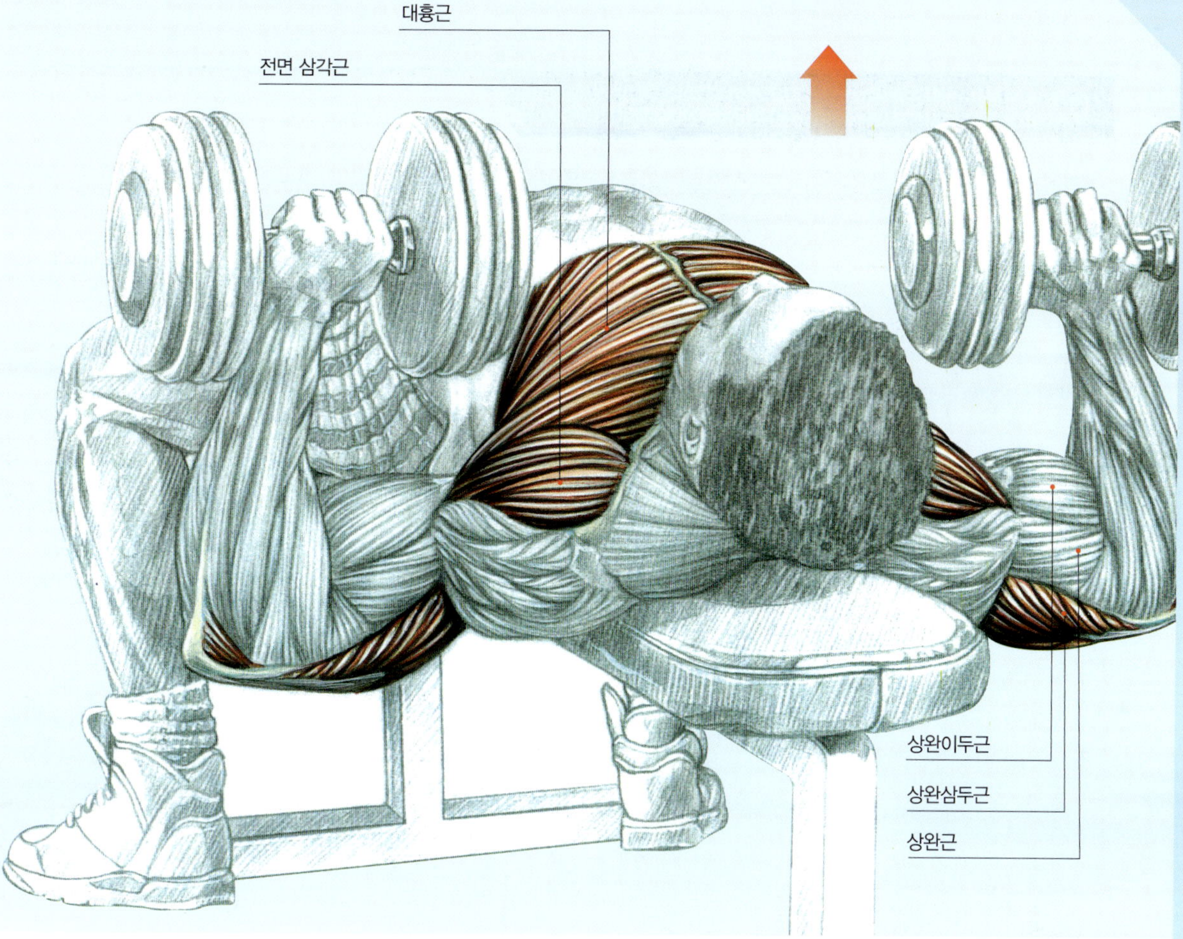

전면 삼각근 — 대흉근

상완이두근
상완삼두근
상완근

장점

벤치 프레스는 거꾸로 하는 푸시업이라고 할 수 있다. 몸을 움직이는 대신 양팔만 움직인다. 덤벨의 장점은 중량을 아주 정확하게 정할 수 있다는 것이다. 가벼운 무게부터 아주 무거운 무게까지 모두 가능하다.

팔을 독립적으로 움직이려면 근육을 철저하게 제어할 수 있어야 하는데, 초보자는 이것이 어려울 수도 있다. 하지만 푸시업을 수행하는 것은 그리 어렵지 않다. 따라서 초반에는 덤벨 벤치 프레스보다 푸시업을 실시하는 것이 더 쉬울 것이다. 다만 팔의 독립적인 운동은 많은 스포츠에서 요구되는 능력이기 때문에 운동선수들에게는 덤벨 벤치 프레스가 푸시업보다 더 적합한 운동이라고 할 수 있다.

단점

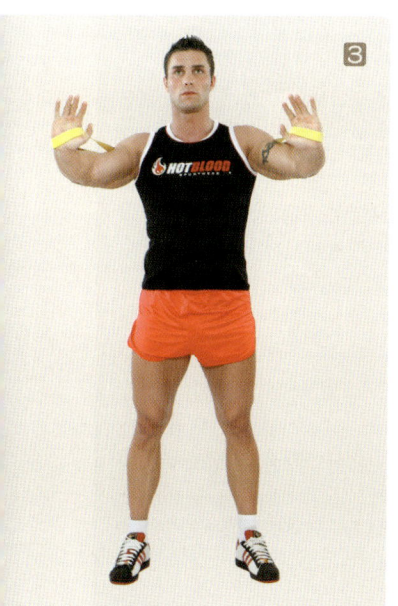

트레이닝 포인트

이 동작을 바닥에서 수행하면 동작 가동 범위가 제한된다. 침대 가장자리에서 운동을 하면 더 편하게 실시할 수 있고 완전한 가동 범위를 얻을 수 있다. 동작을 제대로 제어하려면 어느 정도 학습이 필요하므로 가벼운 무게로 시작해 동작을 익혀야 한다.

전문가 어드바이스

침대 가장자리에서 동작을 수행하는 경우에는 다리로 몸을 안정시켜야 한다. 넓적다리를 밀면서 동작을 수행하면 힘이 생길 것이다. 또한 동작할 때 침대가 움직이거나 흔들리지 않도록 주의해야 한다.

03 덤벨 체스트 플라이 Dumbbell Chest Fly

가슴과 어깨 근육을 강화할 수 있는 고립운동이다. 바이래터럴 방식으로 운동하는 것이 좋다.

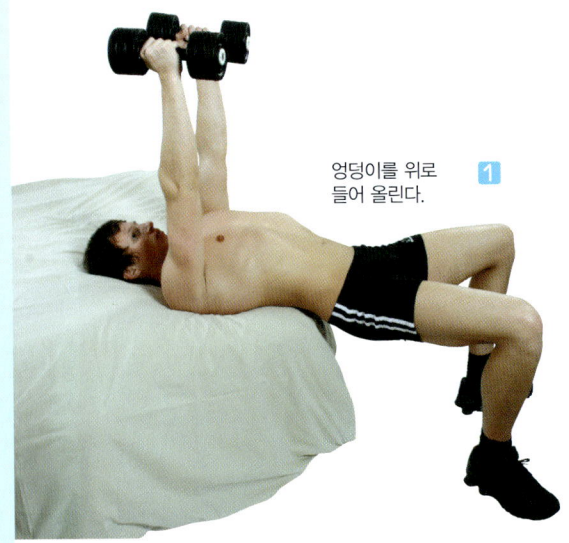

중립 그립 ▼

엉덩이를 위로 들어 올린다.

팔을 십자로 내려놓는다.

1 바닥이나 침대 모서리에 등을 대고 눕는다. 덤벨 2개를 중립 그립으로 잡고 어깨 높이에 위치한다. 그다음 덤벨 프레스를 하는 것처럼 팔을 앞으로 펴보자.

2 팔을 반쯤 편 상태를 유지하면서 천천히 내려간다. 양팔이 거의 다 내려가면 가슴 근육의 힘을 이용하여 덤벨을 도로 앞으로 가져오고 동작을 반복한다. 동작할 때 팔을 너무 접지 않도록 주의하자.

❗ 덤벨을 바닥에 내려놓을 때 팔을 펴면 이두근에 부상을 입을 수 있으므로 주의해야 한다. 마찬가지로 동작을 수행하는 중에도 절대 팔을 완전히 펴지 않는다.

장점
플라이 동작을 수행하면 가슴 근육이 잘 신전된다. 프레스와는 달리 삼두근이 동작에 개입하지 않기 때문에 삼두근이 가슴 근육보다 먼저 지치지는 않는다.

어깨 근육보다 가슴 근육을 목표로 운동하는 것이 어려울 때가 종종 있다. 더욱이 동작이 정점에 있을 때는 저항이 거의 제로에 가깝기 때문에 가슴 근육의 수축을 잘 느낄 수 없는 문제가 생길 수 있다.

단점

트레이닝 포인트
동작이 정점에 이르렀을 때는 저항이 거의 없어지므로 끝까지 덤벨을 올리지 말고, 4분의 3정도 올라갔을 때 멈춰서 긴장을 계속해서 유지하는 것이 좋다. 동작이 정점에 있을 때 덤벨이 꼭 맞닿아야 할 필요는 없다.

전문가 어드바이스
다른 동작과 연속으로 수행하는 방법은, 처음에 체스트 플라이를 실시하다가 실패 지점에 이르면 팔을 접고서 벤치 프레스로 동작을 바꾸는 것이다. 이렇게 하면 더 많이 반복할 수 있다.

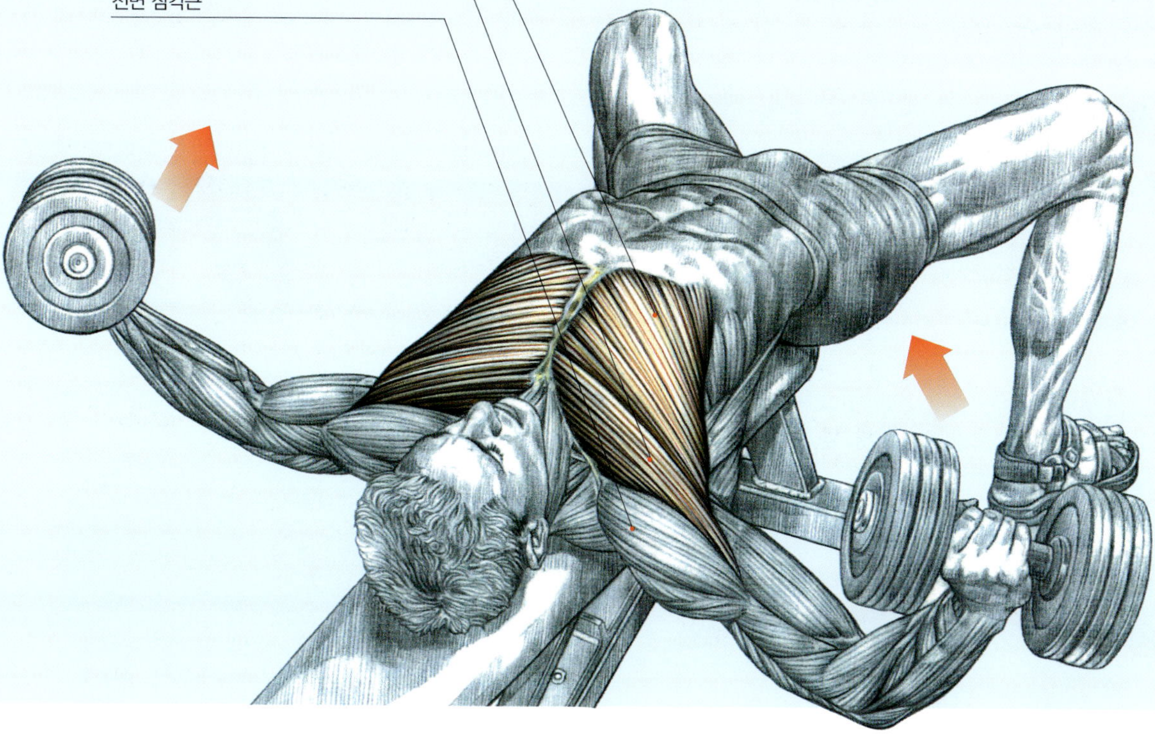

대흉근 흉골두
대흉근 쇄골두
전면 삼각근

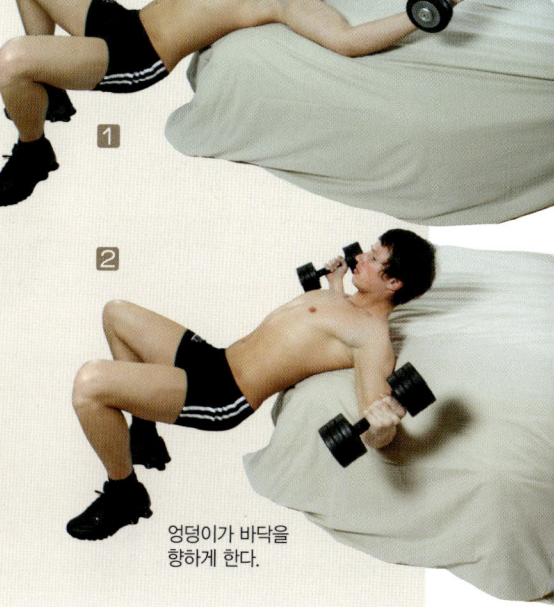

응용 동작

손목을 회전시키면 가슴 근육을 더욱 수축할 수 있다. 첫 번째 방법은 양손을 모을 때 손목을 돌려 새끼손가락이 서로 마주 보도록 하는 것이다. 이렇게 하면 가슴 아랫부분의 수축이 강조된다. 두 번째 방법은 양손을 모을 때 손목을 돌려 엄지손가락이 서로 마주 보도록 하는 것이다. 이렇게 하면 가슴 윗부분과 어깨의 수축이 강조된다.

1 또 다른 응용 동작이 있다. 팔을 완전히 십자로 내리는 대신 머리 쪽으로 더 올려 V자로 벌리는 것도 가능하다. 플라이와 풀오버의 혼합형 동작이라고 할 수 있다. 이 동작에서 수축을 더 잘 느끼는 사람도 있을 것이다. 대신 동작이 더 어렵고 부상 위험이 크기 때문에 무게를 가볍게 해야 한다.

2 침대 모서리에서 실시할 때, 상체가 바닥과 평행을 이루도록 하는 대신에 엉덩이를 바닥 쪽으로 내릴 수도 있다. 인클라인 자세를 취하면 가슴 윗부분이 더욱 강하게 자극된다.

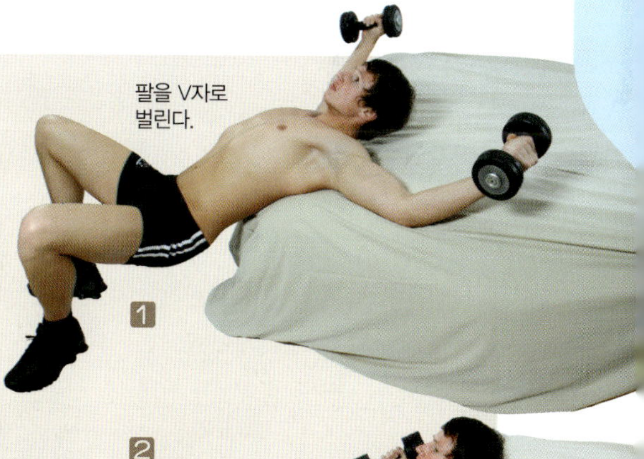

팔을 V자로 벌린다.

엉덩이가 바닥을 향하게 한다.

04 풀오버 Pullover

가슴 근육을 강화할 수 있는 고립운동으로, 광배근과 삼두근도 동원된다. 바이래터럴 방식으로 운동하는 것이 좋다.

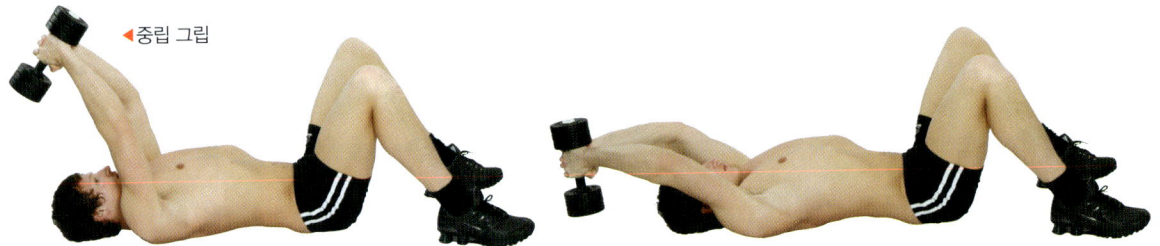

◀ 중립 그립

1 바닥이나 침대에 등을 대고 눕는다. 침대에서 실시하는 경우 머리를 가장자리 끝에 두면 팔을 허공에 늘어뜨릴 수 있어 동작 가동 범위가 커지고 신전도 잘 이루어진다. 양손을 중립 그립(엄지손가락이 바닥을 향하도록)으로 덤벨을 잡은 다음 팔을 머리 위로 뻗는다.

2 팔을 쭉 펴서 머리 뒤로 내린다. 팔이 몸의 연장선상에 놓이도록 한 다음, 가슴 근육의 힘으로 팔을 다시 들어 올린다. 덤벨이 눈 위에 오면 동작을 멈추고 덤벨을 다시 내려놓는다.

장점

가슴과 어깨 근육군은 근육 운동을 하는 과정에서 유연성을 잃어버리는 경향이 있는데, 이 동작을 수행하면 두 근육을 동시에 신전시킬 수 있다.

이 동작을 수행할 때 가슴 근육의 자극을 잘 느끼지 못하는 사람이 있을 것이다. 그것은 운동의 대부분을 광배근이 수행하기 때문이다.

단점

! 팔을 펴고 풀오버를 수행하면 어깨 관절이 상대적으로 불안정한 상태에 놓인다. 따라서 너무 무거운 중량으로 실시해서는 안 된다. 중량보다는 반복횟수를 올려보자. 덤벨이 머리 위를 지날 때 떨어지지 않도록 하려면 무게를 잘 잡고 있어야 한다는 사실을 명심하자.

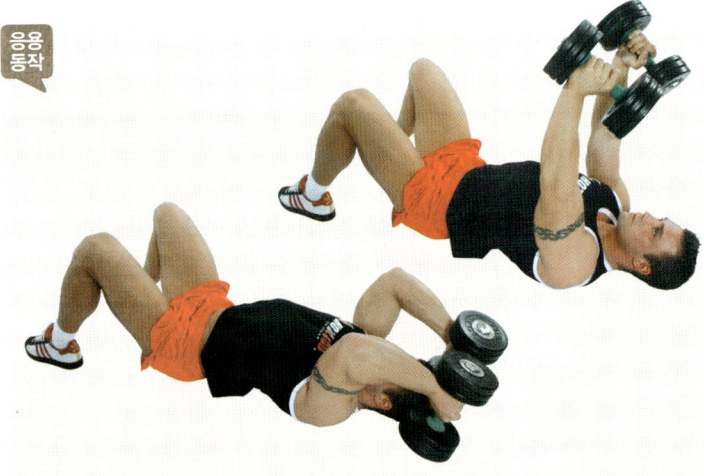

응용 동작

양손에 덤벨을 하나씩 들고 운동을 수행할 수도 있다. 이 경우 2개의 중량을 나란히 이동시키려면 중량을 더욱 철저하게 제어해야 하기 때문에 동작이 더 어려워진다. 동작을 연속으로 수행하는 방법은, 덤벨 2개로 풀오버를 시작하다가 실패 지점에 이르면 플라이로 바꿔서 좀 더 반복하는 것이다. 그러면 가슴에 다양한 자극을 줄 수 있다.

디센딩 세트로 수행하려면, 덤벨 2개로 풀오버를 실시하다가 실패했을 때 덤벨 1개는 내려놓고 나머지 하나로만 동작을 계속해보자.

트레이닝 포인트

신전이 잘 이루어지도록 하려면 팔을 약간 접은 상태로 동작을 수행하자. 팔을 너무 많이 접으면 가슴 근육보다 광배근에 힘이 더 들어가니 주의한다.

전문가 어드바이스

풀오버 동작은 흉곽 스트레칭 효과도 있다.

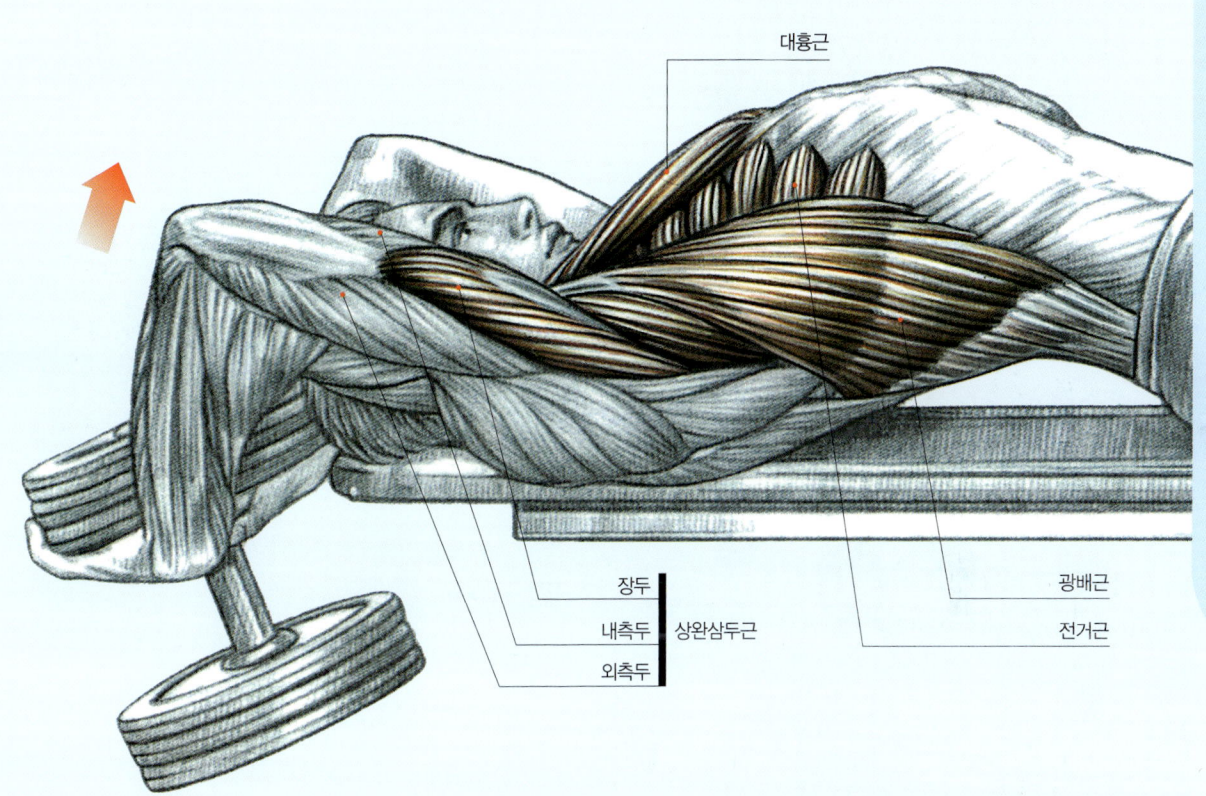

05 밴드 크로스 오버 Cross Over

가슴과 어깨 근육을 강화할 수 있는 고립운동이다. 유니래터럴 방식으로 운동하는 것이 좋다.

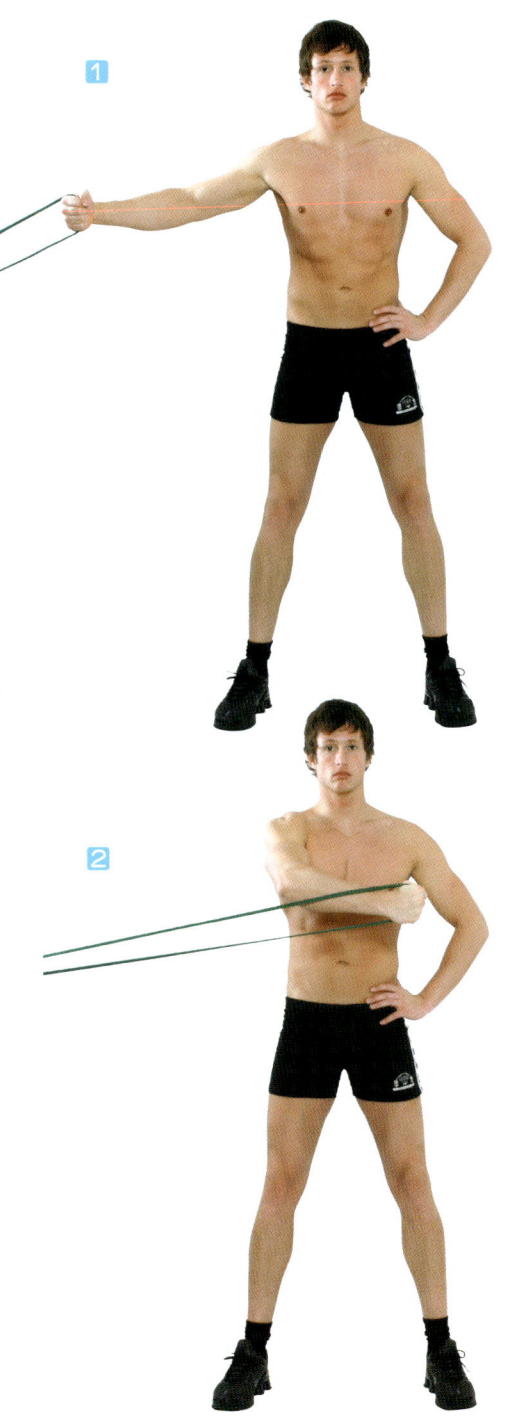

1 밴드를 중간 높이의 고정점(예를 들면 기둥이나 문고리)에 묶는다. 밴드 길이를 길게 또는 짧게 조절하면서 적당한 긴장을 준다. 다음 선 상태에서 한 손으로 밴드의 반대쪽 끝을 잡아보자. 이때 손은 중립 그립(팔 자세에 따라 엄지손가락이 앞이나 천장을 향하도록)으로 잡는다.

2 팔을 거의 쭉 뻗은 상태를 유지하면서 가슴의 힘으로 팔을 몸 안쪽으로 가져온다. 1초간 수축 자세를 유지한 후 처음 자세로 돌아온다. 한쪽 팔로 1세트를 마치면 즉시 반대쪽 팔로 넘어가서 같은 방식으로 동작을 수행해보자.

! 이두근에 부상을 입을 수도 있기 때문에 팔을 완전히 펴서는 안 된다. 그렇다고 팔을 너무 많이 접으면 근육의 자극을 잘 느끼지 못할 수 있다.

트레이닝 포인트

긴장을 지속적으로 유지하면서 천천히 실시해야 가슴 근육을 제대로 수축할 수 있다. 팔을 접으면 동작이 확실히 더 쉬워지기 때문에 팔은 거의 편 상태를 유지해야 한다. 실패 지점에 도달했을 때만 팔을 약간 접어서 반복횟수를 추가하도록 하자.

전문가 어드바이스

복합관절운동을 수행하면서 가슴 근육의 자극을 잘 느끼지 못하는 경우 이 동작을 수행하면 가슴 근육이 수축하는 것을 느낄 수 있다. 밴드로 2~3주 운동을 하고 나면 다른 가슴 운동을 할 때 자극을 잘 느낄 수 있을 것이다.

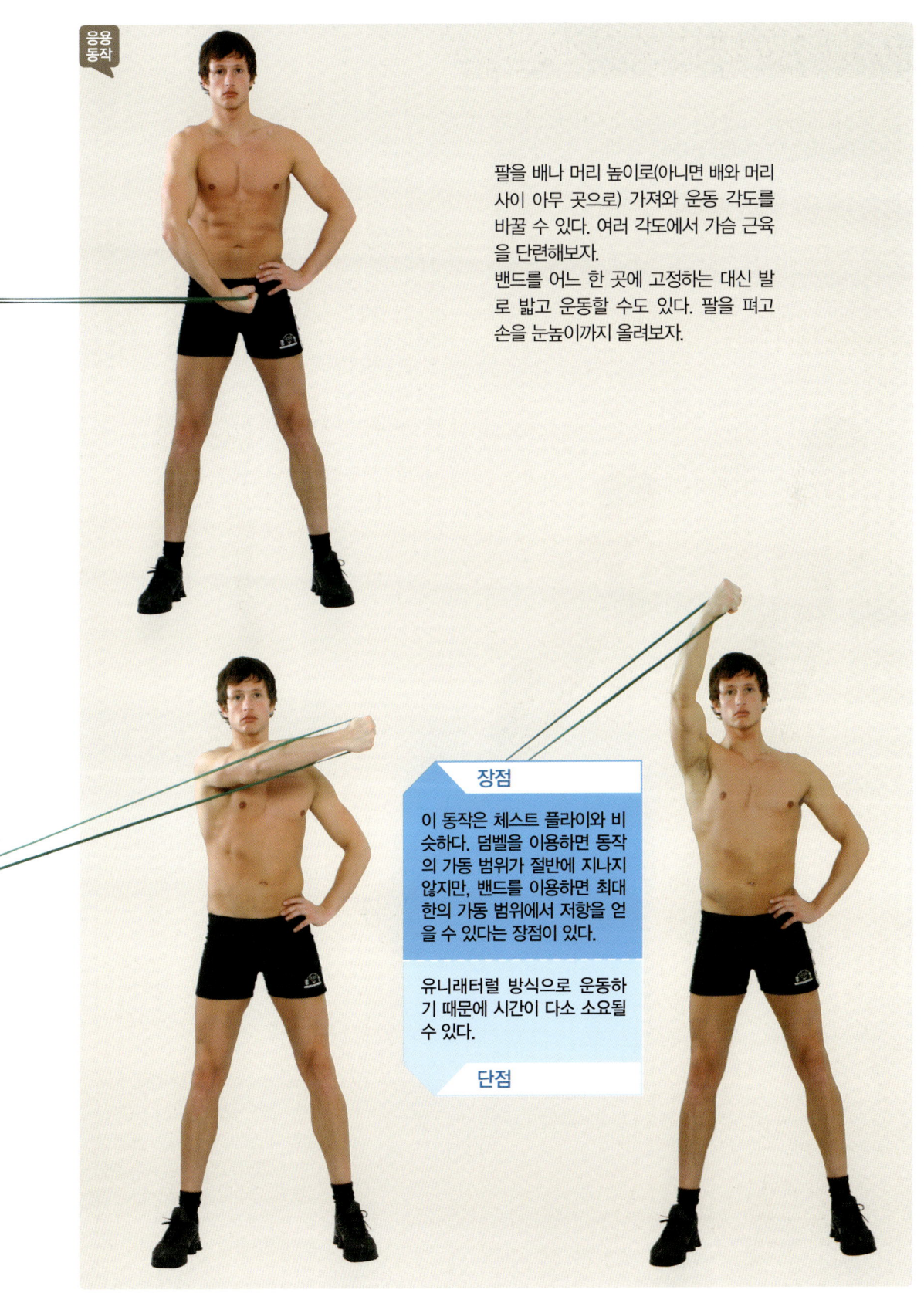

응용 동작

팔을 배나 머리 높이로(아니면 배와 머리 사이 아무 곳으로) 가져와 운동 각도를 바꿀 수 있다. 여러 각도에서 가슴 근육을 단련해보자.

밴드를 어느 한 곳에 고정하는 대신 발로 밟고 운동할 수도 있다. 팔을 펴고 손을 눈높이까지 올려보자.

장점

이 동작은 체스트 플라이와 비슷하다. 덤벨을 이용하면 동작의 가동 범위가 절반에 지나지 않지만, 밴드를 이용하면 최대한의 가동 범위에서 저항을 얻을 수 있다는 장점이 있다.

유니래터럴 방식으로 운동하기 때문에 시간이 다소 소요될 수 있다.

단점

06 플라이오메트릭 운동

가슴 근육을 단련하기 위한 플라이오메트릭 운동은 주로 벽이나 바닥에 대고 푸시업을 실시하는 것이다. 양손을 어깨너비만큼 벌린다. 처음에는 서서 벽을 짚고 동작을 실시하는 방법으로 시작해보자.

1 벽 앞에 서서 몸이 벽 쪽으로 떨어지도록 놔둔다.

2 벽에 몸이 부딪히기 직전 팔을 이용해 튀어 오른다. 벽과 몸의 거리가 멀수록 난이도가 높아진다.

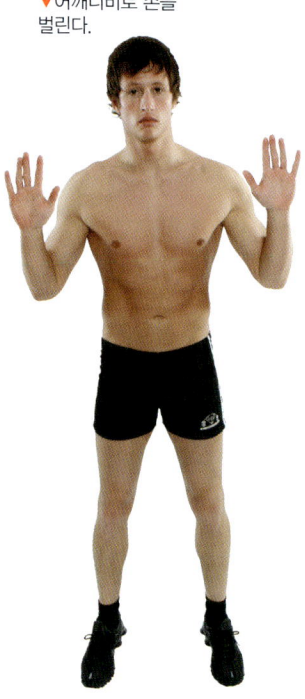
▼어깨너비로 손을 벌린다.

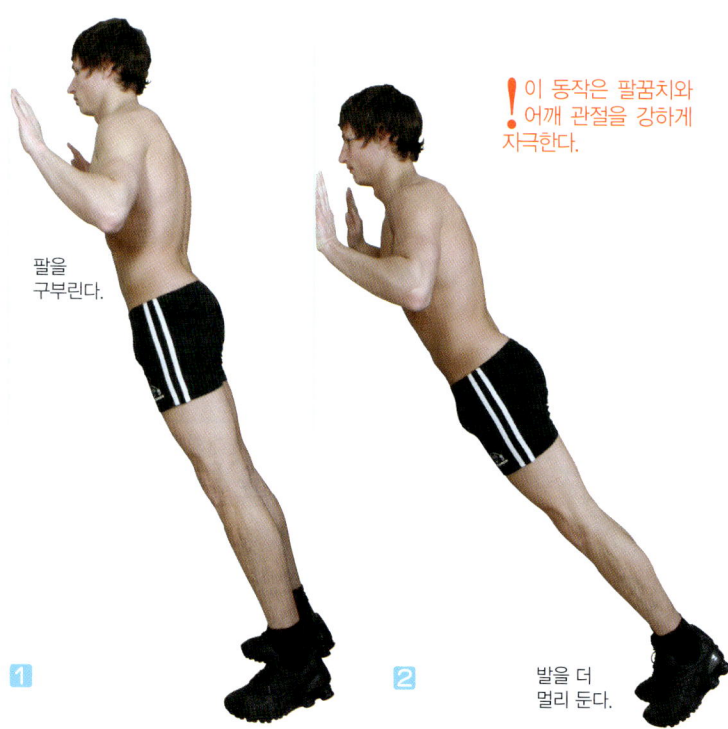

! 이 동작은 팔꿈치와 어깨 관절을 강하게 자극한다.

팔을 구부린다.

1 **2** 발을 더 멀리 둔다.

장점
럭비, 무술, 배구, 농구, 던지기처럼 상대편이나 물체를 앞으로 밀어내야 하는 모든 동작에서 힘이 생길 것이다.

운동할 때 벽이나 바닥에 머리가 부딪히지 않도록 주의하자.

단점

트레이닝 포인트
팔을 많이 접고 운동을 수행할수록 동작은 더욱 어려워진다. 가장 쉬운 방법은 팔을 편 채로 동작을 수행하는 것이지만, 이렇게 하면 운동 효과가 없고 부상을 입을 수도 있다. 따라서 동작을 수행할 때는 항상 팔을 약간 굽힌 자세를 유지해야 한다.

전문가 어드바이스
모든 플라이오메트릭 운동이 그렇듯이, 손이 벽이나 바닥에 닿자마자 즉시 튀어 올라 접촉 시간을 최소화해야 한다.

응용동작

벽에 가까이 서서 동작을 수행하는 것이 쉽다면 벽에서 몸을 점점 더 떨어뜨려 보자. 동작이 익숙해졌다면 바닥에 엎드려서 운동을 수행한다. 우선은 무릎을 바닥에 대고 실시한 다음 정상적인 동작을 수행해보자.

07 흉근 스트레칭

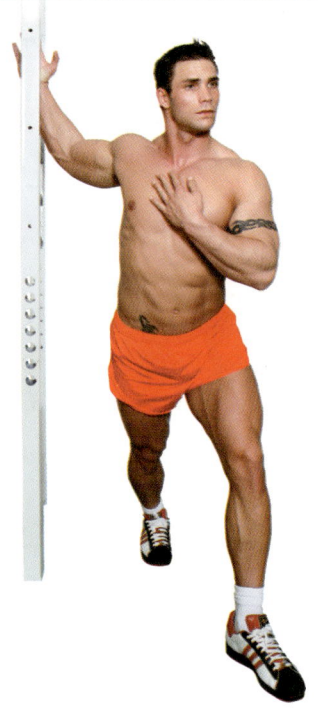

1 문틀 앞에 서서 90도로 접은 오른팔을 문설주에 갖다댄다. 손과 팔꿈치를 이용해 문설주에 몸을 지탱하고 앞으로 한 발 내밀면서 몸을 기울인다.

오른쪽 대흉근 스트레칭이 끝나면 왼쪽으로 넘어가자. 양쪽을 동시에 스트레칭할 수도 있지만, 그렇게 하면 신전 폭이 확연히 줄어들 것이다. 운동을 시작하고 처음 몇 달 동안은 양쪽을 동시에 스트레칭하고, 그다음 유니래터럴 방식으로 동작을 수행해보자.

08 흉곽 스트레칭

1 가슴 높이의 고정점(가구나 문설주) 뒤에 선다. 이 고정점을 두 손으로 잡는다. 이때 엄지손가락이 서로 마주 보도록 돌려 닿게 한다. 가슴을 내밀어 숨을 들이쉬고 흉곽을 최대한 팽창시켜 보자. 흉곽이 열리는 것을 느낄 수 있을 것이다. 견갑골은 몸 안쪽으로 좁힌다.

2 그다음 숨을 내쉬면서 흉곽에 공기를 뺀다. 동시에 견갑골을 몸 바깥으로 벌리며 등을 뒤로 살짝 뺀다. 이러한 호흡 방식을 여러 차례 반복하면 상체를 팽창시키는 것이 점점 더 쉬워지는 것을 느낄 수 있을 것이다. 갈비뼈의 유연성과 이동성이 좋아지기 때문이다.

풀오버를 수행하는 동안에는 흉곽을 이만큼 잘 팽창시키는 것이 어렵다. 게다가 이 동작은 어깨 부분에 위험한 긴장이 가해질 염려가 전혀 없다.

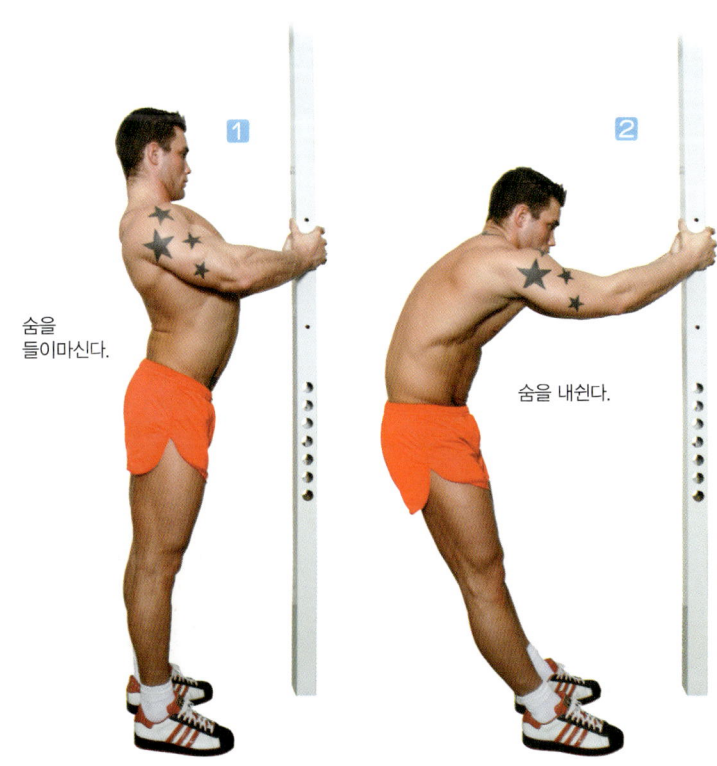

강하고 굵은 목을 만든다

목 근육(Neck Muscles)

■ 목 근육의 역할

목 근육은 다음과 같이 세 가지 역할을 한다.

- 목을 움직이는 기능을 하며 머리를 상하좌우로 돌릴 수 있도록 한다. 다만 목 근육의 이동성은 아주 좋은데 반해, 두개골이 무겁기 때문에 경추는 여러 스포츠에서 많이 혹사당한다.
- 몸에 충격이 가해지면 목 근육은 경추를 전반적으로 보호한다. 목 근육 단련이 운동선수들에게 중요한 이유가 바로 이 때문이다.
- 굵은 목은 미적인 측면에서 남성적이고 멋진 인상을 준다.

목 강화를 위한 운동 프로그램에는 다음 근육들을 강화하는 동작이 포함되어야 한다.

- 목 후면 근육(신근)
- 목 전면 근육(굴근)
- 목 측면 근육(회전근)

이 세 가지 부위를 가장 효과적으로 단련할 수 있는 동작을 엄선했다.

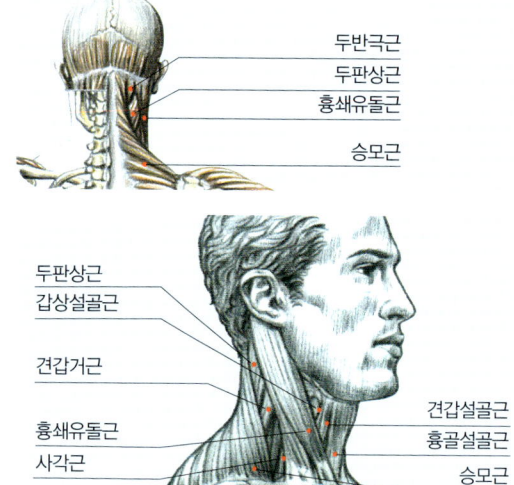

! 경추(목뼈)는 크기가 작지만, 이동성이 매우 크기 때문에 쉽게 손상을 입는다. 목 근육 강화 운동의 목적은 목 근육을 강화함으로써 스포츠 활동 등에서 받는 충격으로부터 경추를 보호하는 것이다. 하지만 목 근육 강화 운동을 하다가 경추를 손상시킬 수도 있다는 사실을 간과해서는 안 된다. 우리가 추구하는 목적에 반하지 않으려면 운동 동작을 철저히 제어해서 긴 세트로 수행하는 것이 좋다. 그래야 경추를 압박하지 않고 단련할 수 있다.

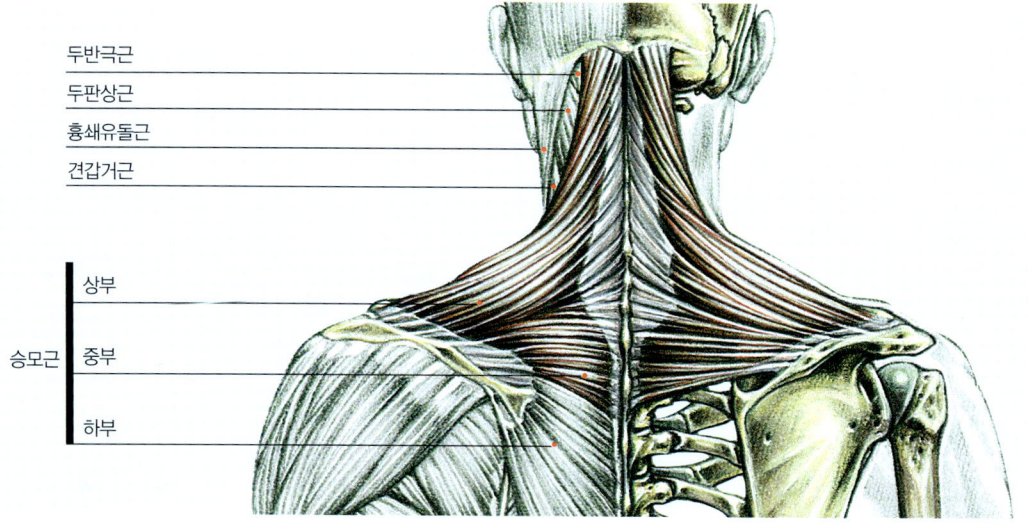

01 넥 익스텐션 Neck Extension

목 후면 근육을 강화할 수 있는 고립운동이다. 유니래터럴 방식으로는 수행할 수 없다.

1 서거나 앉은 자세에서 손가락을 깍지 끼고 머리 뒤에 둔다. 이 동작에서 저항을 만들어내는 것은 자신의 손이다.

2 목의 힘을 이용해 가능한 한 손을 멀리 뒤로 밀어보자. 3~4초간 수축 자세를 유지한 다음, 손의 힘으로 머리를 앞으로 천천히 가져온다. 이때 목으로는 계속해서 버텨본다.

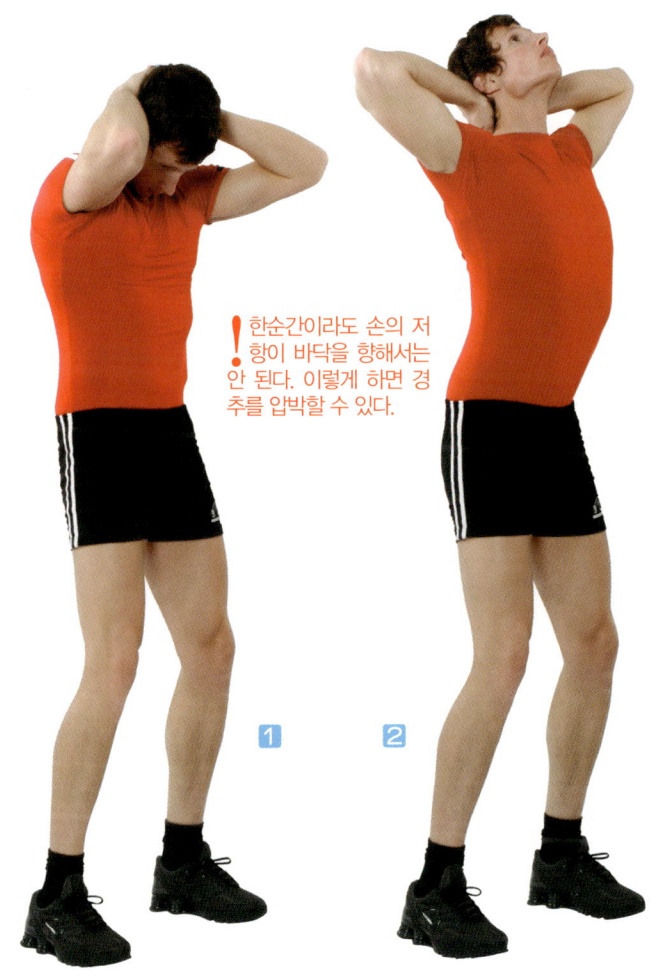

! 한순간이라도 손의 저항이 바닥을 향해서는 안 된다. 이렇게 하면 경추를 압박할 수 있다.

트레이닝 포인트
과도하게 신전된 자세로 머리를 내려서는 안 된다. 턱이 너무 많이 내려가지 않도록 하는 것이 좋다.

전문가 어드바이스
목이 피로하면 다른 근육들을 제대로 운동할 수 없으므로 목 운동은 마지막에 하는 것이 좋다.

응용동작
목에 통증이 있다면 등척성 방식(아이소메트릭, 정지 방식)으로 동작을 수행해볼 수 있다. 침대에 등을 대고 누워서 머리를 매트에 최대한 깊숙이 밀어 넣어보자. 10초간 자세를 유지한 후 서서히 힘을 뺀다. 피로해질 때까지 반복해보자.

장점
맨손으로 하는 이 동작은 경추를 압박하지 않고 목을 단련할 수 있다. 일반적으로 목 운동을 위한 웨이트 트레이닝 머신은 경추를 짓누르는 경우가 대부분이다.

목을 이런 식으로 움직이면 현기증이 날 수도 있으므로 긴장을 계속 유지하면서 아주 천천히 실시해야 한다.

단점

02 넥 플렉션 Neck Flexion

목 전면 근육을 강화할 수 있는 고립운동이다. 유니래터럴 방식으로는 수행할 수 없다.

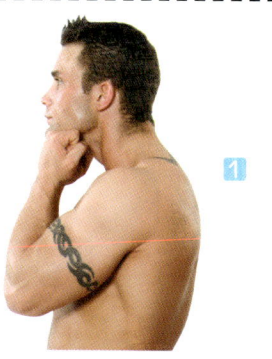
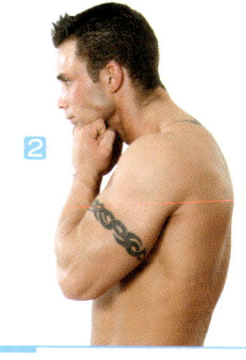

장점
맨손으로 하는 이 동작은 경추의 긴장을 풀면서 목을 단련할 수 있다. 모든 운동을 다 하고 마지막, 특히 승모근을 운동하고 난 다음 실시하는 것이 좋다.

목 근육에 얼마만큼의 저항이 가해지는지 측정하기가 쉽지 않다. 그래서 단련시키기가 어렵다.

단점

응용 동작

등척성 방식으로 동작을 수행해볼 수 있다. 가슴과 목 사이에 주먹을 붙이고 가능한 한 세게 죄어보자. 10초간 자세를 유지한 다음 천천히 힘을 뺀다. 피로해질 때까지 반복해보자.

! 목이 뒤쪽으로 젖혀지면 경추를 압박할 수 있으므로 주의한다.

1 서거나 앉은 자세에서 주먹 쥔 손을 턱 밑에 댄다.

2 목의 힘을 이용하여 주먹을 가능한 한 아래로 밀어보자. 3~4초간 수축 자세를 유지한 다음. 주먹의 힘으로 머리를 천천히 위로 민다. 이때 목으로는 계속해서 버텨보자.

트레이닝 포인트
목을 신전한 상태로 턱을 과도하게 들어 올려서는 안 된다. 턱이 바닥과 수평이 되는 지점을 넘어가지 않게 하자.

전문가 어드바이스
넥 플렉션과 넥 익스텐션을 휴식 없이 슈퍼세트로 연속해서 수행할 수도 있다.

03 래터럴 넥 익스텐션 Lateral Neck Extension

목의 측면 근육을 강화할 수 있는 고립운동이다. 반드시 유니래터럴 방식으로 운동해야 한다.

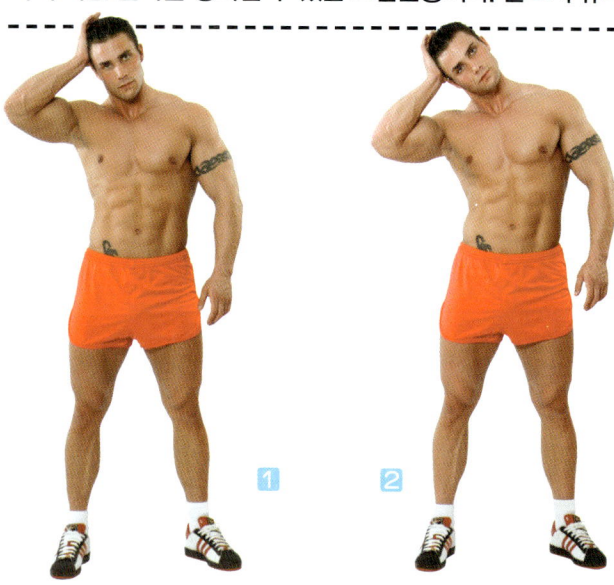

1 서거나 앉아서 오른손 손바닥을 오른쪽 귀 바로 위에 댄다.

2 목의 힘으로 손을 오른쪽으로 민다. 손을 최대한 아래로 밀어보자. 3~4초간 수축 자세를 유지한 다음. 손을 밀어 머리를 똑바로 천천히 세운다. 이때 목으로는 계속해서 비틴다. 오른쪽을 운동한 후에는 바로 왼쪽으로 넘어가자.

! 측면 운동이 위험하다는 것은 의심의 여지가 없다. 따라서 동작 가동 범위를 아주 작게 해서 운동하는 것으로 만족해야 한다. 특히 목을 신전할 때 주의해서 동작을 수행하자.

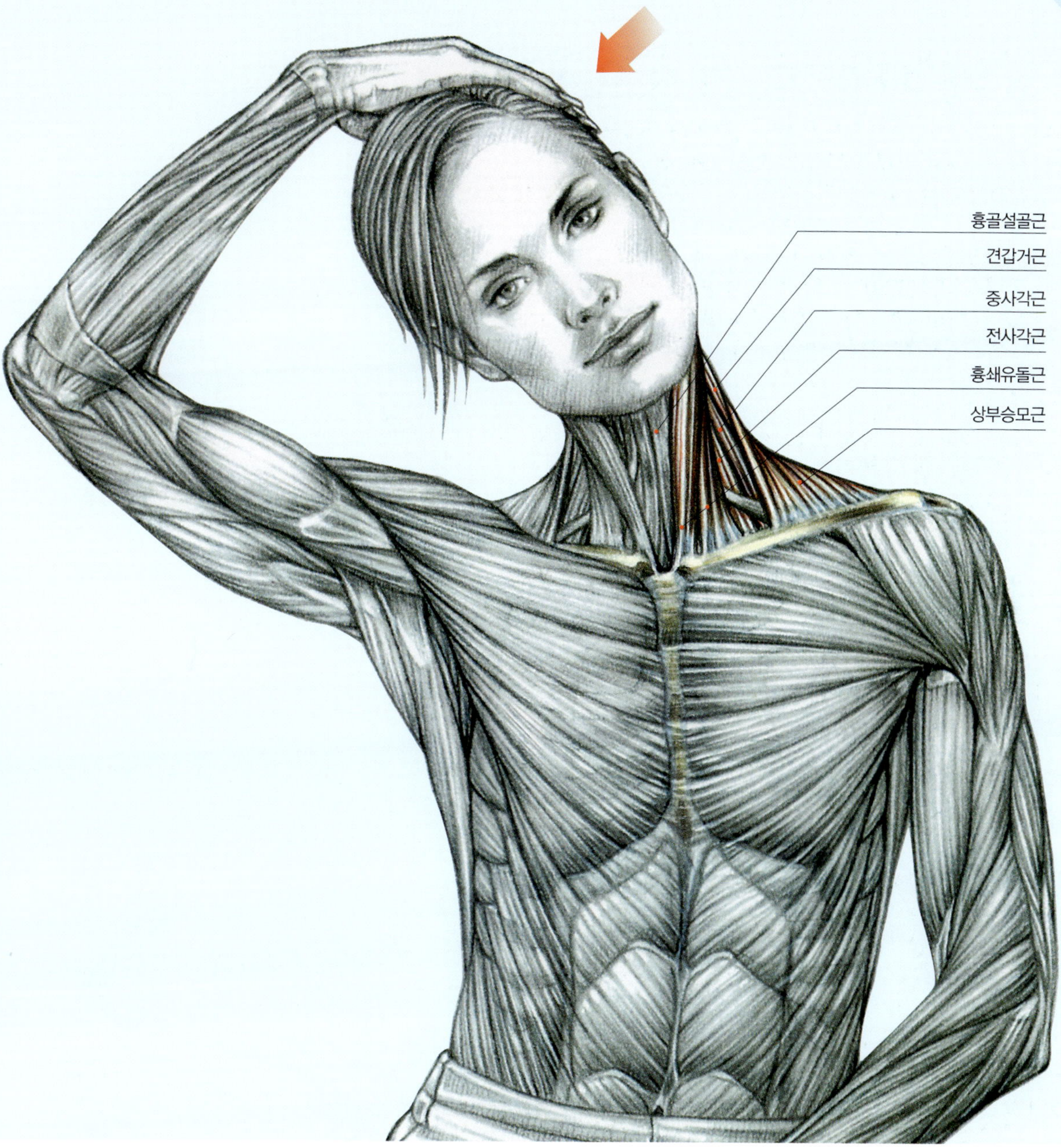

흉골설골근
견갑거근
중사각근
전사각근
흉쇄유돌근
상부승모근

응용
동작

옆으로 누워서 수행할 수도 있다. 이때는 머리 무게만을 사용한다. 머리를 움직이지 않고 10초간 수축하는 자세를 취하면서 등척성 방식으로 동작을 수행해보자. 피로해질 때까지 반복한다.

장점

이 동작은 목을 보호하는 근육들을 자극한다. 일반적으로 목 보호 근육을 단련하는 것은 쉽지 않다.

동작을 잘못 수행하면 경추 부상을 입을 수 있으므로 매우 집중해서 실시해야 한다.

단점

트레이닝 포인트

특히 목을 신전할 때 운동폭을 너무 크게 해서는 안 된다.

전문가 어드바이스

긴장을 계속 유지하면서 아주 천천히, 거의 등척성 방식에 가깝게 운동해보자.

조각 같은 등 근육을 만든다

광배근(Latissimus Dorsi)

■ **광배근의 역할**

광배근은 실질적으로 등을 덮고 있는 근육이다. 광배근은 상체를 V자 형태로 만들어준다.
해부학적으로 볼 때 광배근은 팔을 뒤로 움직이는 기능을 하는데 이때 어깨 뒷부분, 이두근, 삼두근 장두가 광배근을 돕는다. 광배근의 운동은 가슴과 어깨 앞부분이 수행하는 운동과 반대되기 때문에 서로 길항근 관계에 있다고 할 수 있다.

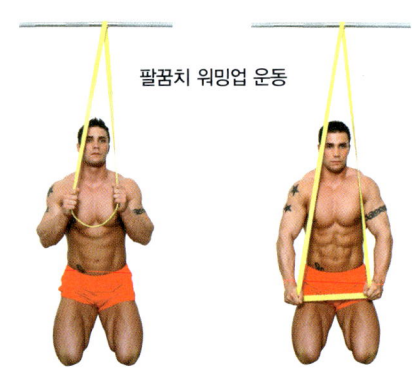

팔꿈치 워밍업 운동

!! 등 운동을 하기 전에는 먼저 삼두근 운동을 통해 팔꿈치를 워밍업해야 한다. 방금 설명한 것처럼 삼두근은 등이 수행하는 모든 동작에 적극적으로 관여한다. 삼두근 운동을 하지 않고 광배근을 운동하면 운동 중 팔꿈치 부상을 입더라도 잘 느끼지 못한다. 하지만 삼두근 운동을 먼저 하면 등 운동 중 팔꿈치 통증을 느낄 수 있어 운동을 과하게 하지 않게 되고, 부상을 예방할 수 있다.

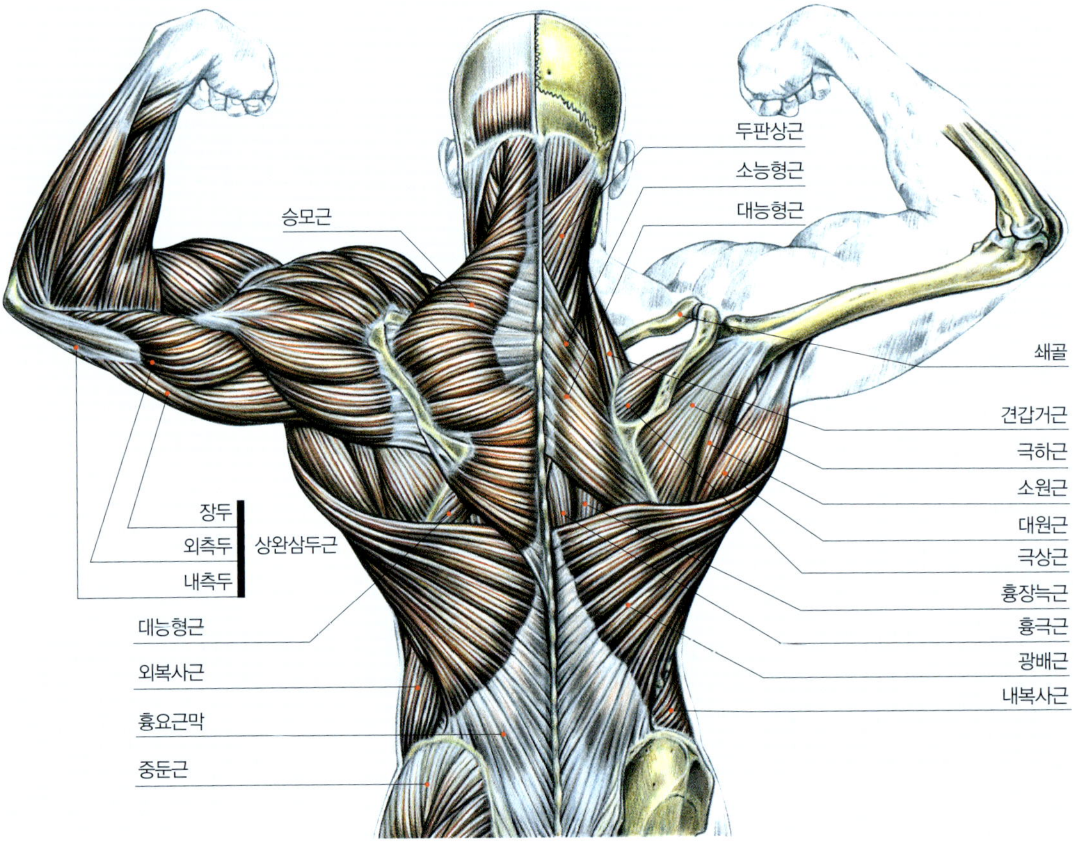

01 친업

등 근육, 이두근, 삼두근의 일부, 전완을 강화할 수 있는 복합관절운동이다. 유니래터럴 방식으로 운동하는 것은 거의 불가능하지만, 아주 가벼운 사람들은 가능하다.

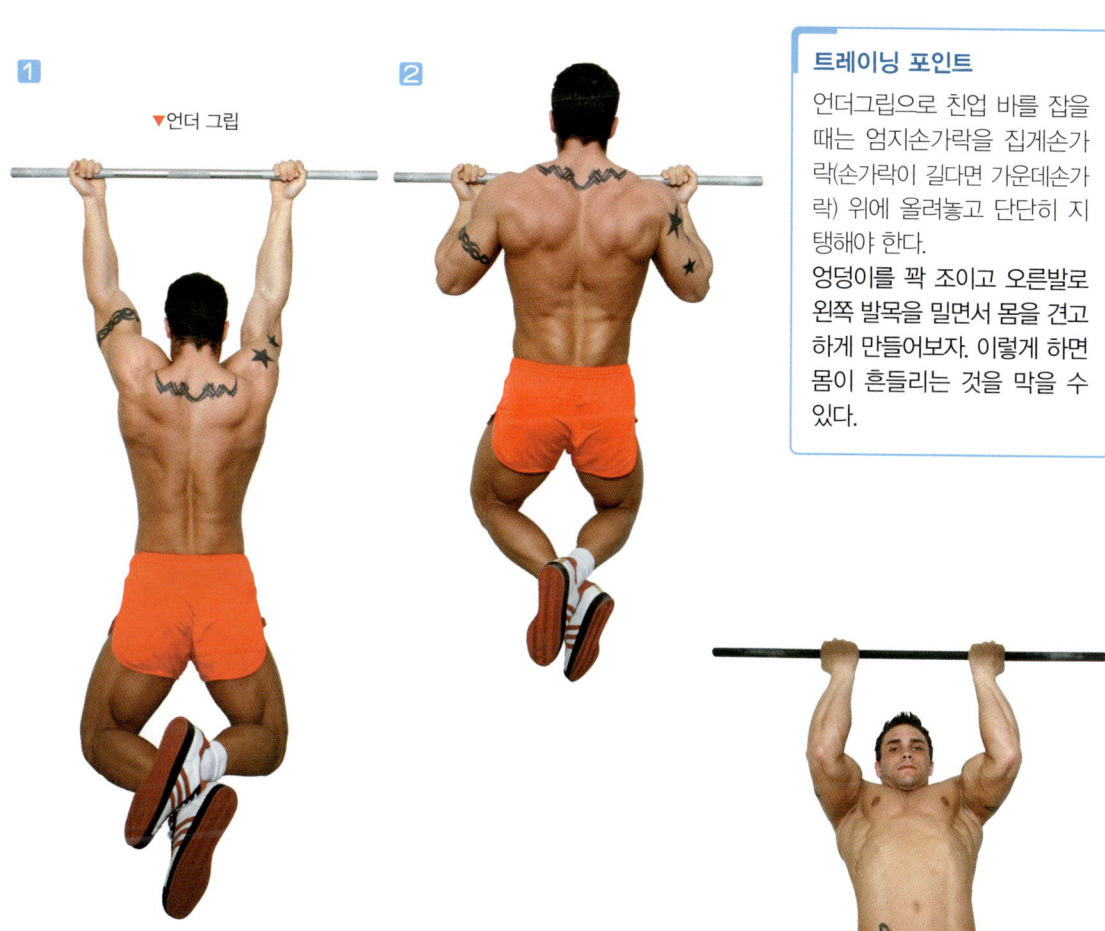

1 ▼언더 그립

트레이닝 포인트

언더그립으로 친업 바를 잡을 때는 엄지손가락을 집게손가락(손가락이 길다면 가운데손가락) 위에 올려놓고 단단히 지탱해야 한다.
엉덩이를 꽉 조이고 오른발로 왼쪽 발목을 밀면서 몸을 견고하게 만들어보자. 이렇게 하면 몸이 흔들리는 것을 막을 수 있다.

1 언더 그립으로 친업 바를 잡는다. 양손의 간격은 어깨너비 정도로 벌린다. 다리를 뒤로 들어 올려 종아리가 넓적다리와 90도를 이루도록 해보자. 다리는 서로 교차해 오른발로 왼쪽 발목을 민다.

2 등의 힘으로 몸을 당겨 이마를 바 높이까지 올려보자. 힘이 남는다면 머리를 뒤로 기울인 채 턱을 바까지 올린다. 그래도 힘이 남는다면 머리를 뒤로 기울인 채 목까지 끌어올려보자. 1초간 수축 자세를 유지한 다음 천천히 몸을 내려놓는다. 부상을 예방하려면 팔을 완전히 펴지 말고 계속해서 긴장을 유지해야 한다.

응용 동작

▼ 풀업(오버 그립), 손 간격을 넓게

▼ 친업(언더 그립), 손 간격을 좁게

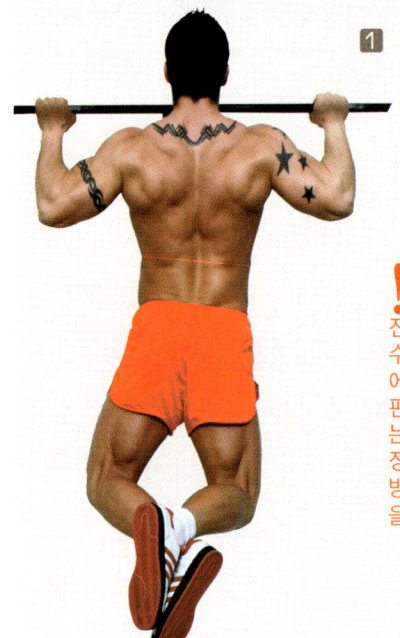

1

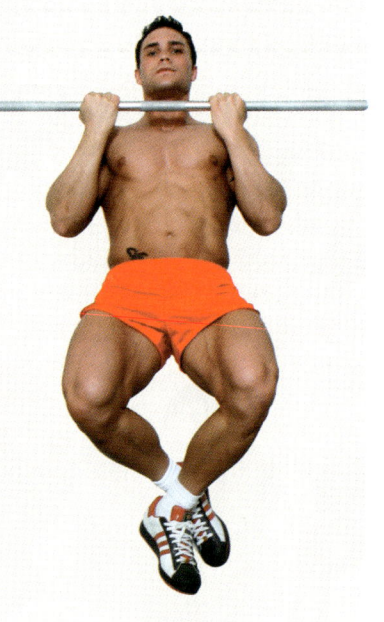

2

! 턱걸이 동작이 모두 그렇듯이, 절대로 팔을 완전히 펴서는 안 된다. 팔을 완전히 펴면 어깨와 이두근에 부상을 입을 수 있기 때문이다. 운동하다가 실패 지점에 도달하여 잠시 휴식하기 위해 팔을 쭉 편 경우에도 갑작스럽게 몸을 움직여서는 안 된다. 팔을 펴면 어깨 인대가 불안정한 상태에 놓이기 때문이다. 이상적인 방법은 팔을 다 펴지 않고 지속적인 긴장을 유지하는 것이다.

1 손의 간격을 다양하게 바꾸면서 본인에게 가장 적합한 너비를 찾아보자. 손을 오버 그립으로 잡고 운동 각도를 바꿀 수도 있다. 이 경우에는 손을 약간 더 넓게 잡는다.
목을 친업 바의 앞이나 뒤로 가져갈 수 있는데, 친업 바 앞으로 목을 가져가는 방법은 동작이 어려운 데다 어깨 관절에 외상을 유발할 가능성도 높으니 주의하자.

전문가 어드바이스
12~15회 정도 편하게 실시할 수 있다면 망설이지 말고 무게를 추가해보자. 종아리 사이에 덤벨을 끼고 실시할 수도 있다.

장점
친업은 아주 짧은 시간에 상체 근육의 상당 부분을 효과적으로 단련할 수 있는 동작이다. 넓은 등을 만드는 데 친업만한 운동이 없다.

불행히도 모든 사람이 친업을 할 수 있는 것은 아니다.
단점

2 마치 이두근을 운동하듯이 손 간격을 좁게 하고 언더 그립으로 잡을 수도 있다. 이렇게 하면 동작은 더 쉬워지지만, 넓은 그립으로 잡을 때보다 이두근이 더 많이 동원된다. 좁은 간격으로 잡는 언더 그립은 턱걸이를 하지 못하는 초보자들에게 유용한 방식이다.
좁은 언더 그립 자세를 취하고도 동작을 단 한 차례도 수행하지 못하는 경우에는 강화 테크닉 중 '네거티브 방식(58p)'을 이용하여 근력을 키워보자.

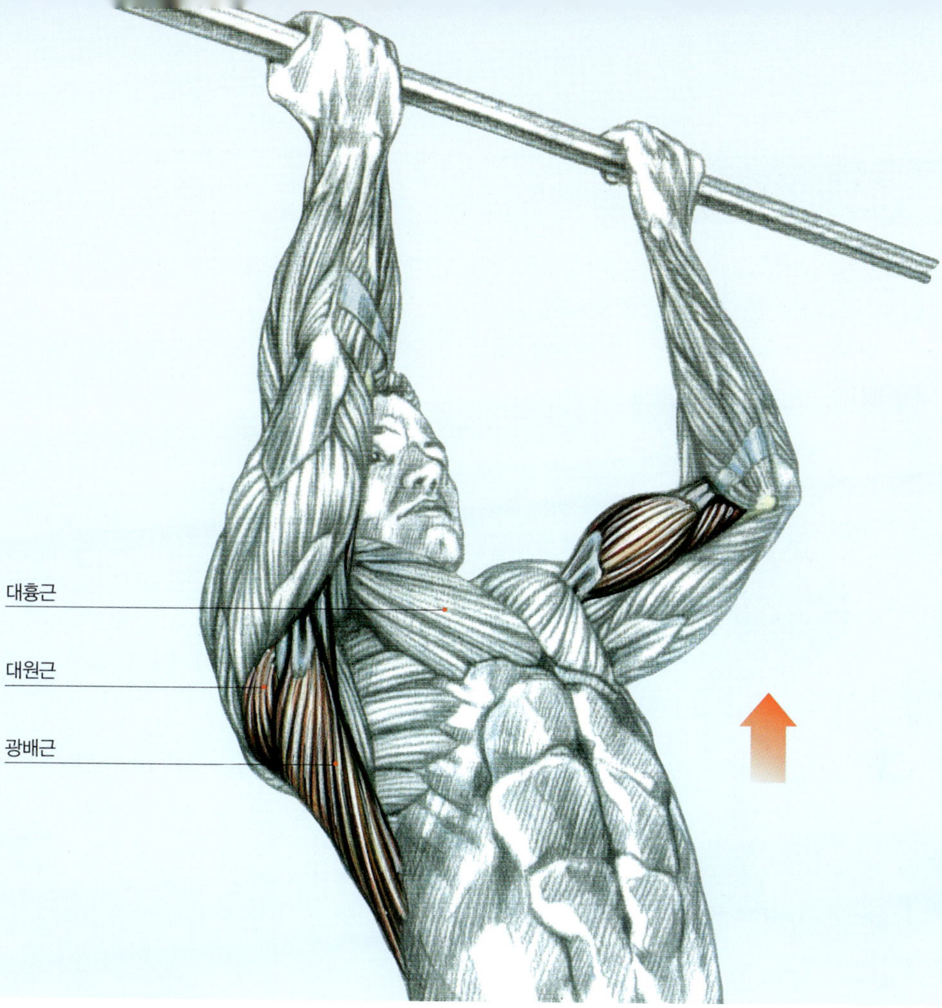

대흉근
대원근
광배근

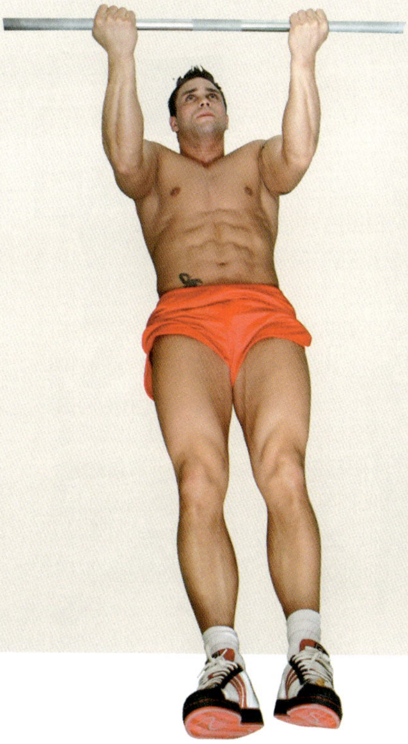

3 또 다른 전략은 친업 바를 바닥에서 1미터 정도의 높이로 설치해서 발이 바닥에 닿게 하는 것이다. 이렇게 하면 체중을 상당히 덜 수 있어 동작이 수월해진다. 당기는 각도는 친업과 로우가 혼합된 형태라고 할 수 있다. 바 높이를 조절할 수 없다면 의자로 다리를 받치고 동작을 수행해보자.

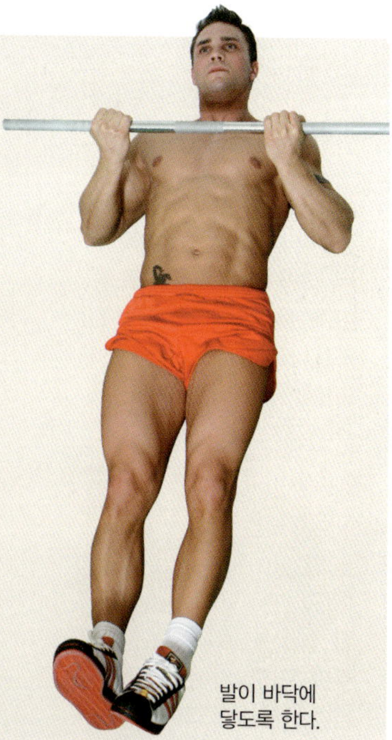

발이 바닥에 닿도록 한다.

02 로우 Row

등 근육과 이두근을 강화할 수 있는 복합관절운동이다. 유니래터럴 방식으로 운동하면 동작 가동 범위를 매우 크게 할 수 있기 때문에 보편적으로 실시한다.

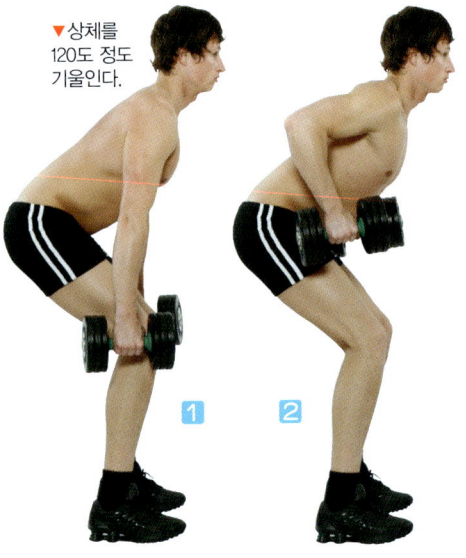

▼상체를 120도 정도 기울인다.

1️⃣ 몸을 앞으로 기울여 상체가 바닥과 90~120도 정도의 각도를 이루도록 한다. 중립 그립(엄지손가락이 앞을 향하도록)으로 덤벨 2개를 잡고, 다리는 무릎을 약간 구부려 허리의 부담을 줄여준다.

2️⃣ 몸을 따라 두 팔을 당겨 보자. 팔을 접어 팔꿈치를 최대한 높이 든다. 견갑골을 좁히면서 1~2초간 수축 자세를 유지한 후 팔을 내려놓는다.

응용 동작

1️⃣2️⃣ 유니래터럴 방식으로 운동하려면 반대쪽 손으로 넓적다리나 의자를 짚고 등 하부를 지탱해보자. 이렇게 운동하면 바이래터럴 방식보다 신전과 수축이 매우 잘 이루어진다. 유니래터럴 방식으로 운동할 때는 동작 가동 범위를 아주 크게 해보자.

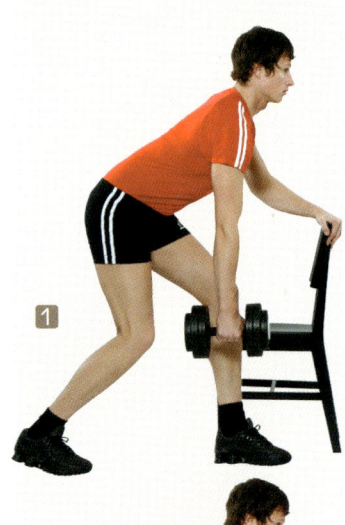

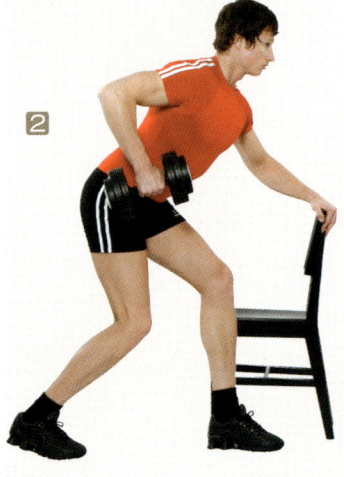

트레이닝 포인트

일반적으로 배꼽 높이 정도로 덤벨을 끌어 당기지만, 좀 더 높이 올려 가슴 방향으로 덤벨을 드는 사람도 있고 좀 더 낮게 올려 넓적다리 방향으로 드는 사람도 있다. 그립은 엄지손가락을 안쪽으로 약간 비트는 것을 선호하는 사람이 있는가 하면, 바깥쪽으로 비트는 것을 좋아하는 사람도 있다. 어떤 자세가 자신의 근육을 가장 잘 동원할 수 있는지 찾아보자.

❗ 무거운 무게로 바이래터럴 방식으로 운동하면 허리 부상을 입을 수 있다. 위험을 줄이는 방법은 몸을 90도로 기울이지 않는 것이다. 상체를 약간 들어 바닥과 120도 각도를 이루도록 해보자. 그러면 근육의 자극을 더 쉽게 느낄 수 있을 것이다. 또한 위험도 줄어들고 힘도 더 생긴다.

장점

로우는 등 안쪽에 있는 근육, 특히 승모근 하부(153p 참고)를 강화한다. 친업 바에서 하는 동작들에 비해 등을 넓게 만들지는 못하지만, 등을 '두껍게' 만들어주는 동작이라 할 수 있다. 즉 로우와 친업은 광배근을 단련하는 데 상호보완적인 동작이다.

앞으로 숙인 자세는 호흡하는 데 방해가 될 수 있으므로 강도 높은 운동에는 도움이 되지 않는다. 또한 자세가 불안정하기 때문에 척추에도 그다지 좋지 않다.

단점

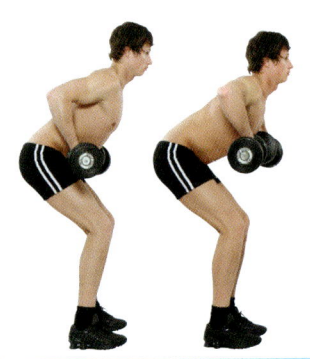

148

전문가 어드바이스

동작할 때는 앞을 보고 머리를 똑바로 유지하자. 특히 수축할 때 고개를 좌우로 돌리지 않도록 주의한다.

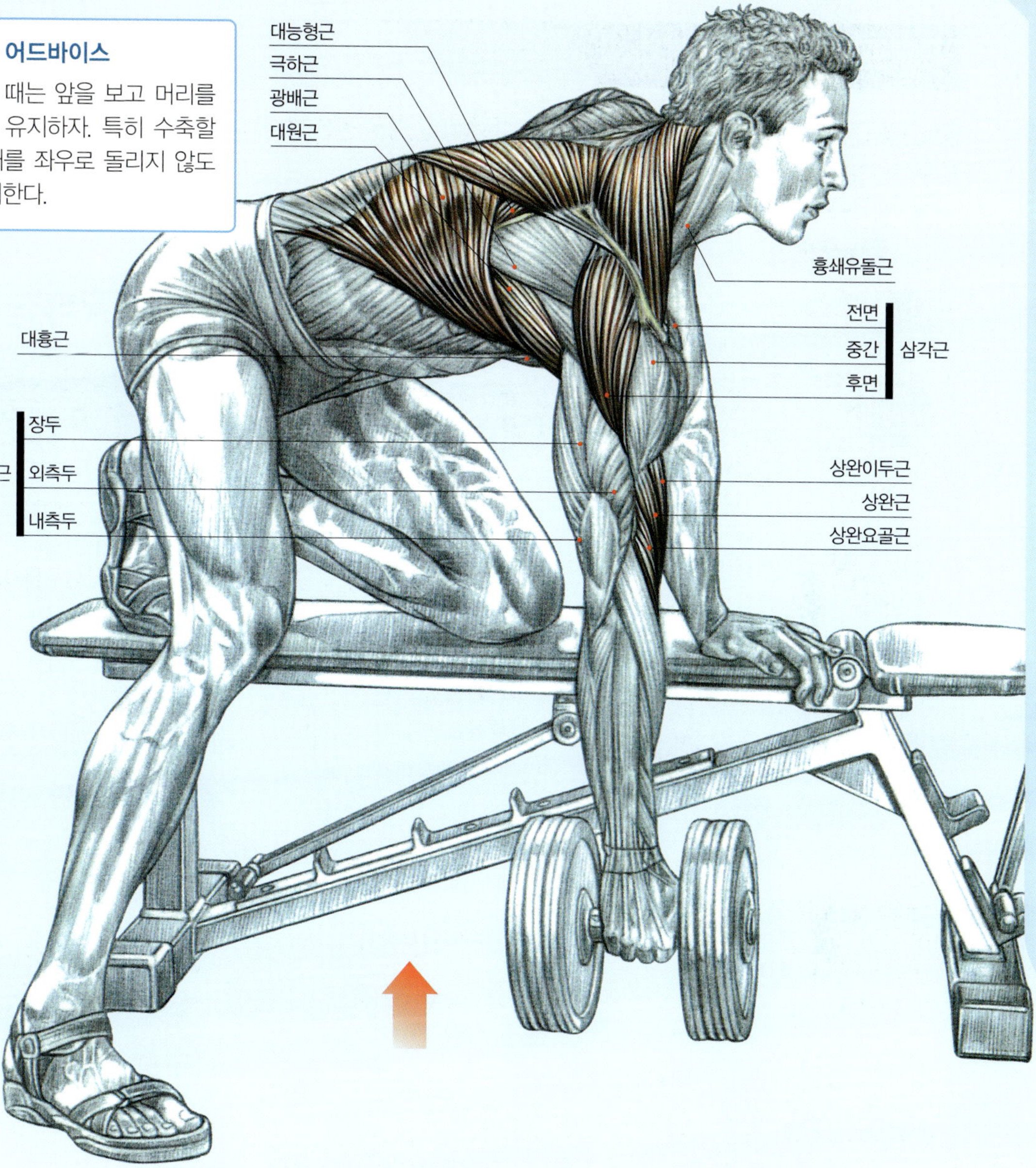

대능형근
극하근
광배근
대원근

흉쇄유돌근

삼각근
- 전면
- 중간
- 후면

대흉근

상완삼두근
- 장두
- 외측두
- 내측두

상완이두근
상완근
상완요골근

❸ 탄력밴드를 이용할 수도 있다. 서서 밴드 한쪽을 덤벨에 걸고 반대쪽 끝은 발로 밟는다. 앉아서 할 수도 있다. 밴드 한쪽을 발에 걸고 반대쪽을 언더 그립이나 오버 그립으로 잡아보자. 그다음 등의 힘으로 당겨 손을 상체로 가져온다.

▼오버 그립

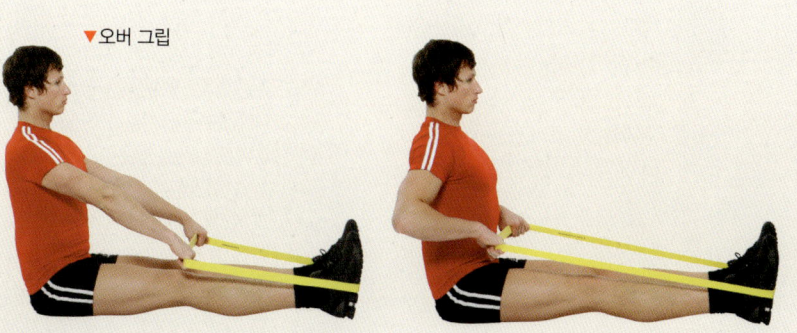

03 벤트 암 풀오버 Bent-Arm Pull over

광배근을 강화할 수 있는 고립운동으로, 흉근과 삼두근도 동원된다. 유니래터럴 방식으로 약간 변형해서 운동하는 것도 가능하다.

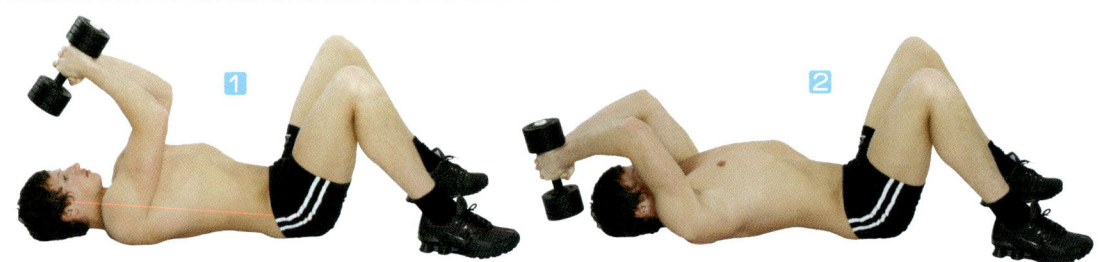

1 침대에 등을 대고 눕는다. 머리를 매트의 맨 가장자리에 두면 바닥에서 실시할 때보다 동작 가동 범위를 크게 할 수 있고 신전도 잘 이루어진다. 덤벨 1개를 두 손으로 잡아보자. 중립 그립(엄지손가락이 바닥을 향하도록 하거나)이나 오버 그립(엄지손가락이 서로 맞닿도록)으로 잡고 팔은 90도로 접어서 머리 위에 덤벨을 둔다.

2 팔을 접은 상태로 덤벨을 머리 뒤로 내려보자. 팔을 최대한 밑으로 내린 다음, 등의 힘으로 다시 들어 올린다. 덤벨이 이마 위에 오면 동작을 멈춘 다음 다시 내려보자.

전문가 어드바이스

풀오버는 흉곽을 확장하는 효과도 있다. 다만 흉곽을 확장하는 데 이보다 더 효과적인 스트레칭 동작은 따로 있다(139p 참고).

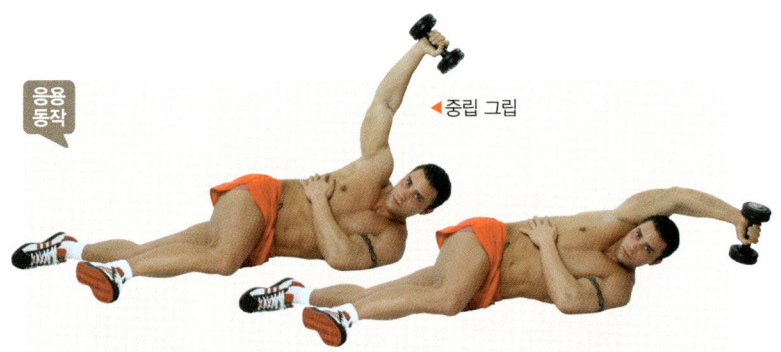

응용동작 ◀중립 그립

트레이닝 포인트

신전된 상태에서 광배근을 단련하는 동작이므로 어깨에 힘을 주지 말고 최대한 밑으로 내려야 한다. 또한 긴장을 계속 유지하려면 덤벨을 과도하게 들어 올리지 말아야 한다. 단 동작을 더 많이 반복하기 위해 세트 마지막에 잠시 정지하는 경우는 예외다.
유니래터럴 방식으로 운동할 때는 반대쪽 손을 광배근 위에 올려 근육이 수축하는 것을 느껴보자.

일반적인 동작을 수행할 때 광배근의 자극을 잘 느끼지 못하는 사람들은 유니래터럴 방식으로 실시해보자. 등을 대고 눕는 대신 왼쪽 옆구리를 대고 옆으로 눕는다.
1 오른손으로 덤벨을 중립 그립(엄지손가락이 아래를 향하도록)으로 잡고 머리 위로 올린다.
2 팔을 머리 쪽으로 낮추면서 가능한 한 멀리 뻗어보자. 바이래터럴 방식으로 풀오버를 수행할 때와는 달리, 팔을 쭉 뻗은 상태를 계속 유지해야 한다. 시작 위치로 돌아갈 때는 덤벨을 너무 높이 들어 올리지 말고 계속해서 긴장을 유지해보자. 오른쪽 세트를 완수한 다음, 즉시 왼쪽으로 넘어간다.

근육량을 키우기 위한 운동이라기보다는 감각을 익히기 위한 운동이라고 할 수 있다. 광배근의 수축을 느끼는 것이 이 동작의 목적이다. 이렇게 광배근의 수축 감각을 익히면 전에 잘 느끼지 못했던 등 근육 운동 동작에서도 차츰 근육의 자극을 느낄 수 있을 것이다.

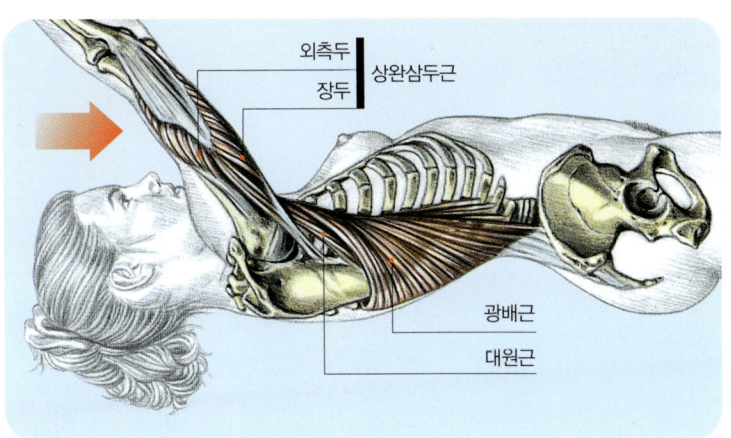

장점
풀오버를 수행하는 동안에는 이두근이 절대 개입하지 않는다. 따라서 친업이나 로우를 수행할 때 이두근의 자극만 느끼고 광배근의 자극을 전혀 느끼지 못한다면 풀오버가 도움이 될 것이다. 선피로 전략으로, 풀오버로 광배근을 고립시켜 운동한 후 복합관절운동으로 넘어갈 수도 있다.
삼두근이 상대적으로 약한 사람은 풀오버를 수행하기 전에 가슴, 어깨, 삼두근 프레스를 수행하면 안 된다.
단점

! 풀오버를 수행할 때 어깨 관절은 상대적으로 불안정한 상태에 놓인다. 따라서 너무 무거운 무게로 운동해서는 안 된다. 무게보다는 반복횟수를 올려보자. 운동의 성과보다는 감각을 익히는 데 집중해야 한다. 덤벨이 머리 위로 떨어지지 않도록 무게를 잘 잡고 있어야 한다는 사실도 명심하자.

04 광배근 스트레칭

다음 두 가지 동작은 광배근의 여러 부위를 신전시킨다. 상호보완적인 성격을 지니므로 두 동작을 함께 수행하는 것이 좋다.

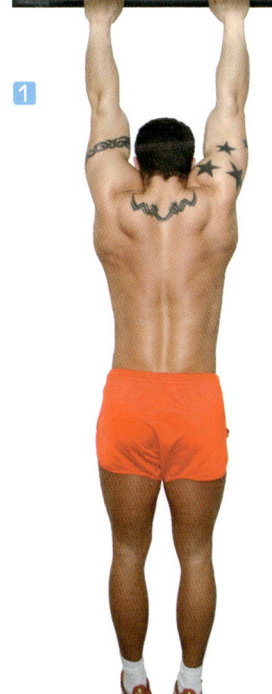

친업 바에서 스트레칭

1 양손을 좁히고 오버 그립으로 바를 잡고 매달린다. 한 손으로만 동작을 수행하면 광배근을 보다 강하게 신전시킬 수 있다. 유니래터럴 방식으로 스트레칭할 때는 발을 바닥에 대고 몸을 안정시켜 보자.

앉아서 스트레칭

1 다리를 약간만 구부린 상태로 바닥에 앉는다. 상체를 90도로 세우고, 왼손으로 오른발을 잡아보자(엄지손가락은 바닥을 향하도록). 다리를 접으면 잡는 데 도움이 된다.

2 그다음 다리를 천천히 뻗으면서 근육을 신전해보자. 반대쪽도 똑같이 실시한다.

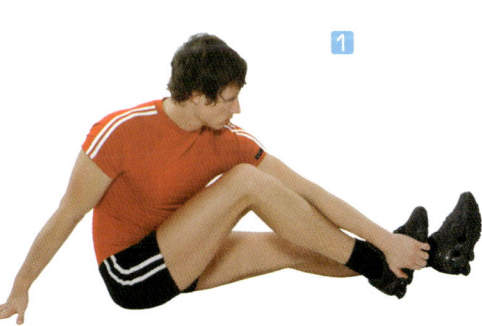

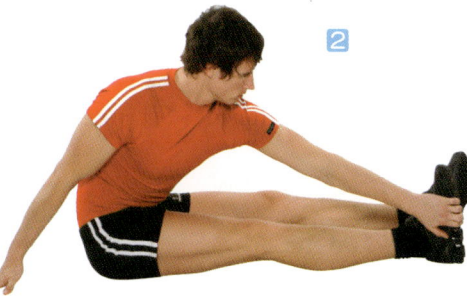

승모근(Trapezius)

■ 승모근의 역할

승모근은 크게 두 부분으로 나누어진다.

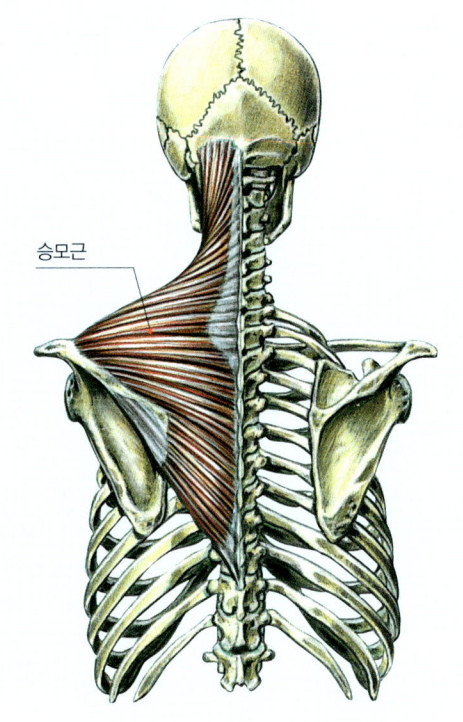

승모근

동작 시 승모근의 작용

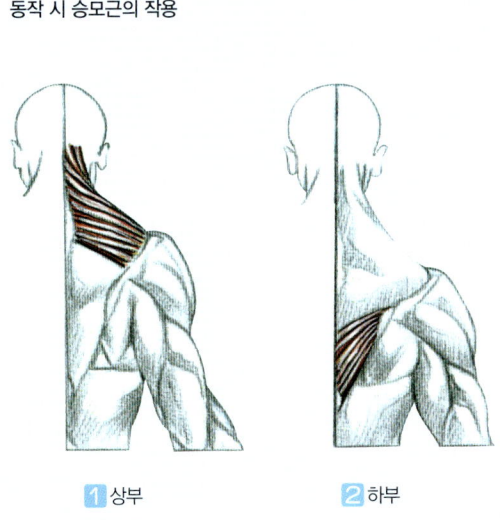

1 상부　　2 하부

1. 승모근 상부

어깨를 들어 올리는 기능에 관여하며, 접촉을 요하는 스포츠, 격투기, 던지기 등의 종목에서 중요한 역할을 한다. 승모근 상부는 근력을 제공하는 것은 물론이고, 목을 보호하는 기능을 수행한다. 몸 만들기의 측면에서 잘 발달된 승모근은 강하고 남성미 넘치는 모습을 연출한다. 목이 두껍고 승모근이 우람하면 상대에게 위협적인 느낌을 줄 수 있기 때문에 종합격투기나 복싱에서는 이 두 부분이 잘 발달된 선수를 많이 볼 수 있다.

슈러그 동작을 수행하면 특히 승모근 상부가 자극된다. 승모근 상부를 단련하는 또 다른 동작은, 어깨 단련 파트에서 설명한 '업라이트 로우'(112p)가 있다. 단 승모근을 단련하려면 손 간격을 좁혀 잡고 동작을 수행해야 한다.

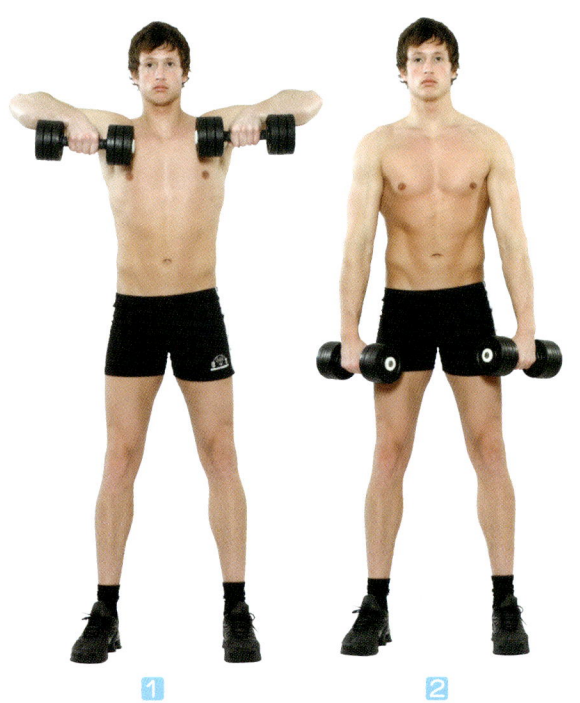

1　　2

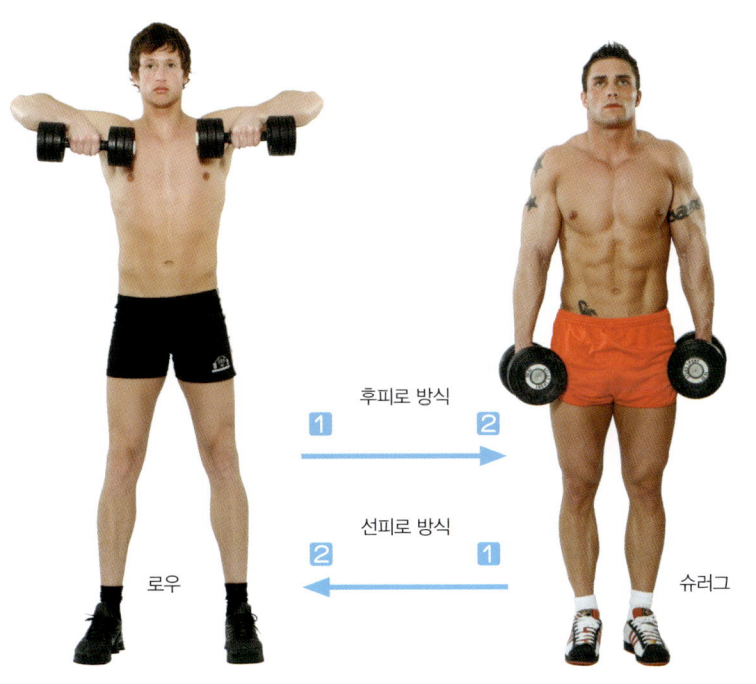

승모근 상부 단련을 위한 슈퍼세트

후피로 방식으로 슈퍼세트를 수행하는 방법은 덤벨을 잡고 로우를 실시하다가 실패 지점에 이르면 즉시 슈러그를 연속해서 수행하는 것이다. 선피로 방식으로 슈퍼세트를 수행하는 방법은 슈러그를 수행하고 난 다음에 바로 업라이트 로우를 수행하는 것이다.

2. 승모근 하부

승모근 하부는 승모근 상부와 반대 작용, 즉 팔을 내리는 기능에 관여하므로 승모근 하부와 상부는 길항근 관계에 있다고 할 수 있다. 승모근 하부는 견갑골을 모으는 작용을 하기도 한다.

승모근 하부를 잘 강화하면 어깨 관절을 안정적으로 보호할 수 있는 반면, 승모근 하부가 약하면 삼각근에 부상을 입을 수 있다. 그렇기 때문에 승모근 상부를 발달시키는 것만큼 하부를 발달시키는 것도 중요하다고 할 수 있다. 승모근 하부를 단련하는 주요 동작은 몸을 앞으로 숙이고 하는 로우와 래터럴 레이즈가 있다.

승모근 하부 단련을 위한 슈퍼세트

후피로 방식으로 슈퍼세트를 수행하는 방법은 로우를 실시하다가 실패 지점에 이르면 즉시 래터럴 레이즈를 연속해서 수행하는 것이다. 선피로 방식으로 슈퍼세트를 수행하는 방법은 래터럴 레이즈를 수행하고 난 다음에 바로 로우를 수행하는 것이다.

! 다수의 과학 논문에 따르면, 힘을 많이 쓰는 운동선수들은 승모근 상부와 하부가 매우 불균형적으로 발달해 있다고 한다. 같은 체중의 사람을 놓고 비교했을 때 운동선수들은 운동을 전혀 하지 않은 사람들보다 승모근 상부가 훨씬 발달되어 있었지만, 승모근 하부는 그렇지 않았다. 이러한 불균형은 운동 수행에도 악영향을 끼치게 된다. 등을 단련하는 로우와 래터럴 레이즈를 많이 수행하여 이러한 불균형을 하루빨리 바로 잡을 필요가 있다.

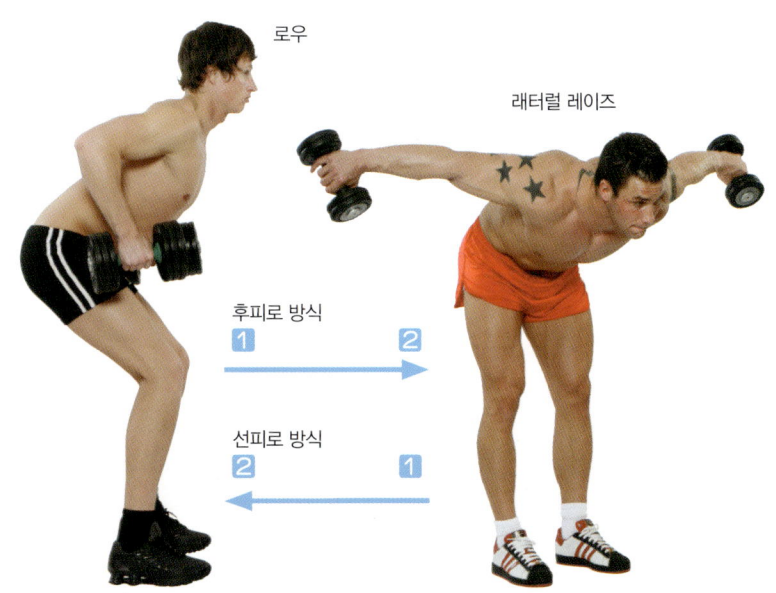

04 슈러그 Shrugs

승모근 상부를 강화할 수 있는 고립운동이다. 바이래터럴 방식으로 운동하는 것이 좋다.

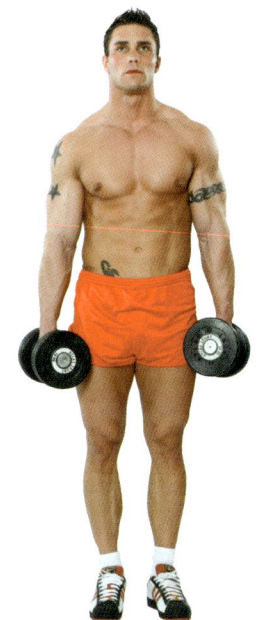 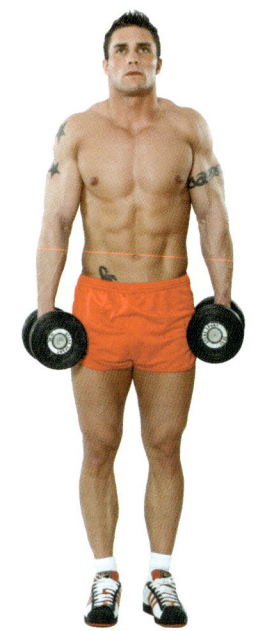 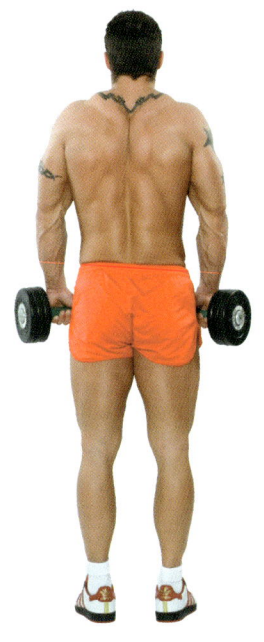

1 선 자세에서 몸을 따라 팔을 쭉 편다. 덤벨 2개를 중립 그립으로 잡아보자.

2 마치 어깨를 귀에 닿게 하려는 듯이 어깨를 들어보자. 어깨를 최대한 높이 올리고 1초간 수축 자세를 유지한 다음, 최대한 낮게 어깨를 내린다.

! 승모근 상부는 경추와 가까이 있기 때문에 승모근 상부를 반복적으로 수축하면 머리가 약간 아프거나 심하면 두통이 생길 수도 있다. 따라서 중량을 매우 점진적으로 올리면서 천천히 실시해야 한다.

트레이닝 포인트
동작을 시작할 때 팔을 접어서는 안 된다. 대신 동작 정점에 있을 때는 이두근을 가볍게 당기면서 어깨를 좀 더 높이 올려보자.

전문가 어드바이스
가슴이나 어깨 운동을 하기 전에 승모근을 운동하면, 어깨 관절을 웜업할 수 있고, 신경 시스템도 깨울 수 있다. 그러나 승모근이 욱신거려 힘을 낼 수 없을 정도로 지나치게 실시해서는 안 된다.

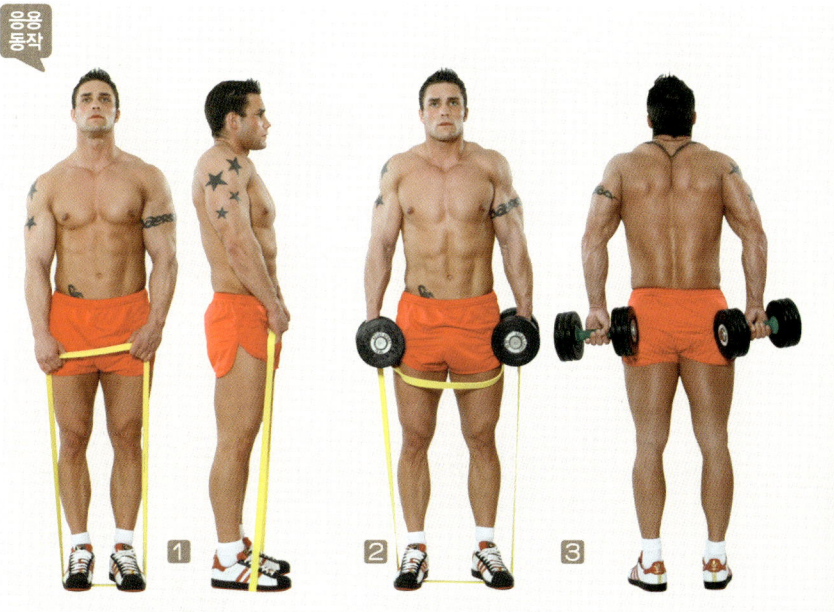

응용 동작

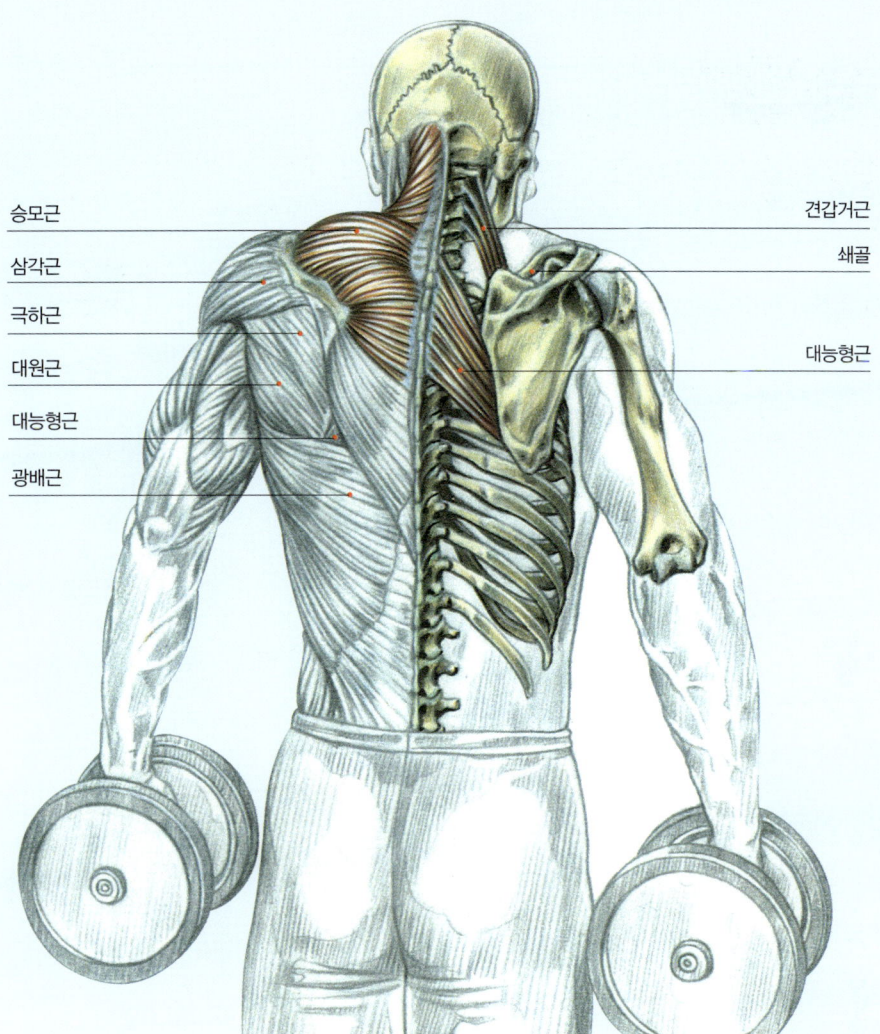

승모근
삼각근
극하근
대원근
대능형근
광배근

견갑거근
쇄골
대능형근

1 2 덤벨 대신 발밑에 탄력밴드를 걸고 동작을 실시하거나 덤벨과 탄력밴드를 함께 이용할 수도 있다.

3 덤벨을 몸 앞이나 뒤에 두고 동작을 수행하면서 승모근 운동 각도를 바꿔볼 수도 있다.

다음 동작을 연속으로 수행하면 최대한 짧은 시간에 승모근을 지치게 만들 수 있다. 팔을 약간 뒤로 놓고 슈러그를 시작해보자. 이때 덤벨은 오버 그립으로 잡는다. 동작하다가 실패 지점에 이르면 팔을 옆으로 가져와(중립 그립) 더 쉬운 방식으로 계속해보자. 또 다시 실패 지점에 이르면 팔을 앞으로 가져오고(오버 그립) 가볍게 치팅을 하면서 추가로 몇 회 더 반복한다. 이렇게 하면 승모근 상부 전체가 매우 강하게 욱신거릴 것이다.

장점

다른 작은 근육들이 승모근보다 먼저 피로해져 운동에 장애를 주는 일 없이, 승모근을 직접적으로 단련할 수 있다.

승모근 상부는 쉽게 발달되는 반면, 승모근 하부는 소홀히 되기 쉽고 강화하기도 힘들다. 따라서 승모근 상부 운동보다는 하부 운동에 더 많은 시간을 투자하는 것이 좋다.

단점

허리 근육(Lumbar Muscles)

■ 허리 근육의 역할

허리 근육은 두 가지 역할을 한다.

1 허리 근육은 척추의 아랫부분을 지탱한다. 충분히 발달된 허리 근육은 척추를 대신하여 등에 가해지는 압박을 감당한다. 이러한 점에서 허리 근육은 거의 모든 스포츠에서 유용한 기능을 수행한다고 할 수 있다. 대부분의 복합관절운동은 척추를 압박하는 경향이 있기 때문에 웨이트 트레이닝을 수행하는 사람들 또한 탄탄한 허리 근육을 가지고 있어야 안전하게 운동을 실시할 수 있다.

2 허리 근육은 몸이 앞으로 기울어진 자세, 상체를 일으켜 세우는 동작에 관여한다. 이때 허리 근육이 혼자 운동하는 경우는 거의 없으며 보통 둔근과 햄스트링이 동시에 동원된다.

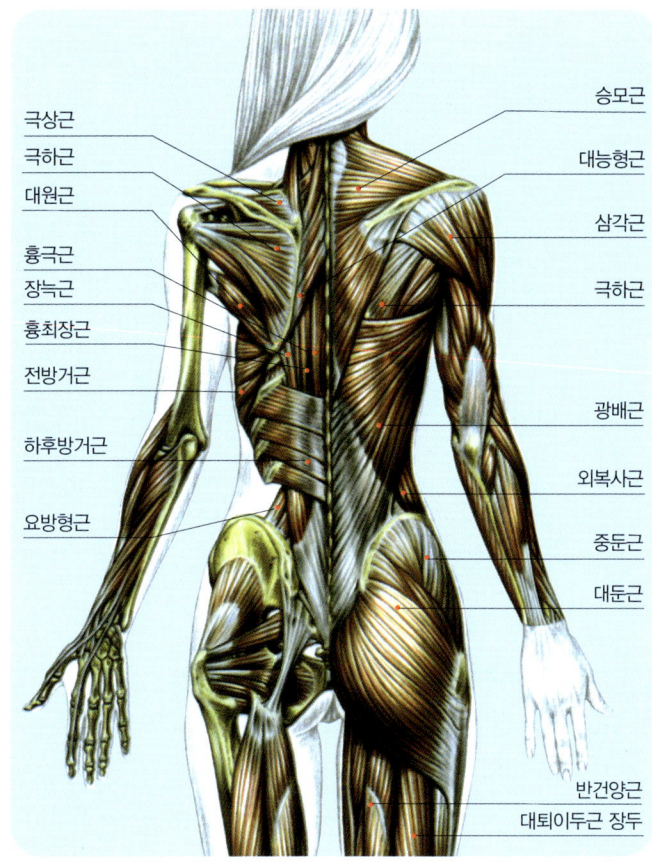

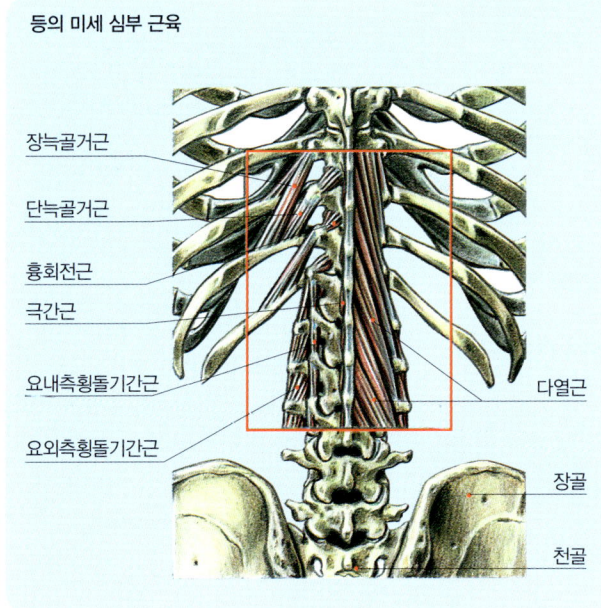

등의 미세 심부 근육

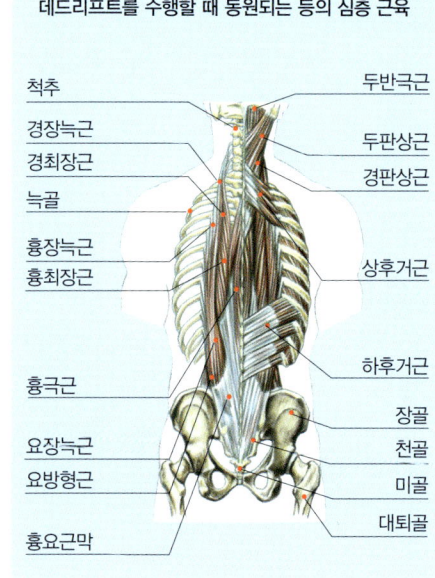

데드리프트를 수행할 때 동원되는 등의 심층 근육

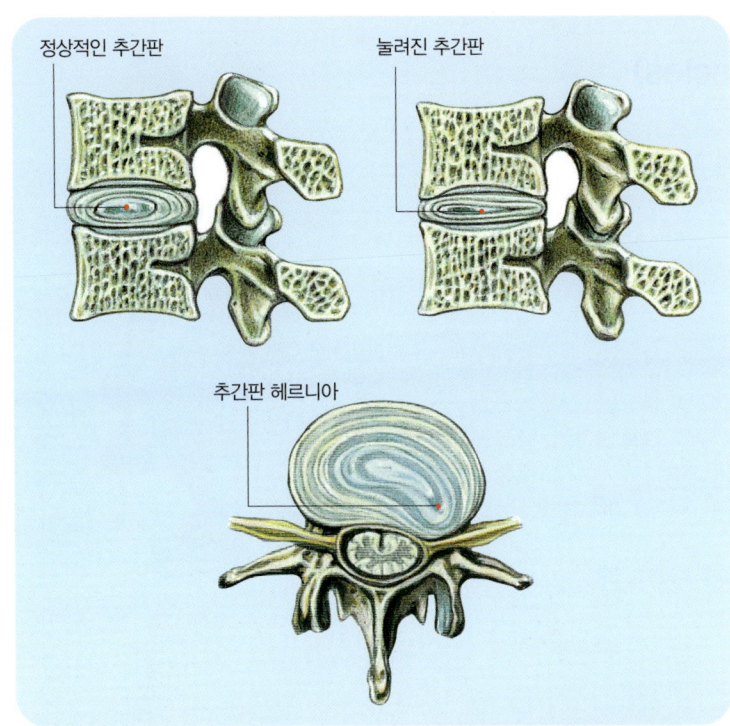

정상적인 추간판 | 눌려진 추간판

추간판 헤르니아

> ❗ 척추는 매우 약하기 때문에 강도 높은 스포츠 훈련에서 다루는 무거운 중량을 감당할 수 없다. 그러므로 척추에 가해지는 압박을 허리 근육으로 분산시켜야 하며, 이를 위해 등과 허리 근육을 강하게 단련해야 한다. 단, 목 근육과 마찬가지로 등과 허리 근육을 강화할 때도 부상을 입지 않도록 주의해야 한다. 웨이트 트레이닝에서는 등과 허리 근육을 강화하려다가 부상을 입는 경우가 많으며, 이 근육들은 조금만 아파도 운동이나 스포츠 훈련을 수행할 때 어려움을 겪을 수 있다.

05 벤트 레그 데드리프트 Bent-legged Deadlift

허리 근육뿐만 아니라 광배근, 둔근, 넓적다리 근육을 함께 강화할 수 있는 복합관절운동이다. 한쪽 다리만 이용해 유니래터럴 방식으로 운동할 수도 있다.

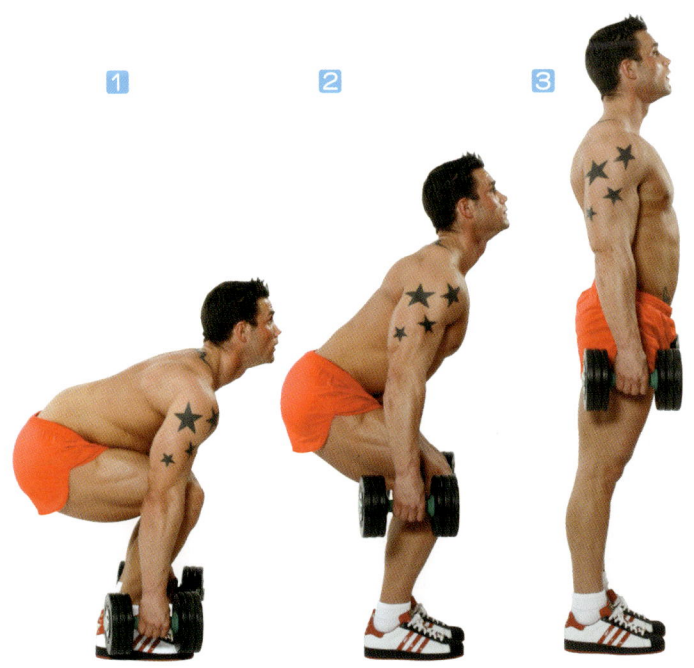

1️⃣ 다리를 어깨 너비 정도로 벌리고 쭈그려 앉는다. 등은 평평하게 하고 뒤로 아주 약간 휜 상태를 유지한다. 발 옆에 있는 덤벨 2개를 자연스럽게 잡는다. 가장 이상적인 그립은 세미 오버 그립으로, 중립 그립과 오버 그립의 중간 그립으로 잡는다.

2️⃣ 다리를 밀고 등을 당기면서 몸을 일으켜 세운다. 다리와 등이 가능한 한 동시에 움직여야 한다. 다리를 먼저 밀고, 그다음 등을 당기면 안 된다.

3️⃣ 다리를 접으면서 앞으로 몸을 숙이고 시작 자세로 돌아온다.

트레이닝 포인트

허리 근육이 피로해지면, 이상적인 등의 자세(자연스럽게 뒤로 살짝 휜 자세)를 유지하기가 점점 더 어려워지고 척추가 구부러지기 시작한다. 등이 구부러지면 동작이 쉬워져 추가 리피티션을 실시할 수 있기 때문에 많은 사람이 등이 구부러져도 동작을 멈추지 않고 계속 수행한다.

그러나 이처럼 등이 구부러져 추간판이 잘못 놓여 있는 자세에서 동작을 계속 진행하는 것은 좋지 않다. 등이 구부러지기 시작하면 동작을 멈추는 것이 좋으며, 동작을 계속 수행하고 싶다면 중량을 덜어주어야 한다. 예를 들면 다리 사이로 덤벨 1개를 두 손으로 잡고 동작을 실시하는 것이다.

전문가 어드바이스

바닥에 놓인 덤벨을 들 때 덤벨이 너무 낮은 곳에 있을 수 있다. 이때 다리가 길고 팔이 짧은 사람은 등을 구부려서 무게를 잡는 경우가 종종 있는데, 이것은 좋은 방법이 아니다. 이 경우 덤벨을 낮은 의자나 발판 위에 올려놓으면 동작 가동 범위를 줄일 수 있다.

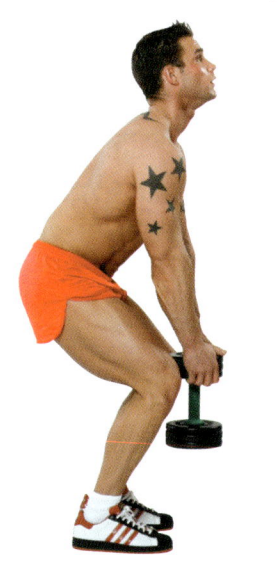

! 운동할 때 척추에 매우 강한 자극을 받을 것이다. 이때 등이 잘못된 자세를 취하면 추간판이 짓눌릴 위험이 있다. 허리를 단련하는 운동을 수행할 때는 그날 운동 마지막에 친업 바에 매달려 오랫동안 스트레칭을 해주는 것이 좋다.

응용 동작

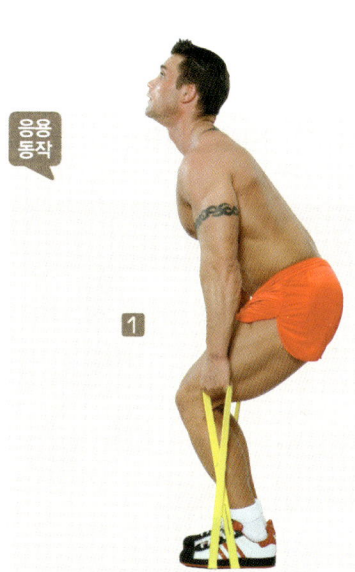

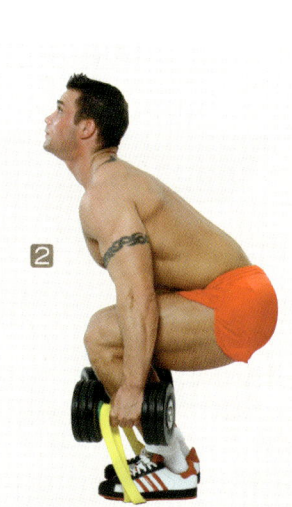

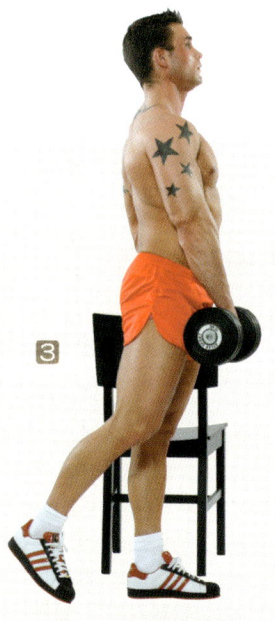

1 덤벨을 이용하는 대신 탄력밴드를 발로 밟고, 밴드 양쪽 끝을 두 손으로 잡아 수행할 수 있다.

2 탄력밴드와 덤벨을 함께 이용하면 최대의 효과를 낼 수 있다. 덤벨은 동작을 시작할 때는 저항을 제공하지만, 동작 마지막에는 저항을 많이 주지 못한다. 탄력밴드는 정반대의 효과를 낸다. 이 둘을 조합하면 동작하는 내내 지속적인 저항을 얻을 수 있다.

3 한쪽 다리만으로 동작을 수행할 수도 있다.

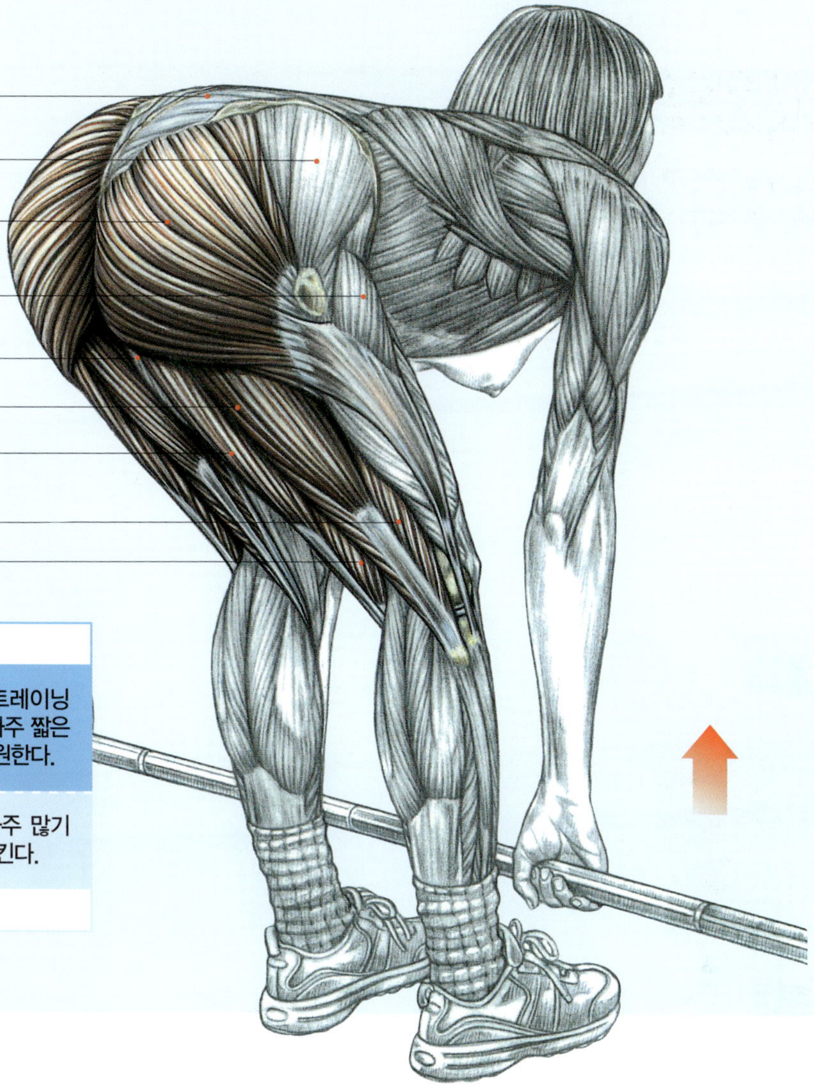

건막 하 척추기립근

중둔근

대둔근

대퇴근막장근

대내전근

대퇴이두근 장두
반건양근

대퇴이두근 단두
반막양근

장점

가장 종합적인 웨이트 트레이닝 동작이라고 할 수 있다. 아주 짧은 시간에 수많은 근육을 동원한다.

동원되는 근육의 수가 아주 많기 때문에 많은 힘을 소모시킨다.

단점

06 척추 스트레칭

48p에 설명한 것처럼 친업 바에 매달려 척추를 이완시켜 보자.

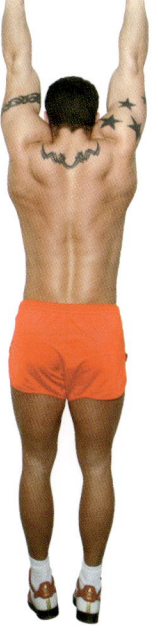

추간판에 막 압박을 가한 상태에서 앉거나 서서 몸을 앞으로 숙이는 동작을 하며 허리 근육을 스트레칭하는 것은 좋지 않다. 이런 스트레칭 동작은 다른 날에 수행하도록 하자.

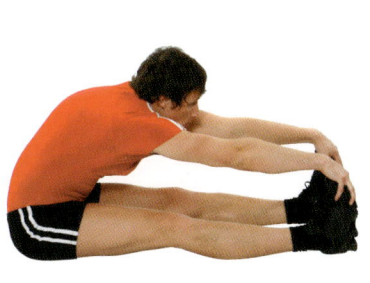
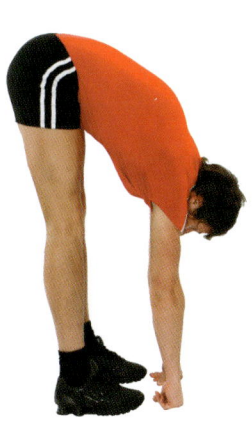

07 덤벨 클린 앤드 저크 Dumbbell Clean and Jerk

허리 근육, 광배근, 둔근, 넓적다리, 팔 근육을 강화할 수 있는 복합관절운동이다. 팔을 머리 위로 드는 동작에서 어깨 근육도 상당히 자극된다. 역도에서는 이 동작을 '용상'이라고 부른다. 신체의 거의 모든 근육이 동원되기 때문에 웨이트 트레이닝에서 가장 종합적인 운동 동작이라고 할 수 있다. 바이래터럴 방식으로 운동하는 것이 좋다.

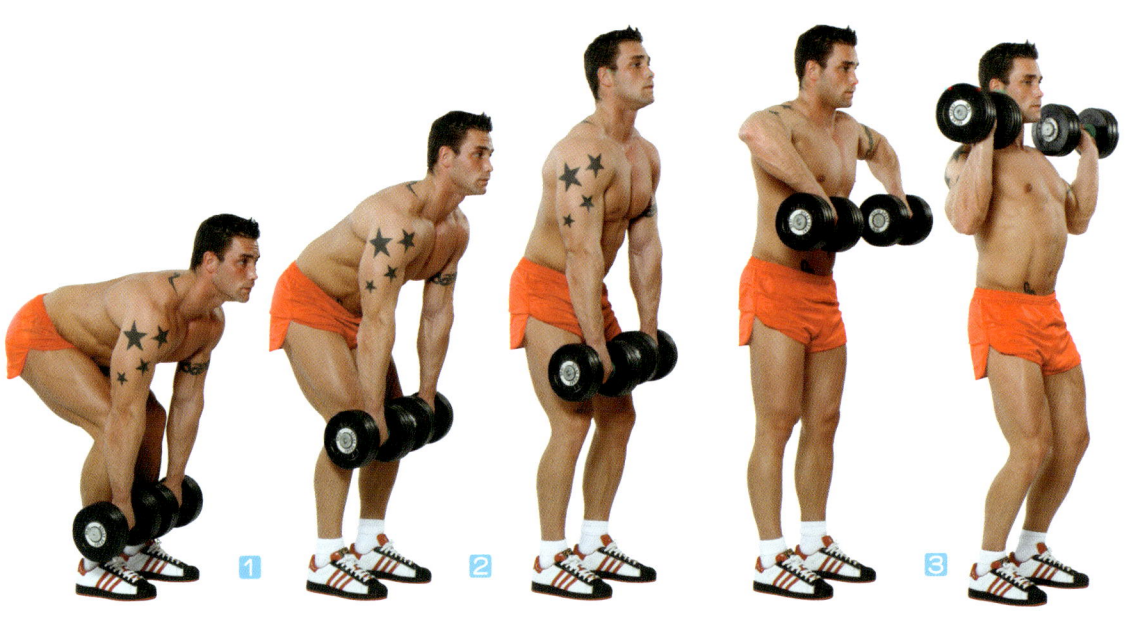

1 쭈그려 앉아 발 옆에 있는 덤벨 2개를 잡는다. 등은 평평하되 뒤로 아주 약간 휜 상태를 유지해보자. 덤벨은 자연스럽게 잡는다. 가장 이상적인 그립은 세미 오버 그립이다.

2 다리를 밀고 등을 당기면서 몸을 일으켜 세운다. 다리와 등이 가능한 한 동시에 움직여야 한다.

3 거의 섰을 때 도약을 가해 팔을 접으며(손은 거의 오버 그립을 취한다) 덤벨을 어깨 높이로 가져온다.

트레이닝 포인트
무거운 무게를 들기 전에 충분히 워밍업해야 한다. 워밍업을 하면 근육들이 운동할 준비가 되어 수행 테크닉이 개선된다.

전문가 어드바이스
시선은 약간 위로 향하고 머리를 똑바로 세워보자. 오른쪽이나 왼쪽으로 고개를 돌리면 몸의 균형이 깨져 등에 부상을 당하기가 쉽다.

! 폭발력을 요하는 동작이기 때문에 위험할 수 있다. 대단히 주의를 기울여 실시해야 한다. 처음부터 무거운 무게로 동작을 시작하면 안 된다.

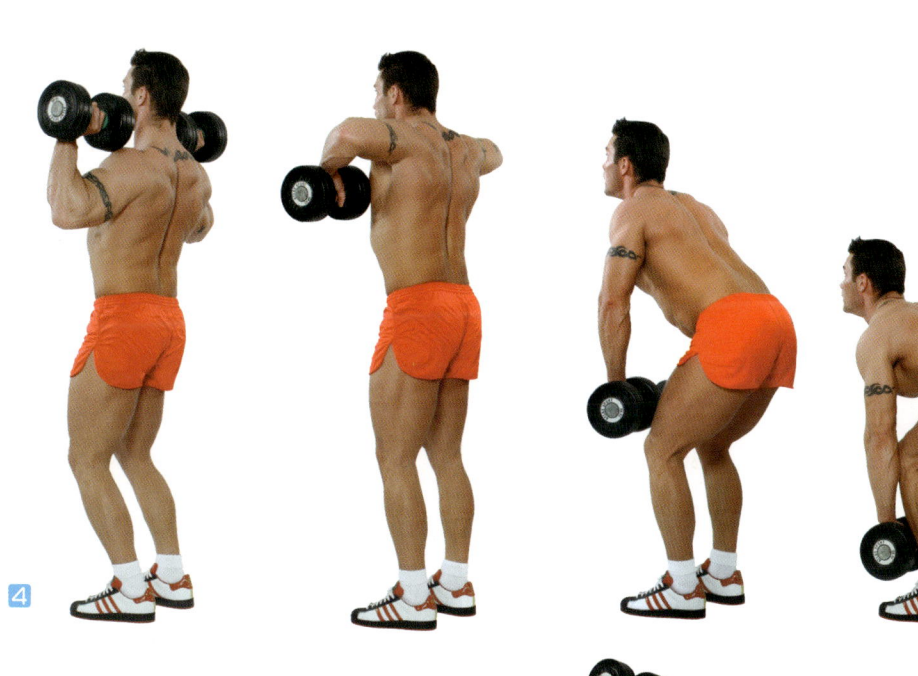

4 이 상태에서 덤벨을 내려보자. 다리를 접고 몸을 앞으로 숙이면서 시작 자세로 돌아온다.

장점

클린 동작은 아주 짧은 시간에 많은 근육군을 동원한다. 또한 이 동작은 근육 강화뿐만 아니라 지구력을 개선시키기도 한다. 긴 세트로 동작을 수행하면 근력과 지구력을 향상시킬 수 있다.

고난이도의 기술을 요하는 동작으로서, 근육을 제어하는 법을 학습할 필요가 있다. 운동선수들에게는 굉장한 도움이 되는 동작이지만, 최소 2~3개월간의 근육 운동 경험이 없는 사람들은 수행하지 않는 것이 좋다.

단점

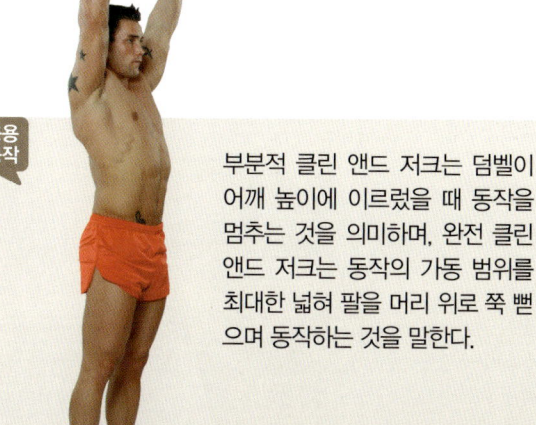

응용 동작

부분적 클린 앤드 저크는 덤벨이 어깨 높이에 이르렀을 때 동작을 멈추는 것을 의미하며, 완전 클린 앤드 저크는 동작의 가동 범위를 최대한 넓혀 팔을 머리 위로 쭉 뻗으며 동작하는 것을 말한다.

강력한 넓적다리를 만든다

대퇴사두근(Quadriceps)

■ 대퇴사두근의 역할

스포츠를 수행할 때는 일반적으로 상체 근육보다 넓적다리가 훨씬 더 많이 동원된다. 대다수의 훈련에서 필수불가결한 요소로 꼽히는 '달리거나 뛰어오르는 동작'에서 넓적다리가 사용되기 때문이다.

단거리 달리기나 자전거 경주를 할 때, 넓적다리의 근육량과 힘을 생성하는 능력 사이에 직접적인 관계가 존재한다는 사실이 여러 의학 연구를 통해서 명확히 밝혀졌다. 말하자면, 넓적다리가 강하고 거대할수록 더 빨리 달릴 수 있는 것이다. 남자만큼 우람한 넓적다리를 가진 여성은 실제로 남자만큼 빠르게 뛸 수 있다. 이는 스피드를 요하는 스포츠에서 운동 수행 능력을 개선하려면 하체를 운동하는 것이 매우 중요함을 뜻한다.

외관상 멋진 몸을 만들기 위해 웨이트 트레이닝을 하는 사람들은 굵은 넓적다리보다는 우람한 상체를 원하는 경우가 더 많아 넓적다리 운동을 소홀히 하기도 한다. 그러나 넓적다리 또한 잘 발달시켜야 하는 근육이다. 다음에 소개하는 운동을 잘 수행하여 넓적다리를 빠르게 향상시켜 보자.

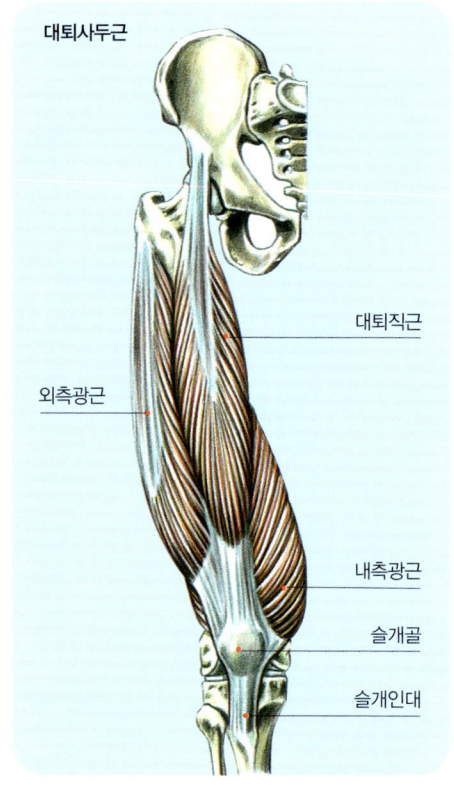

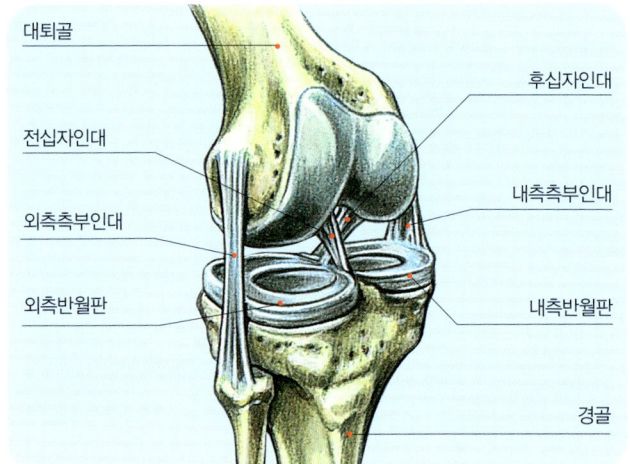

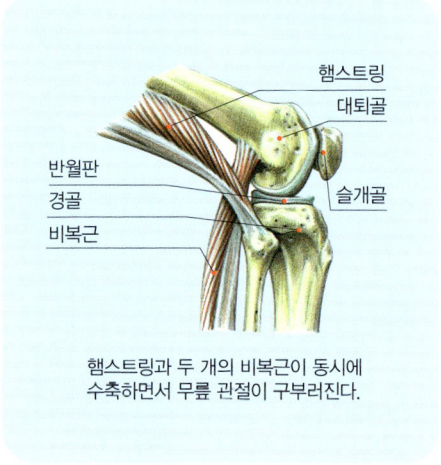

햄스트링과 두 개의 비복근이 동시에 수축하면서 무릎 관절이 구부러진다.

❗ 넓적다리를 운동하기 전에는 무릎에 연결되어 있는 근육을 워밍업하여 무릎을 보호해야 한다. 이때 대퇴사두근만 워밍업하는 경우가 많은데 이는 잘못된 것이다! 무릎에 문제가 생기지 않으려면 햄스트링부터 시작해 대퇴사두근과 종아리 근육을 모두 워밍업해야 한다. 이 간단한 조언만 따른다면 무릎에 생기는 사소한 통증을 예방할 수 있을 것이다.

01 스쿼트 Squat

대퇴사두근, 햄스트링, 허리 근육, 종아리 근육, 둔근을 강화할 수 있는 복합관절운동이다. 한쪽 다리만 이용해 유니래터럴 방식으로 운동하는 것도 가능하나 추천하지는 않는다.

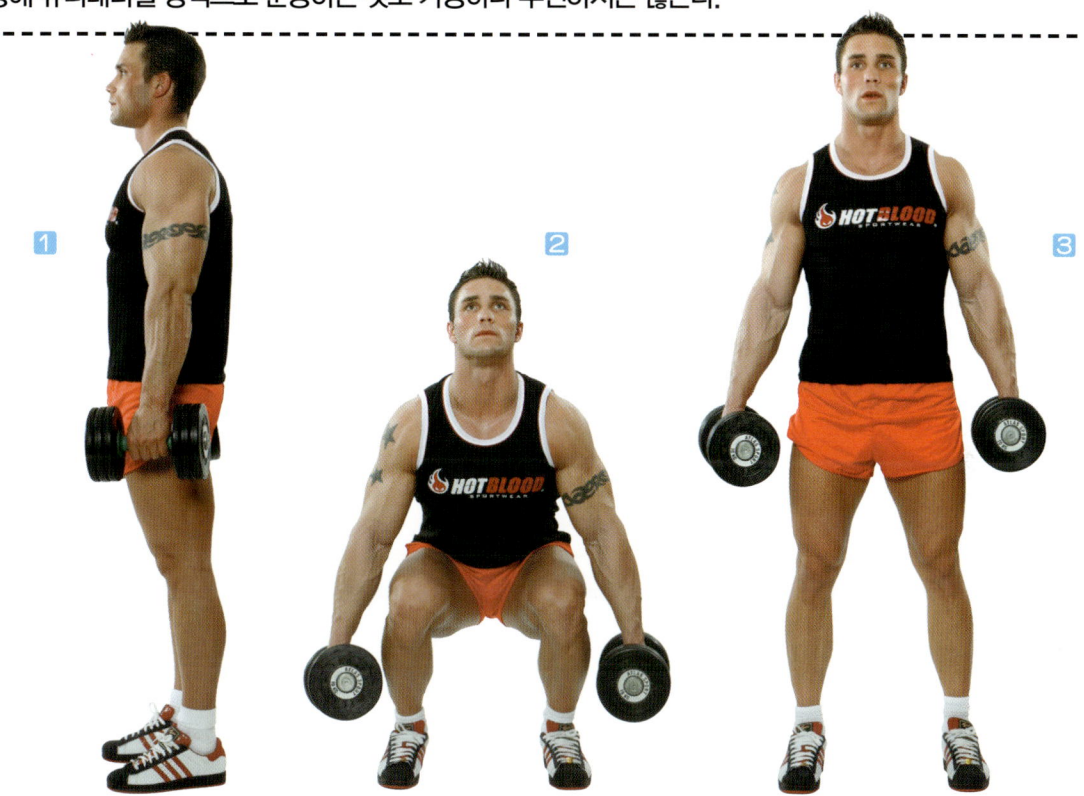

1 2 발을 어깨너비 정도로 벌리고 쭈그려 앉아 바닥에 있는 덤벨 2개를 자연스럽게 잡는다. 가장 이상적인 그립은 세미 오버 그립 자세로, 중립 그립과 오버 그립의 중간 그립으로 잡는다. 등은 평평하게 하고 뒤로 아주 살짝 휜 상태를 유지한다.

3 등을 최대한 똑바로 세우고 다리를 밀어 쭉 뻗어보자. 일어선 다음에는 다시 다리를 접으면서 시작 자세로 돌아온다. 바닥까지 완전히 낮추지 말고 상체가 앞으로 기울어지기 시작할 때까지 몸을 내려보자. 몸이 너무 기울면 넓적다리의 운동은 줄어들고 허리 근육이 주로 동원되기 시작할 것이다.

트레이닝 포인트

몸을 많이 낮출수록 발뒤꿈치를 바닥에서 떨어뜨려야 등을 똑바로 유지할 수 있다. 발뒤꿈치를 바닥에서 떨어뜨리면 대퇴사두근에 자극이 집중되는 반면, 발뒤꿈치를 바닥에 붙이면 등을 똑바로 세우기가 어려워지고 둔근, 햄스트링, 허리 근육에 힘이 가해진다.
일시적 실패 지점에 이른 후 동작을 계속하고자 한다면 다리 사이로 덤벨 1개를 두 손으로 잡고 실시해보자. 그다음 덤벨을 내려놓고 맨손으로 동작을 반복한다.

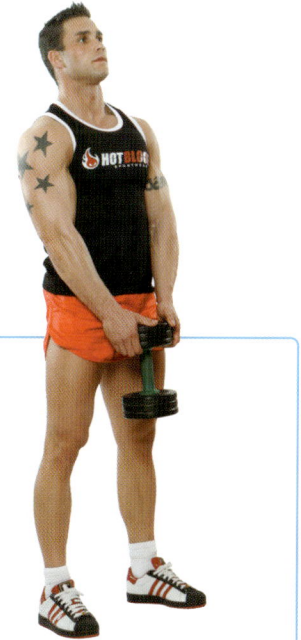

응용 자세

스쿼트는 여러 가지 동작으로 응용할 수 있다.

하강 높이를 다양하게 바꾼다.
몸을 밑으로 내릴수록 더 많은 근육군이 동원되기 때문에 난이도가 높아진다.
하강 높이를 정할 때는 자신이 목표로 하는 근육이 무엇인지도 고려해야 하지만, 본인의 신체 구조도 함께 생각해야 한다. 다리, 특히 대퇴골이 길면 몸을 낮출 때 등의 부상 위험이 커진다. 이 경우에는 허리를 뒤로 내밀면서 몸을 앞으로 많이 숙여야 하기 때문이다.

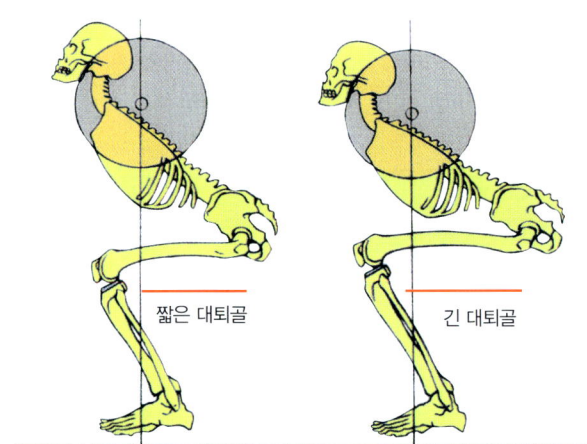

스쿼트 수행 시 체형의 차이 때문에 생기는 상체의 기울기 변화

짧은 대퇴골 / 긴 대퇴골

1. 짧은 다리-긴 몸통
몸통이 덜 기울고 많이 돌출되지 않는다.

2. 긴 다리-짧은 몸통
몸통이 많이 기울면서 크게 돌출된다.

박스 스쿼트(Box Squat)
침대나 의자를 이용해 하강 높이를 정해보자. 박스 스쿼트를 수행할 때는 매트나 의자 위에 힘껏 내려앉으면서 동작을 멈추는 것이 아니라, 동작을 제어해서 부드럽게 지지대에 도달하도록 해야 한다. 두 가지 응용 동작이 가능하다.

1 지지대에 스치자마자 정지하지 않고 즉시 몸을 들어 올린다. 이 방식은 변형된 플라이오메트릭 운동으로 근육의 폭발력을 기르는 데 도움이 된다.

2 1~2초간 지지대에 앉아서 근육을 이완한 다음 몸을 들어 올린다. 이러한 스톱 앤드 고 운동 방식은 스타트 힘을 길러주기 때문에 단거리 육상 선수들에게 필수적인 운동이다.

> **전문가 어드바이스**
>
> 박스 스쿼트가 잘 맞지 않는 사람도 있지만, 지지대를 이용해 하강 폭을 설정해야만 넓적다리가 운동하는 것을 잘 느낄 수 있는 사람도 있다. 본인이 넓적다리의 자극을 잘 느낄 수 있는 응용 동작을 선택해보자.

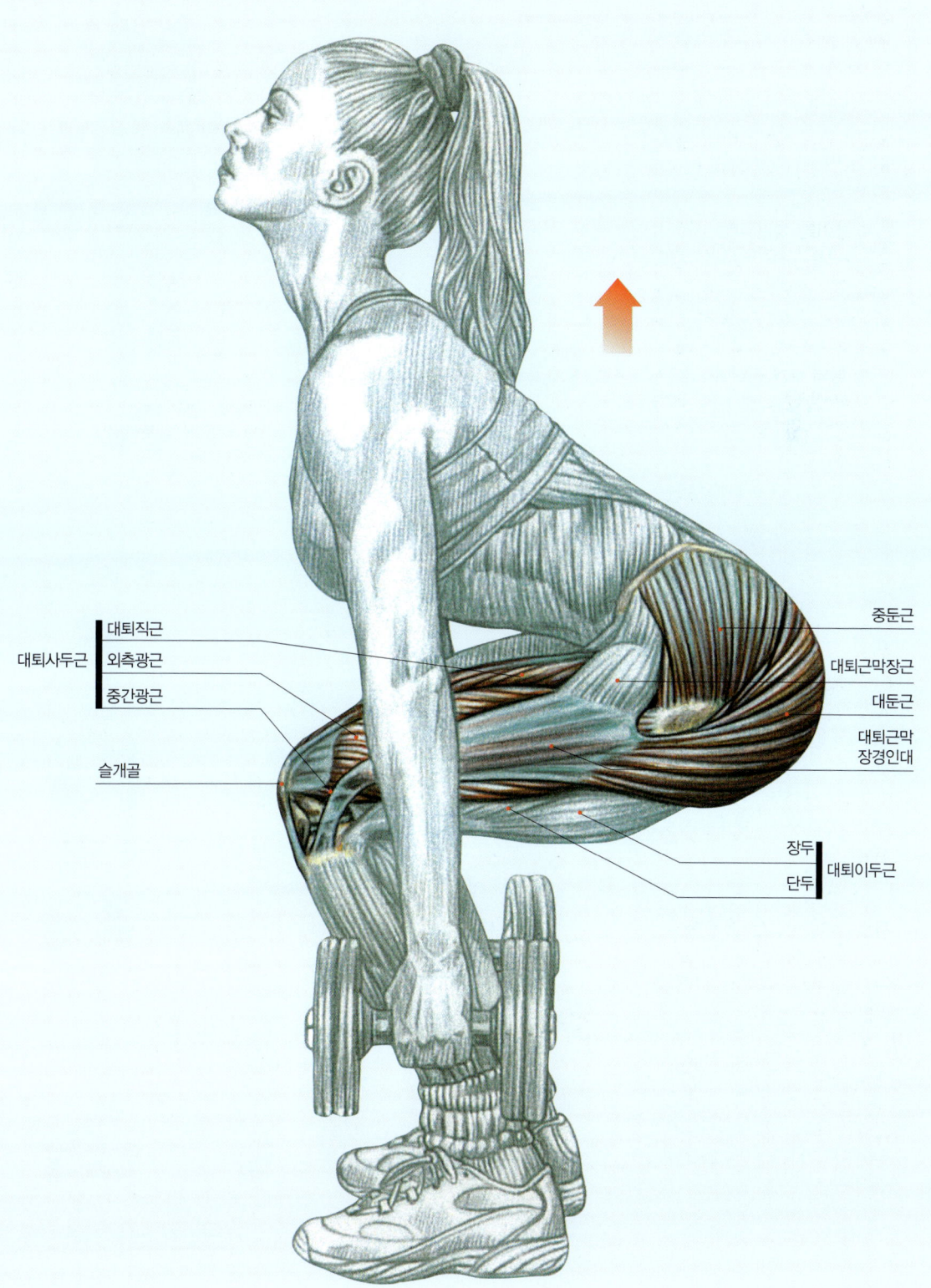

다리 간격을 바꾼다.

다리 간격을 다양하게 바꿀 수 있다. 어깨너비와 똑같이 다리를 벌리는 것이 좋은데, 이때 발끝을 바깥쪽을 향해 아주 약간만 틀면 더욱 균형감 있게 넓적다리 전체를 단련할 수 있다. 다리 간격을 좁히면 대퇴사두근에 자극을 집중할 수 있지만, 무릎에도 많은 자극이 가해진다. 반대로 아주 넓게 벌릴 수도 있는데, 이때는 넓적다리 안쪽, 햄스트링, 둔근이 많이 자극된다.

모든 응용 동작이 그렇듯이 초반에는 본인에게 가장 자연스러운 방식을 선택해야 한다. 그다음에는 점차적으로 자신이 강화하고자 하는 근육군을 효과적으로 동원할 수 있는 자세를 선택한다.

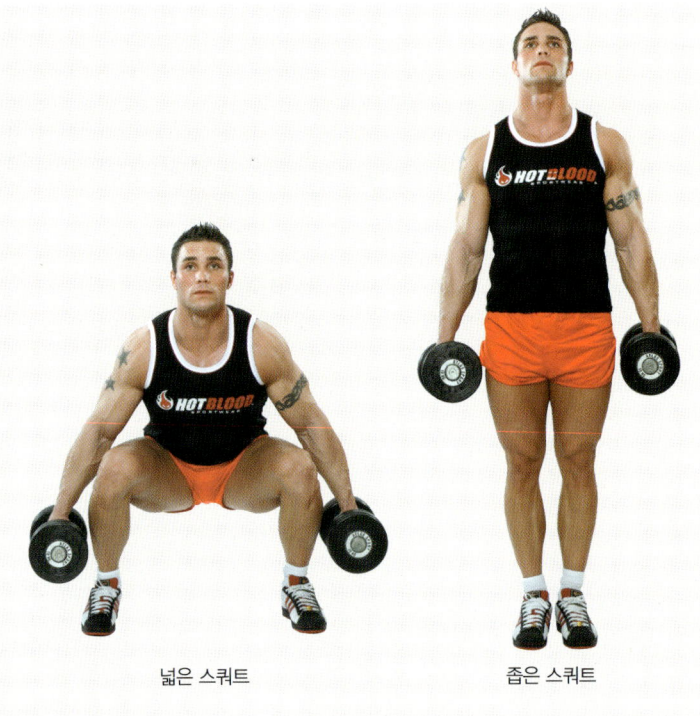

넓은 스쿼트   좁은 스쿼트

지속적인 긴장

1 2 다리를 많이 펼수록 근육은 긴장을 잃고 만다. 하지만 탄력밴드를 이용하면 이 문제를 해결할 수 있다. 밴드를 밟고 양쪽 끝을 손으로 잡으면, 다리를 많이 펼수록 더 큰 저항이 생겨 넓적다리가 내는 힘의 구조에 완벽히 부응할 수 있다.

3 가장 이상적인 방법은 덤벨과 탄력밴드를 함께 이용하는 것이다. 또 다른 해결책은 다리를 완전히 펴지 않고 계속해서 긴장을 유지하는 것이다. 이렇게 하면 동작의 정점에서 근육이 휴식을 취할 수 없기 때문에 동작 수행이 매우 어려워진다. 다리를 펴지 않고 동작을 실시하다가 실패 지점에 도달하면 다리를 펴고 약간 휴식을 취한 후에 리피티션을 좀 더 수행해보자.

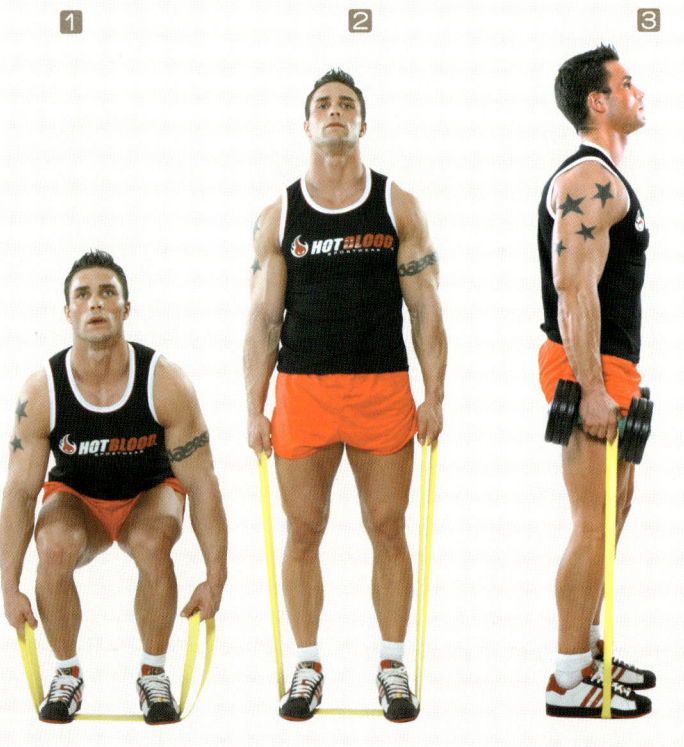

탄력밴드를 이용한 스쿼트   탄력밴드 + 덤벨을 이용한 스쿼트

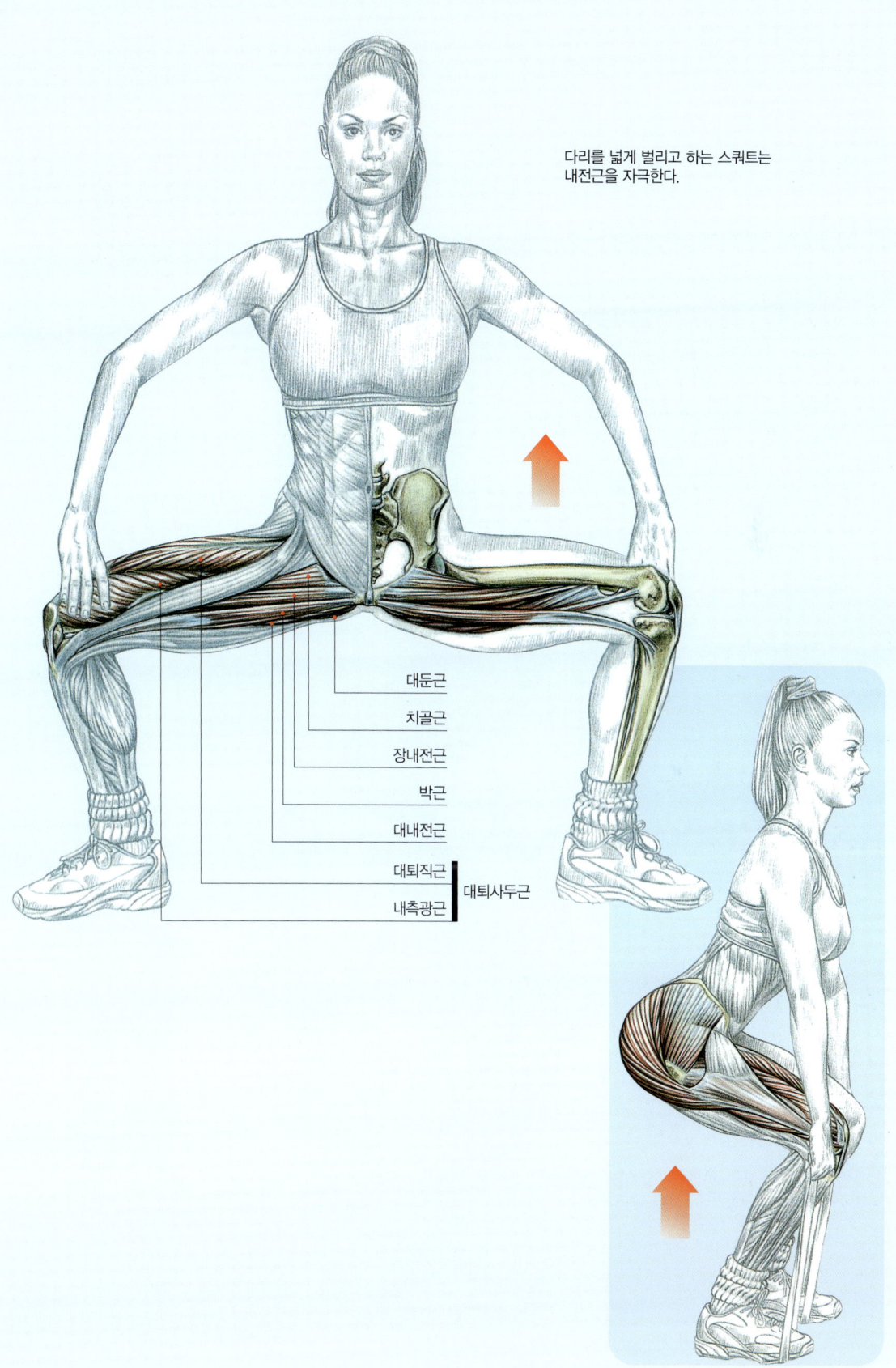

167

유니래터럴 방식의 스쿼트

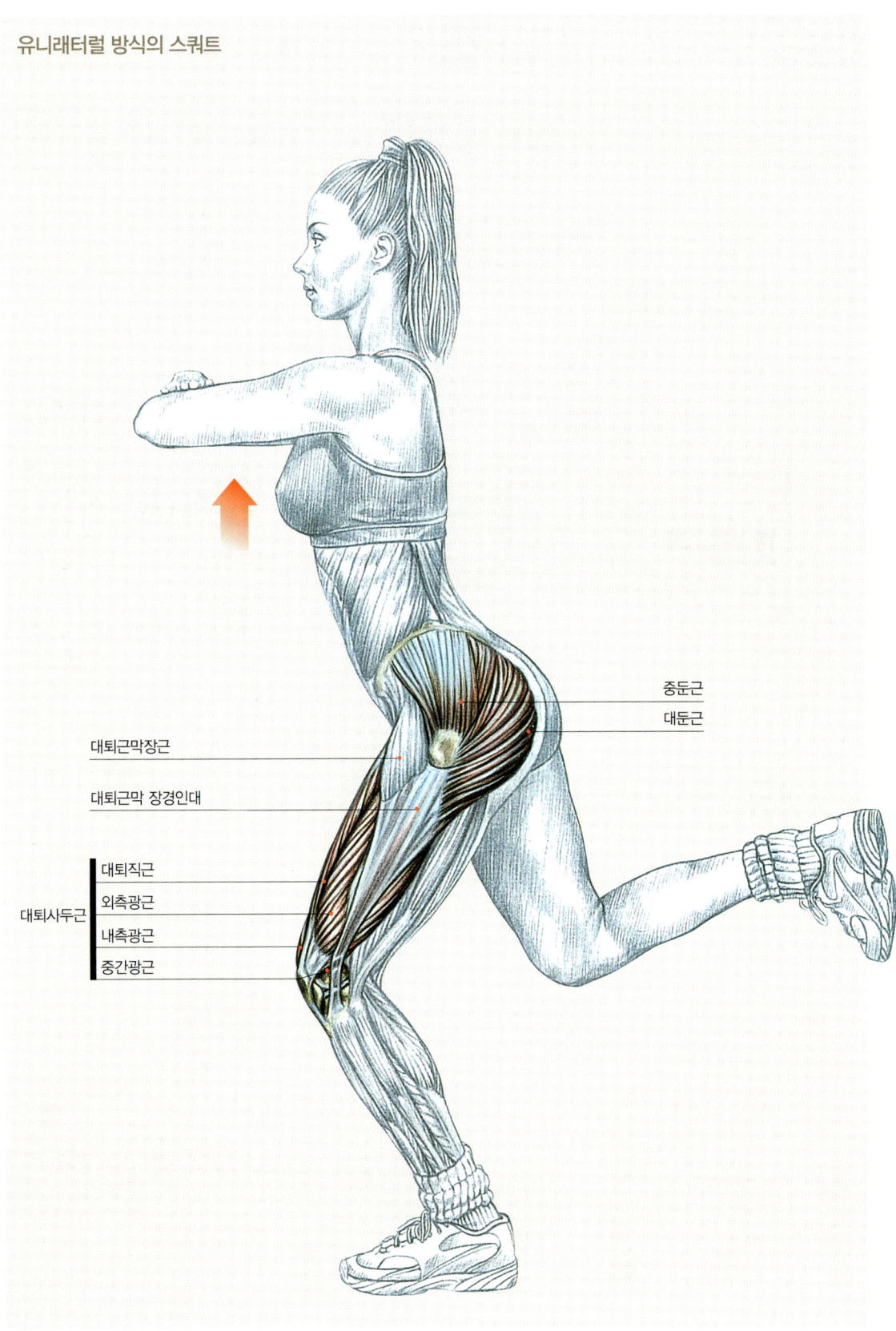

중둔근
대둔근
대퇴근막장근
대퇴근막 장경인대
대퇴사두근 — 대퇴직근 / 외측광근 / 내측광근 / 중간광근

02 스쿼트 앤드 리프트 Squat and Lift

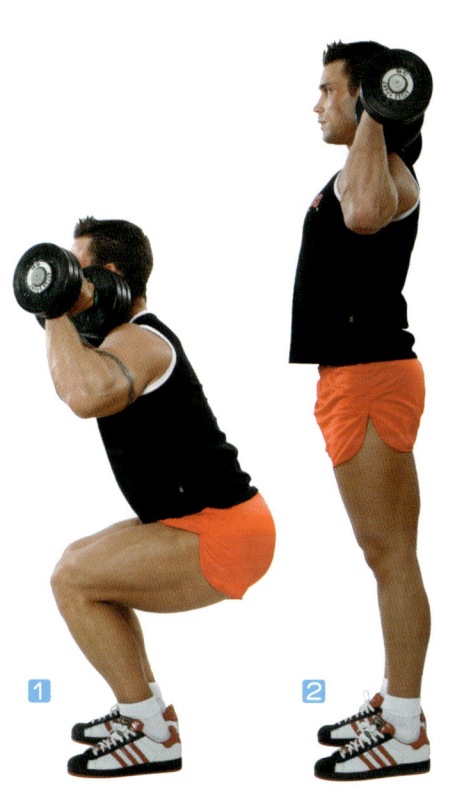

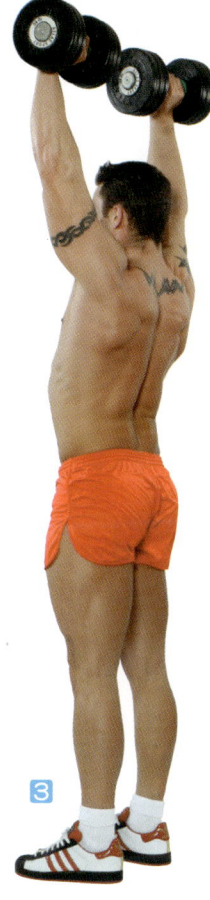

장점

아주 짧은 시간 내에 하체 전체를 단련할 수 있다. 운동 강도가 강하기 때문에 전신 강화 운동으로 신진대사가 촉진된다. 실제로 스쿼트를 강도 높게 수행하면 다른 어떤 운동보다 테스토스테론과 성장 호르몬의 자연 분비가 활발해진다.

힘을 소모시키는 동작으로서, 등과 무릎에 부상을 입을 위험이 있다.

단점

전문가 어드바이스

여러분이 어느 정도의 강도와 힘의 한계에 이르렀다면 같은 날 스쿼트와 데드리프트를 같이 수행하는 것이 점점 어려울 것이다. 이 두 운동을 수행하면 척추가 많이 자극되고 피로감이 매우 커지기 때문에 두 운동을 번갈아 가며 수행하는 것이 좋다. 처음 넓적다리 운동을 할 때는 스쿼트를 수행하고 다음번에 운동할 때는 데드리프트를 수행해보자.

! 스쿼트를 수행하면 무릎, 엉덩이, 척추가 강하게 자극된다. 따라서 하강할 때 무리해서 지나치게 내려가면 안 된다. 본인의 관절을 생각하지 않고 무리하면 혹독한 대가를 치르게 될 것이다. 충분히 낮게 내리되 과도하지는 않아야 한다.
허리 근육을 단련한 날은 운동을 마무리할 때 철봉에서 오랫동안 스트레칭을 해보자.

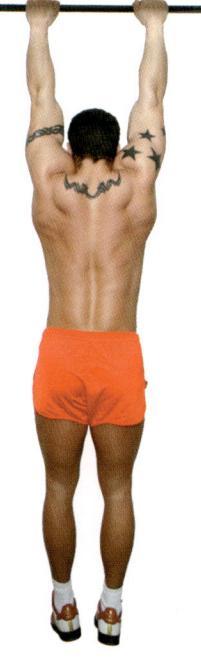

03 시씨 스쿼트 Sissy Squat

대퇴사두근을 강화할 수 있는 고립운동이다. 유니래터럴 방식으로 운동할 수 있다. 시씨 스쿼트는 일반 스쿼트와는 매우 다른 동작이다. 중량 없이 운동할 수 있기 때문에 등과 엉덩이를 보호할 수 있다.

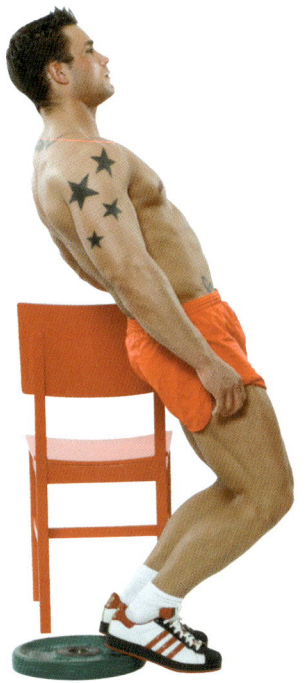

1 발은 어깨너비 정도로 벌린다. 무릎을 접어 앞으로 내밀면서 몸을 뒤로 기울여보자. 몸의 균형을 잃지 않으려면 한쪽 손으로 의자나 벽을 잡고 몸을 지탱한다. 몸을 많이 내릴수록 발뒤꿈치를 바닥에서 많이 떨어뜨려야 한다. 등이 뒤로 휘지 않도록 하고 곧게 편 상태를 유지해보자. 이렇게 몇 센티미터 내린 다음에는 다시 몸을 세운다. 이때 대퇴사두근에 계속 긴장을 주려면 다리를 완전히 펴지 말아야 한다. 리피티션을 반복할 때마다 점점 더 많이 내려보자.

트레이닝 포인트

발뒤꿈치 밑에 받침대를 놓으면 동작을 더 쉽게 수행할 수 있으므로 초보자는 받침대를 놓고 실시할 것을 권한다. 받침대가 높을수록 동작이 쉬워진다. 동작을 익힌 후에는 받침대를 빼고 수행하자.

전문가 어드바이스

무거운 무게로 폭발력 있게 수행하기보다는, 긴장을 계속 유지하면서 천천히 수행한다. 이 운동은 무릎인대(슬개인대)를 강화하는 재활 프로그램에서도 활용된다(309p 참고).

 응용 자세

저항을 추가하려면 무게 원판을 한 손 또는 두 손으로 잡고 가슴 위에 받쳐놓은 다음, 동작을 수행하자.

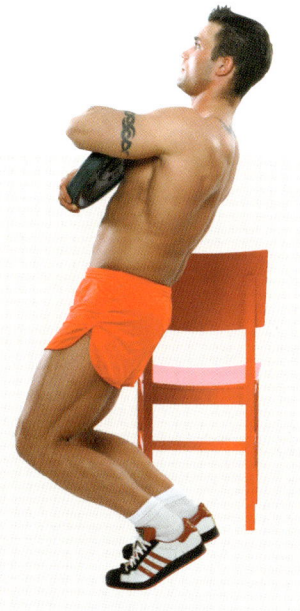

장점

시씨 스쿼트는 대퇴사두근의 중앙부를 강하게 자극한다. 대퇴사두근의 중앙부는 유일한 다중관절근육이다. 이 부위 근육은 종종 소홀하기 쉽지만, 달리거나 뛰는 움직임이 필요한 운동선수에게는 대단히 중요한 부위이다.

동작을 시작하기 전에 무릎을 잘 워밍업해야 한다. 넓적다리를 단련하는 날에 이 동작을 첫 동작으로 실시하는 것은 좋지 않다.

단점

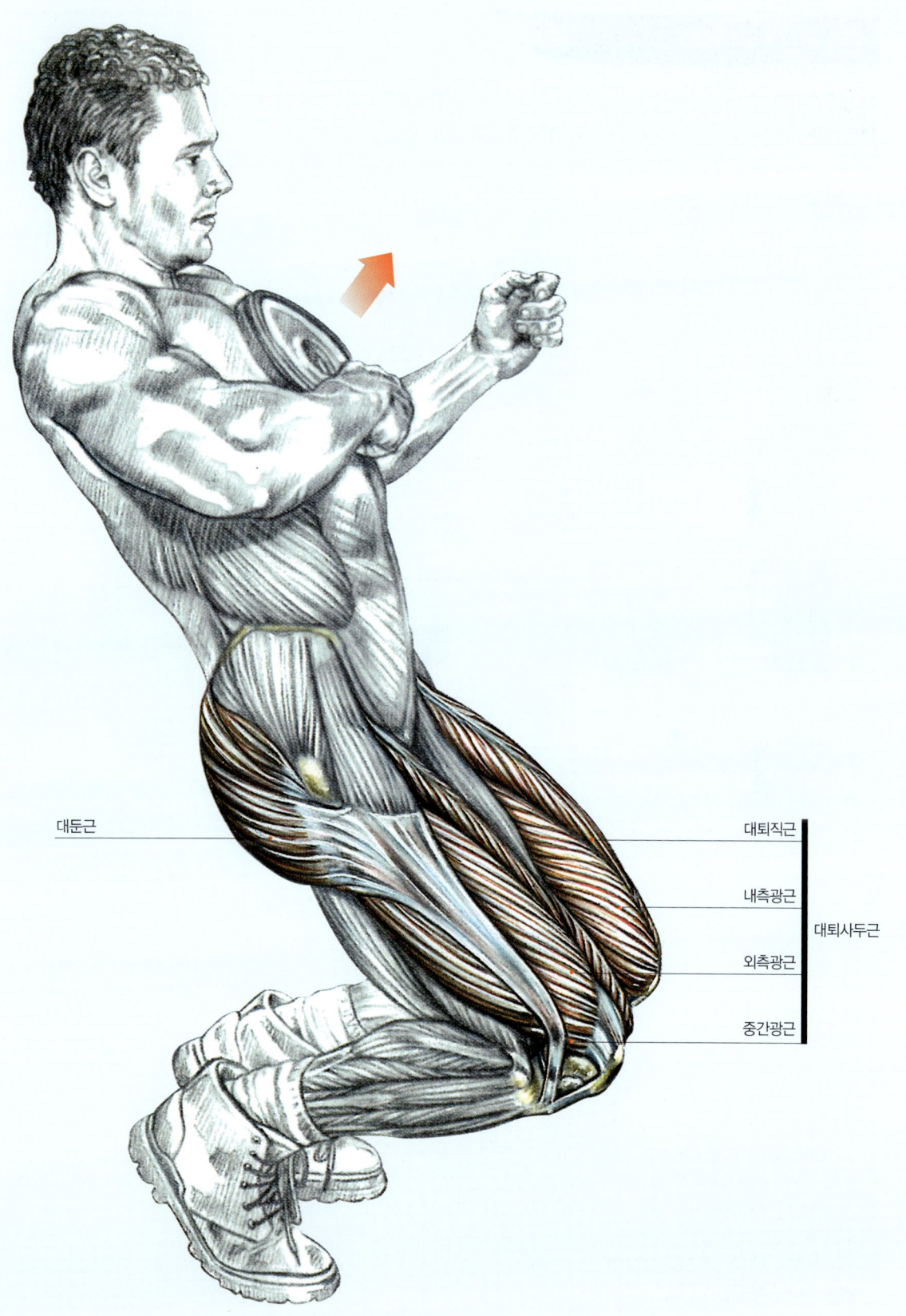

04 레그 리프트 Leg Lift

이 복합관절운동의 목표는 대퇴직근, 복근, 대요근을 단련하는 것이다. 단거리 주자와 도약 선수에게 아주 유용한 동작이며 반드시 유니래터럴 방식으로 운동해야 한다.

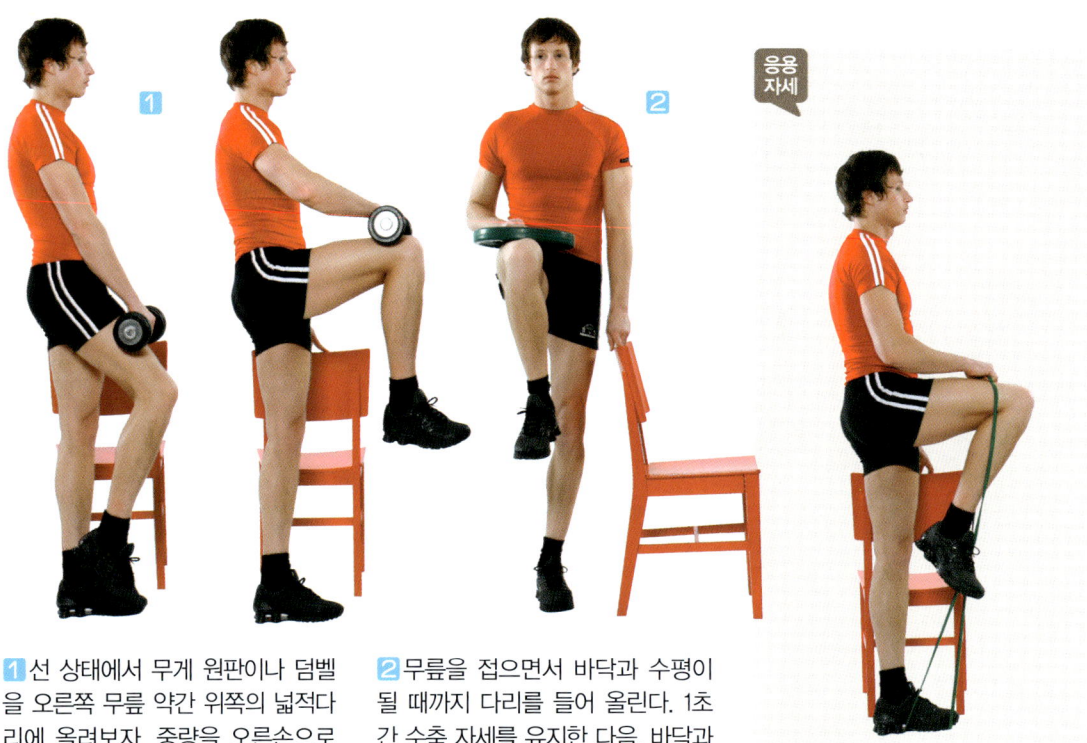

1 선 상태에서 무게 원판이나 덤벨을 오른쪽 무릎 약간 위쪽의 넓적다리에 올려보자. 중량을 오른손으로 안정시키고, 왼손은 의자 등받이나 벽을 짚어 균형을 잡는다. 등을 벽에 대고 수행할 수도 있다.

2 무릎을 접으면서 바닥과 수평이 될 때까지 다리를 들어 올린다. 1초간 수축 자세를 유지한 다음, 바닥과 수직이 될 때까지 넓적다리를 내린다. 오른쪽 다리를 운동하고 나면 왼쪽 다리로 넘어간다.

! 대요근을 운동하면 요추가 당겨진다. 허리를 활처럼 휘게 하지 말고 등을 똑바로 세워보자. 척추(요추)가 삐걱거리는 것이 느껴진다면 넓적다리를 높이 올리지 말고 동작을 천천히 수행해보자. 그래도 삐걱거린다면 이 동작을 해서는 안 된다.

트레이닝 포인트

넓적다리를 내릴 때 발을 바닥에 내려놓지 말고 계속해서 긴장을 유지하자. 일시적인 실패 지점에 이르렀을 때만 발을 바닥에 내려놓고 1초간 숨을 돌린 다음, 추가 리피티션을 수행한다.
무게를 잡고 손가락이 넓적다리 중간 부분 근육에 닿도록 하면 수축을 더욱 잘 느낄 수 있다.

전문가 어드바이스

넓적다리를 운동하기 전에 대퇴사두근을 워밍업하고자 한다면, 레그 리프트 몇 세트를 수행하면 도움이 된다. 또한 무릎이 불편하여 대퇴사두근을 운동할 수 없을 때 이 동작을 수행하면 슬개골을 혹사시키지 않고 대퇴사두근을 자극할 수 있다.

응용 자세

하강 시에 중량을 받치고 있는 손으로 넓적다리를 누르면 네거티브 단계를 강조할 수 있다. 넓적다리가 피로해지면 하강 시 누르는 동작을 멈추고 리피티션을 수행하자. 또 실패 지점에 이르면 중량을 내려놓고 동작을 계속한다. 가능하다면 이때 다시 하강 시 누르는 동작을 하면서 리피티션을 최대한 많이 수행해보자.
덤벨 대신 무릎 위에 탄력밴드를 걸고 할 수도 있다. 탄력밴드의 반대쪽 끝은 바닥에 놓인 발 밑에 고정한다.
탄력밴드와 덤벨을 함께 이용하면 두 형태의 저항으로부터 시너지 효과를 얻을 수 있다.

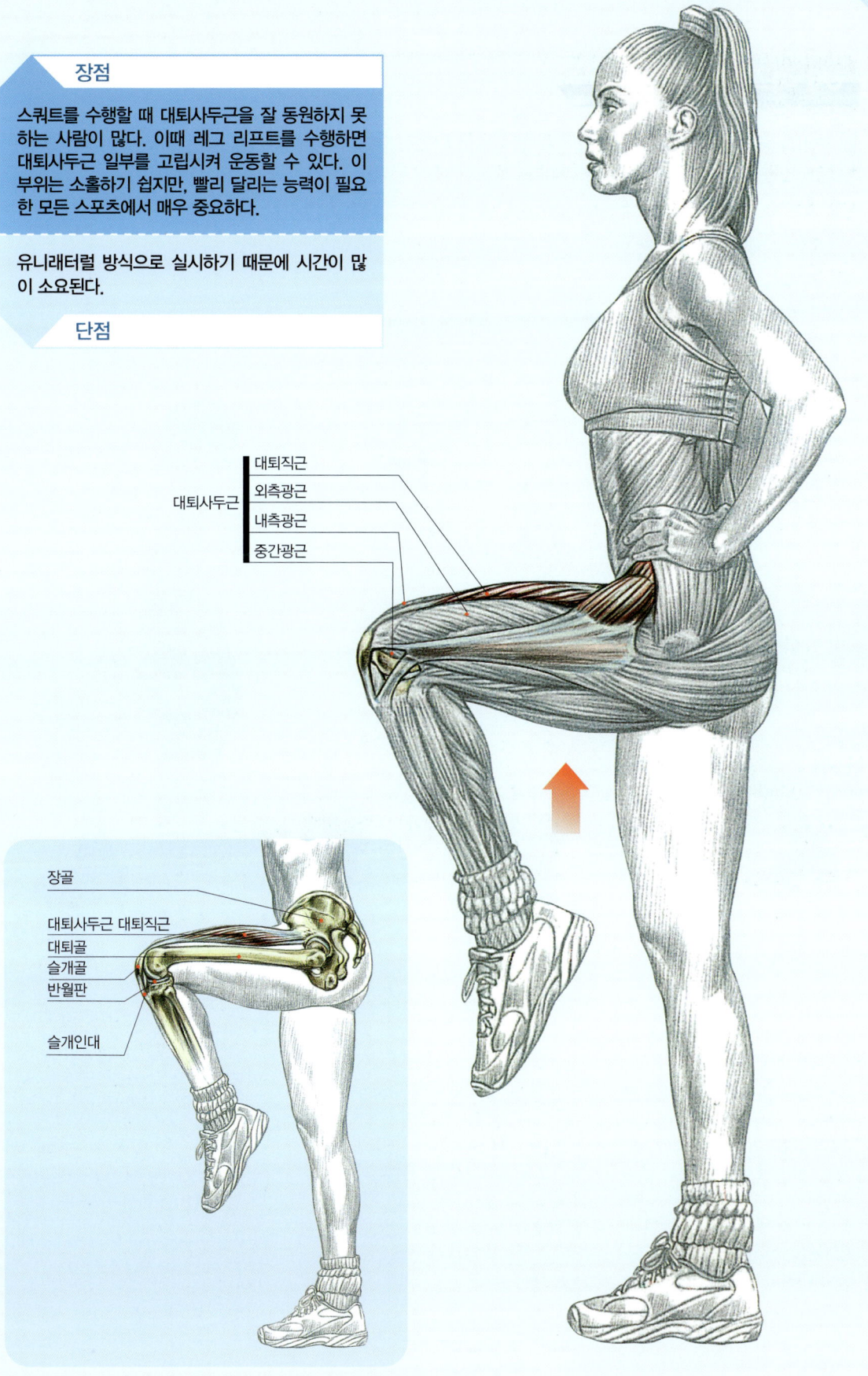

장점

스쿼트를 수행할 때 대퇴사두근을 잘 동원하지 못하는 사람이 많다. 이때 레그 리프트를 수행하면 대퇴사두근 일부를 고립시켜 운동할 수 있다. 이 부위는 소홀하기 쉽지만, 빨리 달리는 능력이 필요한 모든 스포츠에서 매우 중요하다.

단점

유니래터럴 방식으로 실시하기 때문에 시간이 많이 소요된다.

05 런지 Lunge

넓적다리 전체를 강화할 수 있는 복합관절운동이다. 여러 면에서 한쪽 다리로 하는 스쿼트와 유사하다. 반드시 유니래터럴 방식으로 운동해야 한다.

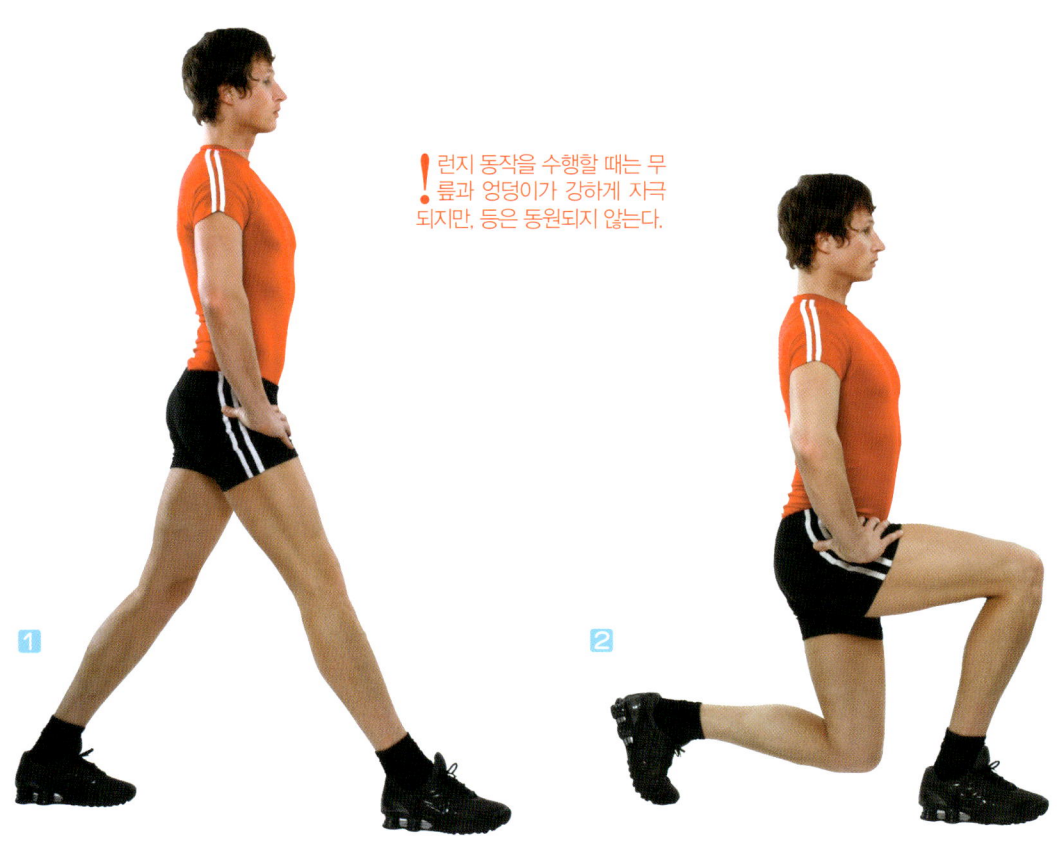

! 런지 동작을 수행할 때는 무릎과 엉덩이가 강하게 자극되지만, 등은 동원되지 않는다.

1 발을 바짝 붙이고 다리를 펴고 선다. 양손은 엉덩이나 넓적다리 위에 올린다. 균형을 잡기 어렵다면 벽이나 의자를 잡자. 오른쪽 다리를 한 걸음 앞으로 크게 내밀면서 동작을 시작한다. 초보자는 왼쪽 다리를 약간 접고 동작을 수행해보자. 왼쪽 다리를 곧게 펴면 동작이 어려워지므로 훈련된 사람은 왼쪽 다리를 곧게 펴고 동작을 수행한다.

2 그다음 앞으로 내민 오른쪽 다리의 무릎을 약간 구부린다. 초보자는 20cm 정도만 내린다. 훈련된 사람은 동작의 폭을 더 크게 해도 좋다. 무릎을 충분히 구부렸으면 다리를 밀어 다시 편다. 동작은 한쪽 발로 세트를 끝낸 다음 반대쪽으로 실시해도 좋고, 양발을 번갈아 실시해도 좋다. 양발을 모으고 동작을 실시할 수도 있다 (응용 동작 참고).

장점

런지는 척추에 압박을 가하지 않으면서 넓적다리 전체를 단련한다. 이 동작은 하체의 모든 근육을 신전시키는 데 탁월한 효과가 있다.

장요근을 신전할 때 근육의 유연성이 떨어지면 등 하부가 활처럼 휘는 경향이 있는데, 이를 주의해야 한다. 무릎이 발보다 앞으로 나가면 무릎에 자극이 많이 가니 주의하자.

단점

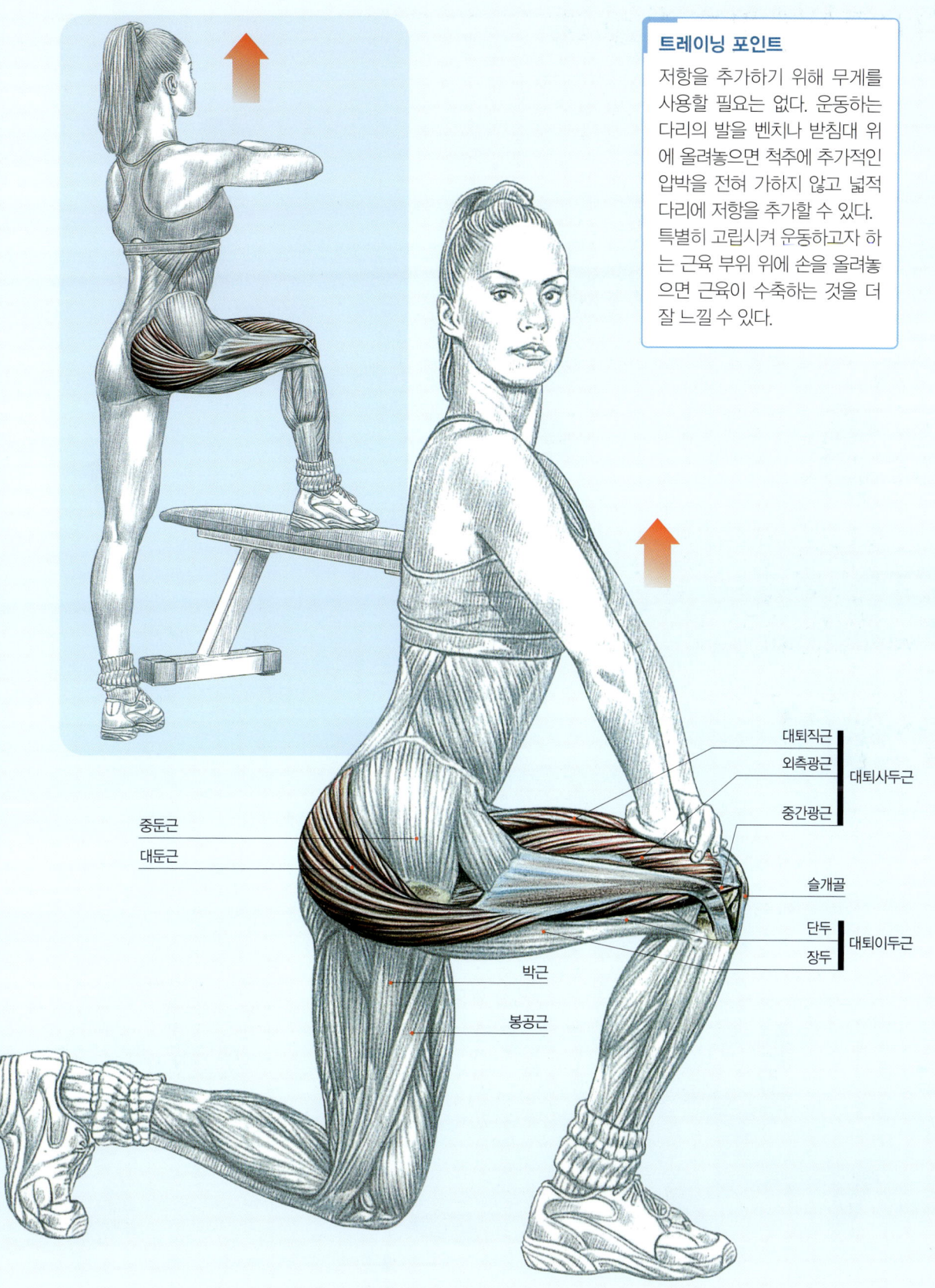

트레이닝 포인트

저항을 추가하기 위해 무게를 사용할 필요는 없다. 운동하는 다리의 발을 벤치나 받침대 위에 올려놓으면 척추에 추가적인 압박을 전혀 가하지 않고 넓적다리에 저항을 추가할 수 있다. 특별히 고립시켜 운동하고자 하는 근육 부위 위에 손을 올려놓으면 근육이 수축하는 것을 더 잘 느낄 수 있다.

응용 자세

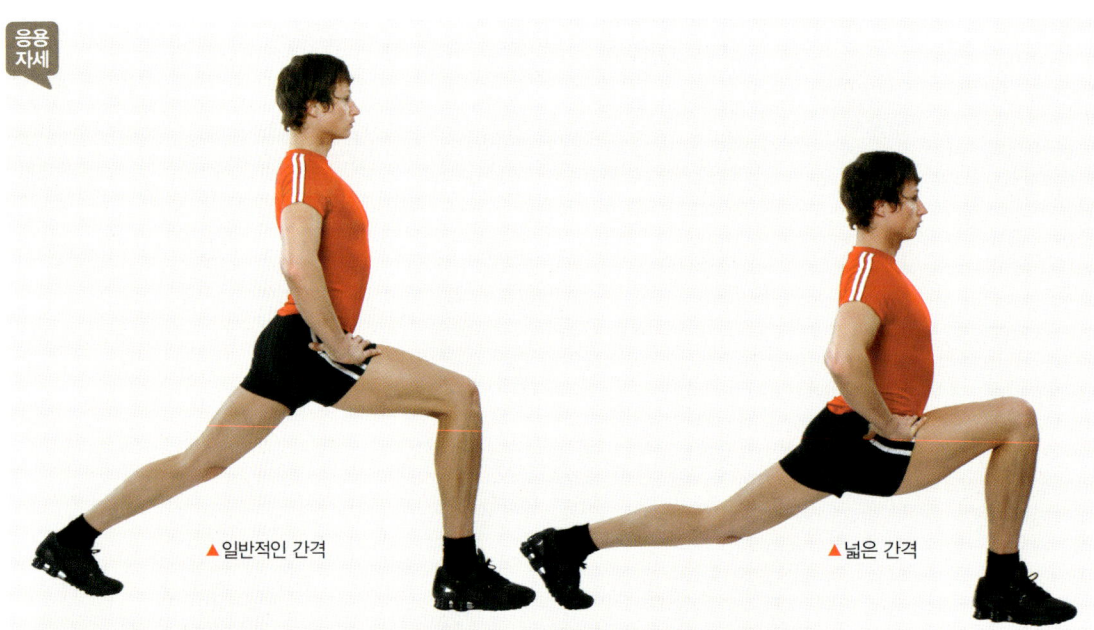

▲ 일반적인 간격   ▲ 넓은 간격

런지는 여러 가지 응용 동작이 가능하다.

발을 앞으로 내미는 간격에 따라 운동 난이도가 달라진다. 발을 내미는 폭을 작게 하면 운동이 쉬워지고, 발을 내미는 폭을 크게 하면 운동이 어려워진다. 발을 앞으로 내밀 수도 있지만, 뒤로 뺄 수도 있다. 본인에게 적합한 방식을 선택해보자.

리피티션을 반복할 때마다 양발을 번갈아 실시해도 좋고, 한쪽 발로 세트를 끝낸 다음 반대쪽으로 실시해도 좋다.

몸을 완전히 일으켜 세울 수도 있고, 발을 바닥에 붙이고 부분적으로 동작을 수행할 수도 있다.

전문가 어드바이스

다리 간격이 넓을수록 둔근과 햄스트링이 더 많이 동원된다. 좁은 간격일 때는 대퇴사두근이 더 많이 동원된다.

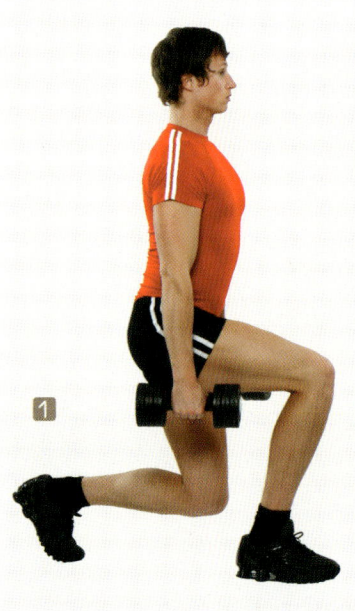

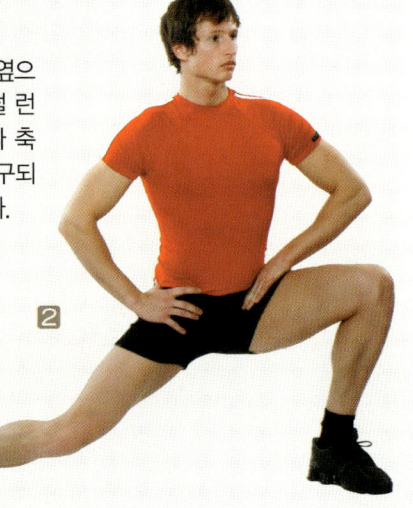

1 양손에 덤벨을 하나씩 들어 저항을 추가할 수 있다.

2 다리를 앞으로 내미는 대신 옆으로 내미는 것도 가능하다. 래터럴 런지는 무릎 부상의 위험이 있으나 축구나 무술 같은 스포츠에서 요구되는 능력을 기르는 데 도움이 된다.

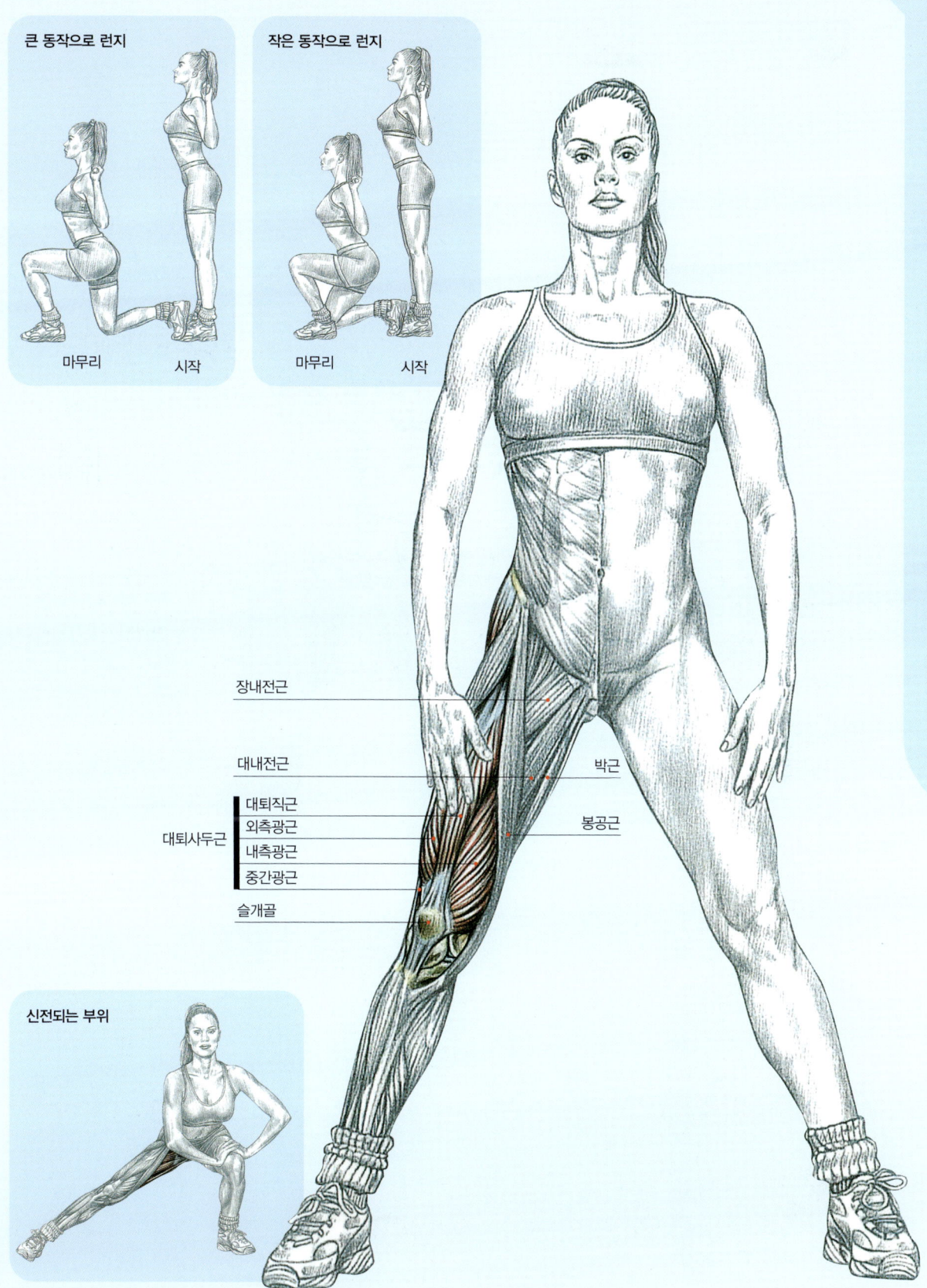

내전근(Adductors)

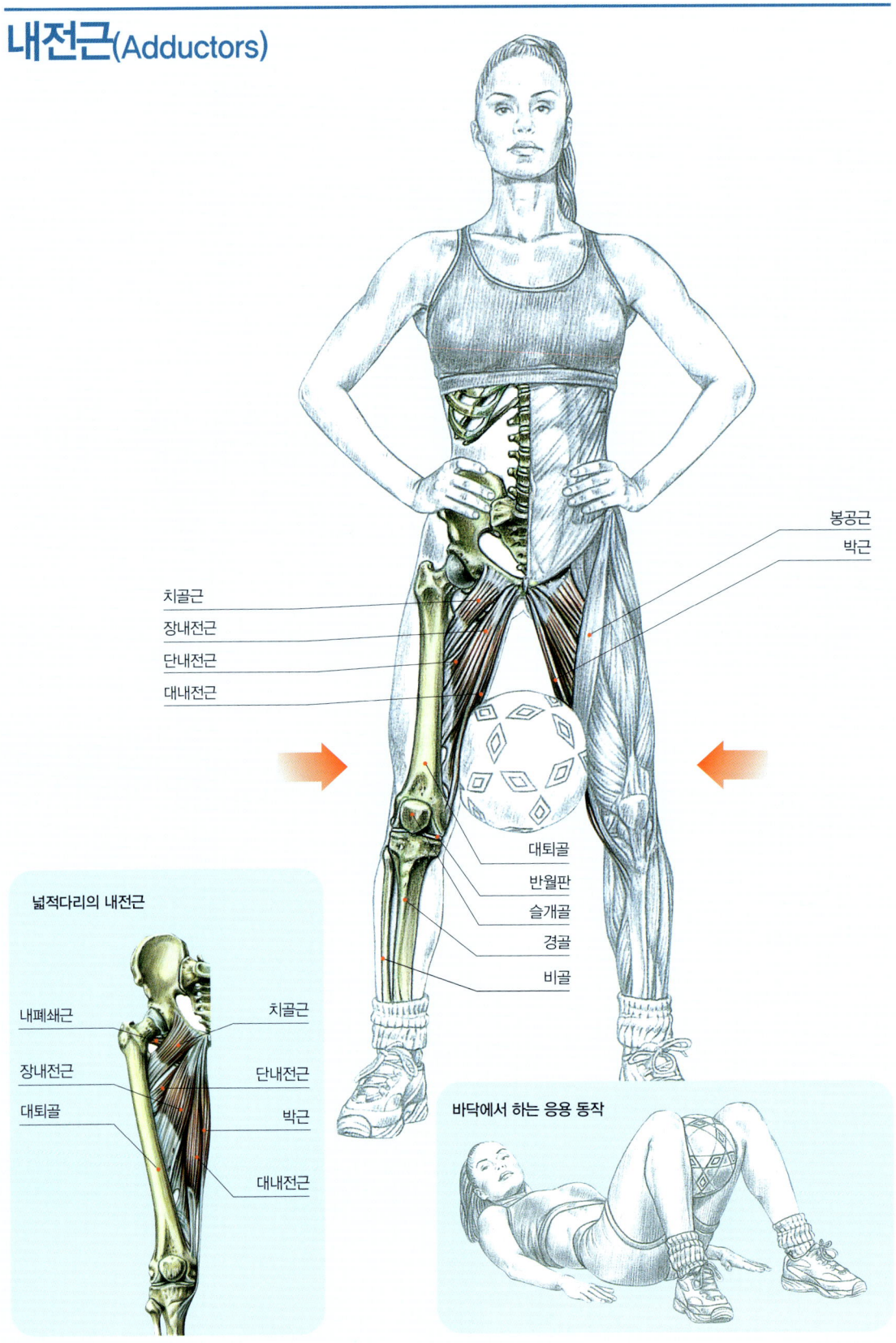

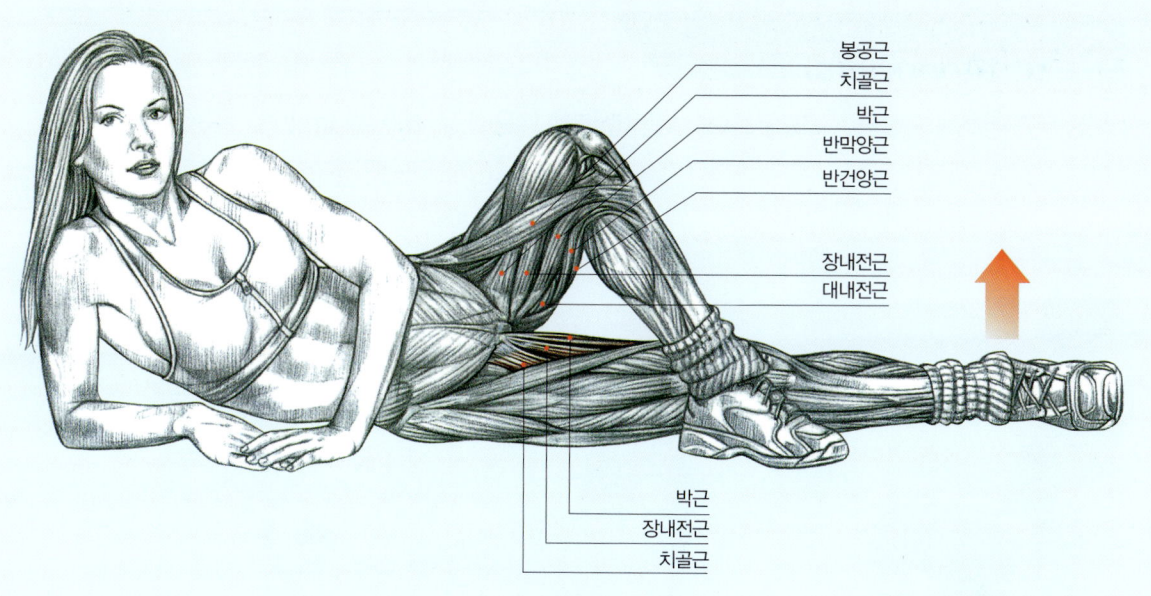

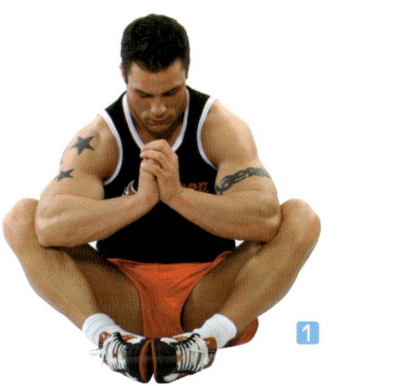 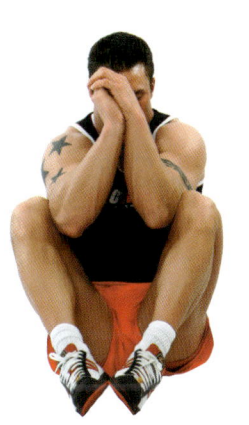

1 2 팔의 힘, 기구 등의 저항에 맞서면서 넓적다리를 수축함으로써 넓적다리의 내전근을 단련할 수 있다.

06 내전근 스트레칭

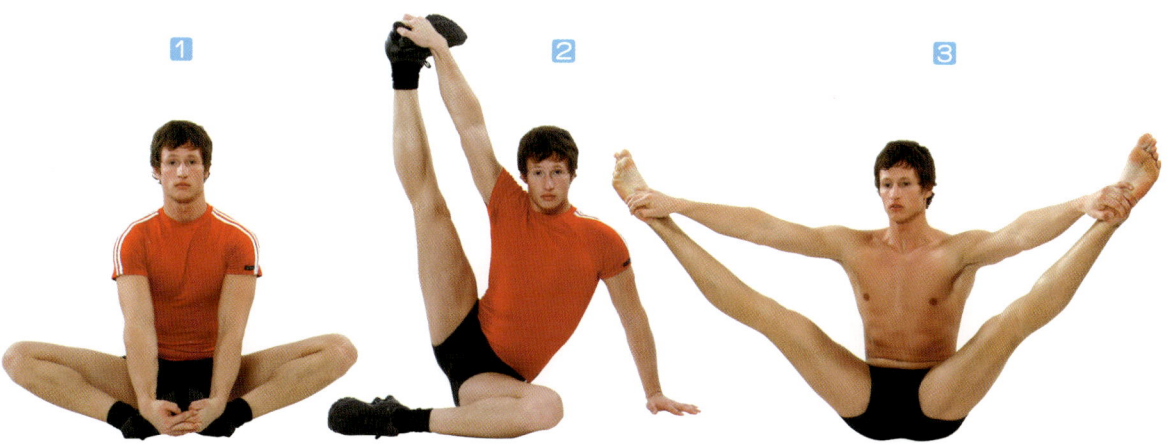

07 레그 익스텐션 Leg Extension

대퇴사두근 강화에 가장 좋은 고립운동이다. 탄력밴드를 이용해 유니래터럴 방식으로 운동할 수 있다.

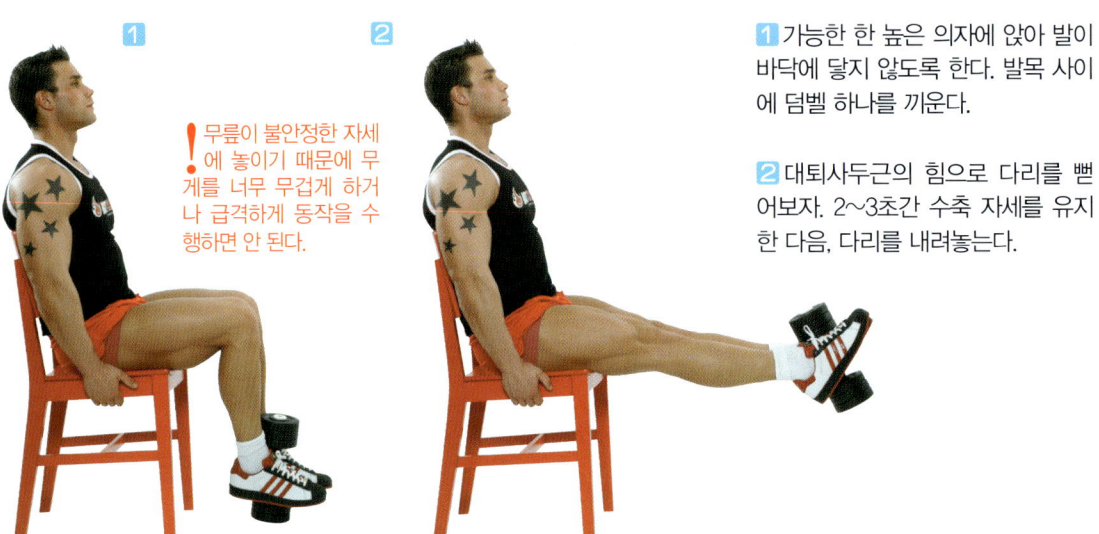

1 가능한 한 높은 의자에 앉아 발이 바닥에 닿지 않도록 한다. 발목 사이에 덤벨 하나를 끼운다.

2 대퇴사두근의 힘으로 다리를 뻗어보자. 2~3초간 수축 자세를 유지한 다음, 다리를 내려놓는다.

! 무릎이 불안정한 자세에 놓이기 때문에 무게를 너무 무겁게 하거나 급격하게 동작을 수행하면 안 된다.

응용자세

덤벨 대신 탄력밴드를 발에 걸고 실시할 수도 있다. 탄력밴드의 한 쪽 끝은 의자 밑에 고정시킨다. 유니래터럴 방식으로 수행할 수도 있다.
탄력밴드와 덤벨을 함께 사용하면 저항을 극대화할 수 있다.

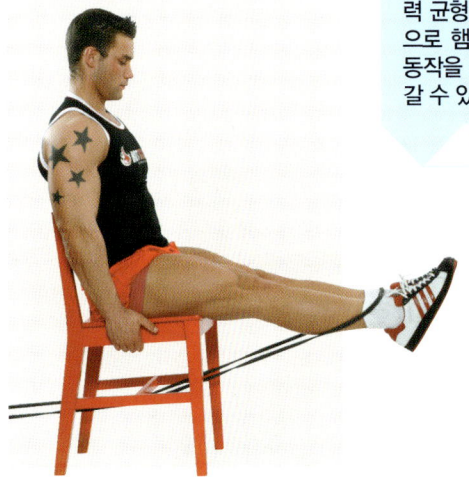

장점

척추가 거의 동원되지 않고, 햄스트링은 아주 조금만 개입하므로 대퇴사두근을 거의 완벽히 고립시켜 운동할 수 있다.

단점

자연스러운 동작이라기 보다는 대퇴사두근만을 고립시킨 인위적인 운동이다. 무릎의 안정성을 위해 대퇴사두근과 햄스트링의 근력 균형이 맞아야 하는데, 상대적으로 햄스트링이 약한 사람이 이 동작을 실시하면 무릎에 무리가 갈 수 있다.

트레이닝 포인트

운동할 때 긴장을 유지하면서 긴 세트로 천천히 수행해야 한다. 무릎을 워밍업할 목적으로 실시할 수도 있다. 스쿼트를 하기 전에 선피로 방식으로 동작을 수행하면 대퇴사두근의 자극을 더욱 잘 느낄 수 있으니 참고하자.

전문가 어드바이스

레그 익스텐션은 워밍업이나 마무리 운동으로 수행할 수 있으며, 대퇴사두근의 선명도(지방의 부분적 제거)를 높이는 데 가장 효과적인 동작이다. 단, 넓적다리 근육을 만들기 원한다면 이 동작만 해서는 안 된다.

08 플라이오메트릭 운동

넓적다리를 단련하기 위한 플라이오메트릭 운동은 제자리에서 연속으로 뛰어오르기를 수행하는 것이다.

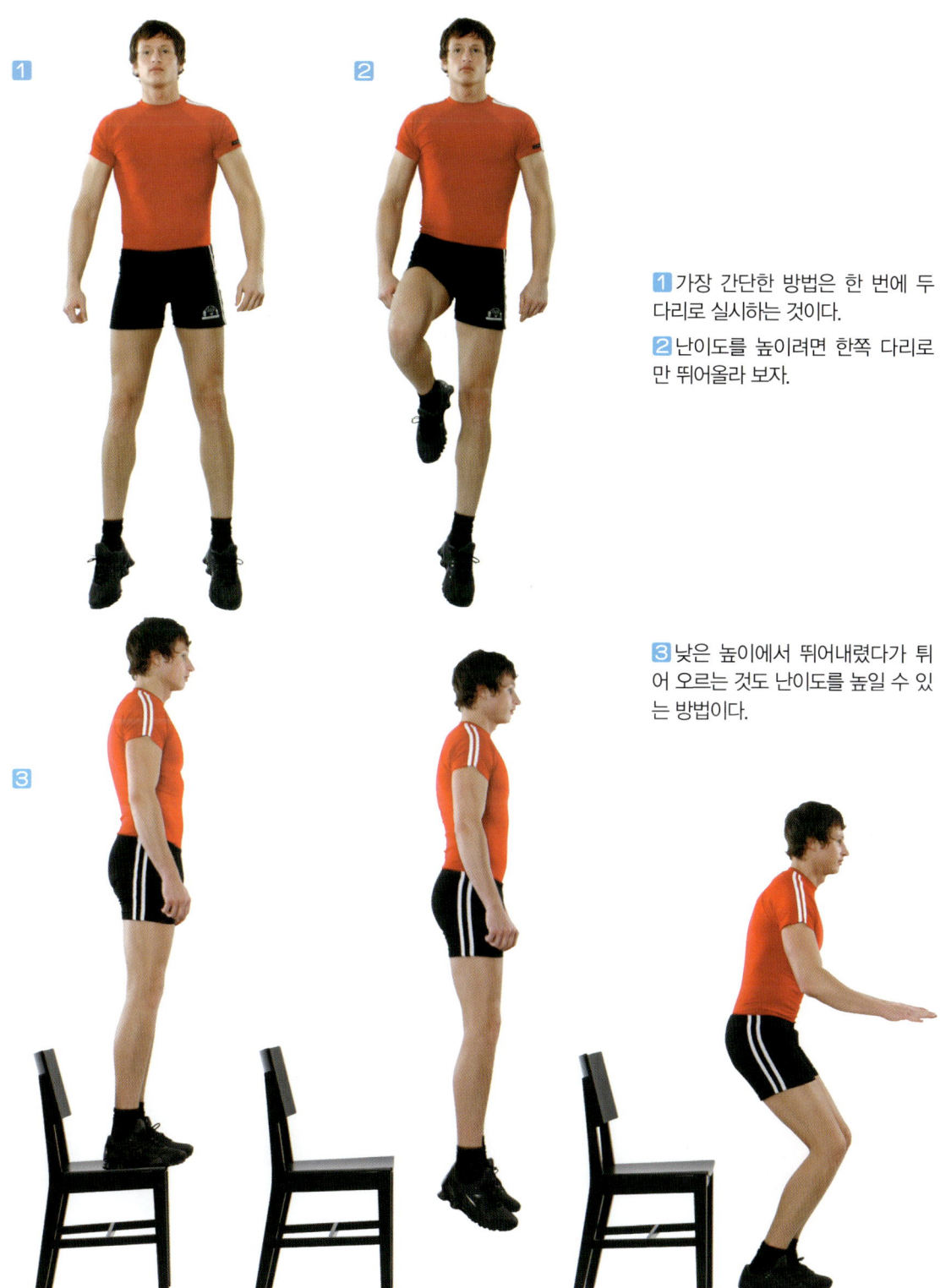

1 가장 간단한 방법은 한 번에 두 다리로 실시하는 것이다.

2 난이도를 높이려면 한쪽 다리로만 뛰어올라 보자.

3 낮은 높이에서 뛰어내렸다가 튀어 오르는 것도 난이도를 높일 수 있는 방법이다.

09 대퇴사두근 스트레칭

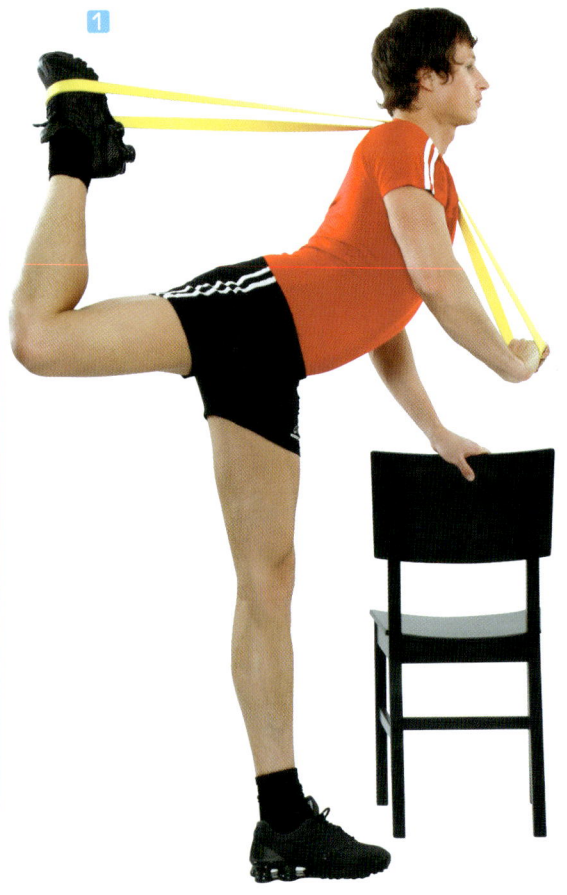

1 선 자세에서 탄력밴드를 이용해 오른쪽 다리를 뒤로 접어보자. 스트레칭 자세를 몇 초간 유지한 후 반대쪽 다리로 넘어간다. 이때 등이 과도하게 휘지 않도록 주의한다.
탄력밴드 대신 손으로 스트레칭을 수행할 수도 있다(오른쪽 일러스트 참고).

2 무릎을 꿇고 상체를 천천히 뒤로 기울인다. 양손은 바닥에 놓고 상체를 지탱한다. 하강하는 데 방해가 되지 않도록 발을 충분히 벌린다. 몸이 아주 유연하다면 등을 바닥에 대고 누워도 되지만, 이때 등이 과도하게 휘지 않도록 주의해야 한다.

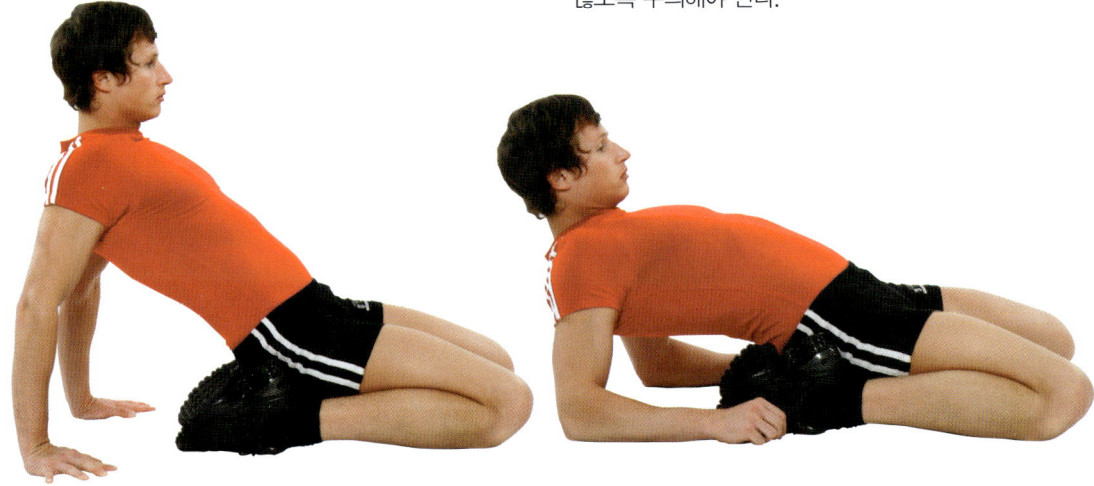

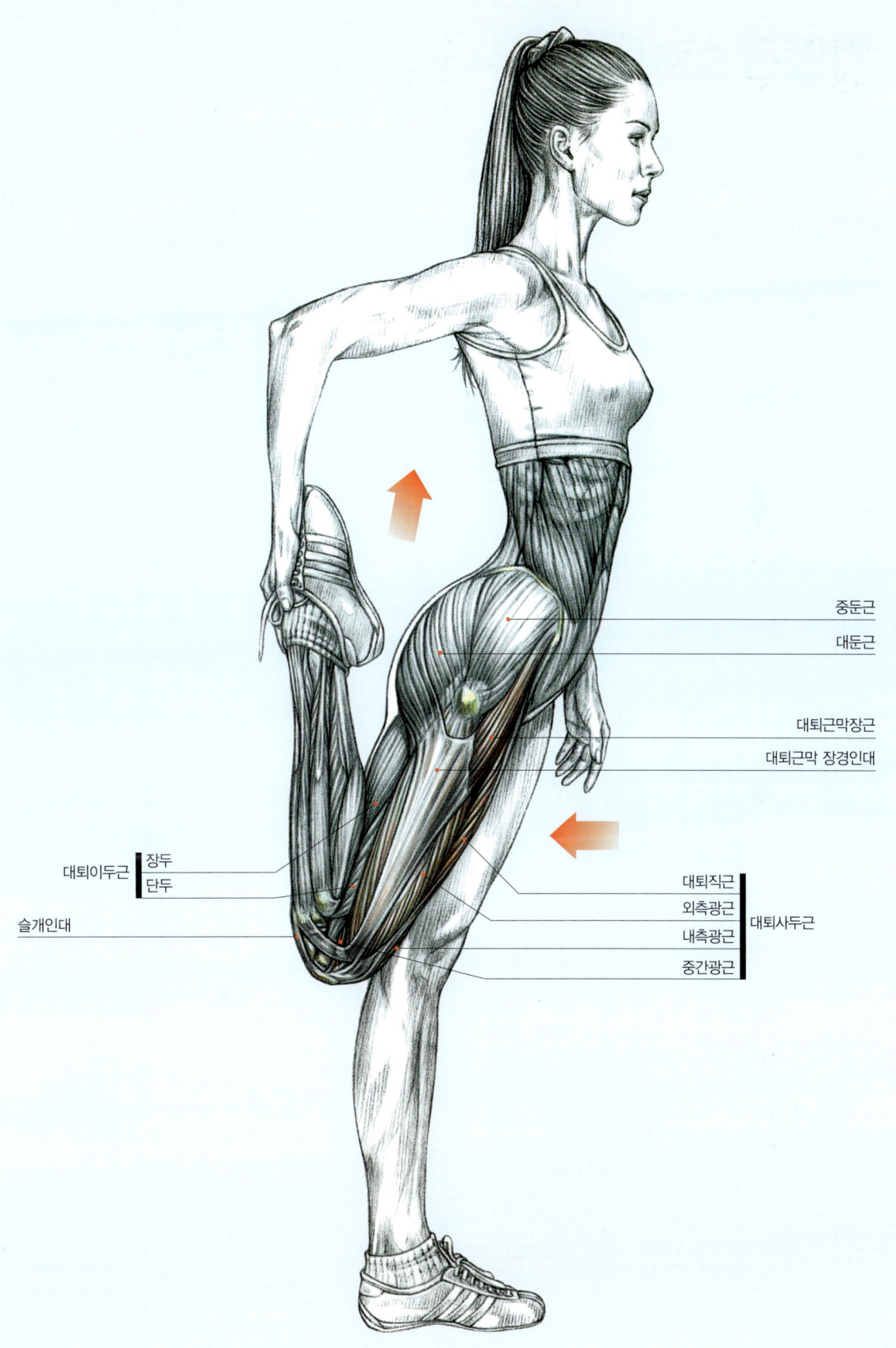

강인한 다리를 만든다

햄스트링(Hamstrings)

■ 햄스트링의 역할

햄스트링(넓적다리 뒤쪽 근육)은 하체의 움직임을 위한 근육으로, 일부를 제외하고 다중관절근육에 속한다. 즉, 햄스트링은 걷거나 달리거나 뛰어오를 때 한쪽 끝에서는 신전하고 반대쪽 끝에서는 수축한다. 근육이 수축함에도 불구하고 그 길이는 거의 변하지 않기 때문에 모든 동작에서 아주 강력하고 신속하게 움직일 수 있다.

햄스트링은 대퇴사두근, 둔근, 종아리 근육과 함께 폭발적으로 빠르게 움직이는 동작을 수행하기 때문에 대부분의 스포츠에서 매우 유용하게 사용된다.

그러나 이처럼 중요한 역할을 함에도 불구하고, 근육

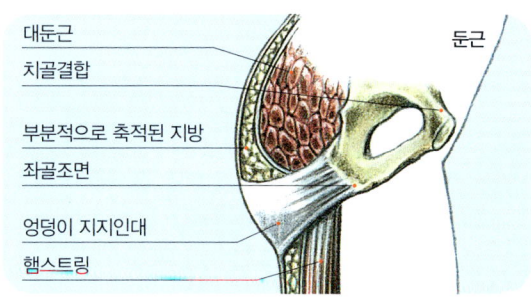

질 몸을 만들 때 소홀히 하는 경향이 있다. 햄스트링의 윗부분은 지방이 많이 저장되는 장소이기 때문에 관리를 하지 않으면 멋지게 보이지 않는다. 특히 여성의 경우에는 이 부위에 셀룰라이트가 많이 붙기도 한다. 이 문제를 해결하기 위해 햄스트링 단련은 필수적이며, 특히 긴 세트로 실시해야 효과를 볼 수 있다.

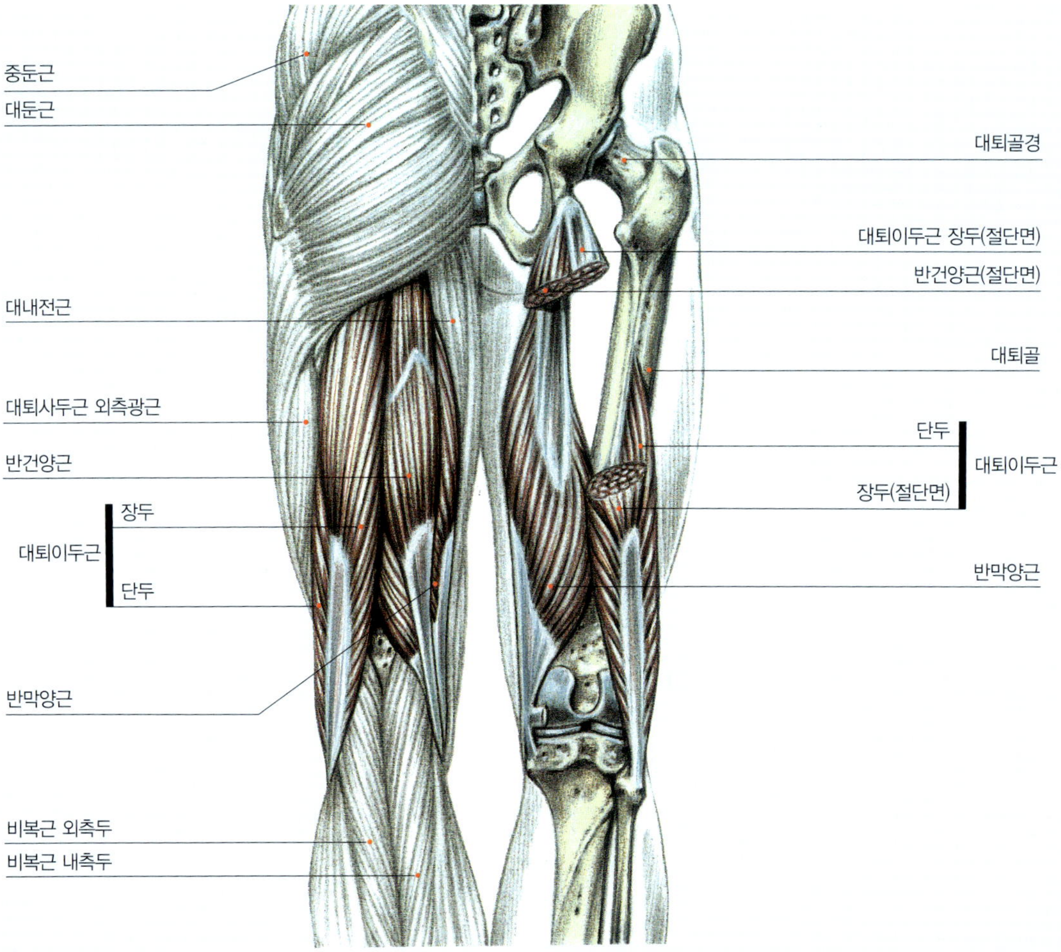

01 다리 펴고 데드리프트 Deadlift

이 고립운동은 햄스트링, 둔근, 허리 근육을 단련시킨다. 한쪽 다리만 가지고 유니래터럴 방식으로 운동할 수도 있다.

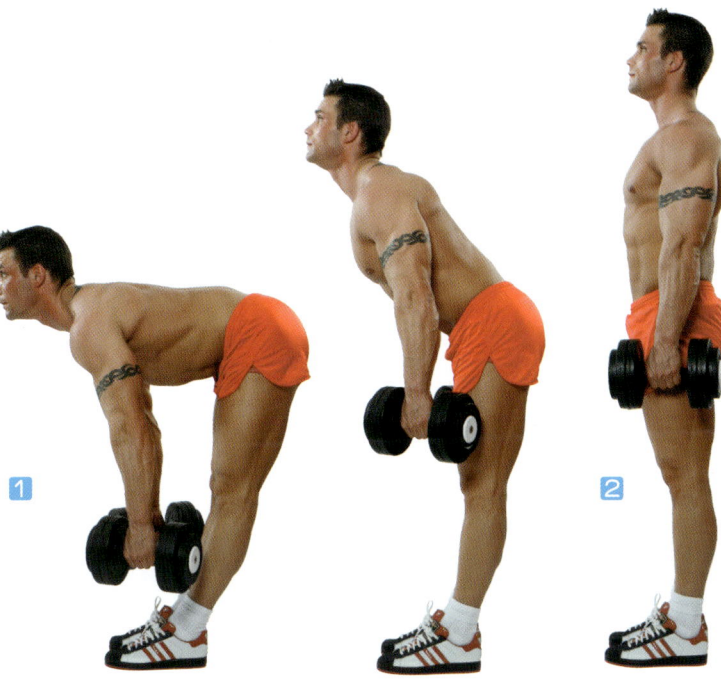

1 양발을 붙이고 몸을 숙여 바닥에 놓인 덤벨 2개를 잡는다. 등은 평평하게 하고 뒤로 아주 약간 휜 상태를 유지한다. 다리는 편 상태를 유지한다. 그립은 자연스럽게 하는데, 가장 이상적인 방법은 세미 오버 그립으로, 중립 그립과 오버 그립의 중간 그립으로 잡는다.

2 자세를 유지하며 몸을 일으켜 세운다. 몸을 세운 다음, 다시 자세를 유지하며 몸을 앞으로 숙여 시작 자세로 돌아간다.

❗ 척추를 강하게 자극하는 운동이다. 등을 구부리면 동작 가동 범위를 크게 할 수는 있지만, 몸을 덜 내릴지라도 척추를 똑바로 펴고 뒤로 약간 휜 상태를 유지하는 것이 좋다. 다리를 완전히 펴지 말고 아주 살짝 구부리면 등을 보호할 수 있다.

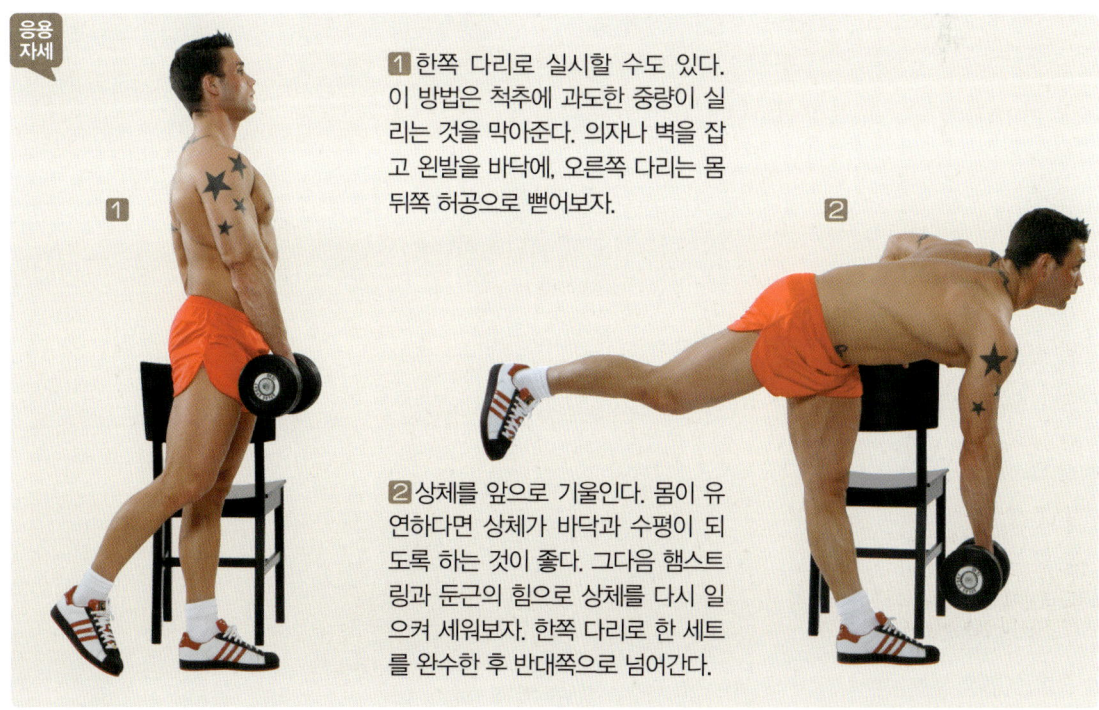

응용자세

1 한쪽 다리로 실시할 수도 있다. 이 방법은 척추에 과도한 중량이 실리는 것을 막아준다. 의자나 벽을 잡고 왼발을 바닥에, 오른쪽 다리는 몸 뒤쪽 허공으로 뻗어보자.

2 상체를 앞으로 기울인다. 몸이 유연하다면 상체가 바닥과 수평이 되도록 하는 것이 좋다. 그다음 햄스트링과 둔근의 힘으로 상체를 다시 일으켜 세워보자. 한쪽 다리로 한 세트를 완수한 후 반대쪽으로 넘어간다.

트레이닝 포인트

허리 근육이 피로해지면, 등을 평평하게 유지하는 것이 어렵고 척추가 구부러지기 시작할 것이다. 그러면 자세를 무너뜨리지 말고 동작 가동 범위를 줄여서 햄스트링에 긴장을 유지하자. 가장 이상적인 자세는 상체가 바닥과 수직이 되도록 완전히 들지 않는 것이다. 이렇게 하면 햄스트링의 긴장을 계속 유지할 수 있다. 실패 지점에 이르렀을 때만 몸을 완전히 들고 근육을 몇 초간 쉬게 한 다음, 추가 리피티션을 수행한다.

전문가 어드바이스

다리를 펴고 하는 데드리프트는 처음에는 쉬워보이지만, 사실은 보는 것보다 훨씬 더 어렵고 위험한 동작이다. 제대로 된 테크닉 수행은 물론이고 균형을 유지하는 것조차 어렵다. 척추를 구부린 상태로 햄스트링보다 등을 과도하게 당기면 많은 무게를 들거나 리피티션을 더 많이 수행할 수 있지만, 햄스트링의 자극이 줄어들고 부상의 위험이 매우 높아지니 주의하자.

장점

햄스트링을 아주 강하게 신전시킨다. 평상시 거의 취하지 않는 자세로 햄스트링을 자극하기 때문에 강한 근육통이 생길 수 있다.

단점

일반적인 데드리프트와 흡사하지만 다리를 펴고 수행하는 방법은 복합관절운동이 아니다. 따라서 다중관절근육으로서의 햄스트링이 가진 이점을 활용하지 못한다.

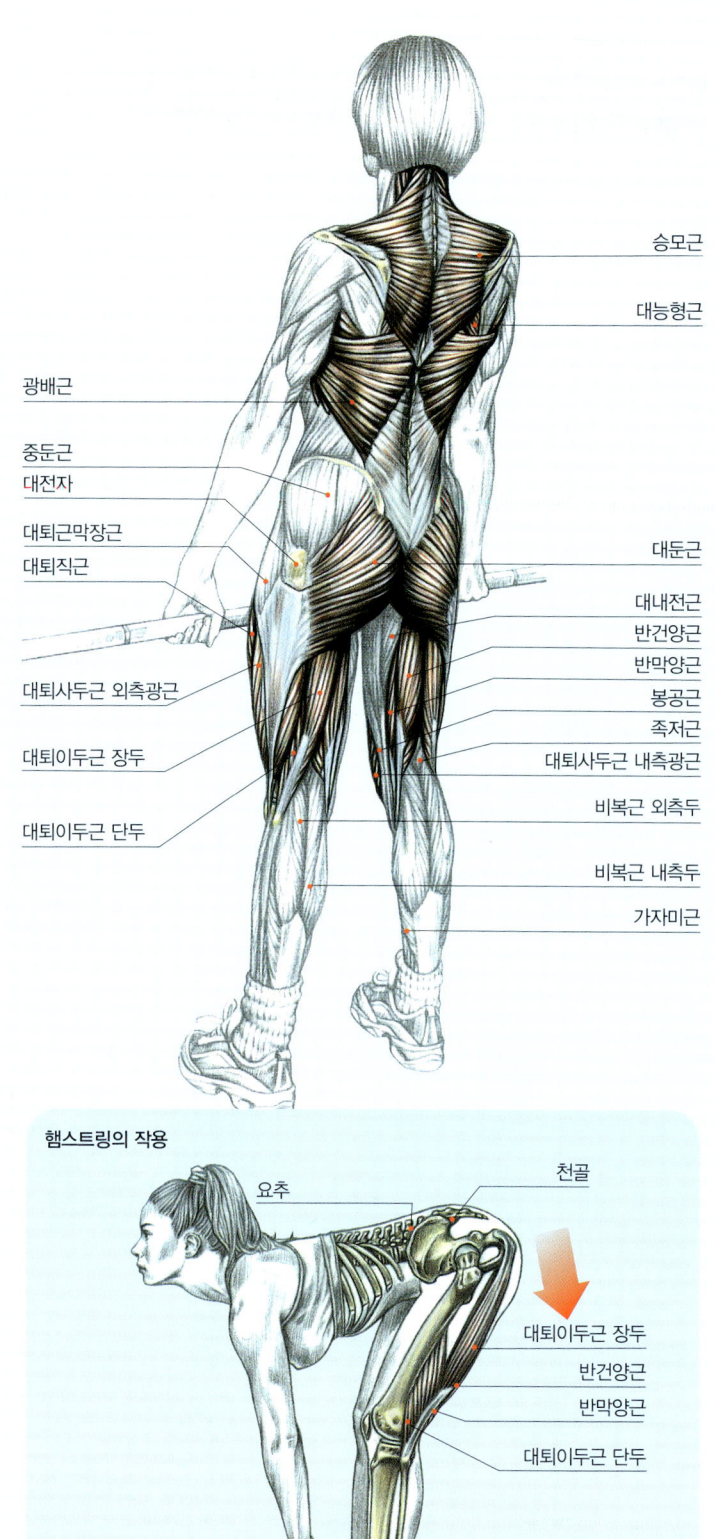

햄스트링의 작용

02 시티드 레그 컬 Seated Leg Curls

햄스트링을 집중적으로 강화할 수 있는 고립운동이다. 유니래터럴 방식으로 운동할 수도 있다.

1 탄력밴드 한쪽을 바닥 부근의 낮은 위치에 고정하고, 반대쪽 끝은 발목에 건다. 가능한 한 높은 의자에 앉아 발이 바닥에 닿지 않도록 하자. 의자 위에 쿠션을 놓으면 좀 더 높게 앉을 수 있다. 양손으로 의자를 잡고 다리를 펴보자.

2 햄스트링의 힘을 이용해 발을 의자 밑으로 가능한 한 많이 당긴다. 이 같은 수축 자세를 2~3초간 유지한 다음, 다리를 다시 편다.

! 상체가 앞으로 기운 상태에서 다리를 들어 올리면 햄스트링을 과도하게 신전시킬 우려가 있으므로 삼가야 한다.

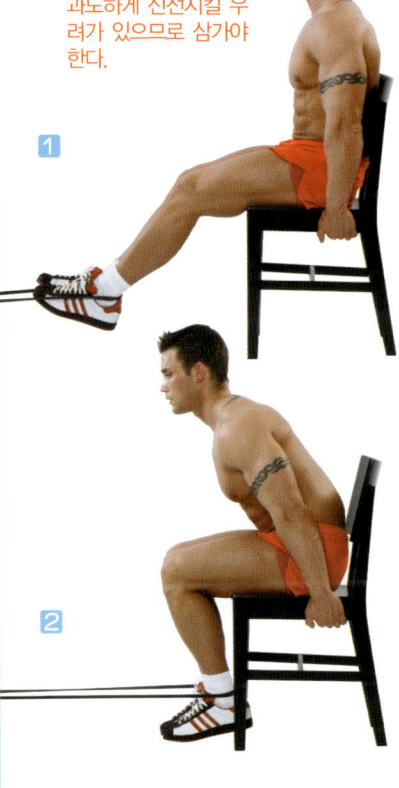

트레이닝 포인트

이 동작의 비밀은 상체의 움직임에 있다. 다리를 의자 밑으로 당기면서 상체를 앞으로 숙이자. 다리가 90도가 되면 상체는 45도 정도 앞으로 숙이고, 다리를 그보다 더 당기면 상체도 더 숙인다. 다리를 펼 때는 동작을 반대로 수행한다. 이렇게 하면 더 많은 힘을 낼 수 있고 햄스트링의 자극을 더 잘 느낄 수 있다. 실제로 상체가 이와 같이 기울면 햄스트링은 엉덩이 부분에서 신전하고 무릎 부분에서 수축한다. 햄스트링이 최적의 방식으로 운동하는 것이다.

전문가 어드바이스

햄스트링의 자극을 잘 느끼지 못하는 경우, 다리를 펴고 데드리프트를 하기 전에 선피로 방식으로 이 동작을 수행하면 데드리프트의 운동 효과를 잘 느낄 수 있을 것이다. 햄스트링을 미리 피로하게 만들면 데드리프트를 덜 무겁게 실시하게 되어 척추를 보호할 수 있다.

응용 자세

한 번에 한쪽 다리만 운동할 수도 있고 다리를 벌리는 폭을 다양하게 바꿔볼 수도 있다. 기본 자세는 다리를 모으는 것이지만, 아주 많이 벌릴 수도 있다. 단 다리를 많이 벌리면 의자 다리에 부딪칠 수 있으니 주의하자.

장점

레그 컬은 기술적으로 고립운동에 해당하지만, 상체를 숙이는 동작을 제대로 수행하면 복합관절 운동이 될 수 있다. 이렇게 하면 다중관절근육(햄스트링)의 길이-장력 관계를 최적으로 이용할 수 있다.

햄스트링을 수축할 때 상체를 움직이지 않으면 등이 활처럼 휘게 되어 척추가 취약한 상태에 놓이게 된다. 그러면 등에 불필요한 긴장이 가해지는데, 이는 동작 수행 시 의자에 깊숙이 앉아 있는 자세가 생리적으로 적합하지 않다는 것을 증명한다. 또한 상체를 꼿꼿이 세우고 있으면 의자 밑으로 발을 당기는 동작이 어려울 것이다.

단점

03 라잉 레그 컬 Lying Leg curls

햄스트링을 강화할 수 있는 고립운동이다. 탄력밴드를 이용해 유니래터럴 방식으로도 수행할 수 있다.

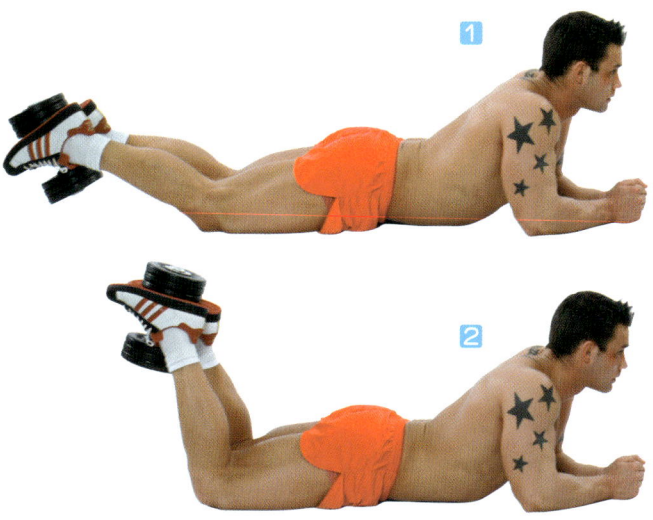

1 선 자세에서 두 발 사이에 덤벨 1개를 끼워보자. 그리고 바닥이나 침대에 배를 대고 엎드린다(무릎을 매트 가장자리에 두면 다리를 펼 때 덤벨이 바닥에 부딪치지 않는다).

2 햄스트링의 힘으로 덤벨을 엉덩이 쪽으로 가져가보자. 무게를 가져가다 보면 어느 순간 근육에 더 이상 저항이 없는 듯한 느낌이 들 것이다. 그 전에 상승을 멈추고, 긴장을 계속 유지하면서 시작 위치로 돌아간다.

! 덤벨을 잘 제어할 수 있도록 주의하자. 덤벨이 미끄러지면 매우 큰 부상을 입을 수 있다. 등을 휘게 만들면 힘을 더 낼 수 있지만, 추간판을 압박할 우려가 있다.

트레이닝 포인트
덤벨을 안정적으로 꽉 붙잡기 위해서는 가벼운 무게로 천천히 실시해야 한다. 급격하게 실시하지 말고 동작을 잘 제어하면서 천천히 수행하자.

응용 자세

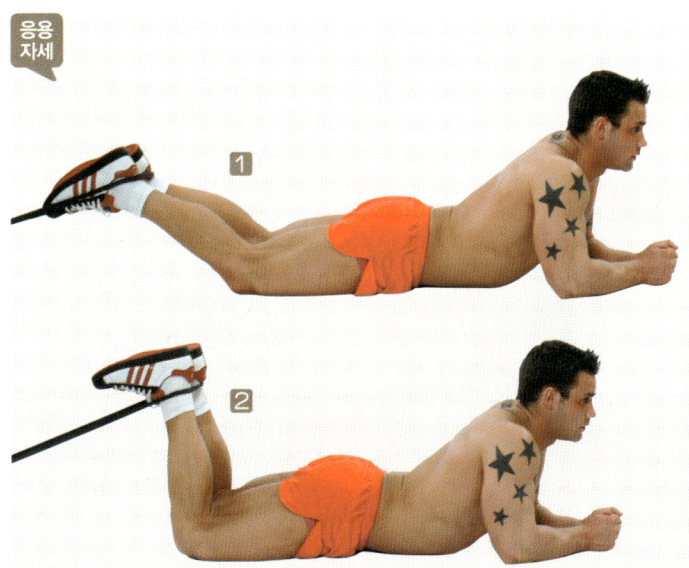

1 2 덤벨 대신 탄력밴드를 바닥에 고정하고 동작을 실시할 수 있다. 탄력밴드를 사용하면 두 가지 이점이 있다.
첫째, 탄력밴드를 발목에 거는 것이 덤벨을 끼우는 것보다 더 쉽다.
둘째, 동작하는 내내 긴장이 유지된다.

덤벨과 탄력밴드를 함께 이용하는 것이 가장 이상적이지만, 운동 파트너 없이 둘을 결합하기는 어려울 것이다.

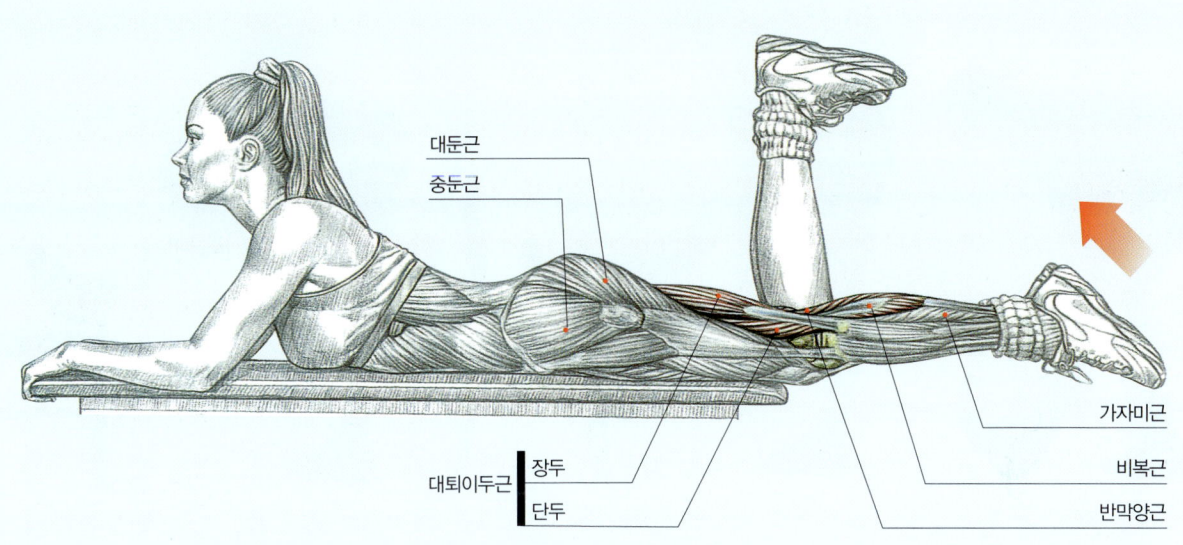

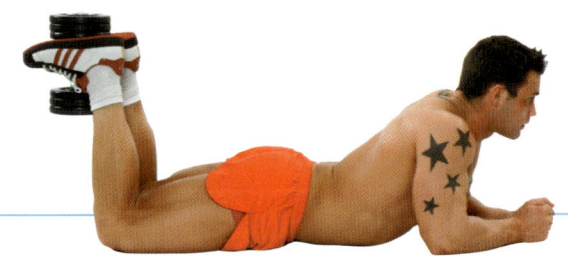

전문가 어드바이스

발끝 자세는 햄스트링을 수축하는 데 중요한 역할을 한다. 발끝을 무릎을 향해 접으면 종아리의 힘이 더해져 더 큰 힘을 낼 수는 있지만, 햄스트링을 제대로 고립시켜 운동할 수는 없다.

반면에 발끝을 가능한 한 위로 쭉 편 상태를 유지하면 힘은 덜 생기지만, 햄스트링을 더 잘 고립시켜 운동할 수가 있다.

한 가지 가능한 전략은 발끝을 가능한 한 위로 쭉 펴고 동작을 실시하다가 실패 지점에 도달하면 발끝을 무릎 쪽으로 접고 실시하는 것이다. 이렇게 자세를 바꾸면 종아리 근육이 동원되어 추가 리피티션을 실시할 수 있다.

장점

이 동작은 햄스트링을 분리시켜 운동할 수 있다. 해당 근육의 자극을 즉시 느낄 수 있을 것이다.

레그 컬은 햄스트링이 다중 관절근육이라는 이점을 전혀 활용하지 못한다. 이렇게 생리적으로 적합하지 않은 측면 때문에, 수축할 때 등이 자연적으로 휘고 엉덩이가 들리는 경향이 나타난다. 이러한 해부학적인 충돌로 인해 등이 불안정한 상태에 놓인다.

단점

04 햄스트링 스트레칭

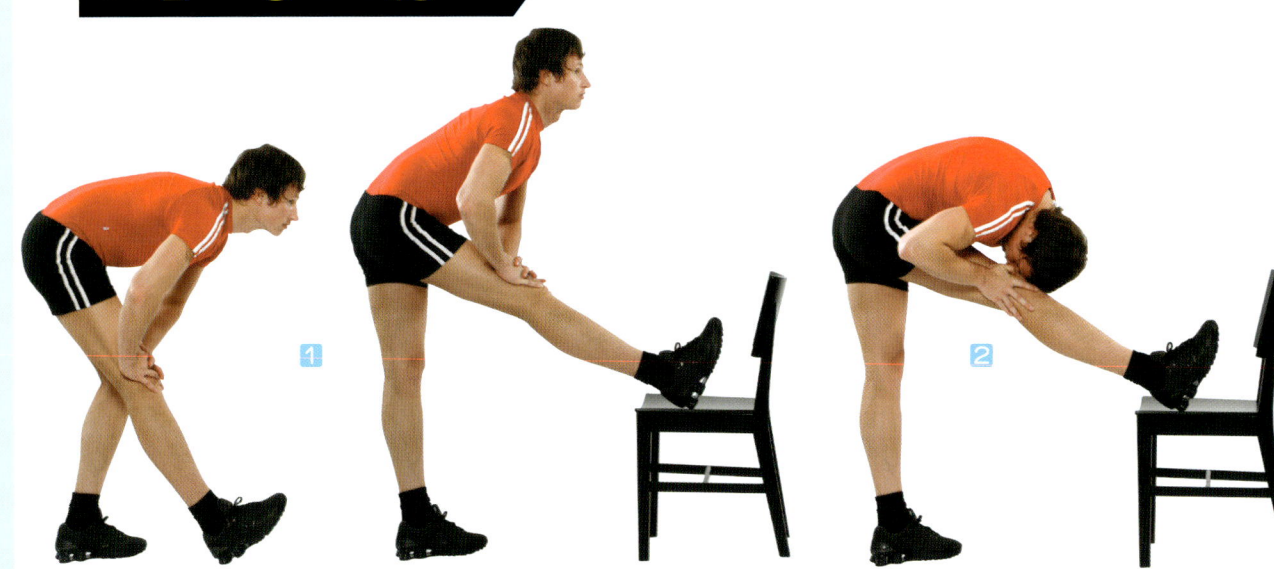

1 발뒤꿈치를 바닥, 의자 또는 테이블 위에 올려놓자(발이 높을수록 신전이 크게 일어난다). 올려놓은 다리를 쭉 뻗은 다음 신전된 넓적다리의 무릎 약간 위에 양손을 올려놓는다.

2 상체를 천천히 앞으로 기울인다. 햄스트링이 어느 정도 신전되면, 바닥에 놓인 다리를 약간 굽혀서 더욱 신전시켜 보자.

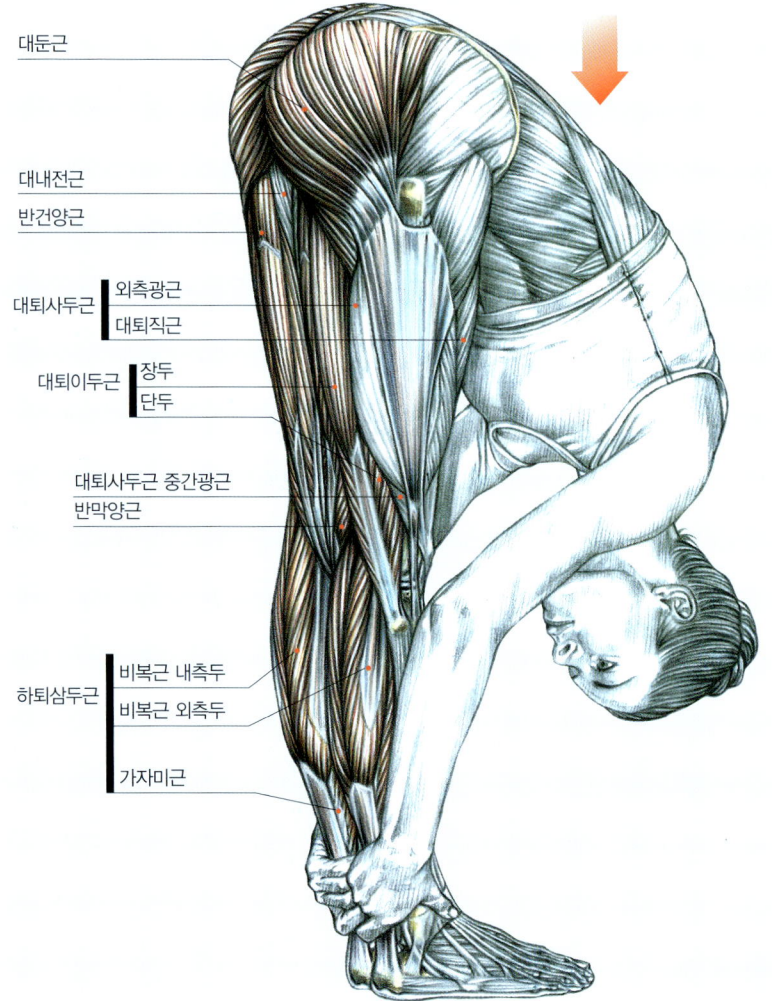

종아리(Calves)

■ 종아리의 역할

종아리는 달리거나 뛰어오르는 동작에서 핵심적인 기능을 수행한다. 따라서 대부분의 스포츠에서 매우 중요한 근육이라고 할 수 있다. 외적인 측면에서는 둥근 하체 라인의 대미를 장식한다. 그러나 발달시키는 것이 어렵기 때문에 종종 소홀히 하는 부위이기도 하다. 종아리는 두 개의 근육으로 구성되어 있다.

- 비복근 : 종아리 근육의 대부분을 차지한다.
- 가자미근 : 비복근 안쪽에 위치한 넓고 납작한 형태의 근육이다.

비복근과 가자미근은 아주 큰 차이가 존재하는데, 그것은 바로 비복근은 다중관절근육이고 가자미근은 단순관절근육이라는 점이다. 이러한 특성은 종아리를 단련하는 동작에 매우 큰 영향을 미친다. 가자미근은 단순관절근육이라는 속성 때문에 다리를 펴거나 접는 모든 동작에 관여한다.

하지만 다리를 많이 접을수록 비복근은 동작에 개입하지 않는다. 때문에 다리를 90도로 접고 운동하면 비복근은 개입하지 않고, 유독 가자미근만 분리되어 운동을 수행한다.

비복근을 제대로 동원하려면 다리가 거의 펴져야 한다. 비복근을 운동하는 가장 이상적인 자세는 덩키 카프 레이즈(195p)처럼 무릎을 약간 구부리고 상체를 앞으로 기울이는 자세다.

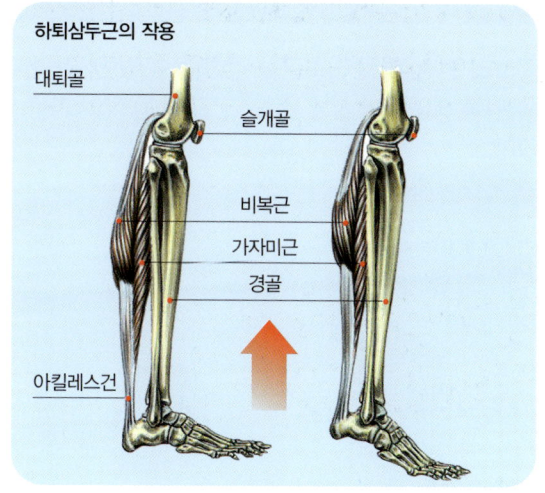

하퇴삼두근의 작용

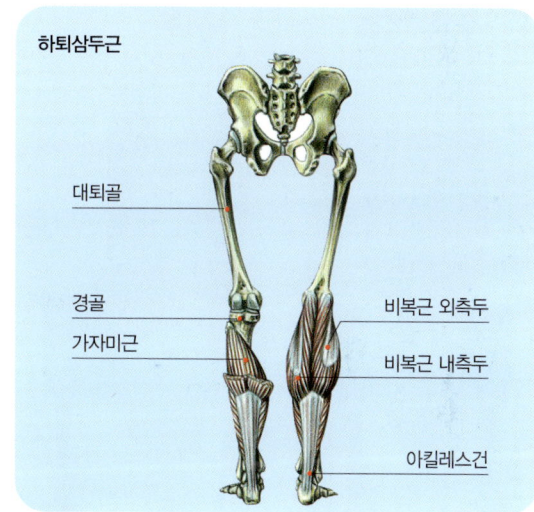

하퇴삼두근

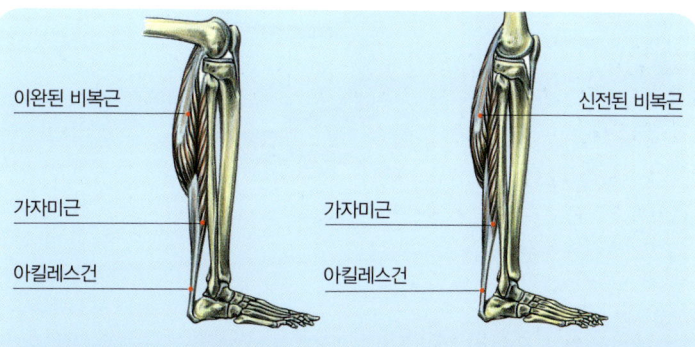

① 무릎을 구부리면 무릎 관절 위에 붙어 있는 비복근은 이완된다. 이 자세에서 비복근은 발을 신전하는 데 아주 약하게 관여하고 가자미근이 운동의 대부분을 수행한다.

② 반대로 무릎을 펴면 비복근은 신전된다. 이 자세에서 비복근은 발을 신전하는 데 적극적으로 관여하며 가자미근의 움직임을 보완한다.

! 비복근을 단련하려면 다리를 쭉 펴야 한다는 조언을 종종 듣는다. 하지만 이는 잘못된 방법이다. 비복근은 무릎이 아주 살짝 구부러져 있을 때 더 단련할 수 있다. 다리를 완전히 폈을 때보다 무릎이 약간 구부러져 있을 때, 길이-장력 관계를 이용해 힘을 낼 수 있기 때문이다. 따라서 비복근이 최대한의 힘을 내려면 다리를 완전히 펴야 한다는 생각은 버려야 한다.

05 스탠딩 카프 레이즈 Standing Calf Raise

종아리 전체, 특히 비복근을 강화할 수 있는 고립운동이다. 유니래터럴 방식으로 실시하면 몸 전체의 하중을 한쪽 종아리에 실을 수 있다. 또한 동작의 가동 범위를 키울 수 있어 근육을 더 잘 신전하고 수축할 수 있다.

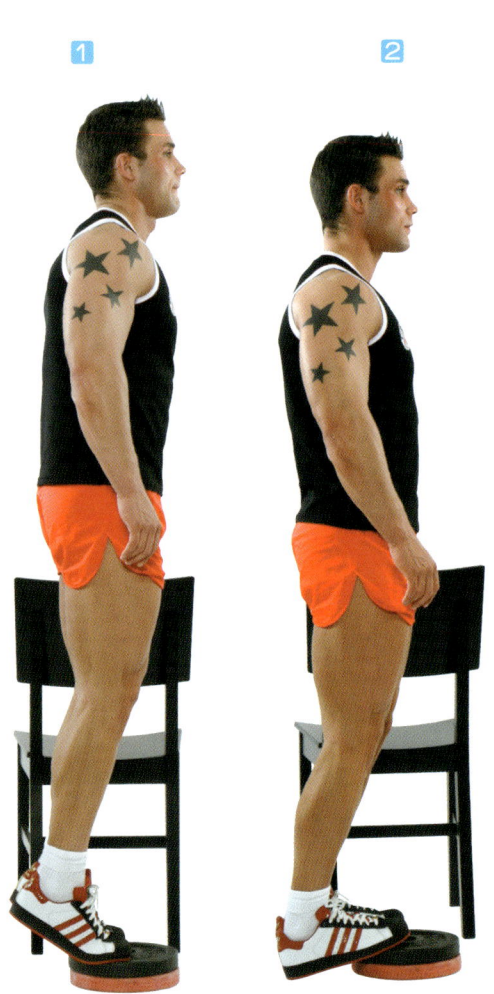

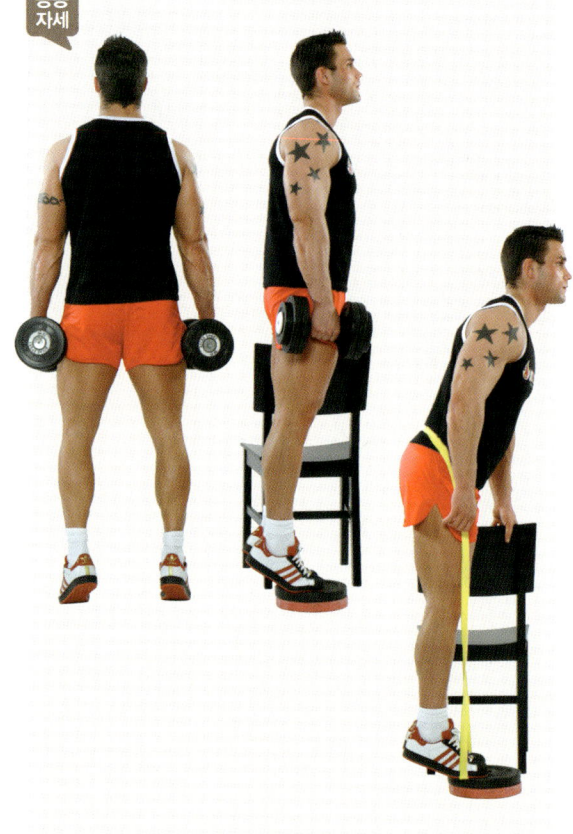

1 발끝(또는 양발 끝)을 원판이나 발판 위에 올려놓는다. 종아리를 최대한 신전시킨 다음, 발끝으로 가능한 한 높이 몸을 올려보자.

2 수축 자세를 1초간 유지한 다음, 발뒤꿈치를 바닥에 내려놓는다. 균형을 잃지 않으려면 벽이나 의자를 붙잡고 동작을 수행해보자.

발을 바깥쪽이나 안쪽으로 틀 수도 있지만, 다리 축을 따라 똑바로 놓는 것이 좋다. 그래야 무거운 중량을 사용할 때 무릎이 불필요하게 뒤틀리는 것을 피할 수 있다.

이론적으로 발끝을 바깥쪽으로 향하게 하면 비복근 내측두, 안쪽으로 향하게 하면 비복근 외측두를 단련할 수 있다고 하지만, 실제로는 이론상의 효과를 기대하긴 어렵다. 꼭 동작을 응용하고자 한다면 발의 방향보다는 벌리는 폭(좁거나 넓게)을 변화시켜보자.

저항을 높이려면 덤벨 1개나 2개 또는 탄력밴드로 몸에 하중을 실어볼 수도 있다.

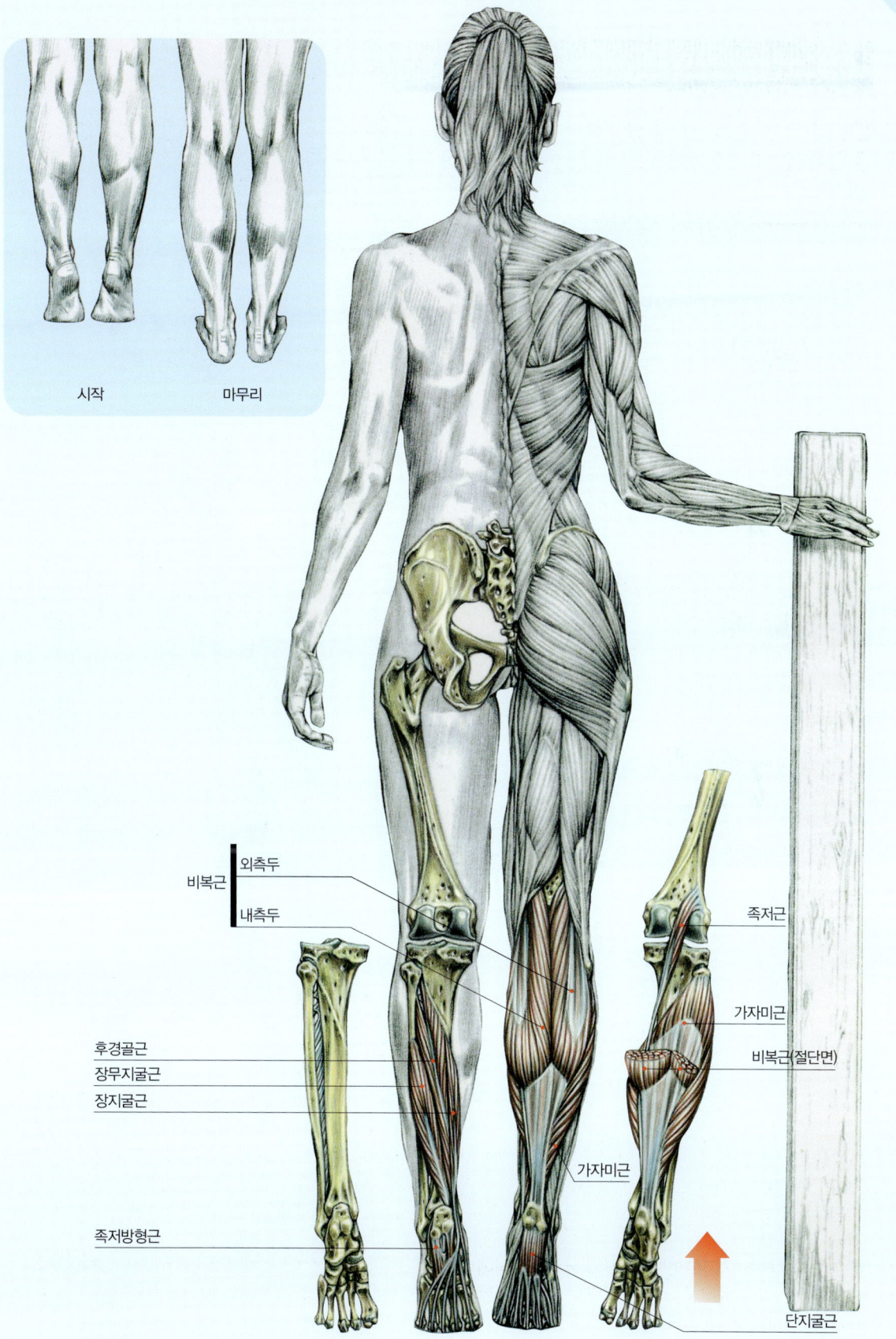

⚠ 중량을 추가하면 척추에 압박이 가해진다. 한 번에 한쪽 종아리만 운동한다면 저항을 많이 추가하지 말자.

장점

이 동작은 종아리 전체를 직접적으로 단련할 수 있다.

덩키 카프 레이즈(195p)보다 종아리를 더 효과적으로 신전하지는 못한다. 다시 말해 종아리의 길이-장력 관계를 이용한 최적의 자세를 취하지는 못한다.

단점

트레이닝 포인트

허리 부분을 휘게 하면서 엉덩이를 앞뒤로 움직이는 동작은 절대 하지 말자. 특히 신전 자세에서 다리를 너무 쭉 펴려다 보면 허리가 휠 수 있는데, 그러면 부상을 입을 수 있으므로 주의해야 한다.

전문가 어드바이스

이 동작을 간혹 복합관절운동이라고 소개하는 경우가 있는데, 발목 관절만 운동하기 때문에 복합관절운동이라고 할 수 없다.

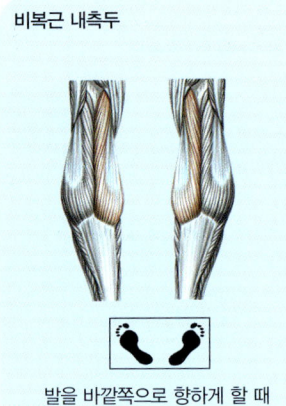

비복근 내측두

발을 바깥쪽으로 향하게 할 때

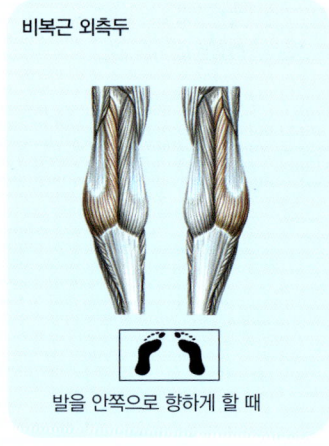

비복근 외측두

발을 안쪽으로 향하게 할 때

종아리 근육의 두 가지 형태

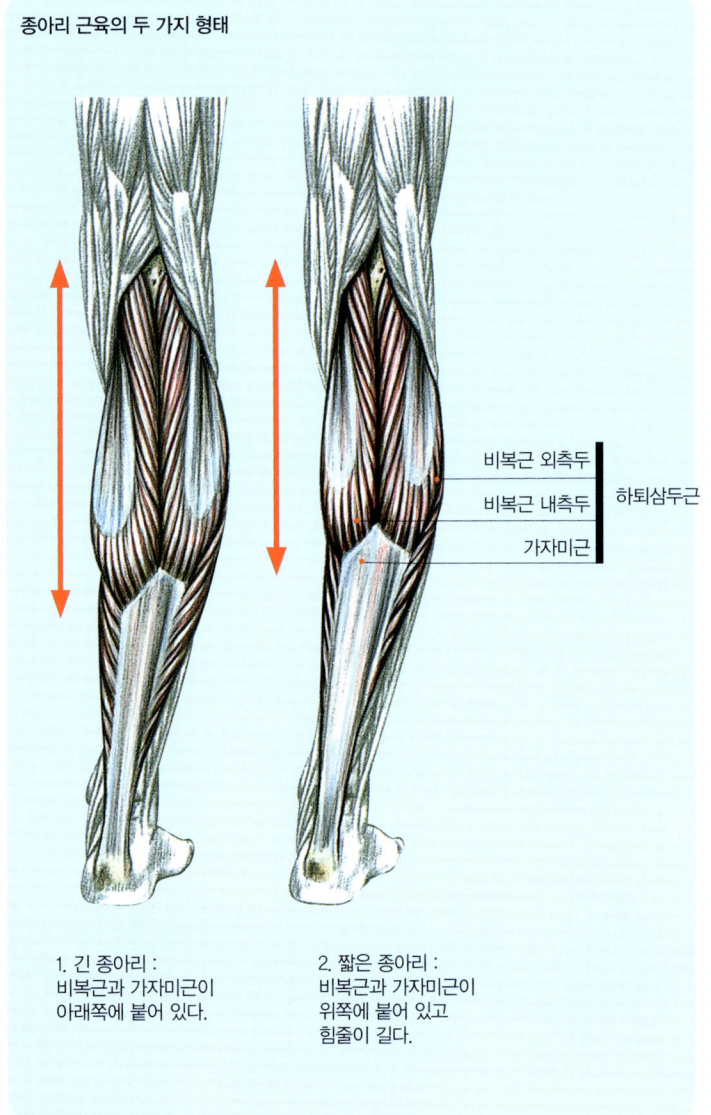

1. 긴 종아리 : 비복근과 가자미근이 아래쪽에 붙어 있다.

2. 짧은 종아리 : 비복근과 가자미근이 위쪽에 붙어 있고 힘줄이 길다.

06 덩키 카프 레이즈 Donkey Calf Raise

종아리 전체, 특히 비복근을 강화할 수 있는 고립운동이다. 유니래터럴 방식으로 실시하면 몸 전체의 하중을 한쪽 종아리에 실을 수 있으며, 근육을 더 효과적으로 신전하고 수축할 수 있다.

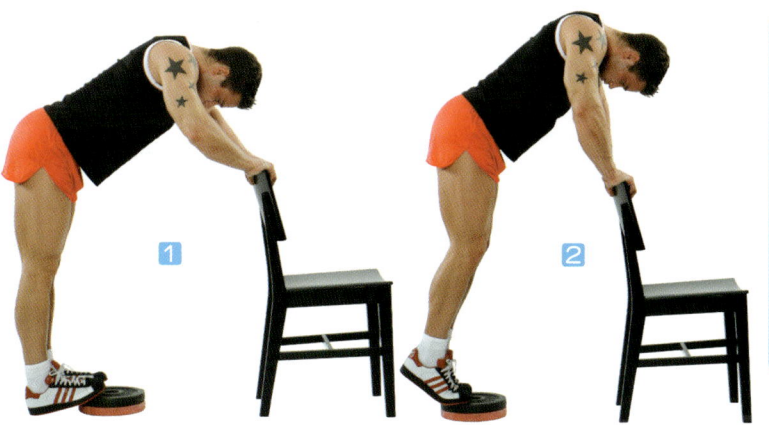

트레이닝 포인트
발끝으로 몸을 들어 올릴 때 다리를 너무 펴지 않도록 하자.

전문가 어드바이스
이 동작을 간혹 복합관절운동이라고 소개하는 경우가 있는데, 발목 관절만 운동하기 때문에 복합관절운동이라고 할 수 없다.

1 발끝을 원판이나 발판 위에 올려놓는다. 몸을 앞으로 숙여 상체가 바닥과 90~110도 각도를 이루도록 해보자. 손을 의자 등받이 위에 놓고 상체를 지탱한다.

2 근육을 최대한으로 신전시켰다가, 발끝으로 몸을 가능한 한 높이 올려보자. 수축 자세를 1초간 유지한 후 다시 발뒤꿈치를 바닥에 내려놓는다.

장점
덩키 카프 레이즈는 종아리를 자극하는 데 가장 이상적인 운동이다.

몸을 앞으로 숙인 자세를 취하면 몸의 무게가 부여하는 중량을 일부 덜 수 있다. 중량을 덜면 동작이 너무 쉬워지기 때문에 덤벨이나 밴드로 저항을 추가해야 한다.

단점

응용자세

1 파트너가 있다면 여러분의 등 아랫부분에 앉도록 해보자. 이 동작의 명칭은 이 같은 자세에서 따온 것이다.

2 파트너가 없다면 덤벨이나 밴드를 대신 이용한다. 탄력밴드를 발끝에 끼고 반대쪽 끝을 엉덩이에 둘러맨다.

! 파트너와 함께 동작을 수행하거나 밴드를 이용하면 저항을 추가할 수 있다. 척추보다는 엉덩이와 최대한 가까운 위치에 저항을 얹고 실시해야 등에 불필요한 부담이 가해지지 않는다.

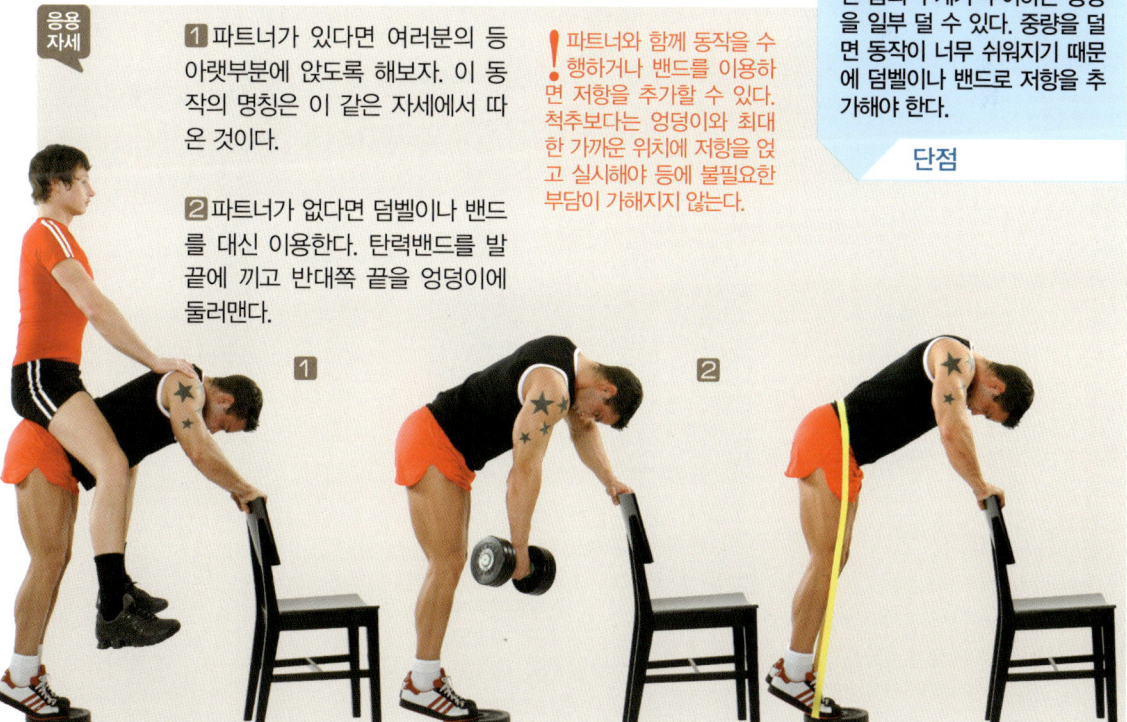

07 싯 스쿼트 Sit Squat

가자미근을 강화할 수 있는 고립운동으로, 비복근도 약간 단련된다. 유니래터럴 방식은 추천하지 않는다.

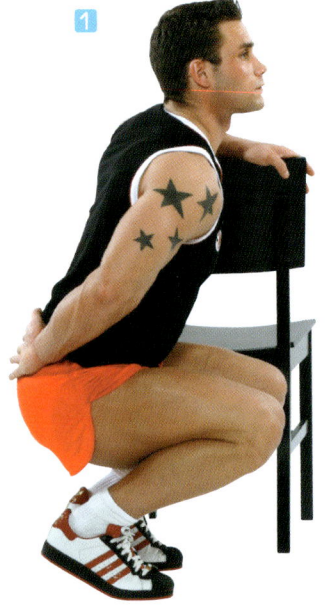 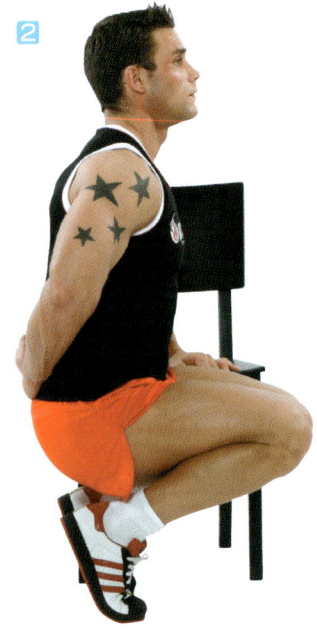

1 쭈그려 앉아 원판이나 발판 위 또는 바닥에 발끝을 놓는다. 한 손이나 두 손으로 가구를 꽉 붙잡은 다음, 종아리를 최대한 신전시켜 보자.

2 그다음, 발끝으로 몸을 가능한 한 높이 올려보자. 1초간 수축 자세를 유지한 다음, 발뒤꿈치를 내려놓는다.

 이 동작은 무릎에 부담을 줄 수 있다.

트레이닝 포인트
종아리는 힘이 강한 근육이라기보다는 지구력이 있는 근육이라고 할 수 있다. 따라서 종아리를 운동할 때는 긴 세트로(세트당 최소 20~25회 리피티션) 수행하는 것이 좋다.

전문가 어드바이스
슈퍼세트로 실시할 수 있다. 싯 스쿼트로 동작을 수행하다가 실패 지점에 도달하면 일어서서 카프 레이즈나 덩키 카프 레이즈를 연속으로 수행한다.

장점
허리 부분에 조금도 긴장이 가해지지 않는다. 또한 다른 종아리 운동에 비해 근육을 더 강하게 수축할 수 있다. 이러한 이점을 최대한 활용해보자.

이 동작에서 저항을 높이는 것은 그리 쉽지 않다. 넓적다리 위에 원판을 놓고 동작을 수행해 볼 수 있으나, 무게(부하)를 싣는 것보다는 동작 가동 범위를 크게 하는 것이 더 쉬울 것이다.

단점

응용 자세
발의 방향보다는 발을 벌리는 폭을 바꾸면서 동작을 다양하게 수행해보자.

08 시티드 카프 레이즈 Seated Calf Raise

가자미근을 특히 강화할 수 있는 고립운동이다. 유니래터럴 방식으로 운동할 수 있다.

1

2

> ❗ 무릎 위에 직접 저항(덤벨이나 원판)을 올려놓으면 무릎에 통증을 느낄 수 있다. 그럴 경우 넓적다리 쪽으로 중량을 최소 5cm 빼보자. 중량을 너무 뒤로 빼면 동작이 지나치게 쉬워질 수 있으니 잘 조절하자.

1 의자나 침대에 앉아서 원판이나 발판 위에 발끝을 올려놓는다. 넓적다리 하단에 무게를 얹어 저항을 높여도 좋다.

2 발끝을 가능한 한 높이 세워보자. 1초간 수축 자세를 유지한 다음, 발뒤꿈치를 바닥에 내려놓는다. 유니래터럴 방식으로 운동할 수도 있다.

응용 자세

트레이닝 포인트
발끝을 가능한 한 높이 들어 올리려면, 동작의 정점에서 모든 저항을 엄지발가락 쪽으로 이동시켜 보자.

전문가 어드바이스
뛰어오르고 달리는 동작이 필요한 스포츠에서 특히 유용한 동작이다.

장점
큰 근육군을 단련하는 것이 아니기 때문에 비교적 실시하기 쉽다. 허리 부분에 조금의 부하도 가해지지 않는다.

매우 인기 있는 동작이지만, 다리가 접혀 있기 때문에 비복근은 동원되지 않고, 가자미근만 동원된다.

단점

달릴 때 발생하는 근육의 운동 방식과 유사하게 하기 위해서 각 종아리를 독립적(개별적)인 방식으로 운동하는 것도 가능하다. 넓적다리 양쪽에 각각 덤벨을 하나씩 올리고 한쪽 종아리가 수축하는 동안 반대쪽 종아리를 신전하는 식으로 동작을 수행해보자.

09 플라이오메트릭 운동

종아리를 단련하기 위한 주요 플라이오메트릭 운동은 발끝으로 뛰어오르기를 반복 수행하는 것이다.

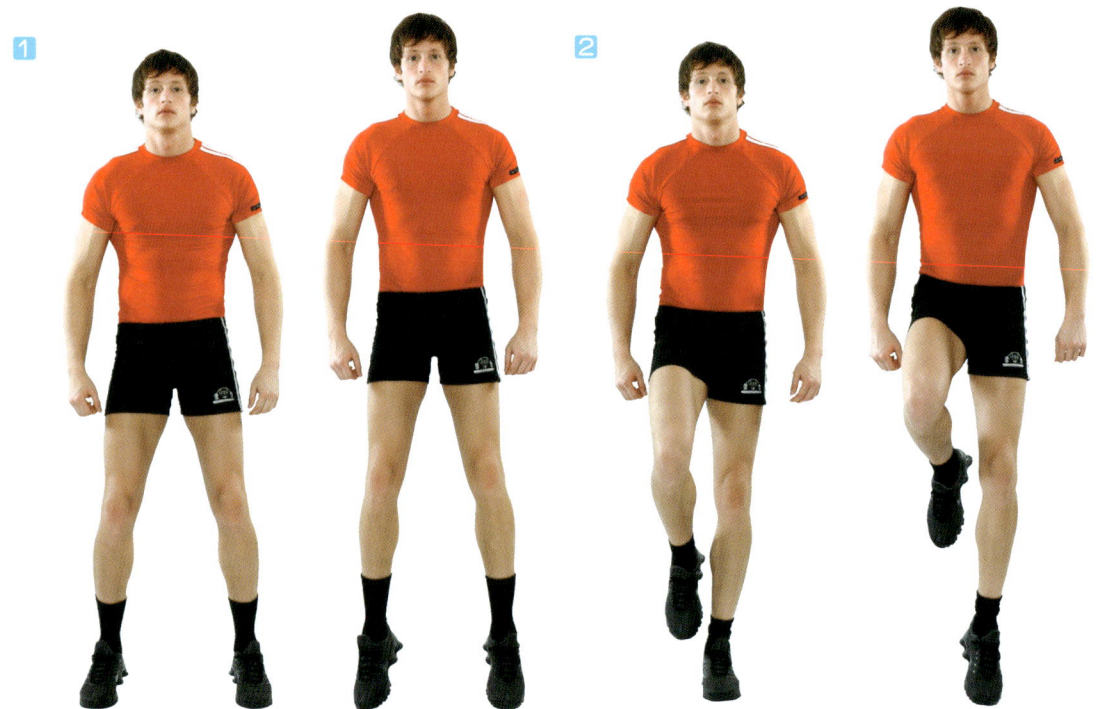

1 양쪽 종아리로 동시에 뛰어오른다.

2 한쪽으로만 뛰어오를 수도 있다. 이렇게 하면 근육에 가해지는 긴장이 배가된다.

10 종아리 스트레칭

종아리 스트레칭은 한 번에 한쪽씩 실시하거나 양쪽으로 실시할 수 있다. 한 번에 한쪽씩 스트레칭하면 신전 폭이 아주 커진다. 둘로 분산되던 체중이 한쪽에 실리면서 신전이 더욱 잘 이루어지는 데다, 동작을 더 크게 할 수 있기 때문이다.

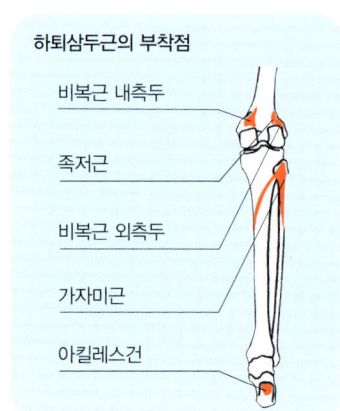

하퇴삼두근의 부착점
- 비복근 내측두
- 족저근
- 비복근 외측두
- 가자미근
- 아킬레스건

종아리는 여러 각도에서 신전할 수 있다. 다리를 쭉 펴면 비복근이 신전되지만, 다리를 접으면 가자미근이 신전된다. 운동선수는 종아리를 다양한 각도에서(서서, 한쪽 다리를 앞으로 내밀면서, 비틀면서) 신전하는 것이 중요하다. 왜냐하면 각각의 동작은 종아리의 각 부분을 유연하게 만들어주기 때문이다. 이 동작들은 서로 보완적인 것으로, 불필요하게 자극이 중복되는 일은 없다.

! 발목을 접지르는 것을 예방하기 위해 발 부위를 유연하게 하는 것은 대단히 중요하다. 따라서 스포츠 훈련을 하기 전에는 항상 종아리를 스트레칭해야 한다. 스쿼트와 같이 넓적다리를 단련하는 동작을 수행할 때도 종아리와 발목 스트레칭을 해주도록 하자. 종아리는 대퇴골에 붙어 있기 때문에 대퇴사두근이나 햄스트링을 운동하기 전에 스트레칭을 실시하며 무릎 관절을 웜업해야 한다.

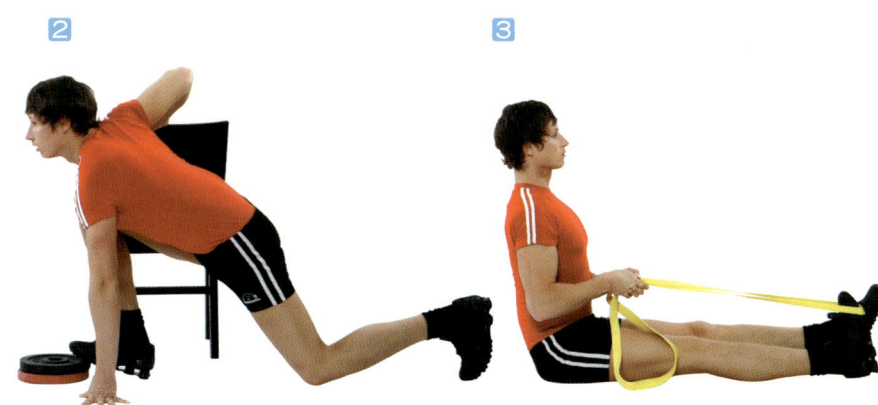

1 선 자세에서 실시한다.
원판이나 발판 위에 발끝을 올려놓는다. 높이가 높을수록 신전이 더 잘된다. 이 자세를 수십 초간 유지해보자.

2 런지 자세로 실시한다.
원판이나 발판 위에 한쪽 발끝을 올려놓고 런지를 실시한다. 무릎이 앞으로 많이 나갈수록 신전이 더욱 강하게 일어난다. 몸의 무게를 점진적이되 최대한 신전하는 발에 실리도록 해보자.

3 밴드를 이용해 앉아서 실시한다.

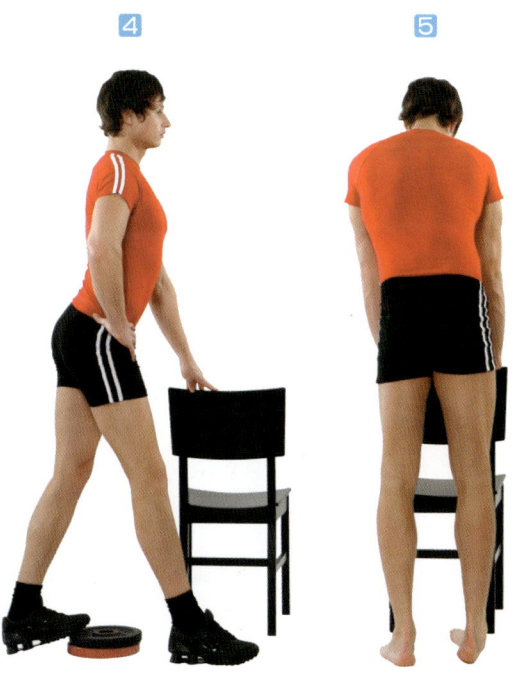

4 상체를 약간 앞으로 숙이고 실시한다.
의자를 잡거나 마주 보고 선다. 왼쪽 다리를 뒤로 뻗고 상체를 의자 쪽으로 기울여보자. 그다음 몸의 무게를 최대한 뒤에 있는 발에 실리도록 한다. 뒷다리가 멀리 떨어져 있을수록 강하게 신전된다.

5 발목 측면을 비튼다.
이 동작은 종아리 바깥쪽에 있는 근육들을 신전시킨다. 발목이 비틀리면 근육에 과도한 긴장이 가해질 위험이 있다. 이 근육들은 조금만 늘어나더라도 스포츠 활동을 수행하기 어렵기 때문에, 부상 예방을 위해 유연성을 기르는 것이 중요하다.
양발을 붙이고 서서 몸의 무게를 왼발에 싣는다. 그다음 오른발을 최대한 옆으로 비틀고 체중을 천천히 오른발로 옮겨보자. 근육이나 힘줄에 부상을 입지 않으려면 아주 천천히 점차적으로 신전시켜야 한다. 오른발을 스트레칭한 후에는 왼발로도 똑같이 실시하자.

탄탄한 엉덩이를 만든다

둔근(Glutes)

■ 둔근의 역할

둔근은 햄스트링을 보조하여 이동 속도를 높여준다. 천천히 걸을 때는 거의 운동하지 않다가 속도를 낼 때 동원되기 시작하며 우리가 달릴 때 최대치로 운동한다. 따라서 빠르게 이동하거나 뛰어오르는 능력이 필요한 스포츠에서 둔근의 역할은 매우 중요하다.

둔근은 미적인 측면에서도 특별한 역할을 한다. 팔뚝은 굵을수록 멋져 보이지만, 둔근은 둥글게 잘 빠져 있어야 시선을 끌 수 있다.

신체 기능 측면에서 둔근 운동의 목적은 둔근의 폭발적인 근력을 기르는 것이다. 미적인 측면에서는 엉덩이 근육의 선명도와 라인을 둥글게 다듬는 것이 목적이다. 이것은 복근 운동에서 우리가 추구하는 것과 같은 맥락이다.

둔근에 국한하여 수행하는 웨이트 트레이닝이 효과를 내려면 다이어트와 병행해야 한다. 둔근 강화 운동은 이른 아침과 밤에 잠들기 전에 수행하는 것이 좋다. 일어나고 잠들 때 앞으로 설명할 동작 중 하나를 20~50회씩 2~4세트 수행해보자.

특별히 빼야 할 지방이 없다면, 살이 처지는 것을 예방하는 차원에서 둔근 운동을 할 수도 있다. 실제로 지방은 둔근과 복근처럼 일상생활에서 거의 자극되지 않는 근육에 우선적으로 축적된다. 하지만 아침저녁으로 5분씩 이 근육들을 단련하면 지방 축적을 예방하면서 탄탄한 근육을 만들 수 있을 것이다.

> **Note**
>
> 스쿼트, 런지, 데드리프트는 둔근 단련에 아주 좋은 운동이다. 자세한 설명은 앞에서 했으므로 여기서는 생략하기로 한다. 둔근을 잘 동원하기 위해서는 이 동작들을 수행하는 내내 엉덩이 근육을 최대한 수축시켜야 한다. 처음에는 어려울 수 있지만, 잘 집중해서 여러 날 운동을 수행하고 나면 좋은 효과를 볼 수 있을 것이다. 해당 운동들을 할 때 둔근을 더 많이 동원하려면 몸을 앞으로 약간 기울여야 한다. 단 몸을 숙이면 척추에 가해지는 압박이 증가하므로, 등에 무리가 가지 않도록 주의하여 조절하자.

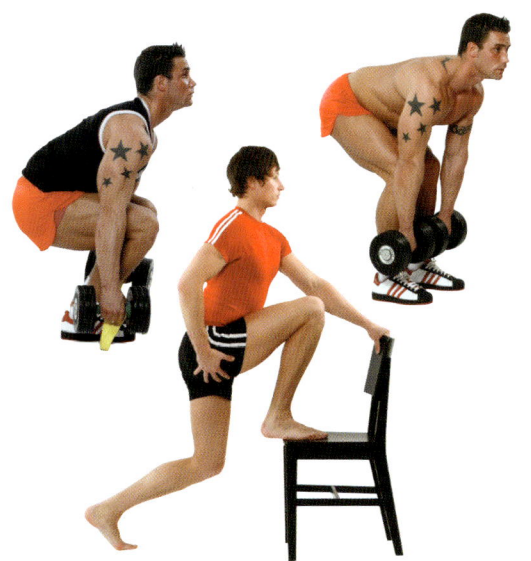

스포츠를 통해 지방을 용해시킬 수 있을까?

복근이나 둔근을 특정해서 운동하면 뱃살이나 셀룰라이트를 뺄 수 있을까? '기저에 있는 근육의 자극을 통해서 지방을 부분적으로 제거할 수 있는가?' 라는 질문에 오랫동안 의학 연구는 이렇다 할 해답을 제시하지 못했다. 하지만 웨이트 트레이닝을 긴 세트로 수행하면 지방의 부분적 손실이 이루어진다는 것을 증명하는 두 가지 주요한 논거가 있다.

- 최근 연구에 따르면 운동을 통해서 근육을 덮고 있는 지방의 용해를 가속화시킬 수 있다고 한다.
- 부분적 근육 운동은 지방이 저장된 장소에 혈액의 흐름을 증가시킴으로써 지방의 용해를 가속화하고 지방의 축적을 예방한다.

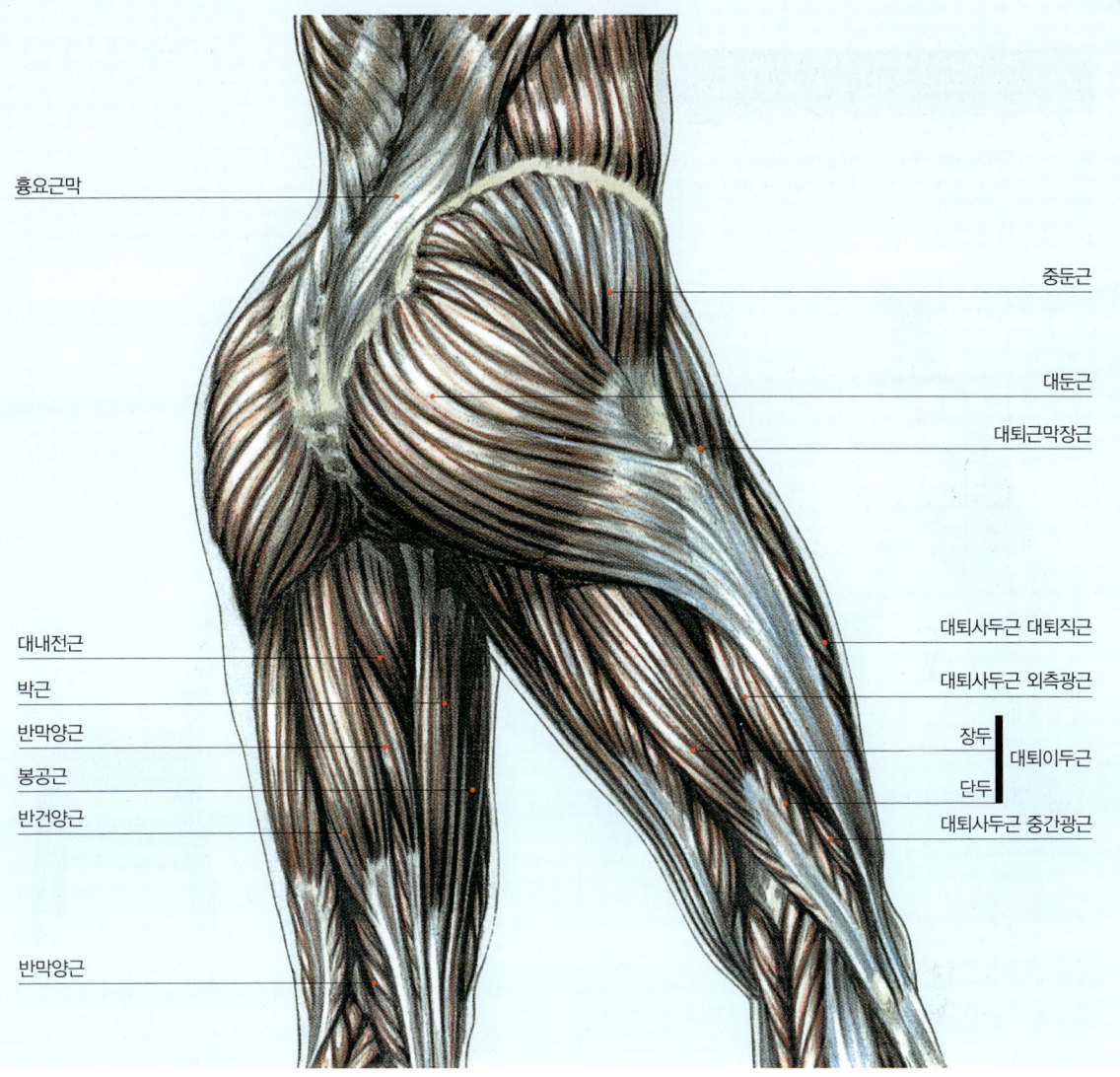

셀룰라이트는 어떤 원리로 생성되는 것일까?

전체 여성의 80%가 셀룰라이트로 고민한다고 한다. 셀룰라이트는 상대적으로 남성에게는 드물게 나타나는데, 이와 관련하여 셀룰라이트가 형성되는 과정을 다섯 단계로 구분해 살펴볼 수 있다.

1단계 : 여성 호르몬(에스트로겐과 프로게스테론)의 생성은 청소년기부터 강화된다. 이 호르몬들은, 특히 하체의 지방 세포를 속박하고 있는 결합 조직망을 발달시켜 견고하게 만든다.
2단계 : 지방 조직이 비대해지기 시작하면 결합 조직을 강하게 압박하기 때문에 혈액의 국소적 미세순환을 방해한다.
3단계 : 그 결과 산소가 부족해지고 활성산소(Free Radical)가 과도하게 생성되며 국소적 염증이 발생한다.
4단계 : 이러한 환경은 지방의 축적과 수분의 정체를 촉진한다.
5단계 : 염증은 피부의 콜라겐 섬유를 파괴한다. 콜라겐 섬유가 파괴되면 지방의 돌출이 더욱 가시화되고, 이로 인해 셀룰라이트성 피부가 생성된다. 이 현상은 나이가 들면 악화되는데, 이유는 노화로 인해 피부의 밀도와 유연성이 감소하기 때문이다. 콜라겐에 해로운 담배와 피임약은 이러한 현상을 더욱 악화시킨다.

01 힙 익스텐션 Hip Extension

둔근, 허리 근육, 햄스트링을 강화하는 고립운동이다. 반드시 유니래터럴 방식으로 운동해야 한다.

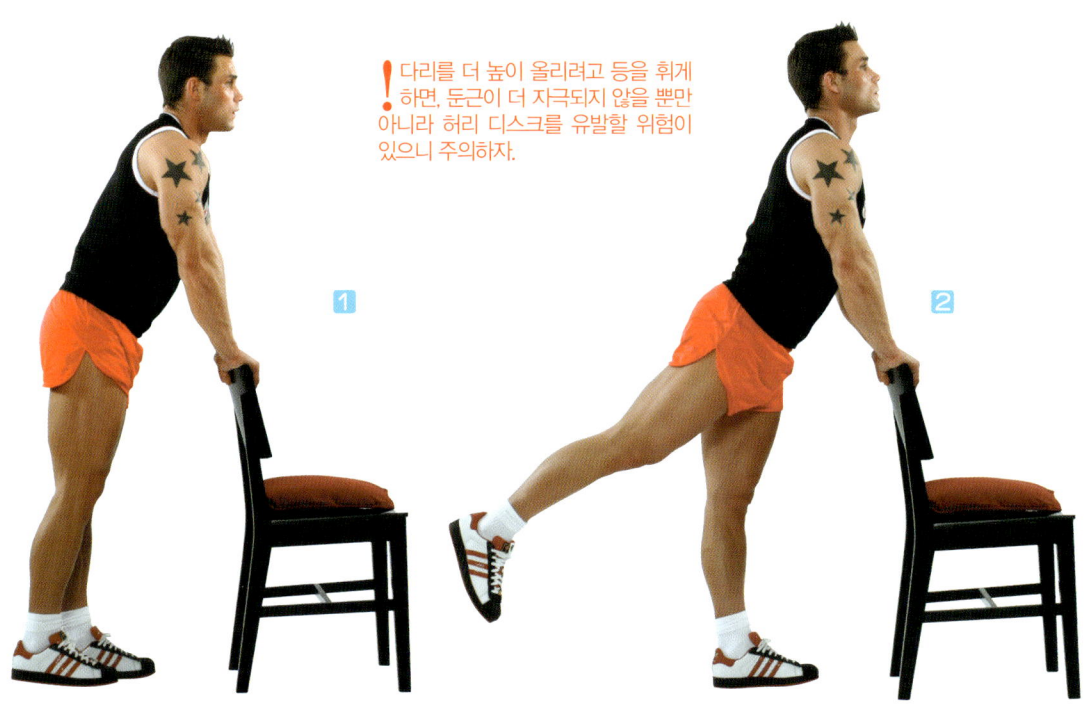

! 다리를 더 높이 올리려고 등을 휘게 하면, 둔근이 더 자극되지 않을 뿐만 아니라 허리 디스크를 유발할 위험이 있으니 주의하자.

1 손으로 의자 등받이를 짚고 서서 균형을 잡는다. 그다음 상체를 앞으로 기울인다.

2 둔근의 힘으로 다리(다리는 쭉 펴야 한다)를 최대한 뒤로 멀리 들어 올려보자. 둔근을 가능한 한 세게 조이면서 1초간 수축 자세를 유지한다. 그다음 시작 자세로, 즉 두 다리가 거의 붙도록 내려놓는다. 한쪽 다리로 세트를 끝내면 즉시 반대쪽 다리로 실시한다.

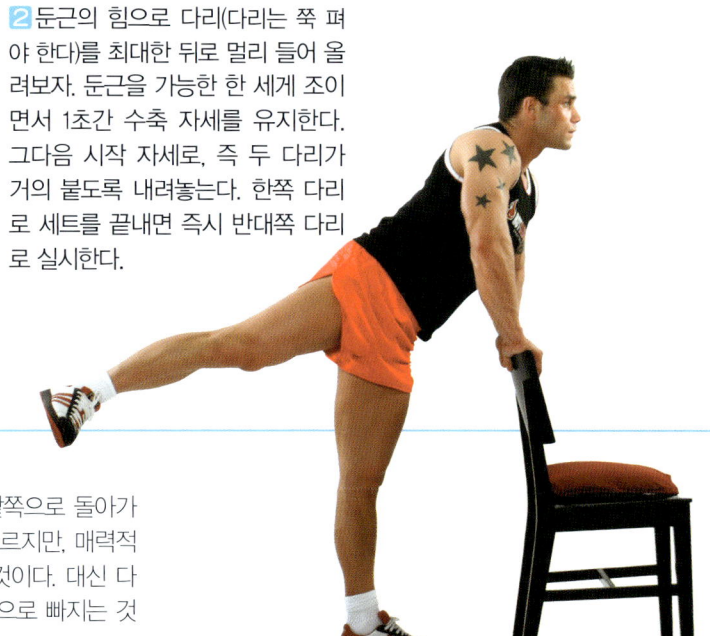

트레이닝 포인트

대둔근을 잘 자극하려면 상체가 바깥쪽으로 돌아가서는 안 된다. 동작은 더 쉬워질지 모르지만, 매력적인 엉덩이를 만드는 효과는 감소할 것이다. 대신 다리를 뒤로 뻗을 때 다리가 약간 바깥으로 빠지는 것은 자연스러운 현상이다.

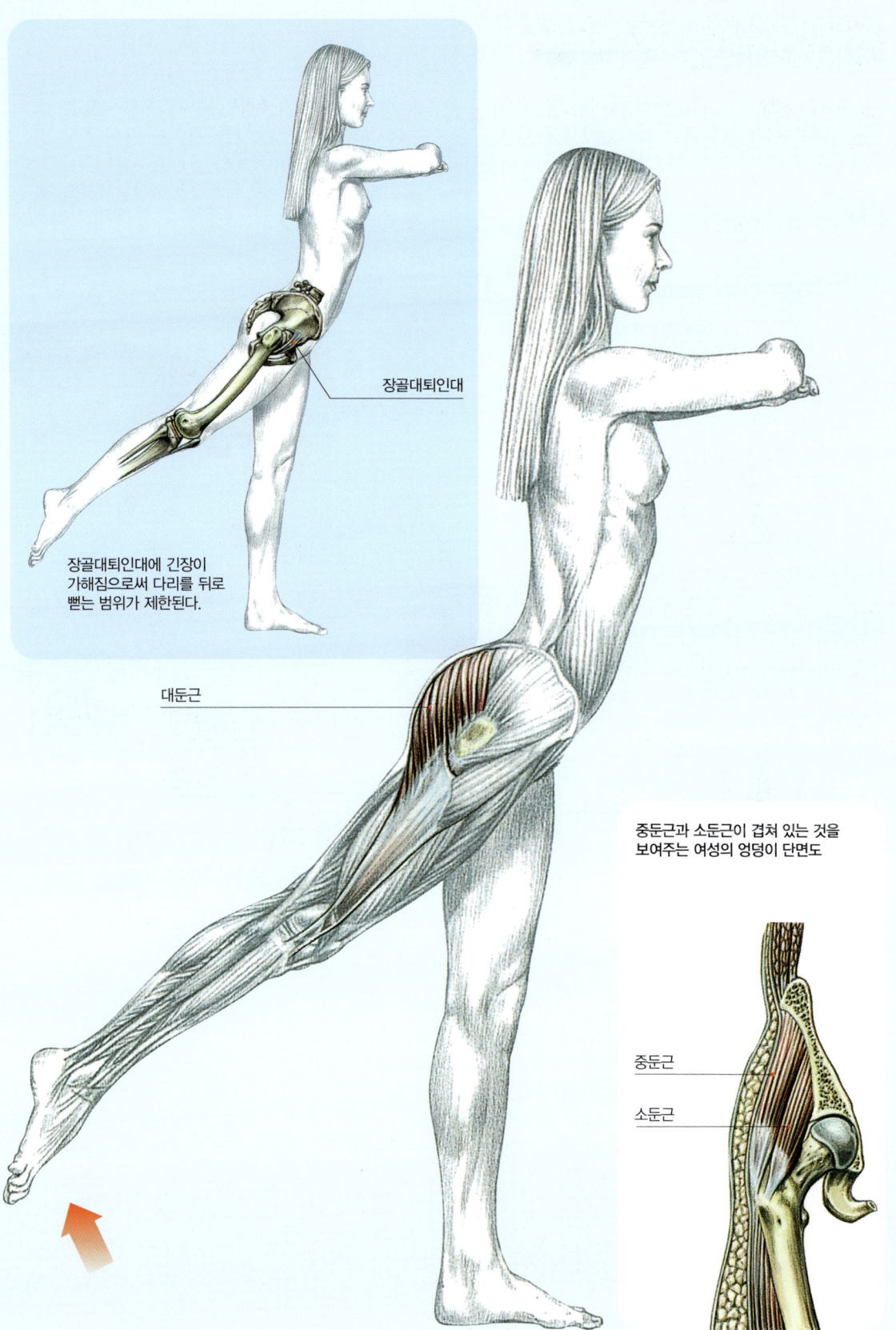

장골대퇴인대

장골대퇴인대에 긴장이 가해짐으로써 다리를 뒤로 뻗는 범위가 제한된다.

대둔근

중둔근과 소둔근이 겹쳐 있는 것을 보여주는 여성의 엉덩이 단면도

중둔근

소둔근

응용 자세

바닥이나 침대에 네 발로 엎드려서 동작을 수행하면 동작의 난이도를 높일 수 있다. 침대 매트 가장자리에서 동작을 실시하면 다리를 최대한 밑으로 내릴 수 있어 동작 가동 범위를 키울 수 있다.

① 바닥에서 동작을 수행할 때는 다리를 90도로 접어야 다리가 상체 밑으로 지나갈 수 있고, 동작 가동 범위를 크게 할 수 있다.

② 무릎이 상체 밑에서 빠져나가자마자 다리를 다시 펴보자.

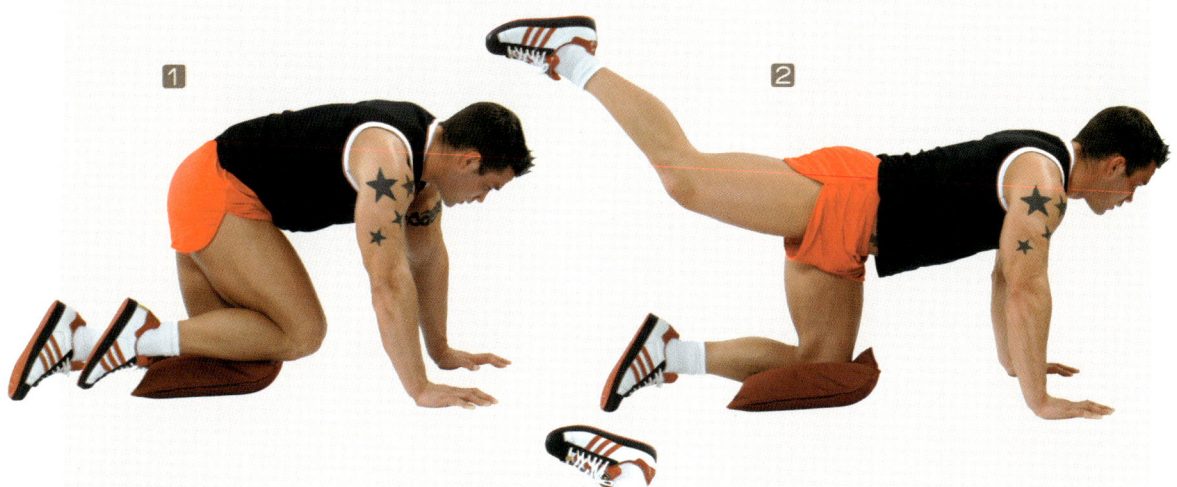

③ 실패 지점에 도달했을 때, 다리를 90도로 접고 실시하면 동작이 쉬워져 추가 리피티션을 수행할 수 있다.

④ 탄력밴드를 이용해 운동할 수도 있다. 탄력밴드 한쪽을 바닥을 지지하고 있는 다리의 발목에 걸고 반대쪽 끝은 운동하는 넓적다리의 무릎 관절에서 몇 센티미터 떨어진 곳에 걸어보자(오른쪽 페이지 그림 참고).

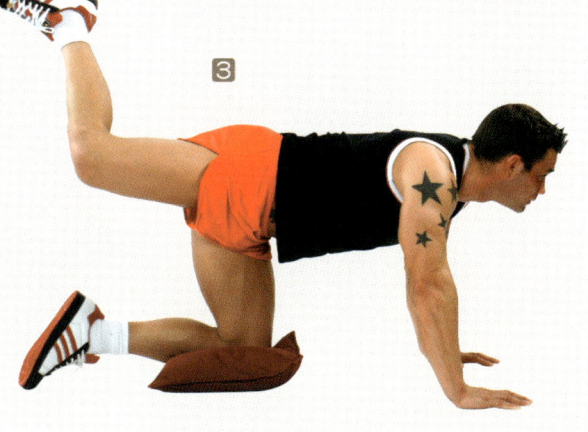

장점

둔근을 잘 분리시켜 운동할 수 있고, 근육의 자극을 바로 느낄 수 있다.

한쪽 다리씩 운동해야 하기 때문에 스쿼트 같은 복합관절운동에 비해 시간이 많이 소요된다.

단점

전문가 어드바이스

선 자세에서 양쪽 발목에 탄력밴드를 연결해 동작을 수행하면 저항을 높일 수 있다.

근육의 자극을 잘 느끼려면, 오른쪽 둔근을 수축시킬 때 오른손을 그 위에 놓아보자. 근육을 만지면 뇌-근육의 연결성이 증가해 근육의 자극을 잘 느낄 수 있고, 더욱 생산적으로 운동을 수행할 수 있다.

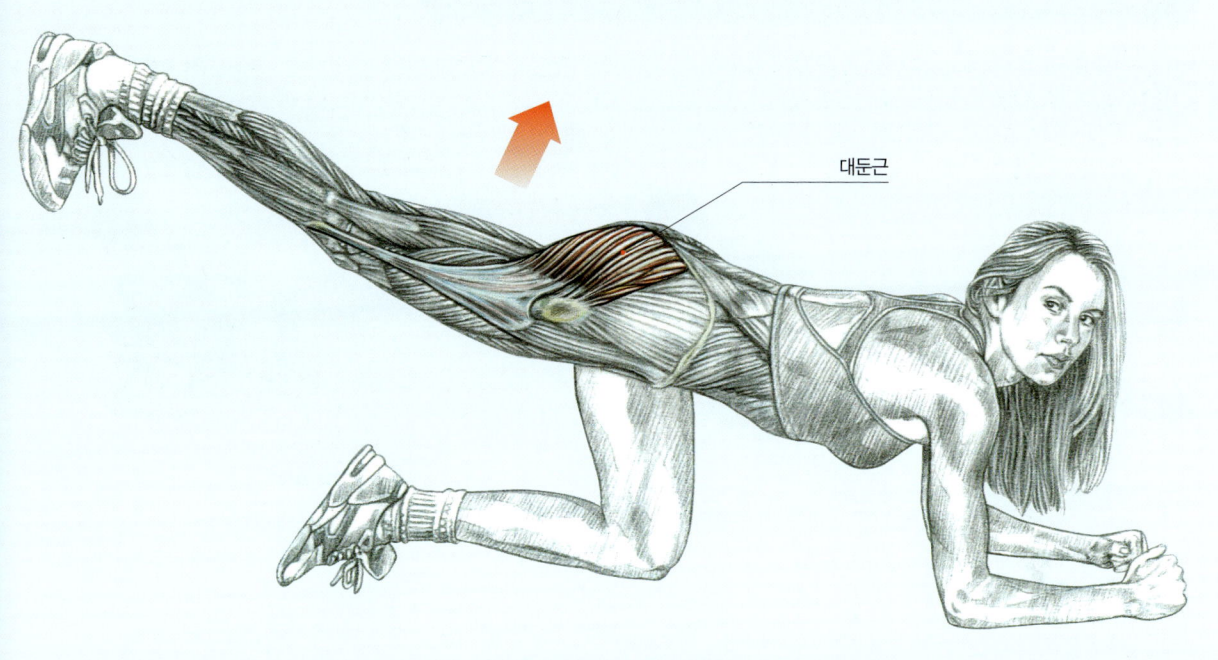

대둔근

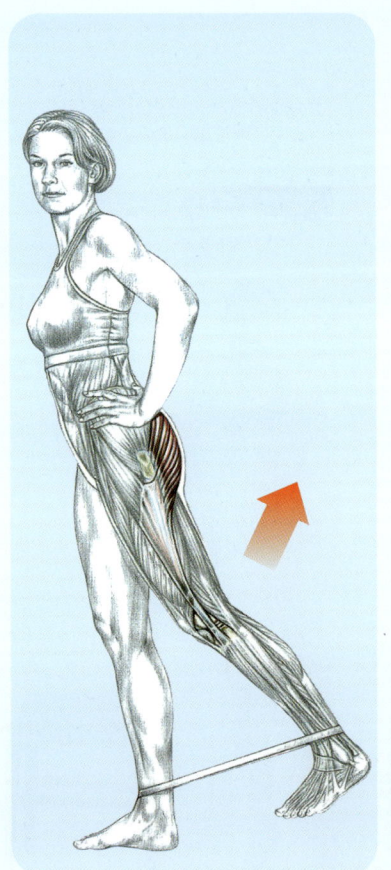

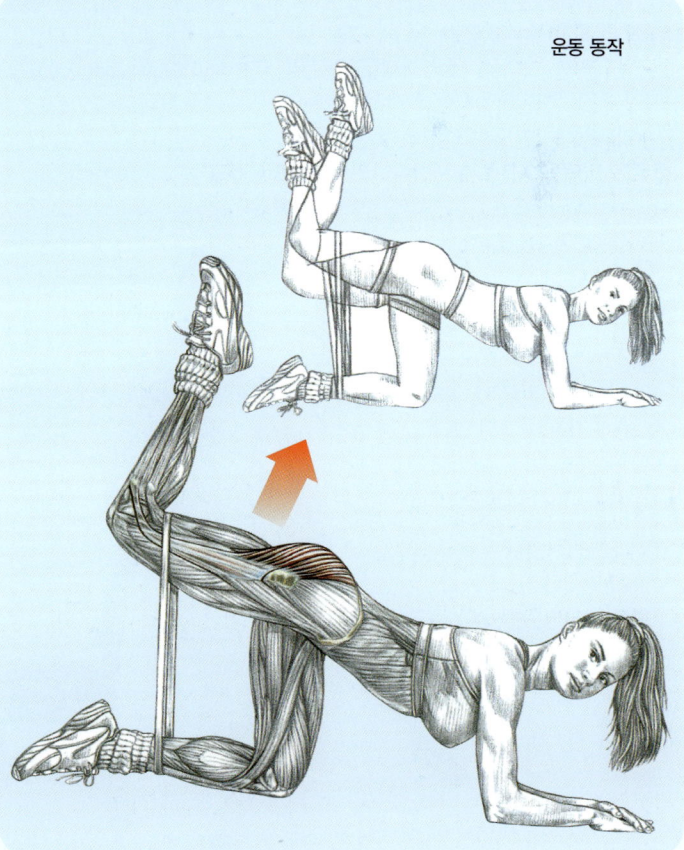

운동 동작

02 래터럴 레그 레이즈(외전) Lateral Leg Raise(Abjuction)

이 고립운동의 목표는 소둔근과 중둔근을 단련하는 것이다. 반드시 유니래터럴 방식으로 운동해야 한다.

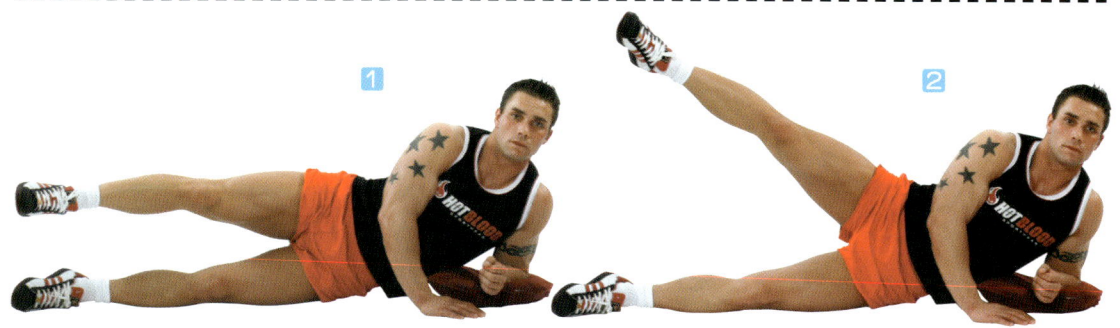

1 바닥이나 침대에 왼쪽 옆으로 눕는다. 왼손으로 머리를 받치거나 팔꿈치를 바닥에 놓는다. 반대쪽 팔은 구부려 복부 앞에 두고, 손바닥으로 바닥을 짚어 균형을 잡는다.

2 오른쪽 다리를 펴고 둔근의 힘으로 가능한 한 다리를 높이 들어 올린다. 둔근을 최대한 강하게 수축하면서 1초간 수축 자세를 유지한다. 그다음 시작 자세로, 즉 두 다리가 거의 붙도록(하지만 완전히 붙지는 않게) 내려놓는다. 오른쪽 다리 운동을 마치면 즉시 왼쪽 다리로 실시하자.

전문가 어드바이스

탄력밴드를 양 발목에 묶고 실시하면 저항을 높일 수 있다. 동작을 연결해서 수행하는 방법은 누워서 밴드를 이용해 실시하다가 일시적으로 실패하면 밴드를 빼고 동작을 수행하는 것이다. 또 다시 실패하면 일어서서 리피티션을 추가로 수행해보자.

트레이닝 포인트

운동하는 내내 엉덩이 근육을 잘 조여보자. 근육에 지속적으로 긴장을 주려면 운동하는 다리를 내릴 때 반대쪽 다리에 완전히 붙이지 않아야 한다.

응용 자세

1 2 이 동작은 서서 수행할 수도 있다. 하지만 누워서 실시하는 동작에 비해 저항이 크진 않다.

! 다리를 옆으로 지나치게 높이 들어 올리면 안 된다. 다리가 일정 높이를 지나면 둔근이 운동을 멈추고 복사근이 동원되기 때문이다. 또한 다리를 너무 높이 올리면 척추가 뒤틀려 허리 디스크를 유발할 수 있다.

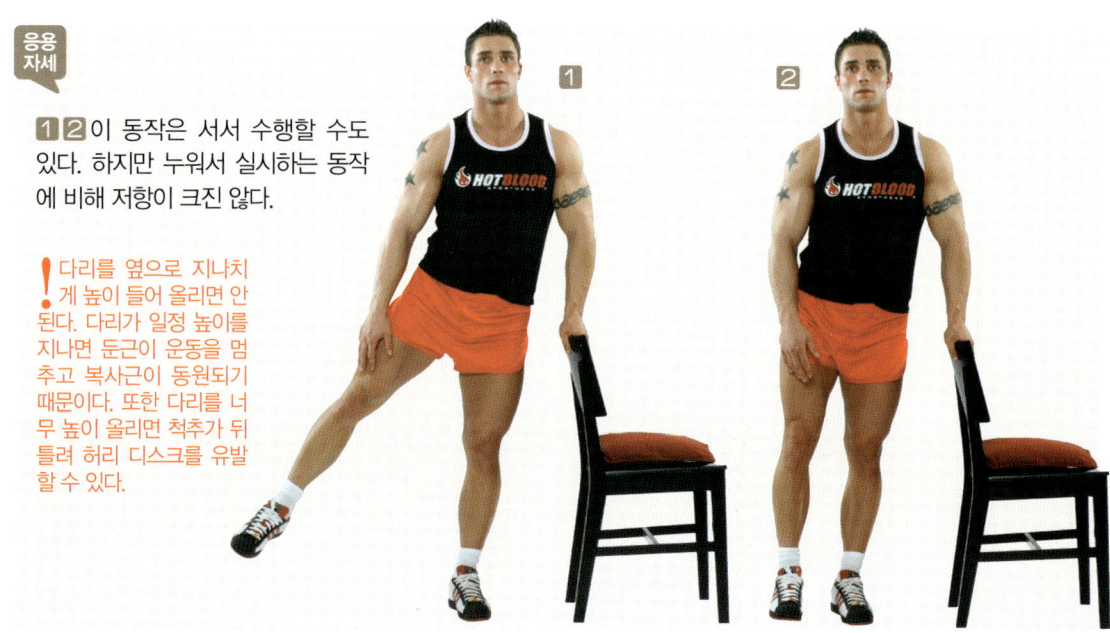

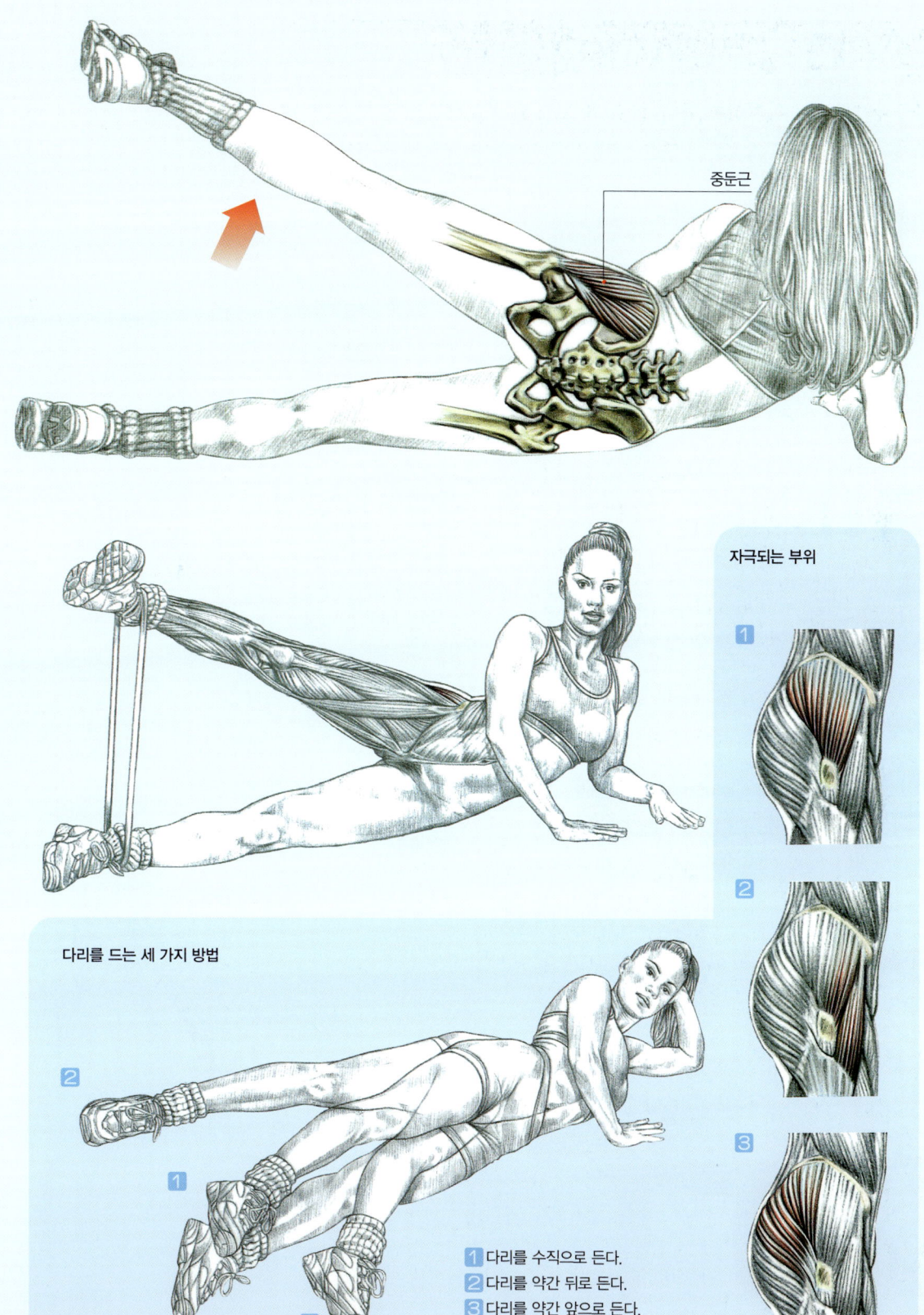

장점

둔근의 개별 부위를 집중 단련함으로써 '납작한 엉덩이'에서 벗어날 수 있고, 엉덩이 윗부분에 탄력적인 라인을 만들 수 있다.

단점

둔근의 일부만을 운동하는 데 시간이 많이 소요된다.

전문가 어드바이스

둔근 윗부분에 손을 올려놓으면 근육의 자극을 잘 느낄 수 있다.

  엎드린 자세로 동작을 수행할 수도 있다. 이때 다리를 90도로 접고 동작하면 난이도가 낮고, 다리를 쭉 뻗고 동작하면 난이도가 높아진다.

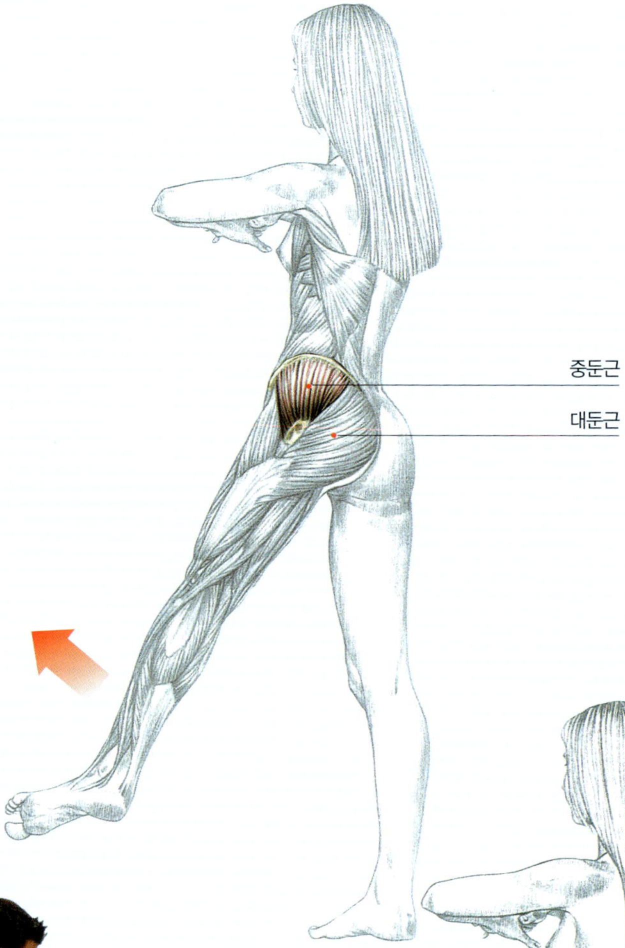

중둔근
대둔근
소둔근

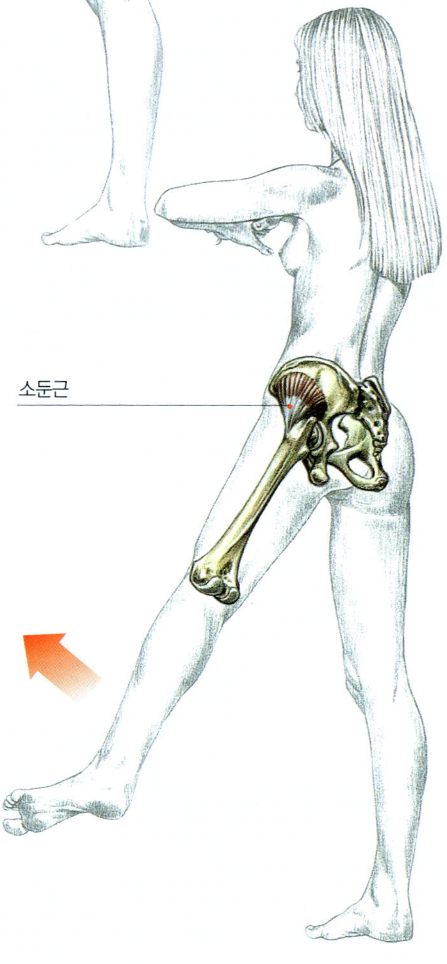

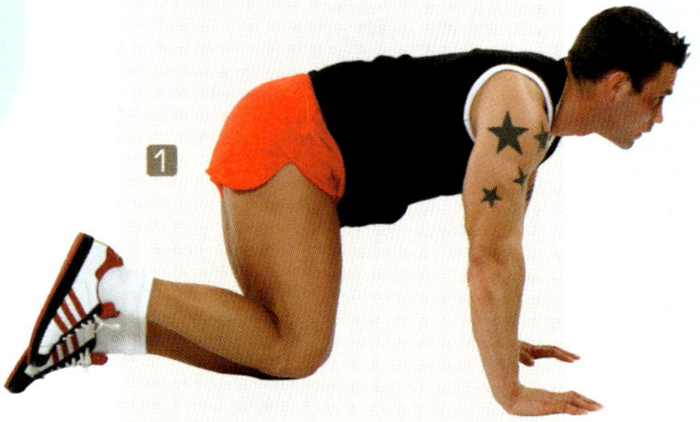

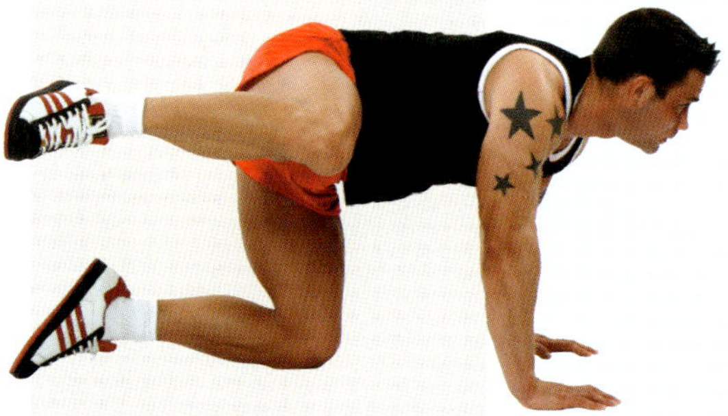

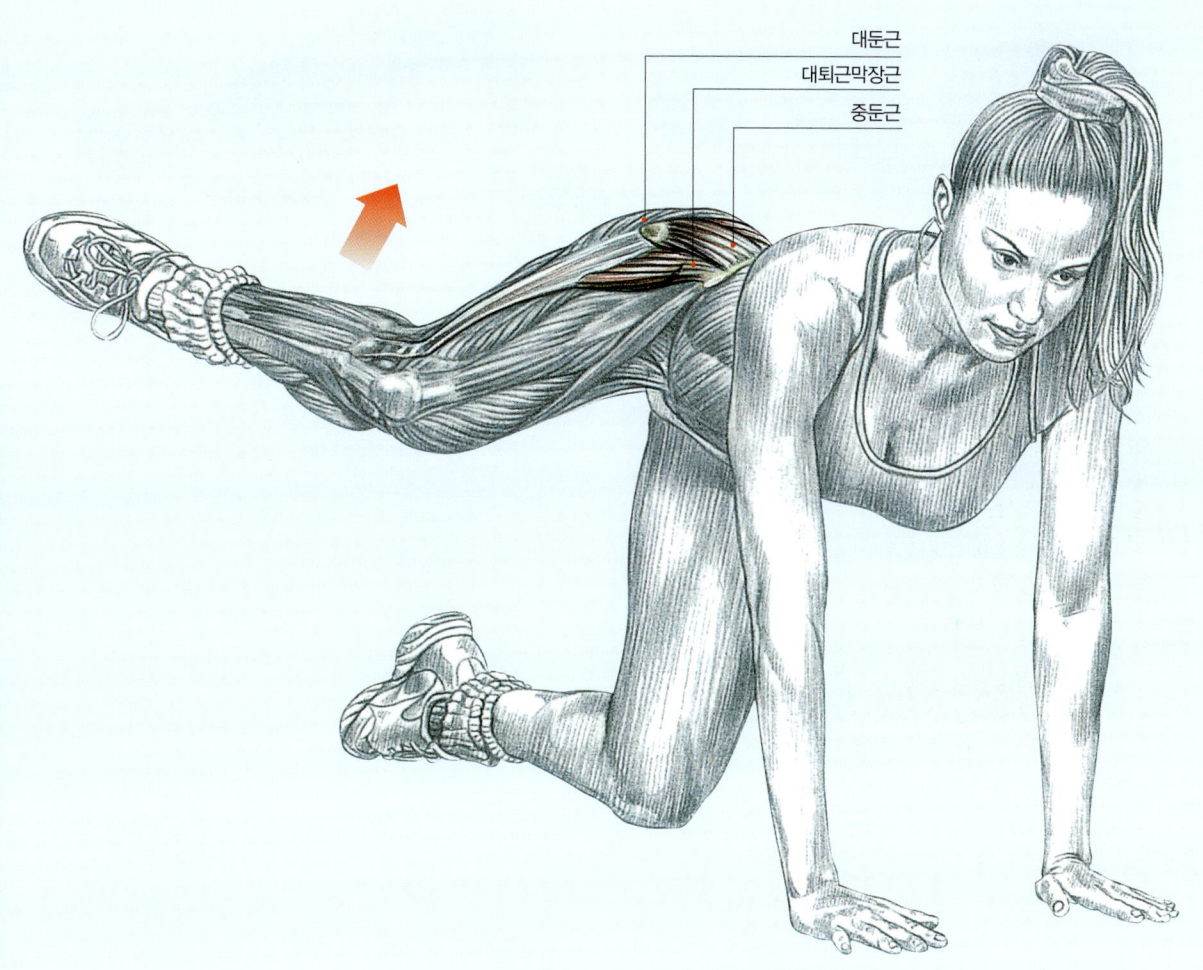

03 브릿지 Bridge

이 고립운동의 목표는 둔근, 허리 근육, 햄스트링을 단련하는 것이다. 유니래터럴 방식으로 운동할 수 있다.

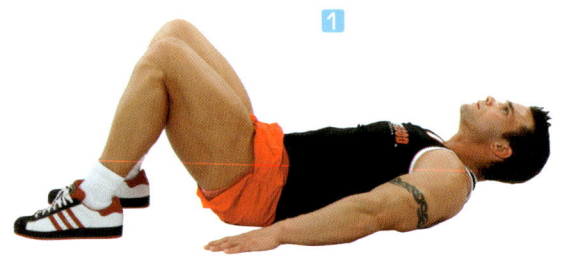 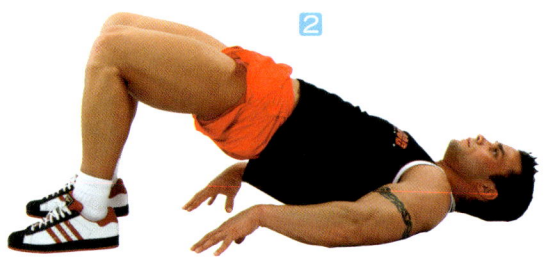

트레이닝 포인트

발을 둔근에서 좀 더 멀리 떨어뜨리거나 가깝게 놓을 수 있고, 양발의 간격을 조절할 수도 있다. 이런 식으로 근육을 다양하게 단련해보자. 발이 엉덩이 가까이에 있으면 일반적으로 둔근이 수축하는 것을 더 잘 느낄 수 있다.

또한 양손을 둔근 옆 부분에 올려놓는 것도 둔근의 자극을 느끼는 데 도움이 된다.

1 바닥 또는 침대에 등을 대고 눕는다. 몸을 따라 팔을 쭉 뻗고 발은 어깨너비만큼 벌린다. 다리를 90도로 접어서 발뒤꿈치를 거의 엉덩이 밑까지 가져온다.

❗ 상체를 더 높이 올리려고 등을 휘게 만들면 허리와 목 디스크를 유발할 수 있으므로 피해야 한다. 일러스트에 있는 여성처럼 머리를 옆으로 돌려서도 안 된다. 천장을 바라보고 경추가 손상되지 않도록 하자.

2 둔근의 힘으로 상체와 다리를 가능한 한 높이 들어 올려 바닥과 삼각형을 이루도록 해보자. 어깨는 바닥에 닿아 있으면서 지렛대 역할을 한다. 엉덩이를 가능한 한 세게 조이면서 1초간 수축 자세를 유지한 후, 시작 자세로 돌아온다.

바닥에서 쉬지 말고 동작을 반복하자. 실패 지점에 도달하면 바닥에서 잠시 정지하고 근육을 약간 쉬게 한 다음 추가 리피티션을 수행한다.

전문가 어드바이스

스쿼트와 브릿지는 서로 보완적인 동작이다. 선피로 방식으로 슈퍼세트를 수행하는 방법은 먼저 브릿지를 한 세트 수행한 다음, 스쿼트를 한 세트 수행하는 것이다.

후피로 방식으로 슈퍼세트(스쿼트 다음에 브릿지)를 수행하면 둔근을 지치게 만들 수 있고 세트 수행 시 반복 횟수를 증가시킬 수 있다.

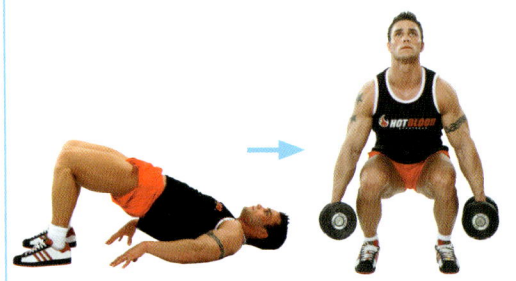 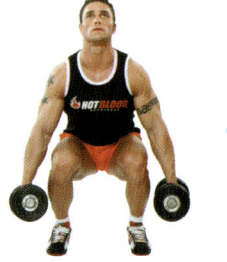 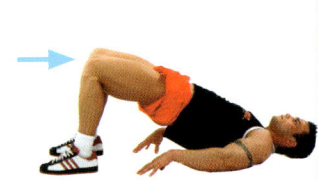

이렇게 하면 둔근을 더욱 탄탄하게 만들 수 있다. 스쿼트를 수행할 때는 무게를 낮춰야 하기 때문에 등에도 무리가 가지 않는다.

스쿼트를 수행할 때 무겁게 운동할 수 있기 때문에 둔근을 만드는 데 도움이 되는 슈퍼세트라고 할 수 있다.

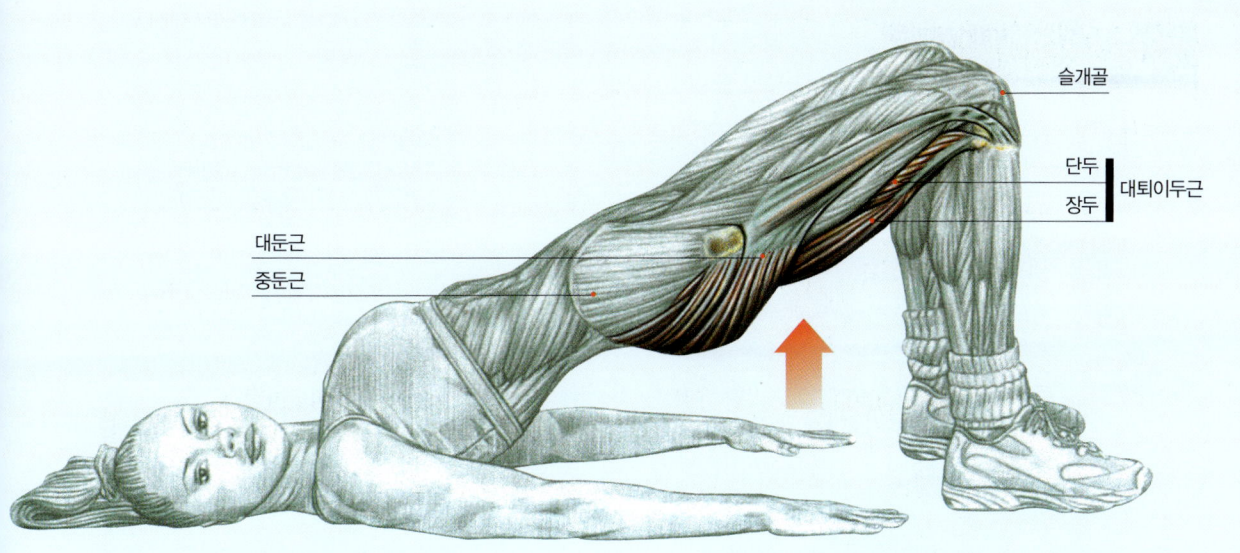

슬개골
단두
장두
대퇴이두근
대둔근
중둔근

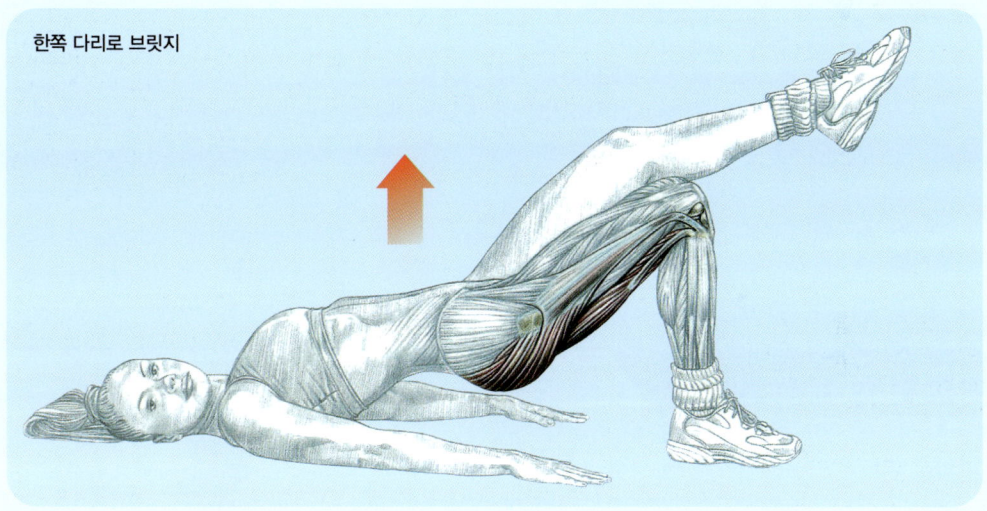

한쪽 다리로 브릿지

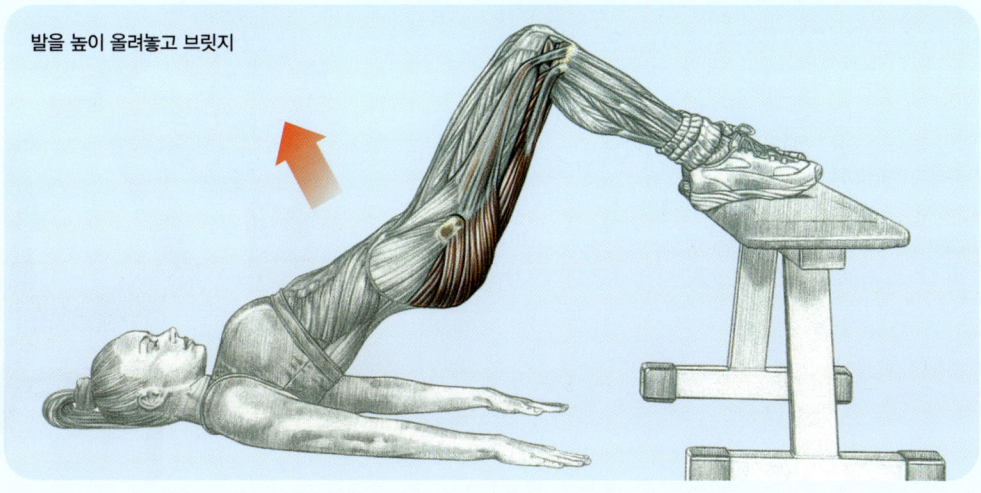

발을 높이 올려놓고 브릿지

211

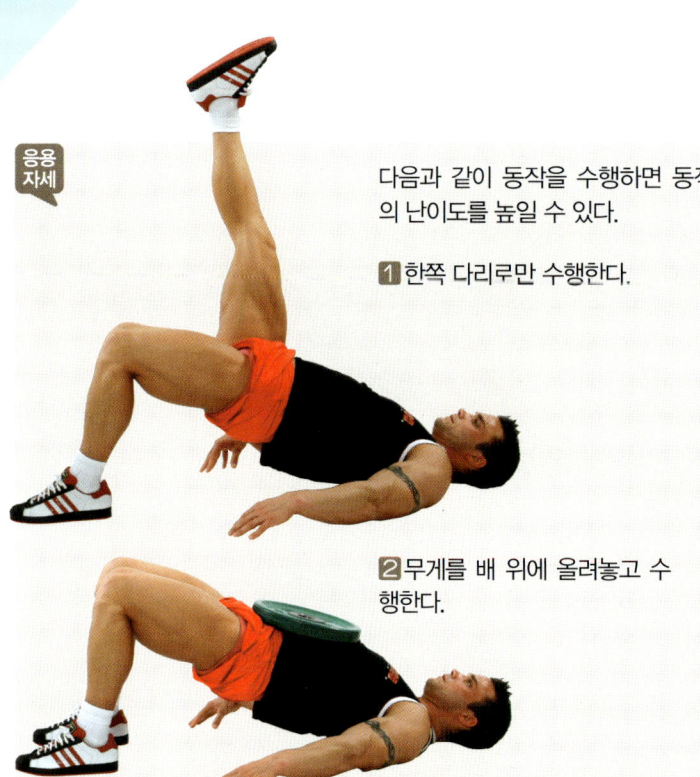

응용 자세

다음과 같이 동작을 수행하면 동작의 난이도를 높일 수 있다.

1 한쪽 다리로만 수행한다.

2 무게를 배 위에 올려놓고 수행한다.

3 바닥보다는 의자나 침대 가장자리에 발을 올려놓으면 둔근이 더 잘 신전되어 동작의 가동 범위를 크게 할 수 있다.

장점

유니래터럴 방식으로 수행해야 하는 동작은 시간이 많이 소모되지만, 이 동작은 양쪽 둔근이 동시에 자극되기 때문에 시간이 낭비되지 않는다.

등의 유연성이 어느 정도 요구되는 동작이다. 척추에 문제가 있는 사람은 조심해야 한다.

단점

운동 효과를 극대화하려면 두세 가지 응용 동작을 병행해볼 수 있다. 발을 의자 위에 올리고 무게를 배 위에 올린 다음(무게가 미끄러지지 않도록 양손으로 잡는다) 동작을 시작해보자. 실패하면 무게를 내려놓는다. 또 다시 실패하면 발을 바닥에 내려놓고 동작을 계속해보자.

03 둔근 스트레칭

런지는 둔근을 스트레칭하는 데 최적의 동작이다.

바닥 대신 의자 위에 앞발을 올려놓으면 신전 폭을 크게 할 수 있다. 뒤에 있는 다리를 접으면 둔근을 더 밑으로 내릴 수 있기 때문에 신전 폭을 최대한 크게 만들 수 있을 것이다.
일반적으로, 햄스트링을 신전하는 동작을 수행하면 둔근도 신전시킬 수 있다.

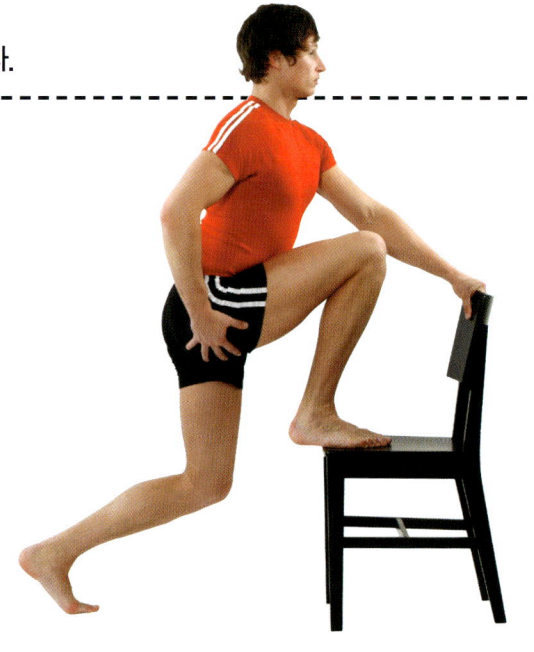

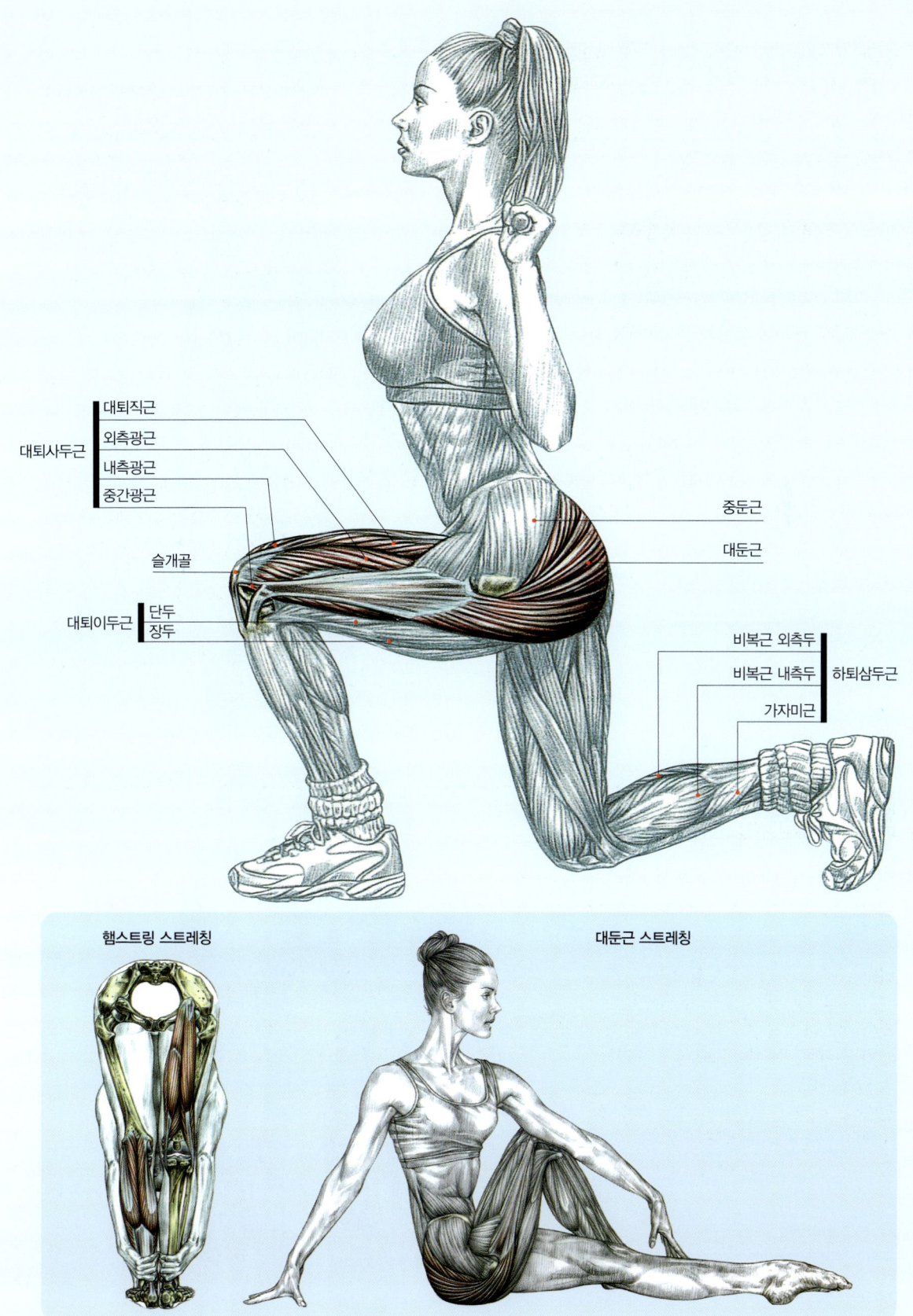
213

엉덩이 회전근의 유연성을 기른다

엉덩이 회전근(Rotator Muscles in the Hips)

엉덩이 회전근은 요추의 만곡을 유지하는 데 매우 중요한 역할을 한다. 이 근육이 충분히 유연하지 않고 뻣뻣하면, 등 하부가 당겨져 허리의 자연스러운 만곡이 소실된다. 이로 인해 달리거나 혹은 단순히 걸을 때 발생하는 흔들림에도 추간판이 매우 취약해질 수 있다.

일반인의 약 80%가 등에 문제가 있다고 한다. 엉덩이 회전근의 강화는 등에 무리가 가는 것을 예방할 수 있다. 또한 축구, 격투기, 골프와 같은 스포츠를 수행할 때도 이 근육을 강화하는 것이 특히 중요하다. 엉덩이 회전근이 뻣뻣하면 골프처럼 엉덩이 회전을 요하는 동작에서 테크닉을 제대로 수행하지 못할 수 있으므로 운동선수들은 엉덩이 회전근 발달에 특히 주의를 기울여야 한다.

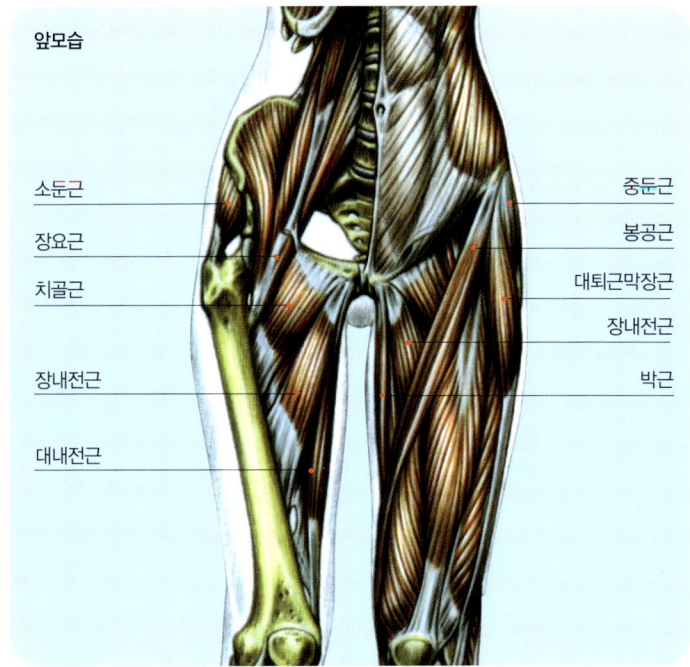

앞모습 — 소둔근, 장요근, 치골근, 장내전근, 대내전근, 중둔근, 봉공근, 대퇴근막장근, 장내전근, 박근

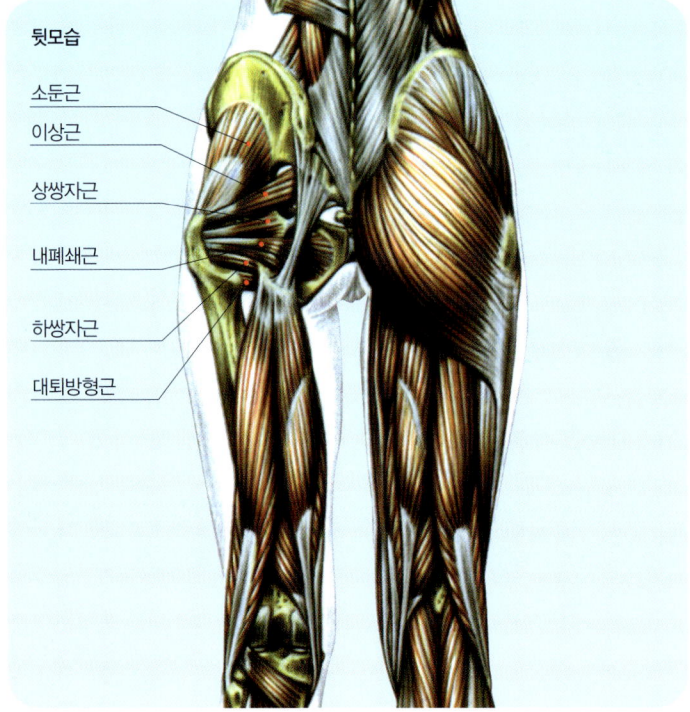

뒷모습 — 소둔근, 이상근, 상쌍자근, 내폐쇄근, 하쌍자근, 대퇴방형근

01 엉덩이 회전근 테스트

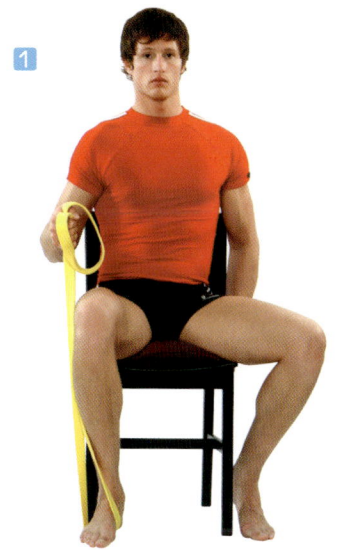
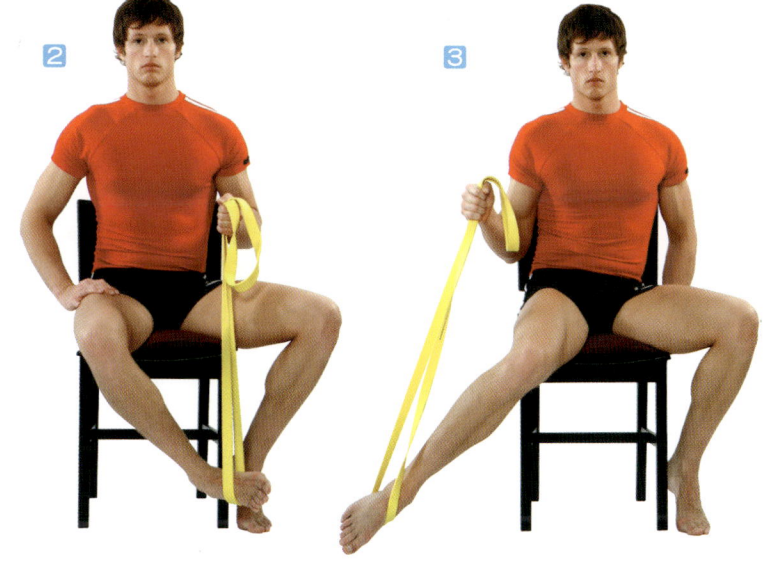

1 엉덩이의 유연성을 테스트하려면 의자를 최대한 높게 해서 앉아보자. 발이 바닥에 닿지 않도록 하는 것이 좋다.

2 다리를 90도로 접은 상태에서 탄력밴드를 이용해(세게 당기지 말고) 오른발을 왼쪽으로 가능한 한 높이 올려보자. 넓적다리는 한순간도 의자에서 들지 말아야 한다. 정상적인 수준의 유연성을 가지고 있다면 넓적다리가 45~65도까지 회전해야 한다.

3 그다음 오른발을 오른쪽으로 올려보자. 넓적다리를 의자에서 들지 말고 30~45도까지 움직일 수 있어야 한다. 왼쪽 다리로도 같은 동작을 수행한다.

02 엉덩이 스트레칭

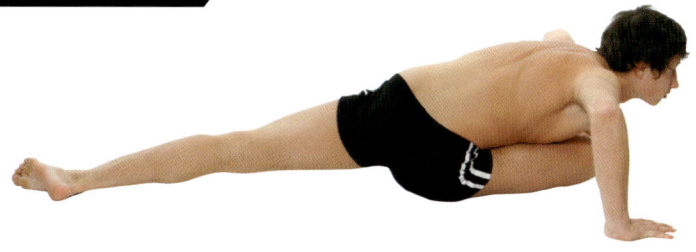

유연성이 부족하다면 스트레칭을 할 필요가 있다. 지금 소개하는 세 가지 스트레칭은 서로 보완적인 연습 동작이다.

처음 두 동작은 바로 위에서 수행한 회전근 테스트 동작이다. 탄력밴드를 발에 걸고 반대쪽 끝을 한 손으로 잡은 다음 아주 약하게 당기면 근육을 유연하게 만들 수 있다. 탄력밴드를 손으로 아주 약하게 당기면서 저항을 높여보자. 계속 긴장을 유지하면서 동작을 천천히 수행하는 것이 좋다.

세 번째 동작은 바닥에 앉아 오른쪽 다리만 책상다리를 한다. 그다음 이 다리 위로 상체를 숙이고 왼쪽 다리를 뒤로 쭉 펴보자. 오른쪽 다리 스트레칭이 끝났으면 왼쪽 다리로 실시한다.

초콜릿 복근을 만든다

복근(Abdominals)

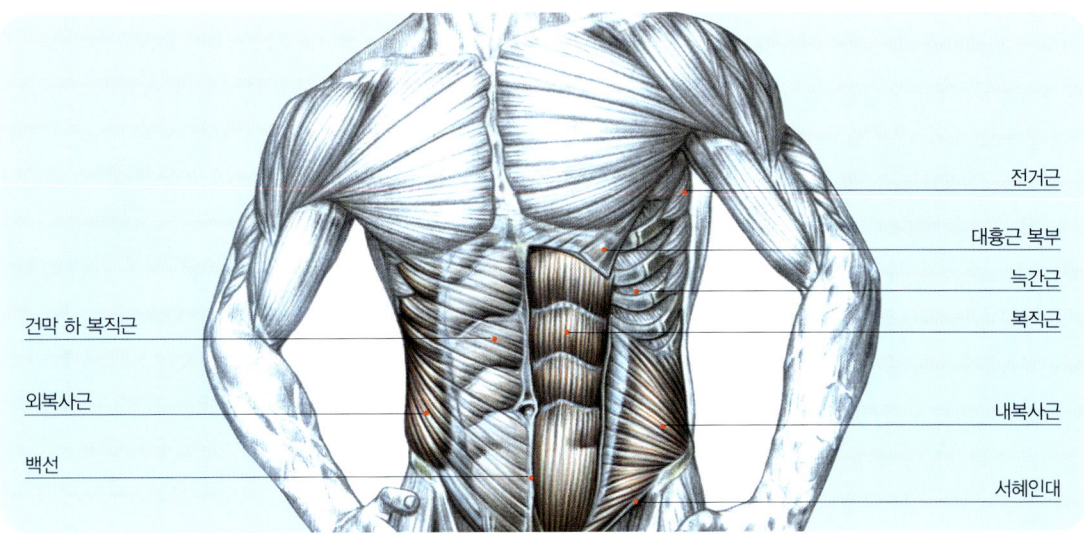

■ 복근의 역할

척추를 보호하는 역할을 한다는 점에서 복근은 대부분의 스포츠와 웨이트 트레이닝에서 가장 중요한 근육이라고 할 수 있다. 뿐만 아니라 복근은 호흡기 근육과 넓적다리의 운동을 보조하기도 한다.

복근은 몸에 지방이 없음을 보여주는 대표적인 근육으로서 미적인 측면에서도 중요한 역할을 한다. 윤곽이 잘 잡힌 복근은 남성성의 상징이며, 복부가 단단해야 배를 평평하고 매끈하게 유지할 수 있다.

복부 중 하복부는 상복부에 비해 동원이 훨씬 더 어렵기 때문에 강화하는 것 또한 어렵다. 하복부는 척추를 보호하고 복부 팽만을 막아주는 데 중요한 역할을 하지만, 지방이 가장 쉽게 축적되는 부위이다. 그러므로 서킷 방식의 복근 운동을 통해 상복부뿐만 아니라 하복부도 잘 단련해야 한다.

복근의 작용 방향과 내장 지탱 시스템을 보여주는 해부도

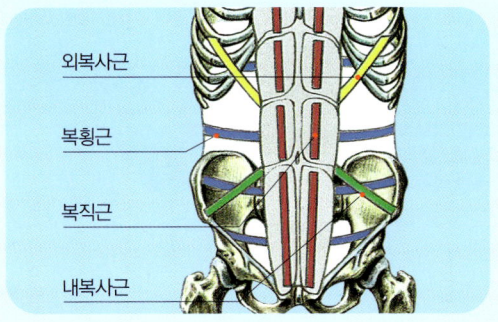

직립 보행하는 인간의 복부 근육은 굉장히 잘 발달해 있어 수직 방향으로 골반과 상체를 단단히 연결하고, 걷거나 뛸 때 상체가 과도하게 흔들리는 것을 막아준다. 인간의 복근은 아주 강력한 지지 근육으로서 능동적인 방식으로 내장을 지탱한다.

> **Note**
> 상체를 들어 올리는 동작은 특히 상복부를 자극하고 (그렇다고 꼭 상복부만 자극하는 것은 아니다), 골반을 들어 올리는 동작은 하복부를 좀 더 단련시킨다.

복직근의 작용

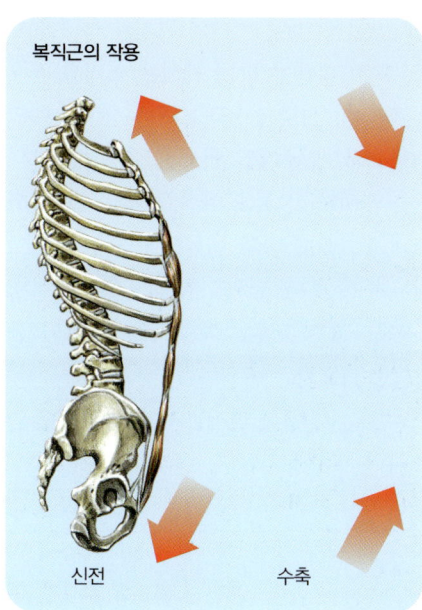

신전   수축

복직근

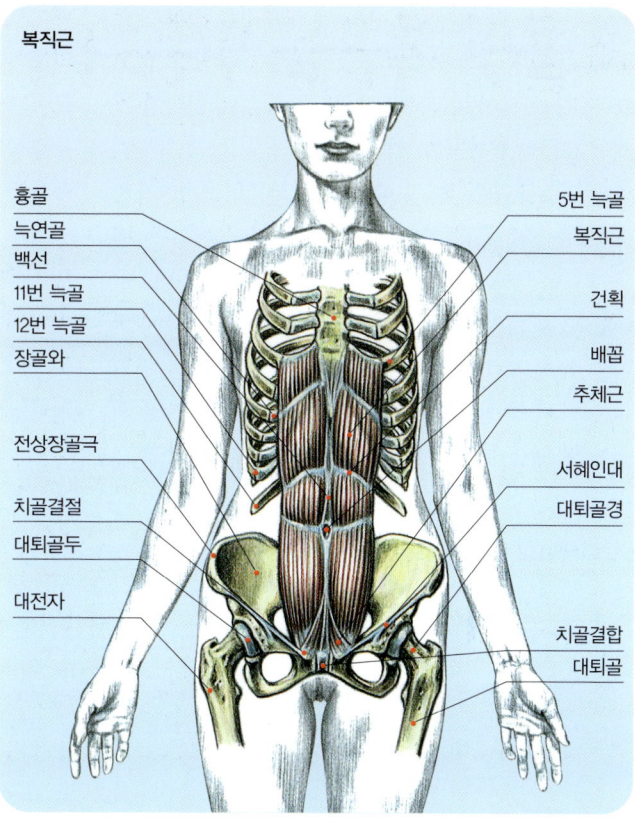

- 흉골
- 늑연골
- 백선
- 11번 늑골
- 12번 늑골
- 장골와
- 전상장골극
- 치골결절
- 대퇴골두
- 대전자
- 5번 늑골
- 복직근
- 건획
- 배꼽
- 추체근
- 서혜인대
- 대퇴골경
- 치골결합
- 대퇴골

다양한 복벽의 단면도

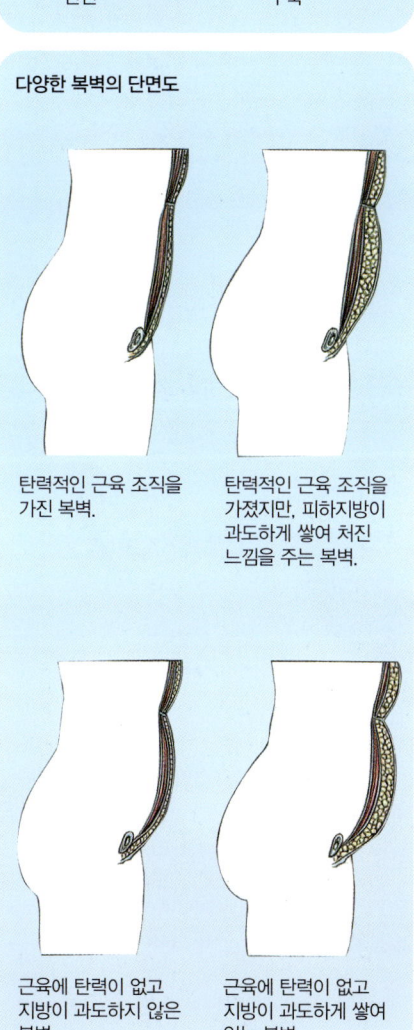

탄력적인 근육 조직을 가진 복벽.

탄력적인 근육 조직을 가졌지만, 피하지방이 과도하게 쌓여 처진 느낌을 주는 복벽.

근육에 탄력이 없고 지방이 과도하지 않은 복벽.

근육에 탄력이 없고 지방이 과도하게 쌓여 있는 복벽.

복부의 심부 근육

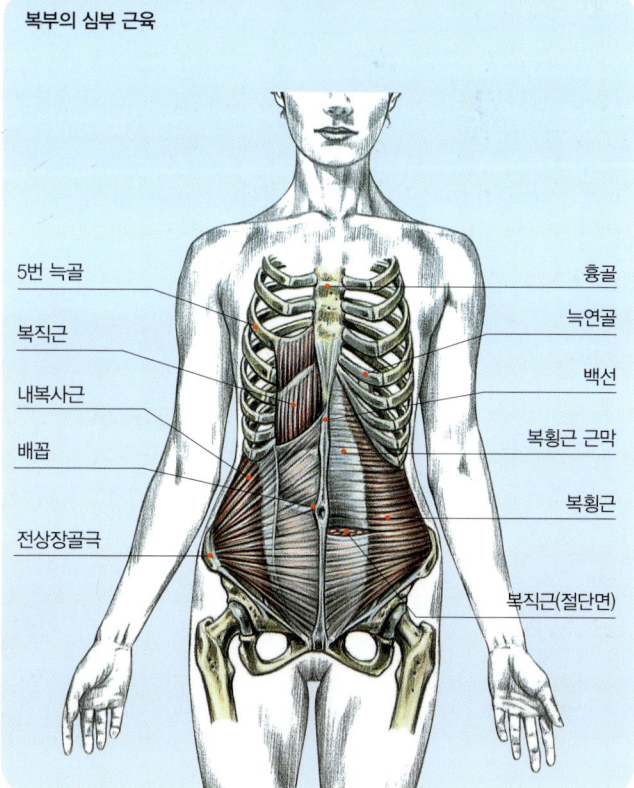

- 5번 늑골
- 복직근
- 내복사근
- 배꼽
- 전상장골극
- 흉골
- 늑연골
- 백선
- 복횡근 근막
- 복횡근
- 복직근(절단면)

복근 운동을 할 때는 등을 둥글게 구부리는 것이 중요하다. 등을 둥글게 구부리지 않으면 운동 효과도 없고 요근, 장골근, 대퇴직근이 동원되어 척추에 압박이 가해져 요통이 발생할 수 있다.

또한 허리를 세워 복근을 등척성 방식으로(움직이지 않고) 수축하면, 순환하던 혈액이 부분적으로 막히기 때문에 많은 양의 젖산이 복근에 과도하게 축적된다. 이는 마치 머리에 비닐봉지를 쓰고 달리는 것과 같아서 운동을 지속할 수가 없다. 또한 위험할 뿐만 아니라 운동 수행에도 역효과를 가져온다. 따라서 복근 운동을 할 때는 등을 둥글게 구부리고 실시해야 한다.

웨이트 트레이닝을 할 때는 머리의 위치와 자세를 주의해야 한다. 특히 피해야 하는 자세는 머리를 좌우로 움직이는 것이다. 이렇게 불필요한 동작은 근육의 수축을 방해하고 목에 문제를 일으킬 수 있다. 유니래터럴 동작을 제외하고, 절대 머리가 옆으로 돌아가 있으면 안 된다. 그리고 만약 머리를 옆으로 돌리고 있는 경우에는 운동 중에 절대로 머리를 움직이지 말아야 한다. 마찬가지로 운동이 어렵다고 해서 머리를 격렬하게 흔들면 역효과가 발생한다.

복근 운동을 할 때는 천장을 바라보지 말고 머리를 앞으로 숙인 자세를 유지해야 한다. 머리가 공중을 향해 있으면 그에 따른 수축 반응으로 몸을 둥글게 만들 수 없기 때문이다. 복근 운동을 할 때는 언제나 시선이 복근을 향하도록 해야 한다. 반면 스쿼트를 수행할 때는 시선을 약간 높게 두어야 몸의 균형을 잡고 척추를 보호하는 데 도움이 된다. 만약 머리를 왼쪽에서 오른쪽으로 움직이면 그에 따른 작은 수축 반응으로 인해 왼쪽과 오른쪽 근육이 번갈아가며 동원되었다가 이완되기 때문에 동작 수행에 방해가 된다.

! 안타깝게도 '잘못된' 복근 운동이 너무 많다. 복근 운동을 잘못하면 효과도 나지 않을뿐더러 척추에 부상을 입을 수도 있다. 운동이 잘 되었는지 잘못되었는지 구분하는 방법은 간단하다. 복근이 수축할 때 허리 부분이 활처럼 휘는 경우가 있는데, 이렇게 허리를 뒤로 젖히는 움직임은 척추에 매우 나쁜 영향을 미친다.

! 머리 위치를 주의하자! 머리의 위치는 근육 수축에 중요한 영향을 미친다. 머리를 뒤로 젖히면, 척추를 지지하고 있는 허리 근육이 반사적으로 수축하고 복근은 이완된다(허리 근육의 수축 강도가 약할지 모르나 분명히 일어난다). 반대로 머리를 앞으로 숙이면 복근이 수축하고 허리 근육은 이완되어 몸이 앞으로 구부러지는 경향이 나타난다. 이러한 이유로 선 자세에서 위쪽의 허공을 바라보면 몸의 균형이 뒤로 쏠리게 되고, 바닥을 바라보면 앞으로 쏠리게 되는 것이다.

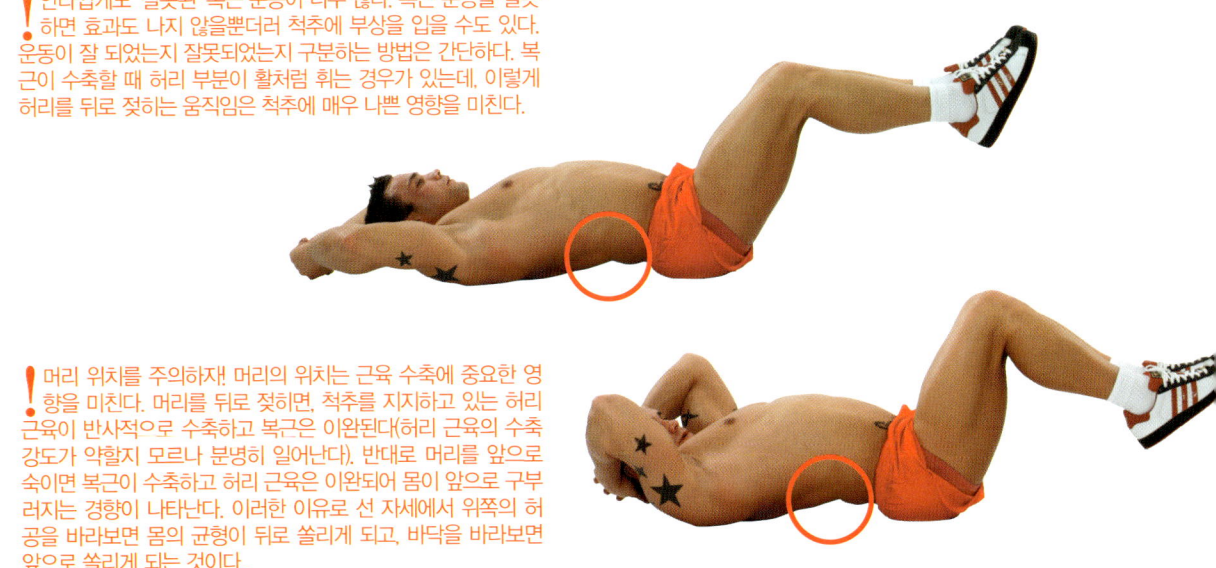

허리가 휠 때 대요근의 작용

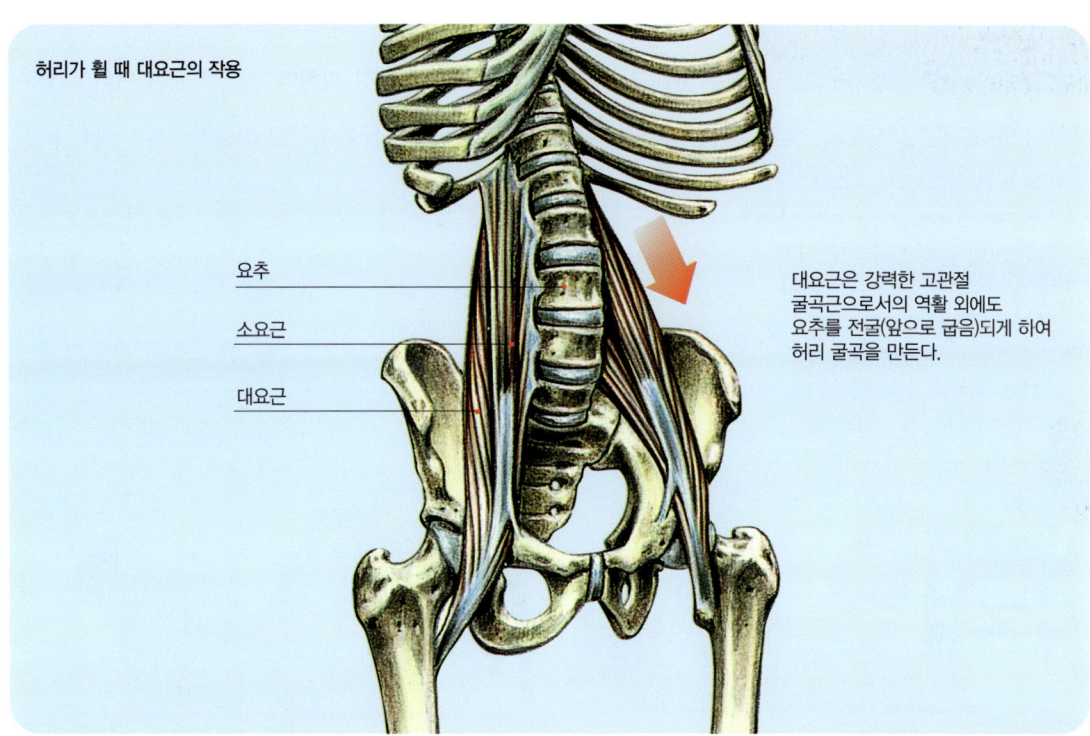

요추
소요근
대요근

대요근은 강력한 고관절 굴곡근으로서의 역할 외에도 요추를 전굴(앞으로 굽음)되게 하여 허리 굴곡을 만든다.

엉덩이 굴근

대요근
장요근 { 소요근
장골근
대퇴직근
장요근
대퇴근막장근
봉공근

넓적다리를 들 때 장요근의 작용

척추
대요근
장요근
고관절
대퇴골

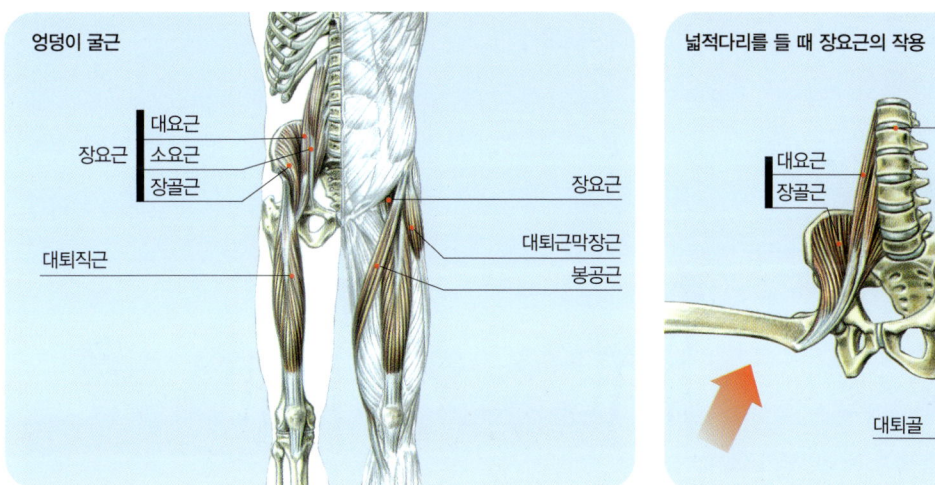

! 복근 운동을 수행할 때는 등을 둥글게 만드는 것이 중요하다.

바닥에 누워 다리 들어 올리기 동작을 수행할 때도 대부분의 복근 운동과 마찬가지로 등이 활처럼 휘면 안 된다.

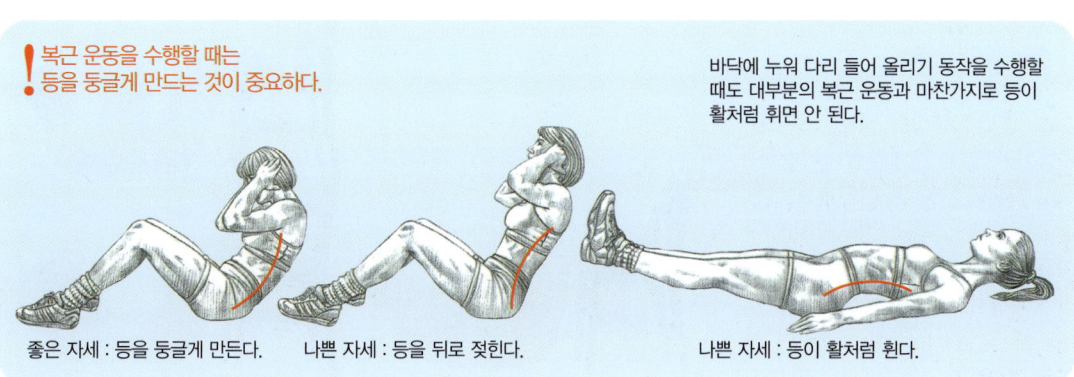

좋은 자세 : 등을 둥글게 만든다. 나쁜 자세 : 등을 뒤로 젖힌다. 나쁜 자세 : 등이 활처럼 휜다.

01 크런치 Crunch

복부, 그중에서도 상복부를 주로 강화할 수 있는 고립운동이다. 왼쪽, 오른쪽으로 비틀면서 유니래터럴 방식으로 운동하는 것도 가능하다.

전문가 어드바이스
이 운동은 뛰어오르기와 달리기 동작이 필요한 스포츠에 도움이 된다.

❗ 상체를 쉽게 들어 올리려고 머리 뒤의 손이나 가슴을 갑자기 당기면 목과 허리 디스크가 유발될 수 있다.

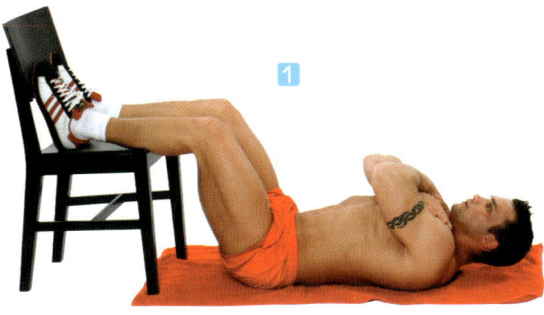
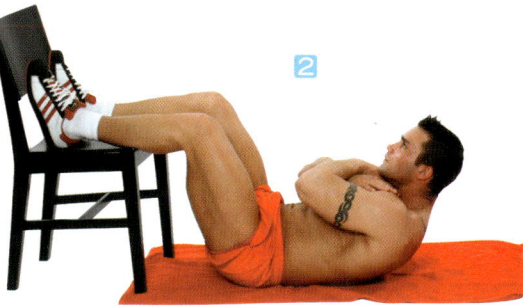

1 다리를 접거나 발을 의자 위에 올려놓고 바닥에 누워보자. 이때 양손은 교차하여 어깨 위에 둔다.

2 상체를 천천히 들어 올리면서 어깨를 바닥에서 떼고, 그다음 척추 윗부분을 뗀다. 동작 시 몸을 둥글게 구부려야 하며, 허리 윗부분이 바닥에서 떨어지기 시작할 때 동작을 멈춘다. 이 자세로 2초간 잠시 정지하여 복근을 강하게 수축하고, 시작 자세로 돌아온다. 동작은 항상 천천히 수행한다.
복근을 수축할 때 숨을 내쉬어보자. 폐를 비우면 수축을 더욱 강하게 할 수 있다. 상체를 바닥에 내려놓을 때는 숨을 들이마신다.
리피티션을 20회 이상 수행할 수 있다면, 그것은 동작을 잘못 수행했을 가능성이 크다. 가장 흔한 실수는 동작이 정점에 있을 때 복근을 완전히 조이지 않는 것이다. 목표는 리피티션을 가능한 한 많이 수행하는 것이 아니라, 리피티션을 수행할 때마다 복근을 최대한 강하게 수축하는 것임을 명심하자.

트레이닝 포인트
손의 위치는 동작 난이도에 영향을 준다. 위에서 소개한 자세는 중간 정도의 저항을 주는 자세이다. 몸을 따라 팔을 길게 펴면 동작은 더 쉬워진다.

손을 머리 뒤에 두면 동작이 더 어려워진다. 연속으로 수행하는 방법은 팔을 머리 뒤에 두고 동작을 시행하다가 실패 지점에 이르면 몸을 따라 팔을 뻗고 추가 리피티션을 수행하는 것이다.

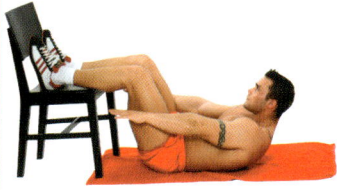
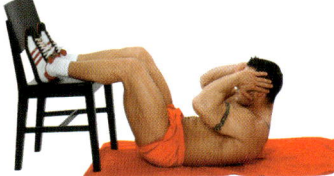

무게 원판을 잡고 동작을 실시하면 복근이 극복해야 할 저항이 증가한다.

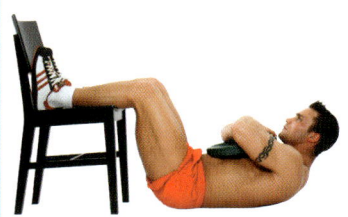
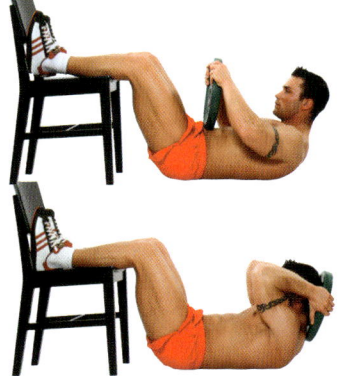

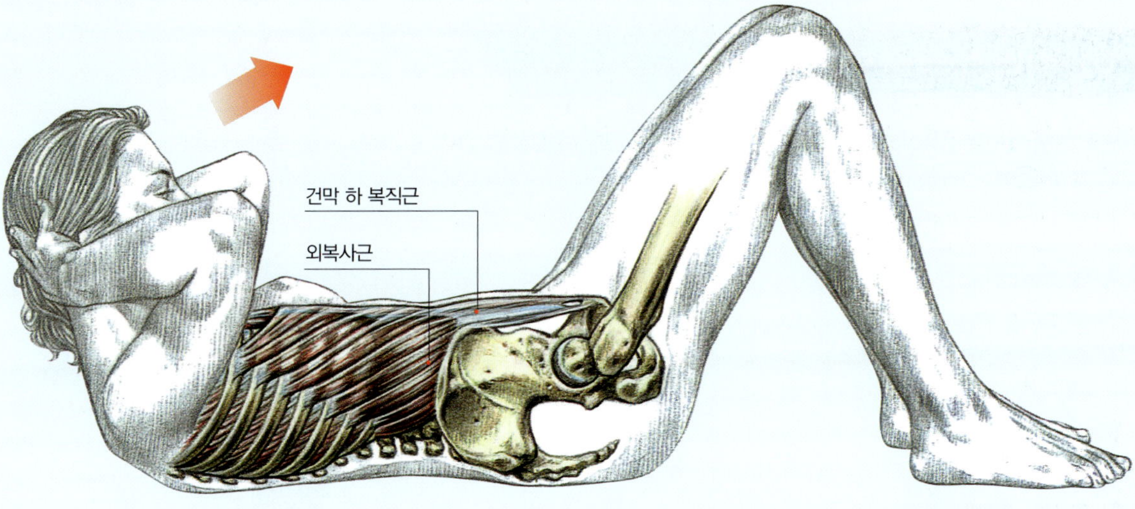

건막 하 복직근
외복사근

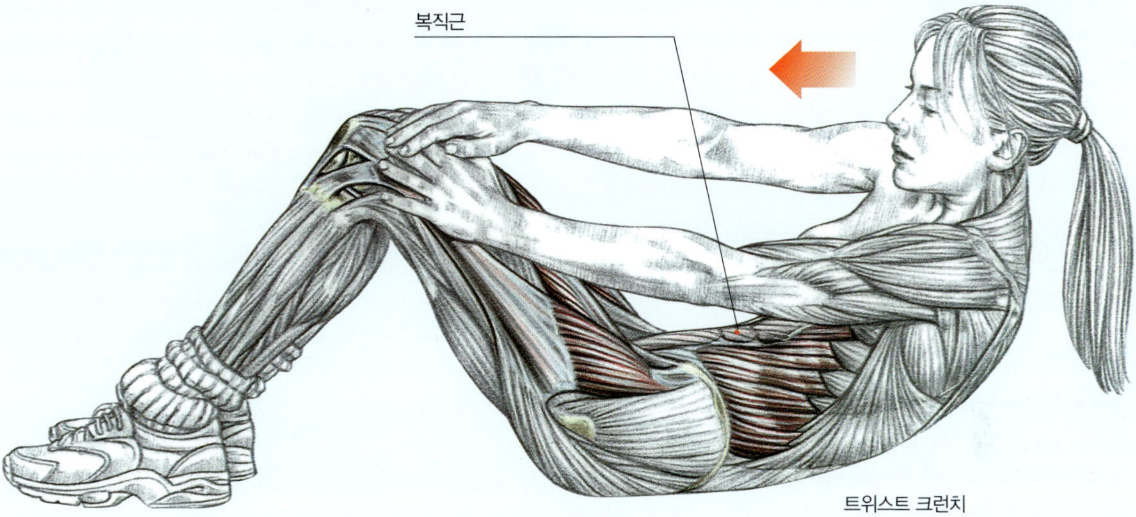

복직근

트위스트 크런치

장점

크런치는 척추에 무리를 주지 않고 효과적으로 복부를 단련할 수 있는 간단한 동작이다.

크런치의 동작 가동 범위는 몇 십 센티미터 정도로 아주 작다. 동작 가동 범위를 크게 하고 싶은 나머지 윗몸 전체를 바닥에서 완전히 떨어뜨리고 싶은 충동이 생길 수도 있을 것이다. 하지만 이 경우 복근 단련에 미치는 영향이 미미해지고 척추 전체가 위험해질 수 있다.

단점

응용자세

복근과 함께 복사근을 좀 더 단련하려면 상체를 직선으로 들어 올리는 대신 측면으로 회전시킬 수도 있다. 왼쪽 복사근을 단련하려면 오른손을 머리 뒤에 두어보자. 왼팔을 바닥에 십자형으로 뻗어 축으로 삼으면 측면 회전을 쉽게 할 수 있다.

그다음 복근의 힘을 이용하여 천천히 오른쪽 팔꿈치를 왼쪽 넓적다리로 가져와보자. 팔꿈치가 넓적다리에 닿게 하는 것이 목표는 아니다. 일반적으로 동작은 중간에서 멈춘다. 수축 자세를 2초간 유지한 다음, 상체를 내려놓는다. 계속해서 긴장을 유지하려면 머리를 바닥에 내려놓지 말고 동작을 반복하자. 한쪽으로 세트가 마무리되면 반대쪽도 똑같이 실시한다.

02 리버스 크런치 Reverse Crunch

복부, 그중에서도 하복부를 주로 단련할 수 있는 고립운동이다.

! 등 하부가 휘면 잘못된 근육이 사용되어 허리 디스크를 유발할 위험이 있다.

1️⃣ 바닥에 눕는다. 팔은 몸을 따라 길게 펴고 다리는 90도로 접는다.

2️⃣ 몸을 구부리면서 엉덩이를 들어 올린 다음, 등 하부를 들어 올린다. 크런치와는 순서가 반대이다. 천천히 등을 구부리다가 등 윗부분이 바닥에서 떨어진다고 생각되면 동작을 멈춘다. 하복부를 가슴에 붙인다는 생각으로 동작하면 좋은 궤도를 그리게 된다. 최고조에 이르렀을 때 2초간 잠시 자세를 유지하면서 하복부를 강하게 수축해보자.

3️⃣ 천천히 시작 자세로 돌아온다. 엉덩이가 바닥에 닿기 전에 동작을 멈추고 긴장을 유지해보자. 목은 움직이지 말고 머리는 항상 바른 자세를 취한다.

장점

하복부는 강화하기가 매우 어려운 부위이다. 리버스 크런치는 이 부위를 자극하는 법을 익히는 데 꼭 필요한 동작이다.

이 동작은 잘못 수행하기가 쉽다. 척추 하부에서 경련이 일어나는 느낌이 드는 것은 동작을 잘못 수행했기 때문이다. 어느 정도 학습 시간이 지나야 하복부를 수축하는 방법을 잘 알 수 있을 것이다.

단점

트레이닝 포인트

이 동작의 목표는 다리를 드는 것이 아니라 엉덩이를 들어 올리는 데 있다. 엉덩이를 들어 올리면 간접적으로 넓적다리도 들린다(넓적다리는 항상 같은 자세를 유지한다).

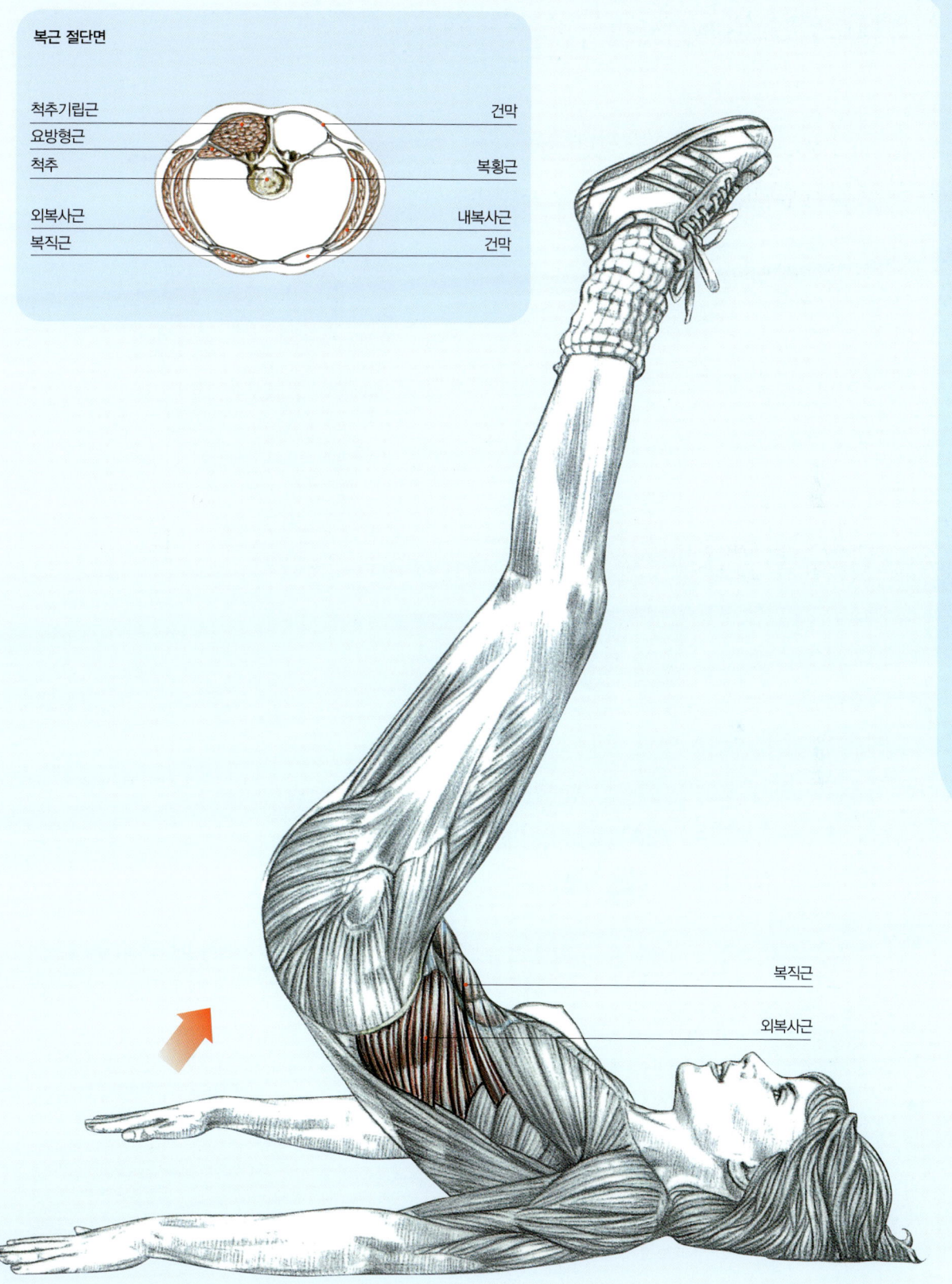

1 난이도를 더 높이려면 친업 바에 매달려서 할 수 있다. 손을 어깨너비로 벌리고 오버 그립으로 친업 바에 매달려보자. 그다음 상체와 90도가 되도록 다리를 들어 올리고 넓적다리는 바닥과 수평이 되게 한다. 다리는 쭉 펴거나(동작이 어려워진다) 종아리가 넓적다리 밑에 하도록 접고 실시할 수 있다(동작이 좀 더 쉬워진다).

2 하복부의 힘으로 골반을 들어올려 무릎을 가슴 쪽으로 가져간다. 몸을 최대한 둥글게 해서 골반을 가능한 한 높게 올린다. 1초간 수축 자세를 유지한 후 골반을 내려놓는다. 이때 바닥과 수평이 되는 각도 아래로 다리를 내리지 않도록 주의한다.

처음에는 동작할 때 몸이 너무 흔들려서 제대로 운동하기가 어려울 것이다. 하지만 동작을 반복하면 자연스럽게 몸을 안정시킬 수 있을 것이다.

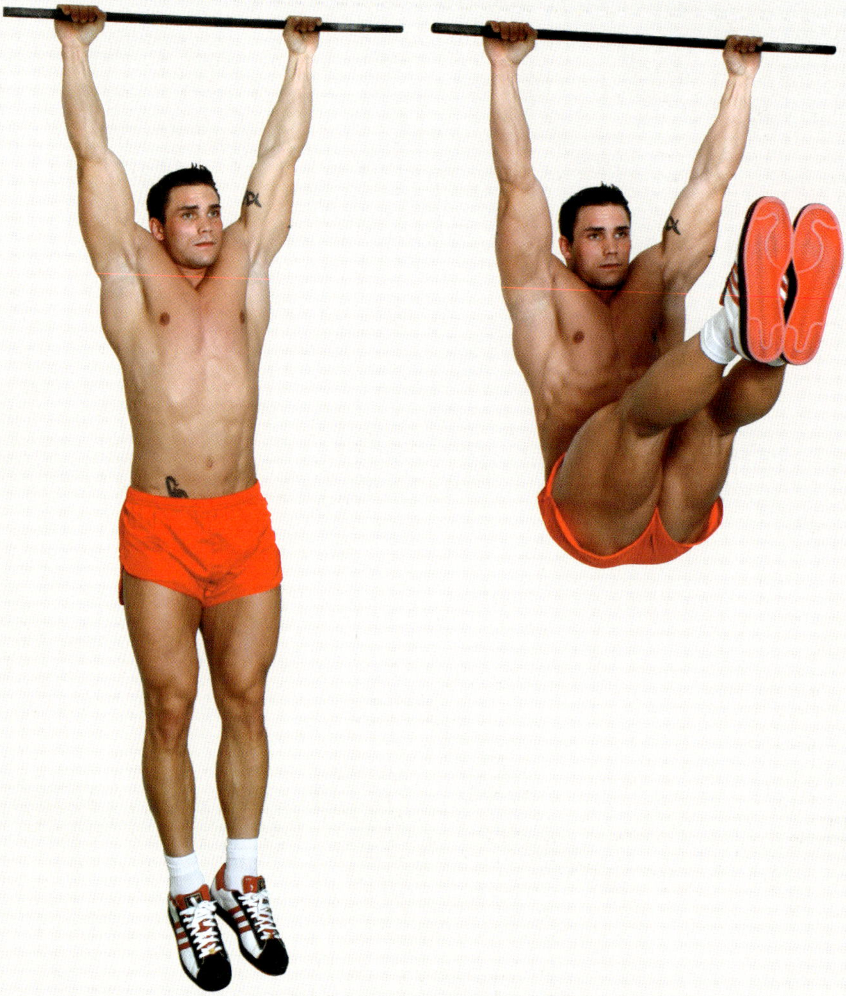

운동을 수행하는 동안 다리를 쭉 펴면 동작이 어려워지고, 종아리가 햄스트링에 닿도록 다리를 접으면 동작이 쉬워진다. 동작을 연속으로 수행하는 방법은, 처음에는 다리를 펴고 수행하다가 실패 지점에 도달하면 다리를 접고 추가 반복을 수행하는 것이다.

전문가 어드바이스

리버스 크런치 동작은 침대 가장자리나 의자에 앉아서 수행할 수도 있다. 그러나 이 경우에는 척추의 이동성이 줄어들기 때문에 척추를 구부려 복근을 아래에서 위로 둥글게 만들기가 어렵다. 몸을 둥글게 만들지 못하면 복근 이외의 근육들이 동작의 대부분을 수행하기 때문에 복근을 제대로 자극하기가 어렵다.

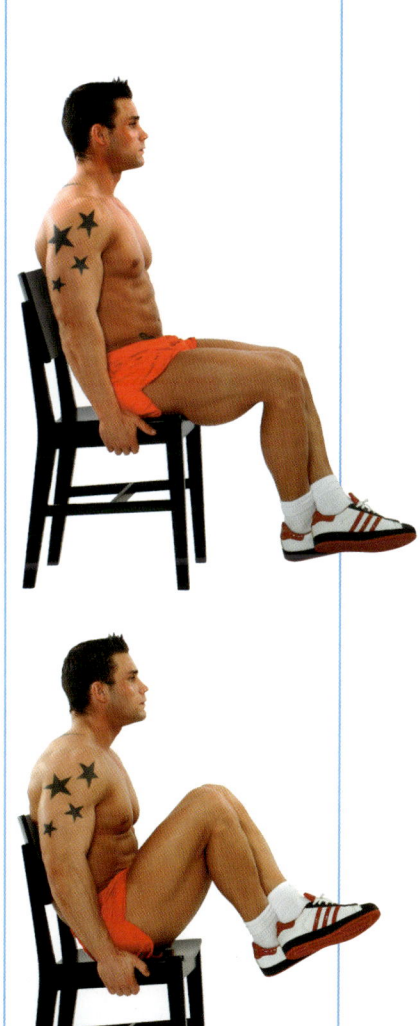

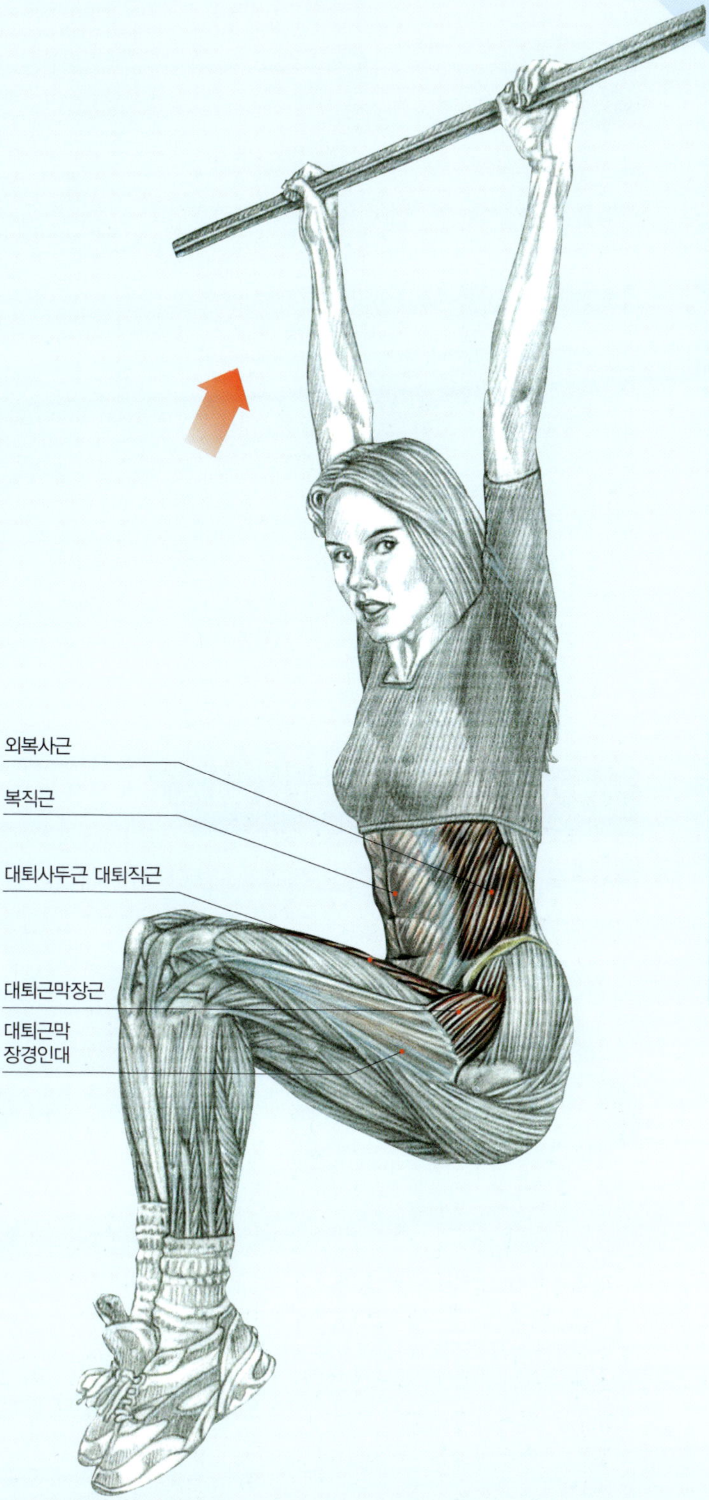

외복사근
복직근
대퇴사두근 대퇴직근
대퇴근막장근
대퇴근막 장경인대

복사근(Obliques)

복근 양옆에 위치한 복사근은 척추를 지지하고 골반을 회전시키는 데 핵심적인 역할을 수행한다.

❗ 등 하부가 뒤로 휘면 잘못된 근육이 사용되어 허리 디스크를 유발할 위험이 있다.

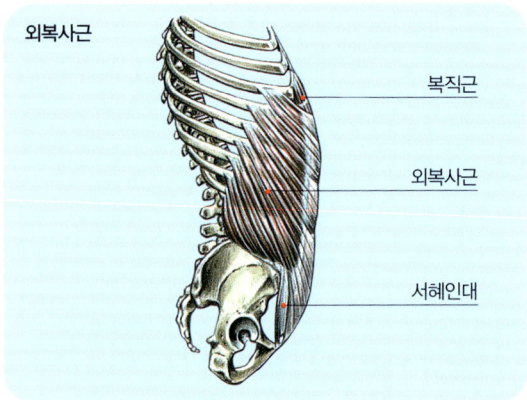

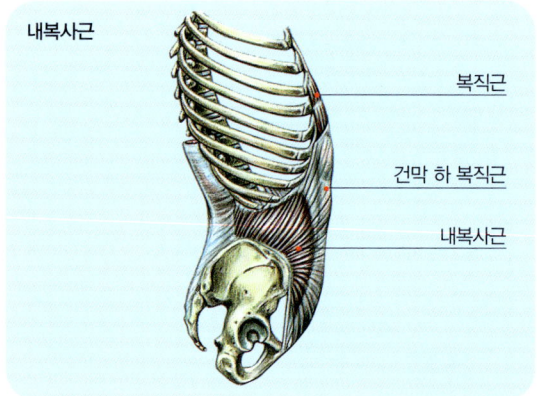

03 사이드 크런치 Side Crunch

복사근을 강화할 수 있는 고립운동이다. 반드시 유니래터럴 방식으로 운동해야 한다.

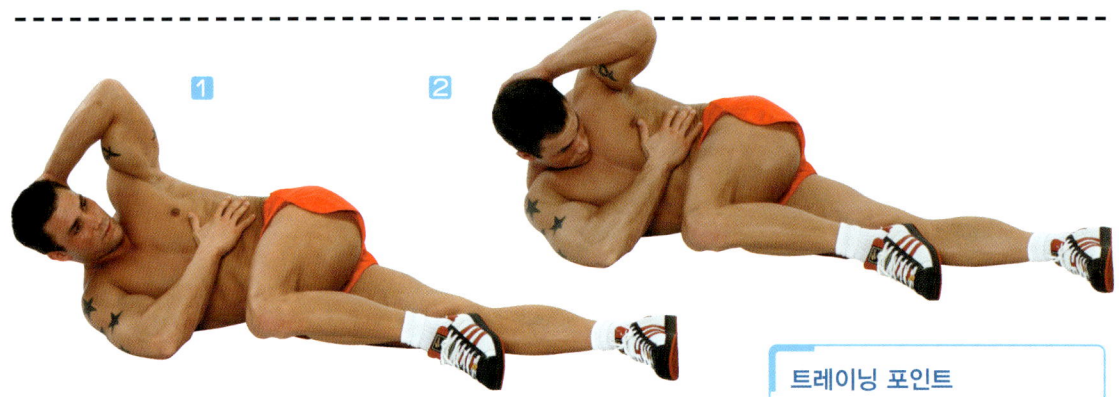

1 오른쪽 옆구리를 침대나 바닥에 대고 옆으로 눕는다. 왼손은 머리 뒤에 두고 머리를 받친다. 왼쪽 다리는 90도로 접고 오른쪽 다리는 반쯤 편 상태로 뻗는다. 왼발을 오른쪽 무릎에 가볍게 갖다대면 안정적으로 동작할 수 있다.
왼쪽 복사근에 오른손을 얹고 동작하면 자극을 더 잘 느낄 수 있다.

2 복사근의 힘으로 왼쪽 팔꿈치를 오른쪽 엉덩이 쪽으로 가져온다. 오른쪽 어깨를 바닥에서 몇 센티미터 정도 떼고 1~2초간 수축을 유지한 다음, 상체를 내려놓는다. 오른쪽 어깨를 내려놓을 때 바닥에 닿지 않게 하면 복사근을 계속 긴장시킬 수 있다. 왼쪽 세트가 다 끝나면 즉시 오른쪽으로 넘어가자.

트레이닝 포인트

동작의 궤적이 완벽하게 직선을 이루지 않는다. 복사근을 수축할 때는 상체를 뒤쪽에서 앞쪽으로 약간 회전시켜야 한다.

전문가 어드바이스

사이드 크런치로 그날의 복근 운동을 시작하는 것보다는 마무리 운동으로 하는 것이 좋다. 복사근보다는 '복근' 단련을 우선시하자.

건막 하 복직근
외복사근
건막 하 내복사근

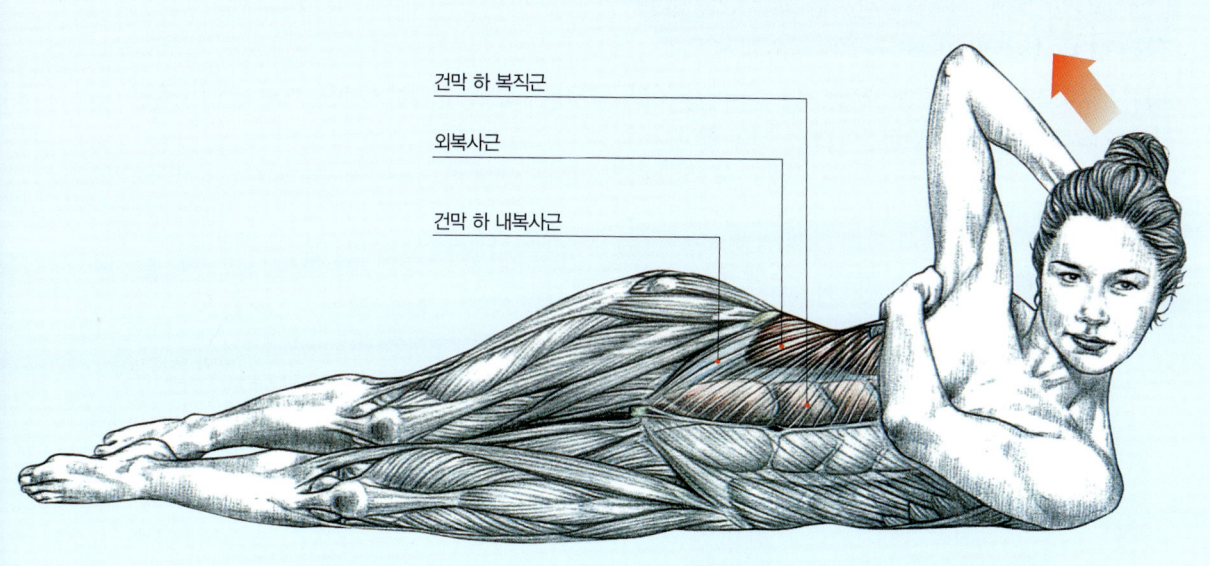

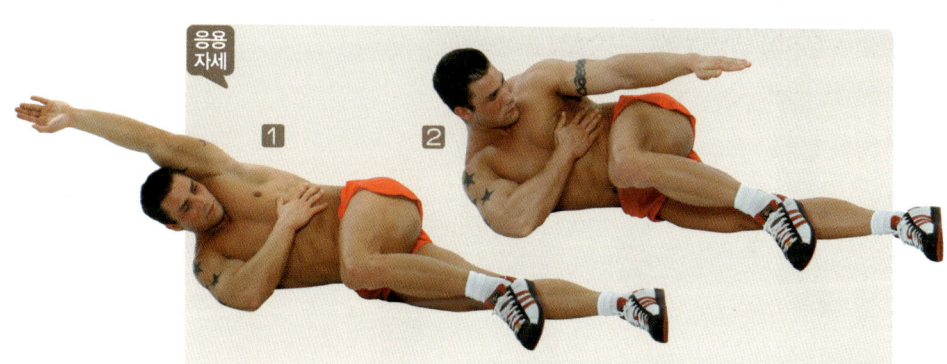

장점

이 동작은 복사근 발달에 완전히 초점을 맞추고 있다. 자세를 잘 잡는다면 근육의 자극을 바로 느낄 수 있을 것이다.

많은 힘이 요구되는 스포츠를 수행하는 경우를 제외하고, 무거운 무게로 복사근을 무리하게 단련하는 것은 좋지 않다. 과도하게 큰 복사근은 외관상 그리 멋져 보이지 않기 때문이다. 무게를 가볍게 해서 세트를 길게 수행하면 근육의 선명도를 높이고 지방도 제거할 수 있다.

단점

! 리피티션을 더 수행하고 싶은 나머지 급작스럽게 머리를 움직이면 목을 다칠 우려가 있다.

1 위로 든 손이 어느 위치에 있느냐에 따라 동작의 난이도가 달라진다. 손을 머리 뒤에 둔 자세는 중간 정도의 저항이 생긴다. 팔을 몸의 연장선이 되도록 머리 방향으로 뻗으면 저항이 증가한다.

2 몸을 따라서 넓적다리 방향으로 팔을 뻗으면 저항이 줄어든다.

이상적인 운동 방식은 다음과 같다. 팔을 머리 방향으로 뻗고 동작을 실시하다가 실패 지점에 이르면 손을 머리 뒤에 두고 추가 리피티션을 수행한다. 또 다시 실패하면 팔을 다리 쪽으로 뻗고 동작을 계속한다. 손으로 구부린 다리의 햄스트링 위쪽을 잡고 강제 리피티션을 수행할 수도 있다(팔을 이용해 상체를 당기면 복사근의 운동을 덜어줄 수 있다). 이와 같은 방식은 세트 마지막에 사용하자.

04 스탠딩 트위스트 Standing Twist

복사근을 단련하기 위한 고립운동이다. '러브핸들'이라 부르는 허리의 군살을 공략하기에 더없이 좋은 동작이다. 유니래터럴 방식으로 운동하는 것이 좋다.

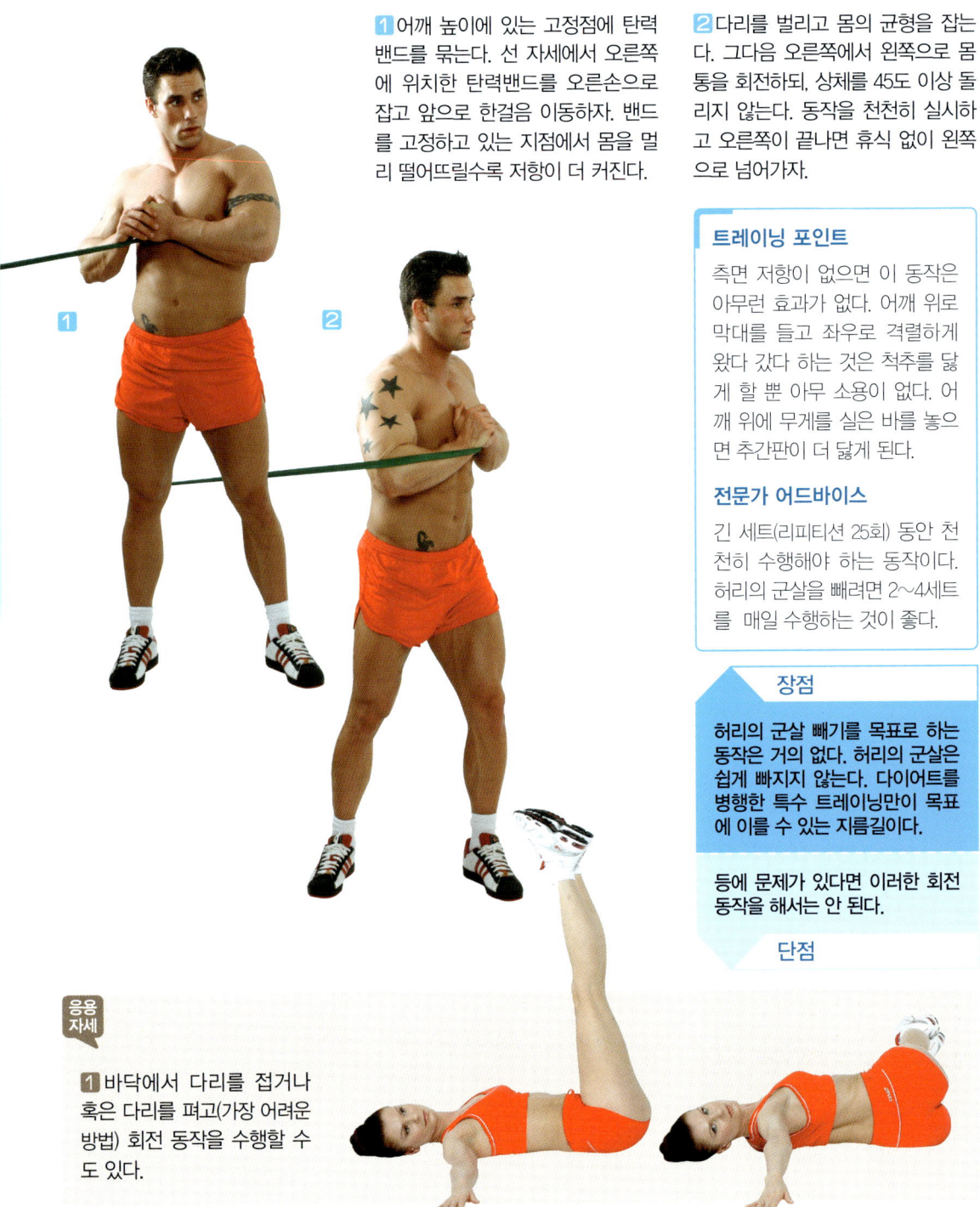

1 어깨 높이에 있는 고정점에 탄력밴드를 묶는다. 선 자세에서 오른쪽에 위치한 탄력밴드를 오른손으로 잡고 앞으로 한걸음 이동하자. 밴드를 고정하고 있는 지점에서 몸을 멀리 떨어뜨릴수록 저항이 더 커진다.

2 다리를 벌리고 몸의 균형을 잡는다. 그다음 오른쪽에서 왼쪽으로 몸통을 회전하되, 상체를 45도 이상 돌리지 않는다. 동작을 천천히 실시하고 오른쪽이 끝나면 휴식 없이 왼쪽으로 넘어가자.

트레이닝 포인트
측면 저항이 없으면 이 동작은 아무런 효과가 없다. 어깨 위로 막대를 들고 좌우로 격렬하게 왔다 갔다 하는 것은 척추를 닳게 할 뿐 아무 소용이 없다. 어깨 위에 무게를 실은 바를 놓으면 추간판이 더 닳게 된다.

전문가 어드바이스
긴 세트(리피티션 25회) 동안 천천히 수행해야 하는 동작이다. 허리의 군살을 빼려면 2~4세트를 매일 수행하는 것이 좋다.

장점
허리의 군살 빼기를 목표로 하는 동작은 거의 없다. 허리의 군살은 쉽게 빠지지 않는다. 다이어트를 병행한 특수 트레이닝만이 목표에 이를 수 있는 지름길이다.

등에 문제가 있다면 이러한 회전 동작을 해서는 안 된다.

단점

응용자세

1 바닥에서 다리를 접거나 혹은 다리를 펴고(가장 어려운 방법) 회전 동작을 수행할 수도 있다.

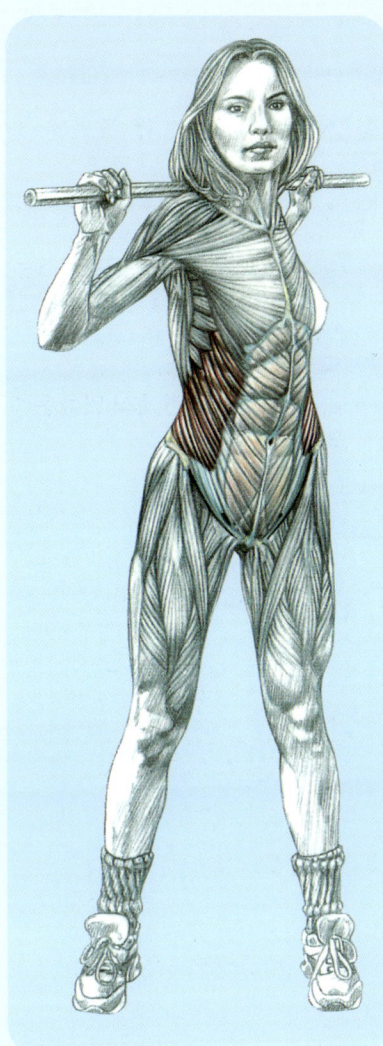

복사근 단련을 위해 막대를 들고 좌우로 격렬하게 몸을 비트는 동작은 효과가 거의 없고 위험하다.

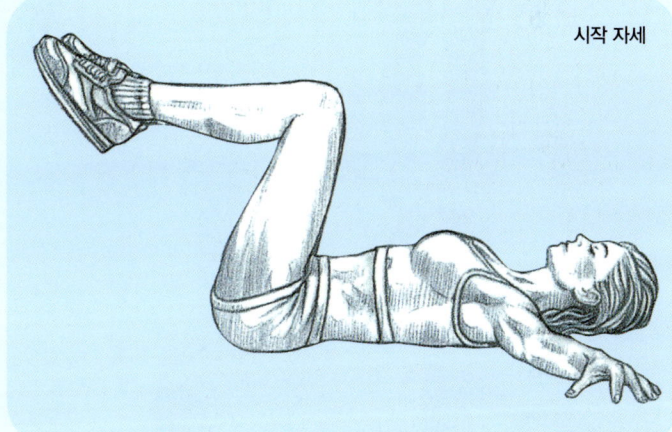

시작 자세

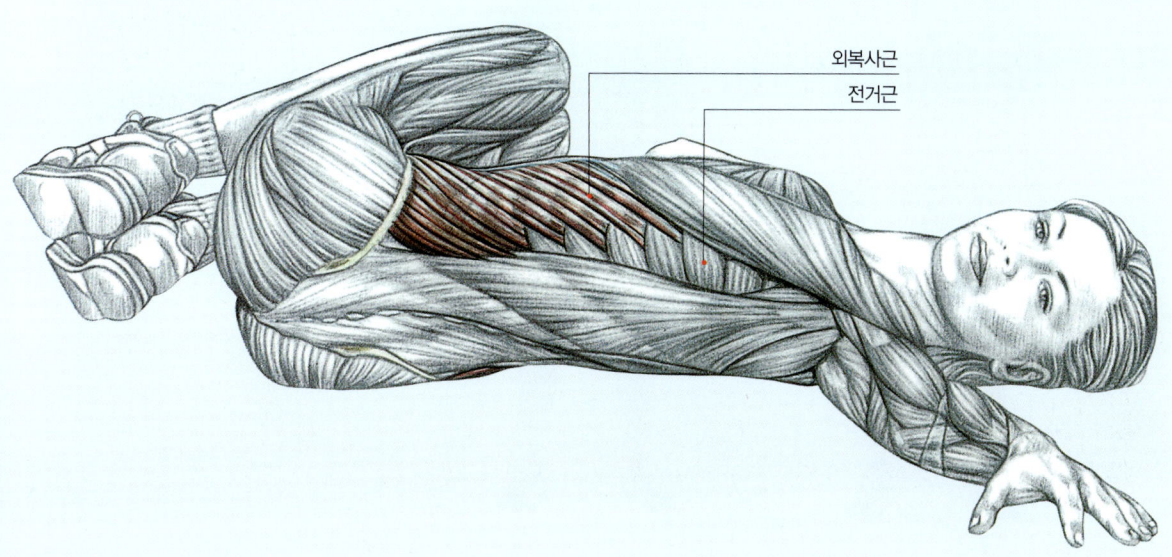

외복사근
전거근

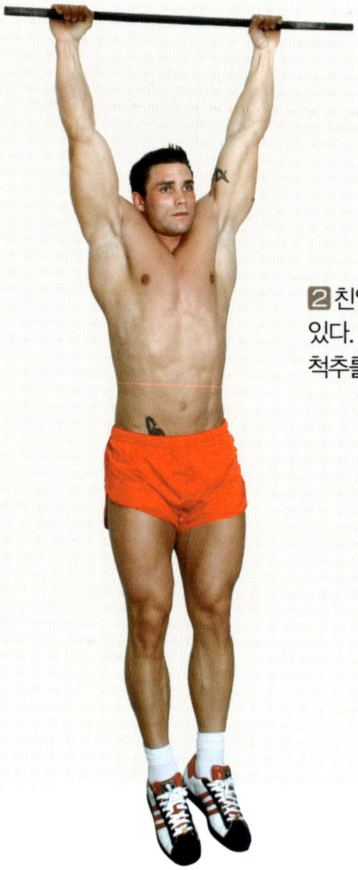

2 친업 바에서 동작을 수행할 수도 있다. 친업 바에서 동작을 수행하면 척추를 이완시킬 수 있다.

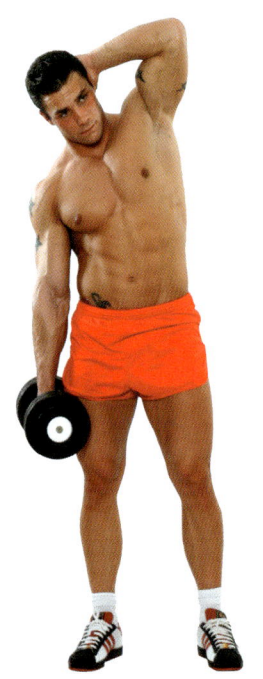
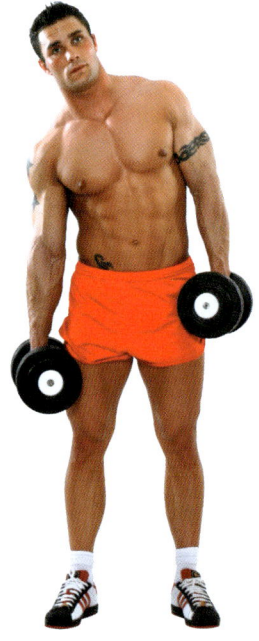

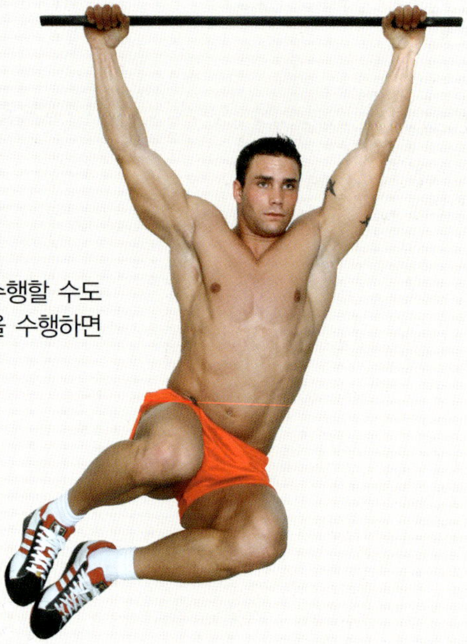

! 동작할 때 너무 빠르거나 과장되게 몸을 돌리지 않아야 한다. 운동 폭을 크게 하고 급격하게 동작하는 것보다는 운동 폭을 작게 하고 아주 천천히 동작하여 수축이 잘 이루어지도록 하자.
덤벨로 복사근 측면을 운동할 때는 특히 주의가 필요하다. 이러한 동작들은 척추로 엄청난 압박을 견뎌야 하는 능력을 요하는 스포츠에서만 유용하다. 또한 오른쪽 이미지처럼 덤벨 2개를 동시에 사용하면 안 된다. 이 동작은 덤벨 하나를 이용해 유니래터럴 방식으로만 수행한다.

횡격막과 호흡기 근육을 위한 운동

■ 호흡기 근육과 지구력

연구에 따르면 지구력 훈련은 호흡기 근육, 특히 횡격막을 지치게 만든다고 한다. 다른 근육들과 마찬가지로, 이러한 피로감은 운동 수행 능력의 감소로 이어진다. 반면 횡격막을 단련시키는 운동을 하면 지구력이 눈에 띄게 향상된다. 훈련된 스포츠맨들은 운동을 하지 않는 일반인에 비해 더 큰 횡격막을 가지고 있다. 긴 세트로 복근을 단련하면 운동으로 인한 호흡 장애를 줄이는 데 도움이 된다.

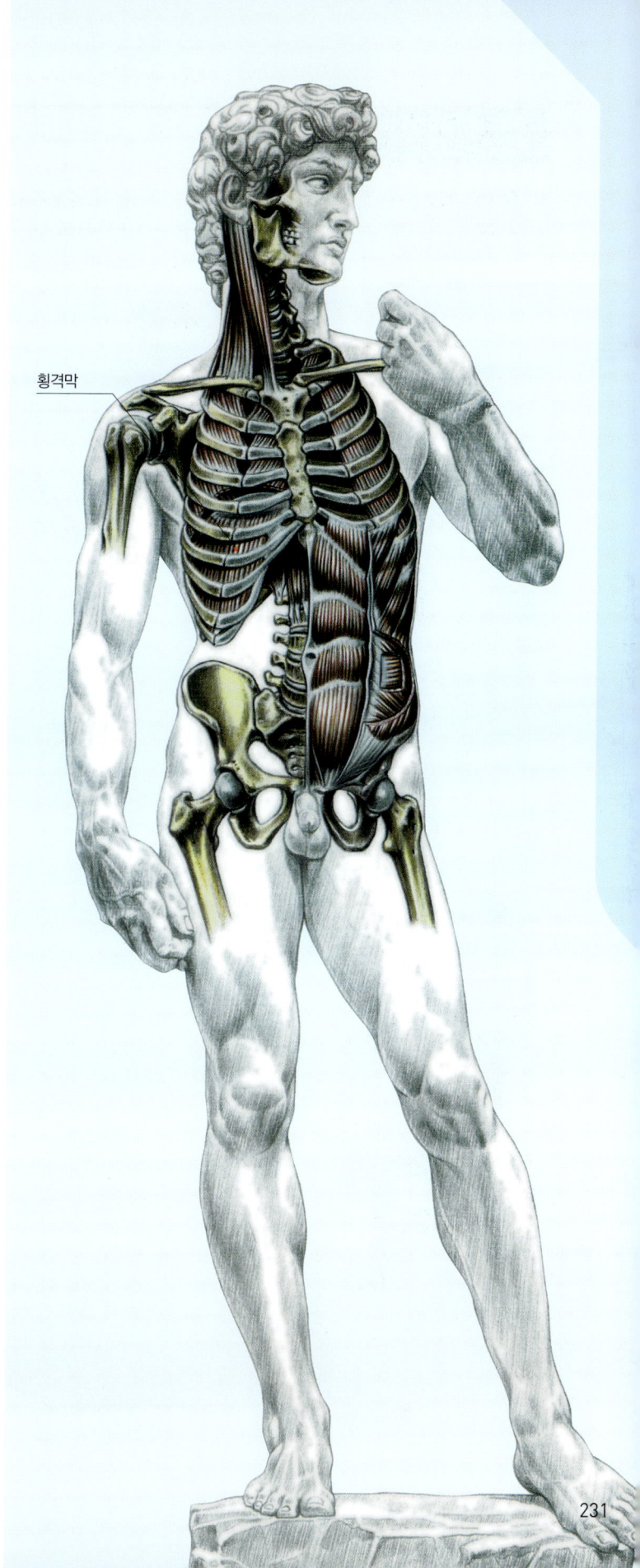

횡격막

01 횡격막 수축

이 동작의 목표는 횡격막과 호흡을 책임지는 근육들을 강화하는 것이다.

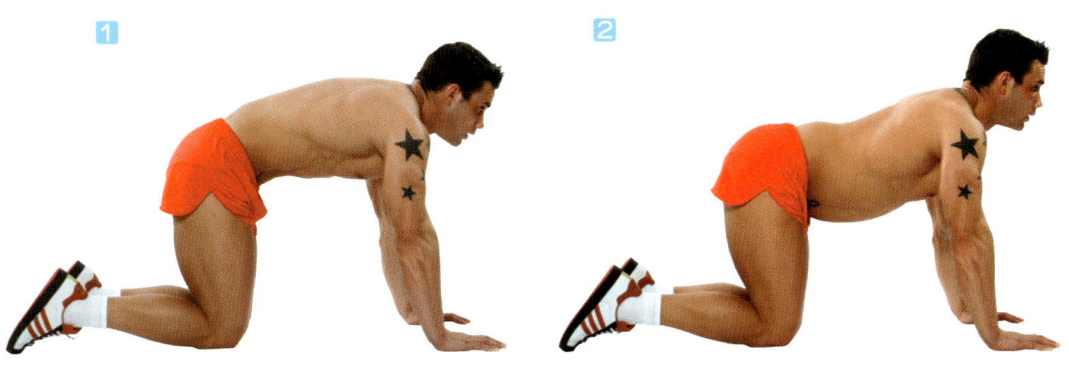

1 바닥에 네 발로 엎드린다. 배가 최대한 들어가도록 수축하면서 숨을 내쉰다.

2 근육을 이완시키며 숨을 들이쉰다.

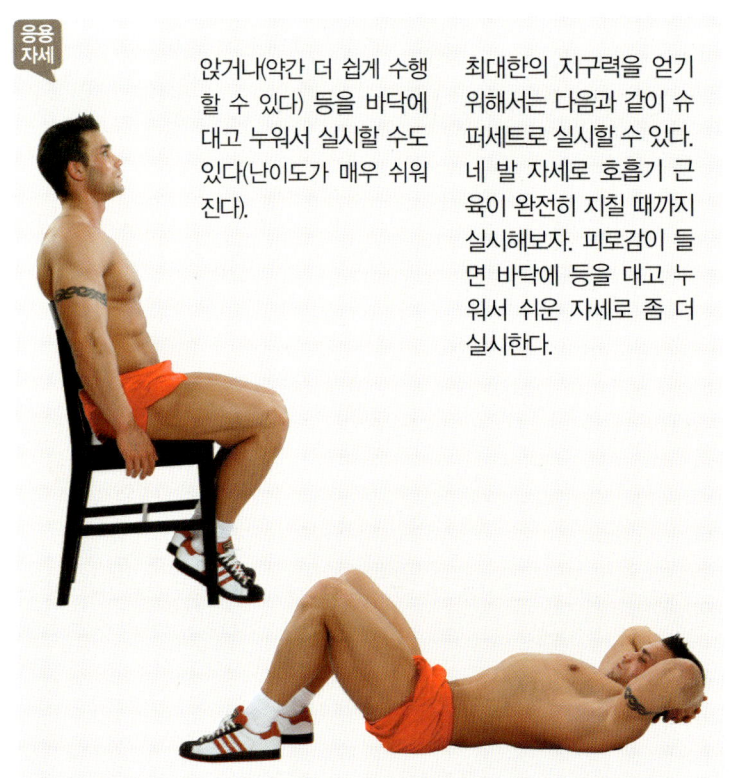

응용 자세

앉거나(약간 더 쉽게 수행할 수 있다) 등을 바닥에 대고 누워서 실시할 수도 있다(난이도가 매우 쉬워진다).

최대한의 지구력을 얻기 위해서는 다음과 같이 슈퍼세트로 실시할 수 있다. 네 발 자세로 호흡기 근육이 완전히 지칠 때까지 실시해보자. 피로감이 들면 바닥에 등을 대고 누워서 쉬운 자세로 좀 더 실시한다.

장점

이 동작은 배를 평평하게 만들어주는 근육인 복횡근도 단련해준다.

트레이닝 포인트

이 동작은 처음에는 매우 쉽지만 리피티션을 20회 반복하고 나면 이상할 정도로 피로감을 느끼게 된다. 이 순간에 호흡기가 강화되기 시작한다. 될 수 있는 한 많은 리피티션을 수행해보자.

전문가 어드바이스

데드리프트나 스쿼트 같이 무거운 중량을 이용한 동작을 수행할 때 횡격막은 흉곽 내부의 압박을 높여 등을 보호한다. 등에 문제가 있는 사람들이 척추를 강하게 압박하는 근육 운동을 수행할 때는 횡격막을 강화하는 것이 좋다.

02 흉곽 팽창시키기

흉곽의 확장을 저지함으로써 호흡기 근육을 강화시킨다.

등을 바닥에 대고 눕는다. 원판 하나를 가슴에 놓는다. 강하게 숨을 들이쉬며 흉곽을 최대한 팽창시킨다. 가능한 한 깊게 숨을 내쉬며 흉곽을 수축시킨다.

> **트레이닝 포인트**
> 지구력 향상에 도움이 되려면 긴 세트(반복횟수 최소 50회)로 수행해야 한다.

> ❗ 무거운 중량으로 시작하면 늑골이 함몰될 수 있으므로 흉곽이 적응할 수 있도록 가벼운 무게로 시작하자.

응용자세
흉곽 팽창의 저항으로, 가슴을 가볍게 조여주는 코르셋을 사용하면 지구력 운동을 하는 동안 호흡기 근육을 강화시킬 수 있다.

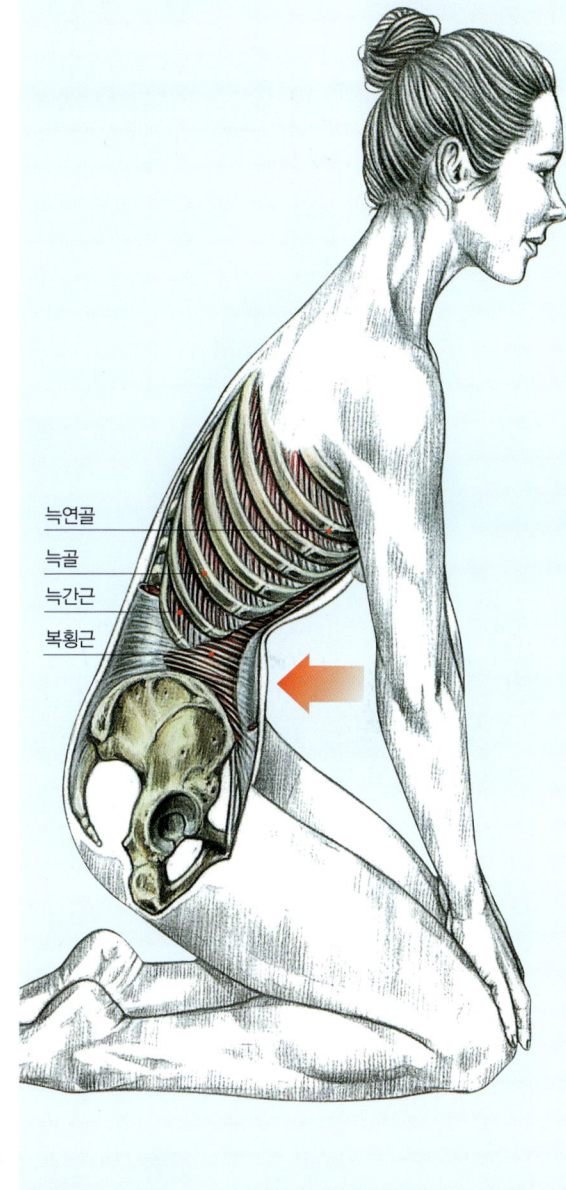

늑연골
늑골
늑간근
복횡근

03 복근, 스트레칭이 필요할까?

평평한 배를 만들기 위해 기억해야 할 것은 복근 스트레칭을 지나치게 많이 하지 말아야 한다는 사실이다. 다음 동작을 너무 많이 수행하거나 동작 폭을 지나치게 크게 해서도 안 된다.

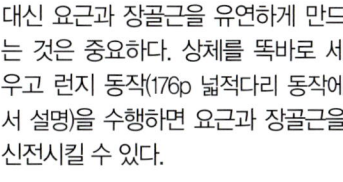

대신 요근과 장골근을 유연하게 만드는 것은 중요하다. 상체를 똑바로 세우고 런지 동작(176p 넓적다리 동작에서 설명)을 수행하면 요근과 장골근을 신전시킬 수 있다.

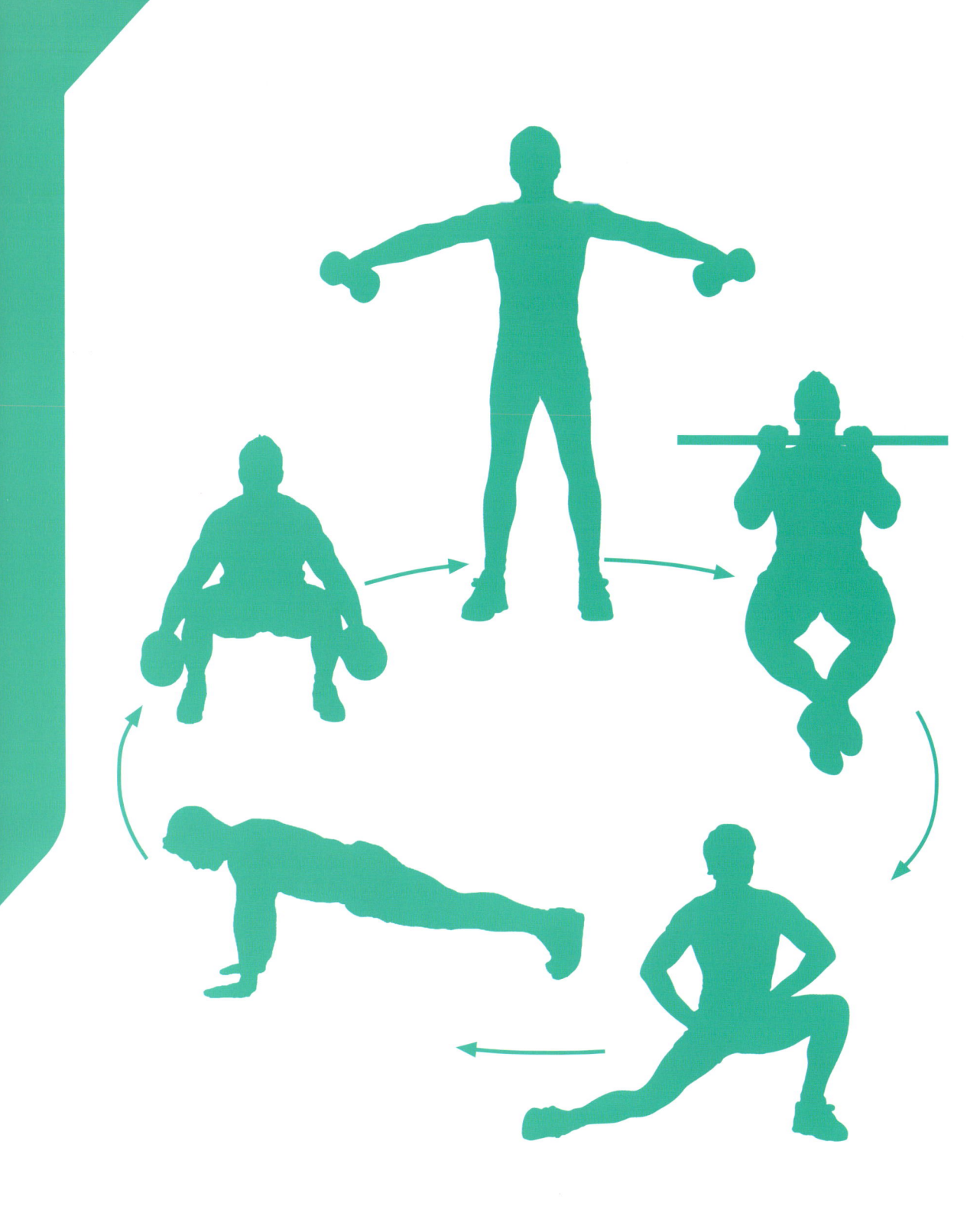

Part 3

최고의 성과를 위한 운동 프로그램

전신을 강력하게 단련하는 각각의 운동들을 최적의 조합으로 프로그램화하면 시너지 효과를 거둘 수 있다. 이번 장에서는 근육질 몸 만들기, 취약 부분을 강화하여 볼륨 만들기, 특정 스포츠를 위한 체력 향상시키기 등 목적에 따른 최고의 운동 프로그램을 스케줄과 난이도별로 세분화하여 제시한다.

남자의 강한 힘

시간 절약을 위해 특정 근육을 집중적으로 운동하는 방법

가장 이상적인 웨이트 트레이닝은 두말할 필요 없이 모든 근육을 균형적으로 운동하는 것이다. 그러나 근육질의 멋진 몸을 만드는 것은 몇 개의 주요 근육을 집중 단련하는 것만으로도 가능하다. '빠른 속도로 근육을 붙이는 첫 번째 프로그램'은 이 같은 주요 부위를 집중 공략한다. 근육량 증가를 목표로 삼고 이와 같이 운동하면 짧은 기간에 멋진 근육질 몸을 만들 수 있다! 이와 관련한 핵심 근육은 다음과 같다.

- 어깨 측면 근육 : 떡 벌어진 당당한 어깨와 남성다운 굵은 어깨선을 만든다.
- 삼두근 바깥쪽 근육 : 몸의 넓이를 강조한다.
- 이두근 : 굵직하고 단단한 팔을 만든다.
- 가슴 근육 : 입체적이고 강인한 상체를 만든다.
- 복근 : 선명한 복근과 날렵하고 평평한 배를 만든다.

광배근(등 근육)은 잘 보이지 않기 때문에 우선적으로 운동할 필요는 없다.
넓적다리와 종아리 근육도 마찬가지다.

> 웨이트 트레이닝을 처음 시작할 때는 동작명 아래에 표시된 세트 횟수를 지켜서 운동을 해보자. 몇 주가 지난 후에는 그 횟수를 서서히 늘려 점차 최대 횟수에 도달할 수 있도록 한다.
>
> 디센딩 세트로 수행하는 경우, 표시된 리피티션 횟수는 강도를 줄이기 전에 수행하는 횟수를 뜻한다. 그다음 최대한으로 반복 수행한다.

빠른 속도로 몸을 만드는 프로그램 : 초급자용   주 2회 운동

DAY 1

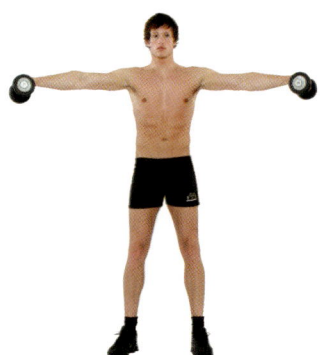
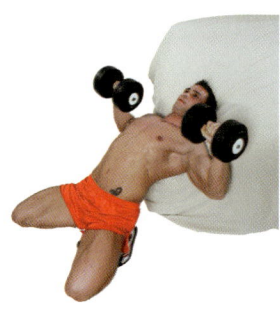
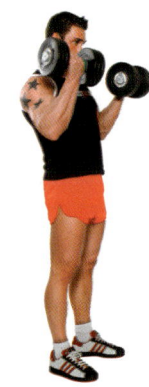

어깨
래터럴 레이즈 P.114
4~5세트×12~8회 반복
디센딩 방식을 많이 이용한다.

가슴
벤치 프레스 P.130
4~5세트×10~6회 반복

이두근
언더 그립 컬 P.78
3~5세트×12~8회 반복

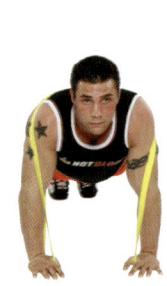
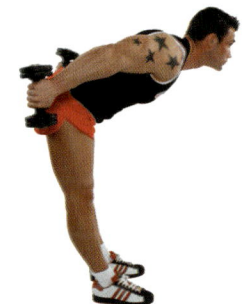

삼두근 슈퍼세트
푸시업(손을 좁게 벌리고) P.90
양손을 약간 틀어 서로 마주 보도록
⬇
킥백 P.96
4세트×15~10회 반복

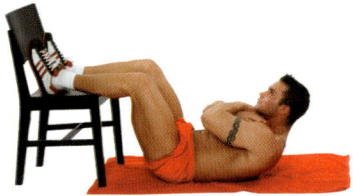
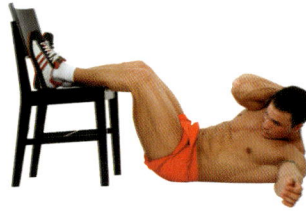

복근 1
크런치 P.220
5세트×20회 반복

복근 2
트위스트 크런치 P.221
3세트×20회 반복

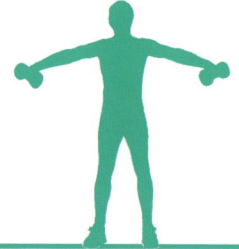

DAY 1

DAY 2

이두근 슈퍼세트
친업(손을 좁게 벌리고) P.86
10~8회 반복
⬇
해머 컬 P.80
5세트×15~12회 반복

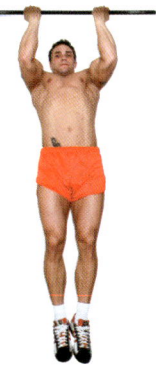 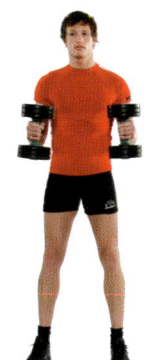

삼두근 슈퍼세트
리버스 딥스 P.98
⬇
라잉 트라이셉스 익스텐션 P.94
5세트×15~10회 반복

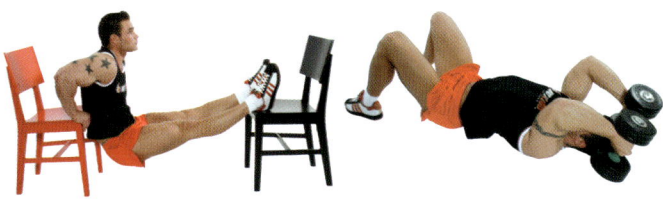

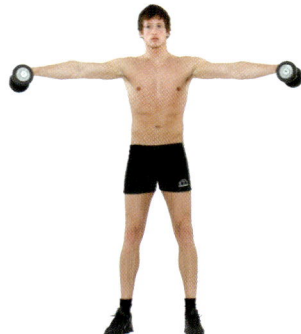 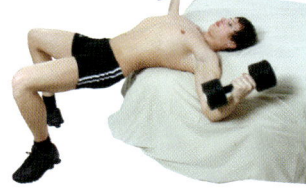 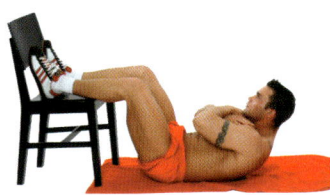

어깨
래터럴 레이즈 P.114
4~5세트×12~8회 반복
디센딩 방식을 많이 이용한다.

가슴
체스트 플라이 P.132
4~5세트×10~6회 반복

복근 1
크런치 P.220
5세트×10~15회 반복

복근 2
트위스트 크런치 P.221
5세트×20회 반복

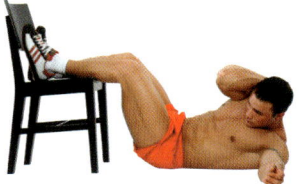

빠른 속도로 몸을 만드는 프로그램 : 초급자용 　주 3회 운동　DAY 3

일주일에 3회 운동할 수 있는 시간이 되거나 컨디션이 좋은 날에는 앞서 설명한 2일 기준의 운동 사이에 다음 운동을 끼워 넣어보자. 규칙적으로 수행하는 2회의 운동을 더욱 보완할 수 있는 운동이다. 그렇다고 이 운동을 매주 포함할 필요는 없다.

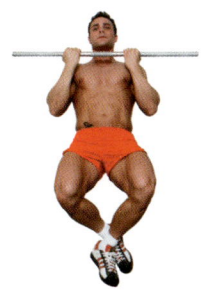

등
친업 P.145
3~4세트×12~6회 반복

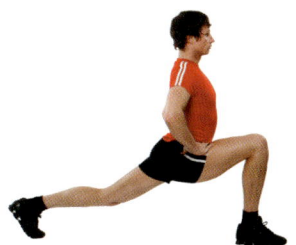

넓적다리
런지 P.174
4세트×25~15회 반복

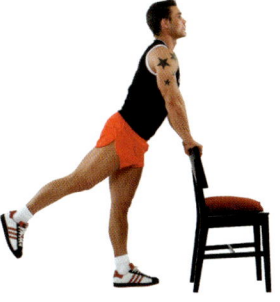

둔근
스탠딩 힙 익스텐션 P.202
4~5세트×12~8회 반복

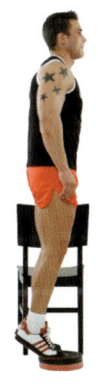

종아리
스탠딩 카프 레이즈 P.192
4~5세트×30~20회 반복

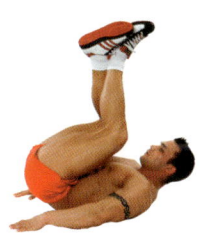

복근 1
리버스 크런치 P.222
3세트×8~20회 반복

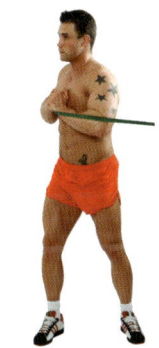

복근 2
스탠딩 트위스트 P.228
3세트×30~20회 반복

복근 3
크런치 P.220
3세트×10~20회 반복

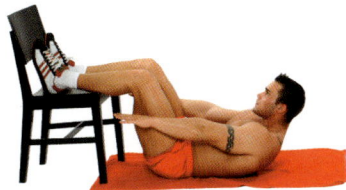

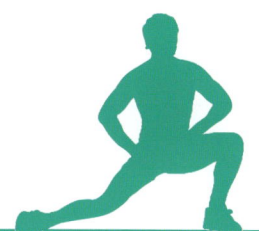

빠른 속도로 몸을 만드는 프로그램 : 상급자용 — 주 3회 운동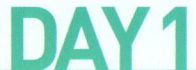

앞에 소개한 프로그램을 1~2개월 동안 진행한 후에는 상급자 프로그램으로 넘어가 더욱 강하고 탄탄한 몸을 만들어보자. 변경한 프로그램을 수행하는 데 체력 소모가 너무 많다고 느껴진다면 각 근육군을 단련하는 운동 세트를 1~2회 정도 줄여서 실시하고, 다시 편하게 느껴지면 세트 횟수를 늘린다.

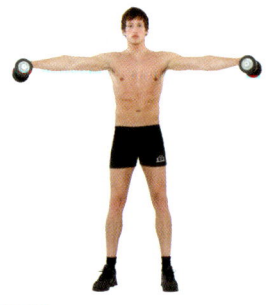
어깨
래터럴 레이즈 P.114
4~5세트×12~8회 반복
디센딩 방식을 많이 이용한다.

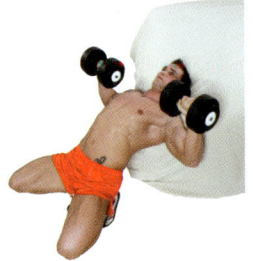
가슴
벤치 프레스 P.130
4~5세트×10~6회 반복

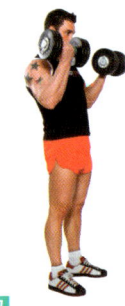
이두근
언더 그립 컬 P.78
3~5세트×12~8회 반복

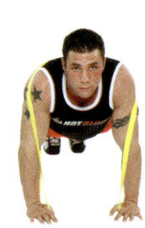
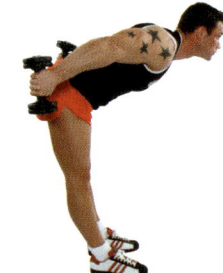
삼두근 슈퍼세트
푸시업(손을 좁게 벌리고) P.90
양손을 약간 틀어 서로 마주 보도록
➡ 킥백 P.96
4세트×15~10회 반복

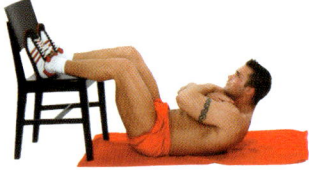
복근 1
크런치 P.220
5세트×20회 반복

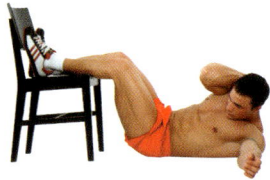
복근 2
트위스트 크런치 P.221
3세트×20회 반복

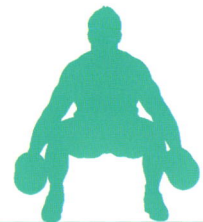

DAY 2

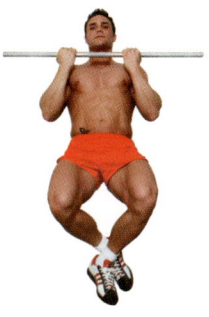

등
친업 P.145
3~4세트×12~6회 반복

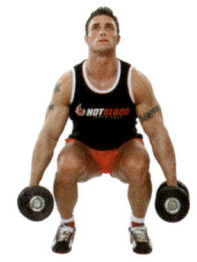

넓적다리
스쿼트 P.163
4세트×25~15회 반복

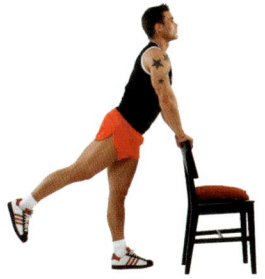

둔근
스탠딩 힙 익스텐션 P.202
4~5세트×12~8회 반복

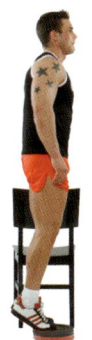

종아리
스탠딩 카프 레이즈 P.192
4~5세트×30~20회 반복

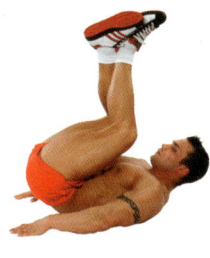

복근 1
리버스 크런치 P.222
3세트×8~20회 반복

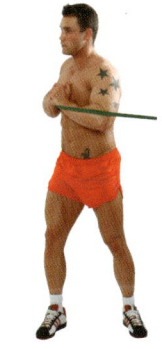

복근 2
스탠딩 트위스트 P.228
3세트×30~20회 반복

복근 3
크런치 P.220
3세트×10~20회 반복

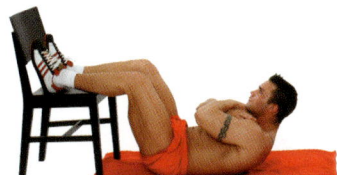

DAY 3

운동을 시작한 지 몇 달이 지나면, 더 많은 동작을 접목시켜 본인의 필요와 목표에 맞도록 프로그램을 조정해야 한다. 자신이 가장 중요하다고 생각하는 강화 테크닉도 추가해보자.

이두근 슈퍼세트
친업(손을 좁게 벌리고) P.86
10~8회 반복
➡
해머 컬 P.80
5세트×15~12회 반복

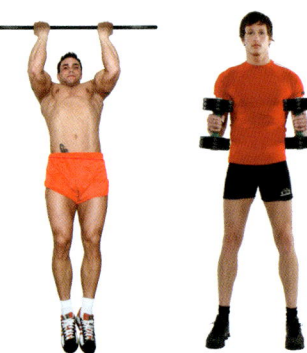

삼두근 슈퍼세트
리버스 딥스 P.98
➡
라잉 트라이셉스 익스텐션 P.94
5세트×15~10회 반복

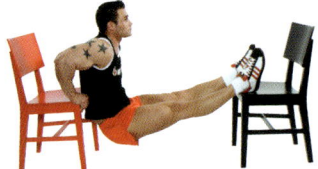 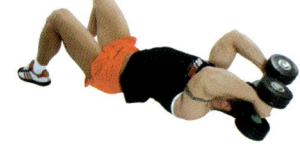

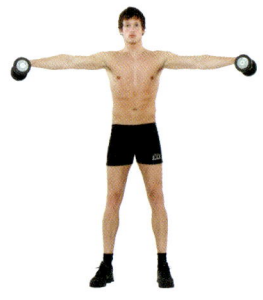 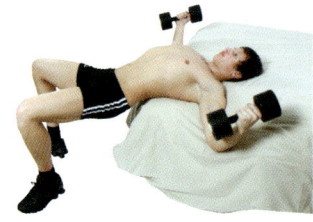 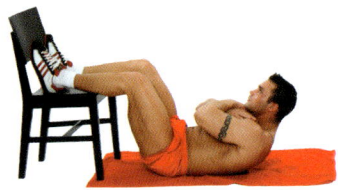

어깨
래터럴 레이즈 P.114
4~5세트×12~8회 반복
디센딩 방식을 많이 이용한다.

가슴
체스트 플라이 P.132
4~5세트×10~6회 반복

복근 1
크런치 P.220
5세트×10~15회 반복

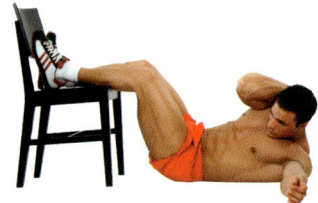

복근 2
트위스트 크런치 P.221
3세트×20회 반복

종합 웨이트 트레이닝 프로그램 : 초급자용   주 2회 운동

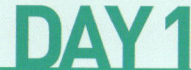

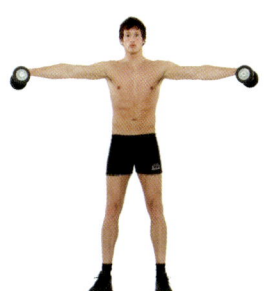

어깨
래터럴 레이즈 P.114
3~4세트×12~8회 반복

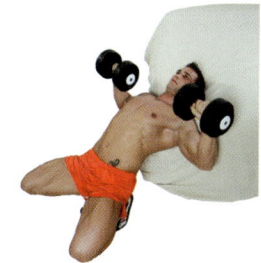

가슴
벤치 프레스 P.130
3~5세트×12~6회 반복

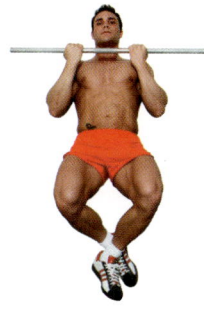

등
친업 P.145
3~5세트×12~6회 반복

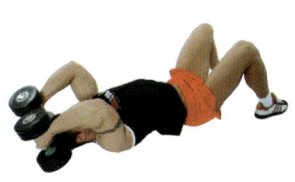

삼두근
라잉 트라이셉스 익스텐션 P.94
3~4세트×12~10회 반복

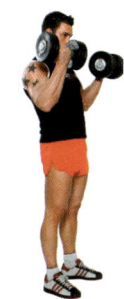

이두근
언더 그립 컬 P.78
3~4세트×10~8회 반복

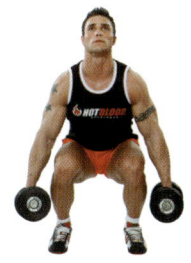

대퇴사두근
스쿼트 P.163
디센딩 방식으로 실시
(덤벨 2개로 시작해서 덤벨 1개를 두 손으로 잡고 동작을 이어서 수행한 다음, 맨손으로 마무리)
3~5세트×10~6회 반복

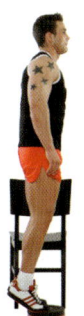

종아리
스탠딩 카프 레이즈 P.192
디센딩 방식으로 실시
(덤벨 1개나 2개를 잡고 시작해 맨손으로 마무리)
2~4세트×20~15회 반복

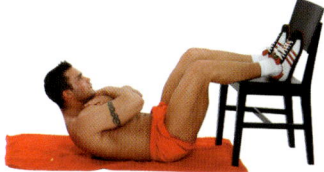

복근
크런치 P.220
3~5세트×20~30회 반복

DAY 2

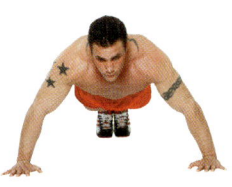

가슴
푸시업 P.127
4~5세트×12~6회 반복

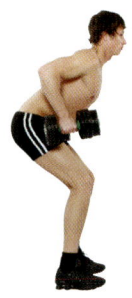

등
로우 P.148
3~5세트×12~6회 반복

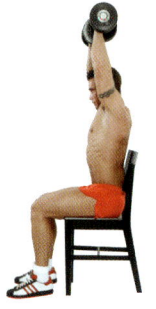

어깨 슈퍼세트
프레스(앉아서) P.108
⬇
벤트오버 래터럴 레이즈 P.118
3~5세트×10~6회 반복

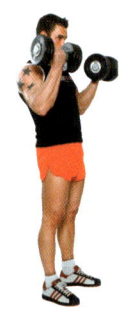

이두근
언더 그립 컬 P.78
3~4세트×12~10회 반복

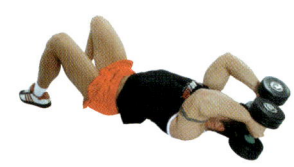

삼두근
라잉 트라이셉스 익스텐션 P.94
3~5세트×12~6회 반복

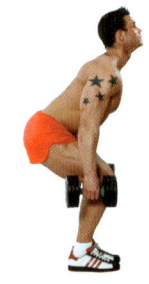

햄스트링
벤트 레그 데드리프트 P.157
3~5세트×12~6회 반복

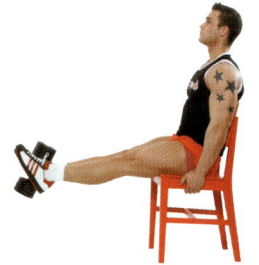

대퇴사두근
레그 익스텐션 P.180
4~6세트×10~6회 반복

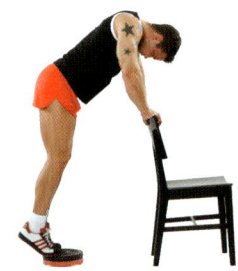

종아리
덩키 카프 레이즈 P.195
2~4세트×50~25회 반복

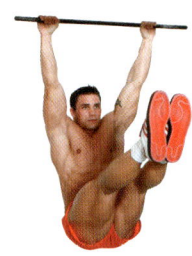

복근
리버스 크런치
(철봉에 매달려서) P.224
3~5세트×10~12회 반복

종합 웨이트 트레이닝 프로그램 : 초급자용   주 3회 운동

DAY 1

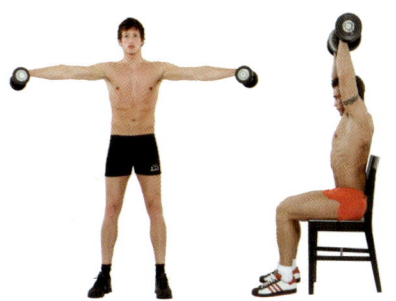
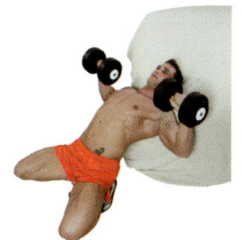
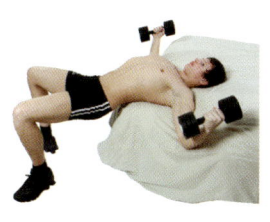

어깨 선피로 슈퍼세트
래터럴 레이즈 P.114
➡
프레스(앉아서) P.108
3~4세트×12~8회 반복

가슴 후피로 슈퍼세트
벤치 프레스 P.130
➡
체스트 플라이 P.132
3~5세트×12~6회 반복

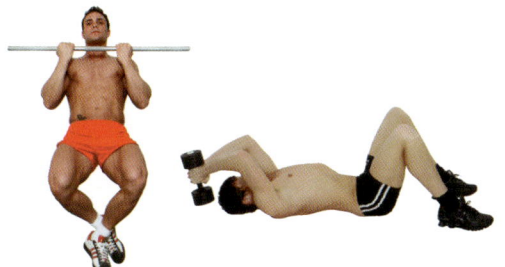
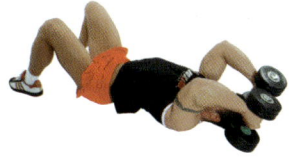

등 후피로 슈퍼세트
친업 P.145
➡
벤트 암 풀오버 P.150
3~5세트×12~6회 반복

삼두근
라잉 트라이셉스 익스텐션 P.94
디센딩 방식으로 실시
(덤벨 2개로 시작하여 덤벨 1개만
두 손으로 잡고 동작을 마무리)
3~4세트×12~10회 반복

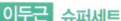
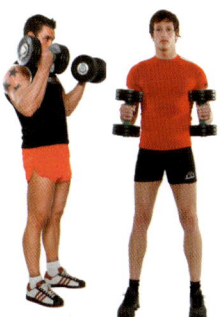
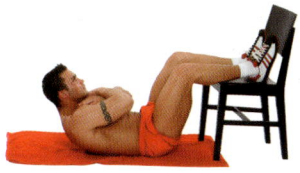

이두근 슈퍼세트
언더 그립 컬 P.78
➡
해머 컬 P.80
디센딩 방식으로 실시
(앞의 컬을 수행할 때 사용한
덤벨 2개로 시작해 1개만
두 손으로 잡고 동작을 마무리)
3~4세트×10~8회 반복

복근 선택사항
크런치 P.220
3~5세트×20~30회 반복

245

DAY 2

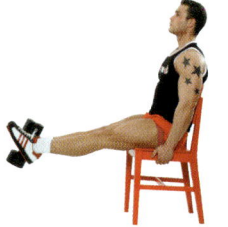 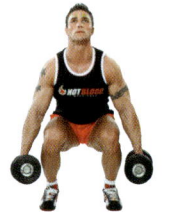 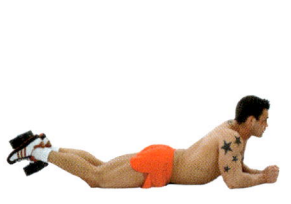 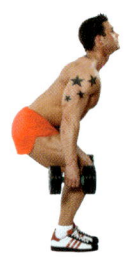

대퇴사두근 선피로 슈퍼세트
레그 익스텐션 P.180
➡
스쿼트 P.163
3~5세트×10~6회 반복

햄스트링 선피로 슈퍼세트
라잉 레그 컬 P.188
➡
벤트오버 데드리프트 P.157
3~5세트×12~6회 반복

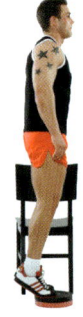 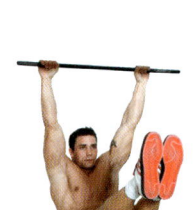 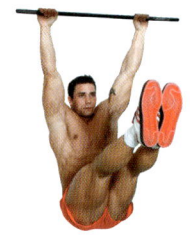 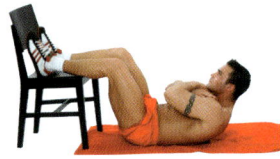

종아리
스탠딩 카프 레이즈 P.192
3~5세트×20~15회 반복

복근 1
리버스 크런치(철봉에 매달려서) P.224
3~5세트×10~12회 반복

복근 2
크런치 P.220
3~5세트×20~30회 반복

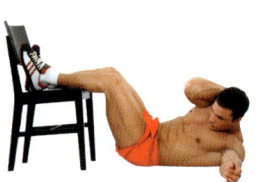 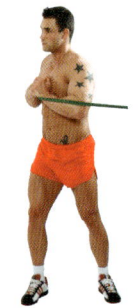 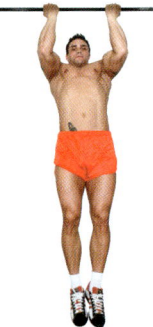 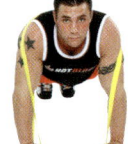

복근 3
트위스트 크런치 P.221
3~4세트×20~25회 반복

복근 4
스탠딩 트위스트 P.228
2~4세트×25~20회 반복

팔 근육 환기 동작 이두근·삼두근 논스톱 슈퍼세트로 길게
친업(손을 좁게 벌리고) P.86
➡
푸시업(손을 좁게 벌리고) P.90
2~4세트×12~6회 반복

DAY 3

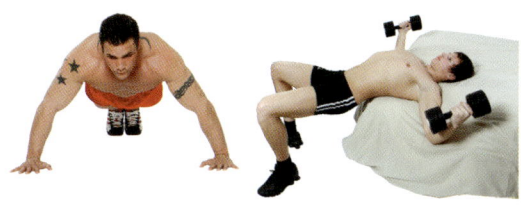

가슴 선피로 슈퍼세트
푸시업 P.127
➡
체스트 플라이 P.132
4~5세트×12~6회 반복

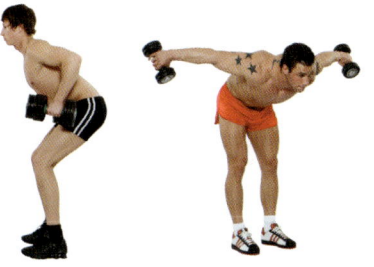

등 후피로 슈퍼세트
로우 P.148
➡
벤트오버 래터럴 레이즈 P.118
3~5세트×12~6회 반복

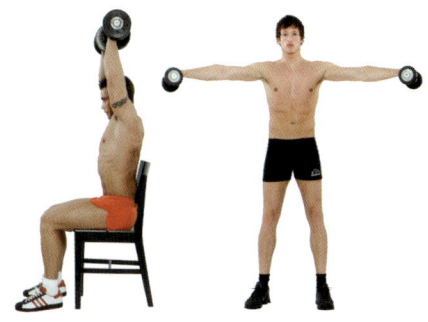

어깨 후피로 슈퍼세트
프레스(앉아서) P.108
➡
래터럴 레이즈(서서) P.114
3~5세트×10~6회 반복

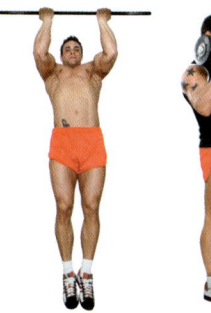

이두근 후피로 슈퍼세트
친업(손을 좁게 벌리고) P.86
➡
언더 그립 컬 P.78
3~4세트×12~10회 반복

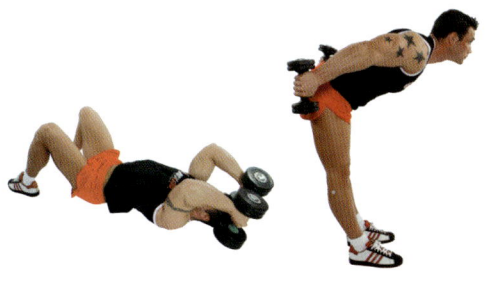

삼두근 슈퍼세트
라잉 트라이셉스 익스텐션 P.94
➡
킥백 P.96
3~5세트×12~6회 반복

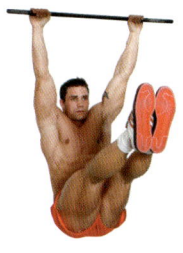

복근 선택사항
리버스 크런치(철봉에 매달려서) P.224
3~5세트×10~12회 반복

종합 웨이트 트레이닝 프로그램 : 상급자용 　 주 4회 운동　**DAY 1**

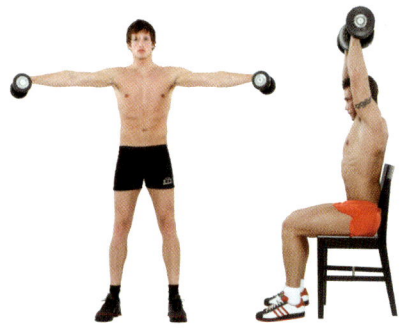 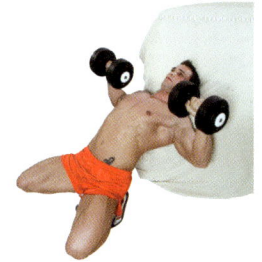 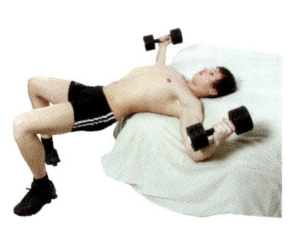

어깨 선피로 슈퍼세트
래터럴 레이즈 P.114
⬇
프레스(앉아서) P.108
4~6세트×12~8회 반복

가슴 후피로 슈퍼세트
벤치 프레스 P.130
⬇
체스트 플라이 P.132
3~5세트×12~6회 반복

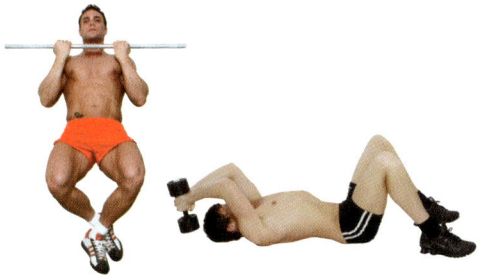 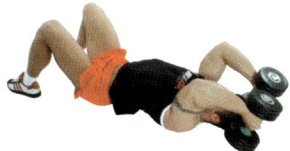

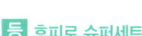

등 후피로 슈퍼세트
친업 P.145
⬇
벤트 암 풀오버 P.150
4~5세트×12~6회 반복

삼두근
라잉 트라이셉스 익스텐션 P.94
디센딩 방식으로 실시
(덤벨 2개로 시작하여 덤벨 1개만
두 손으로 잡고 동작을 마무리)
4~5세트×12~10회 반복

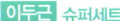

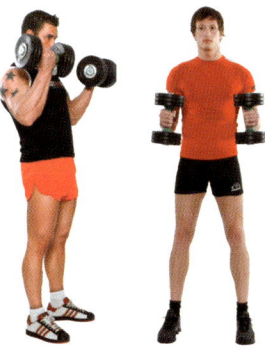

이두근 슈퍼세트
언더 그립 컬 P.78
⬇
해머 컬 P.80
디센딩 방식으로 실시
(앞의 컬을 수행할 때 사용한 덤벨 2개로 시작해 1개만
두 손으로 잡고 동작을 마무리)
4~6세트×10~8회 반복

DAY 2

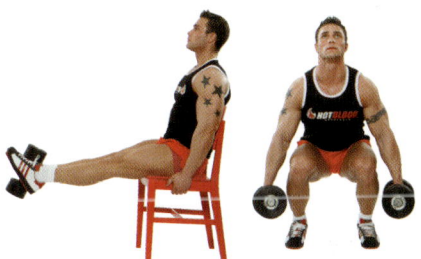
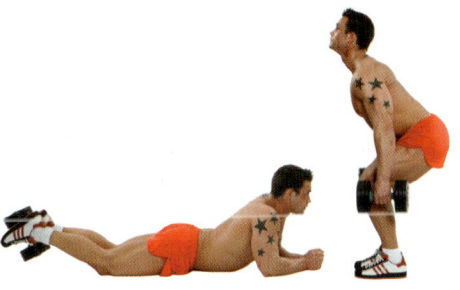

대퇴사두근 선피로 슈퍼세트
레그 익스텐션 P.180
➡
스쿼트 P.163
4~6세트×10~6회 반복

햄스트링 선피로 슈퍼세트
라잉 레그 컬 P.188
➡
벤트오버 데드리프트 P.157
4~6세트×12~6회 반복

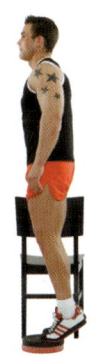
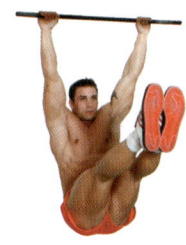
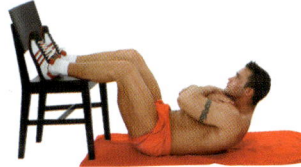

종아리
스탠딩 카프 레이즈 P.192
4~5세트×20~15회 반복

복근 1
리버스 크런치(철봉에 매달려서) P.224
4~5세트×10~12회 반복

복근 2
크런치 P.220
3~5세트×20~30회 반복

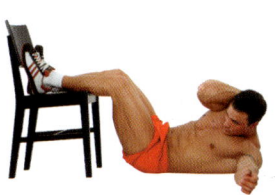
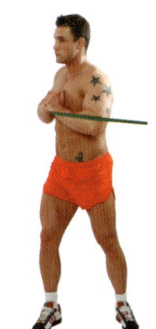

복근 3
트위스트 크런치 P.221
3~4세트×20~25회 반복

복근 4
스탠딩 트위스트 P.228
3~4세트×25~20회 반복

DAY 3

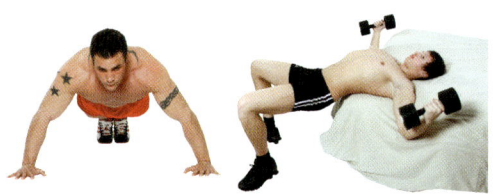
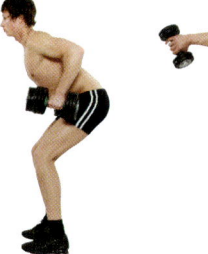

가슴 선피로 슈퍼세트
푸시업 P.127
⬇
체스트 플라이 P.132
5~6세트×12~6회 반복

등 후피로 슈퍼세트
로우 P.148
⬇
벤트오버 래터럴 레이즈 P.118
4~5세트×12~6회 반복

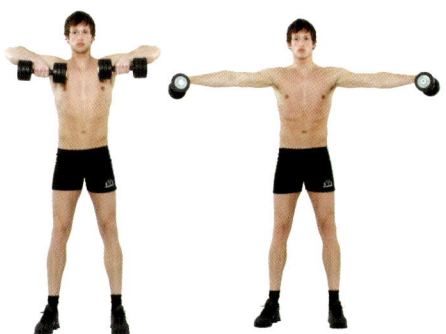
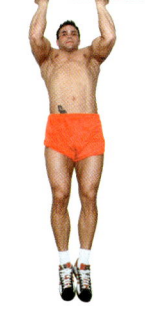

어깨 후피로 슈퍼세트
업라이트 로우 P.112
⬇
래터럴 레이즈 P.114
4~5세트×10~6회 반복

이두근 후피로 슈퍼세트
친업(손을 좁게 벌리고) P.86
⬇
언더 그립 컬 P.78
4~5세트×12~10회 반복

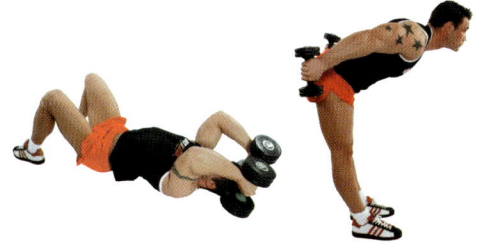

삼두근 슈퍼세트
라잉 트라이셉스 익스텐션 P.94
⬇
킥백 P.96
4~5세트×12~6회 반복

DAY 4

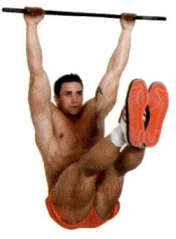

복근 1
리버스 크런치
(철봉에 매달려서) P.224
3~5세트×10~12회 반복

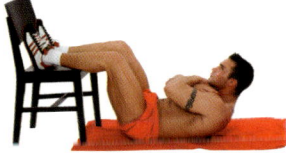

복근 2
크런치 P.220
3~5세트×20~30회 반복

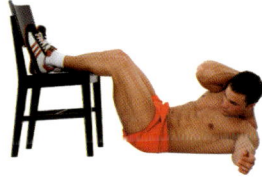

복근 3
트위스트 크런치 P.221
3~4세트×20~25회 반복

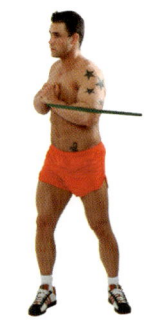

복근 4
스탠딩 트위스트 P.228
2~4세트×25~20회 반복

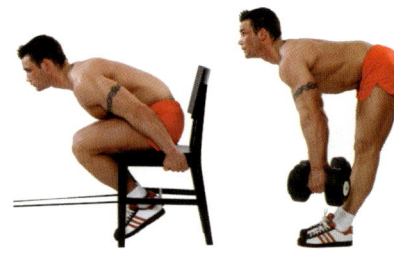

햄스트링 선피로 슈퍼세트
시티드 레그 컬 P.187
➡
데드리프트(다리 펴고) P.185
3~5세트×12~6회 반복

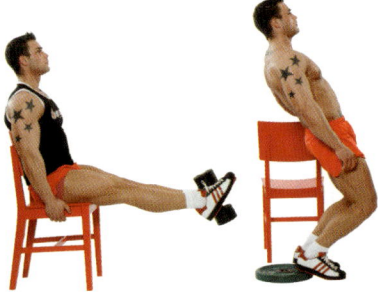

대퇴사두근 선피로 슈퍼세트
레그 익스텐션 P.180
➡
시씨 스쿼트 P.170
3~5세트×10~6회 반복

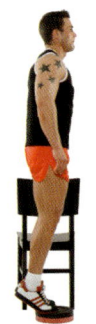

종아리
스탠딩 카프 레이즈 P.192
3~5세트×20~15회 반복

전문 육상선수를 위한 종합 스플릿 프로그램 | 주 5회 운동 | DAY 1

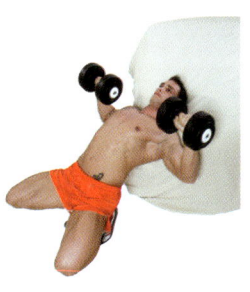

가슴 1
벤치 프레스 P.130
4세트×12~6회 반복

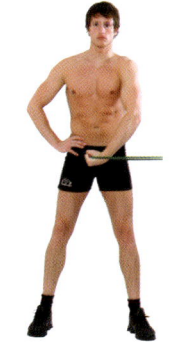

가슴 2
밴드 크로스 오버 P.136
3세트×12회 반복

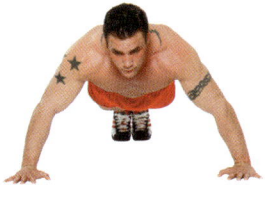

가슴 3
푸시업 P.127
3~4세트×12~6회 반복

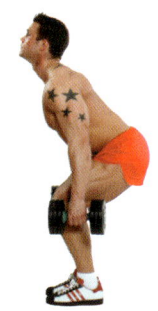

등 1
벤트 레그 데드리프트 P.157
4~6세트×12~6회 반복

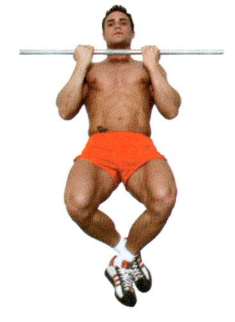

등 2
친업 P.145
5세트×12~6회 반복

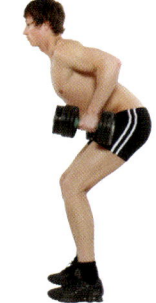

등 3
로우 P.148
3세트×12~8회 반복

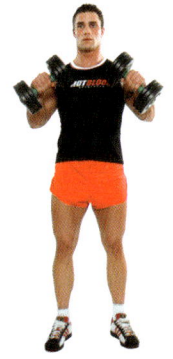

전완
리버스 컬 P.82
3~4세트×20~12회 반복

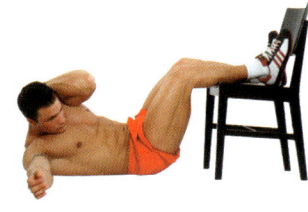

복근
트위스트 크런치 P.221
4~5세트×20~25회 반복

DAY 2

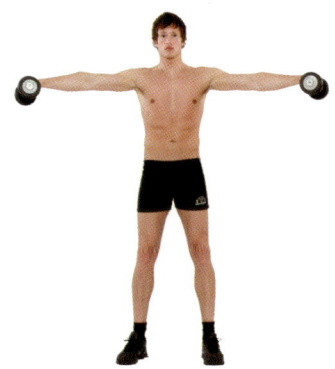

어깨 1
래터럴 레이즈(서서) P.114
4~5세트×12~10회 반복

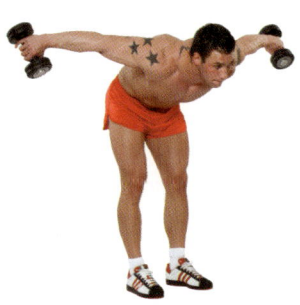

어깨 2
벤트오버 래터럴 레이즈 P.118
4세트×12회 반복

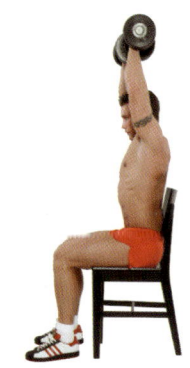

어깨 3
프레스(앉아서) P.108
4~5세트×12~8회 반복

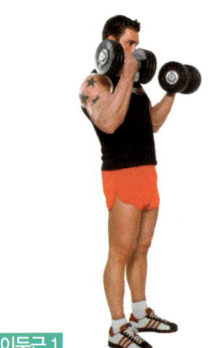

이두근 1
언더 그립 컬 P.78
4세트×12~8회 반복

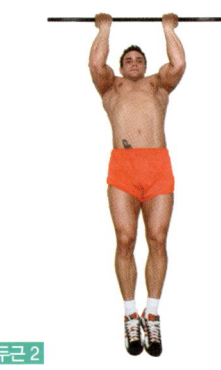

이두근 2
친업 P.86
4세트×12~6회 반복

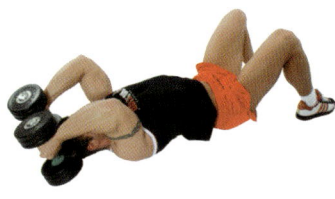

삼두근 1
라잉 트라이셉스 익스텐션 P.94
4세트×12~8회 반복

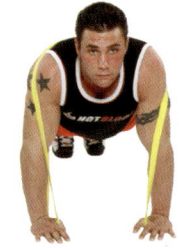

삼두근 2
푸시업(손을 좁게 벌리고) P.90
3세트×20~12회 반복

DAY 3

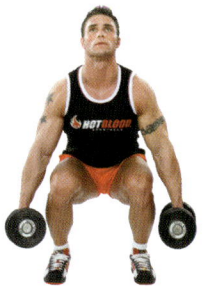

대퇴사두근 1
스쿼트 P.163
4세트×12~8회 반복

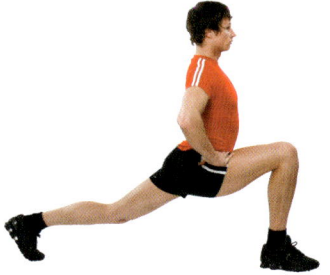

대퇴사두근 2
런지 P.174
3세트×15~10회 반복

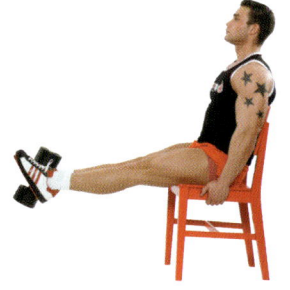

대퇴사두근 3
레그 익스텐션 P.180
2세트×12회 반복

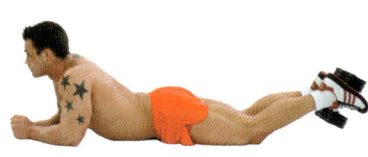

햄스트링 1
라잉 레그 컬 P.188
3세트×15~10회 반복

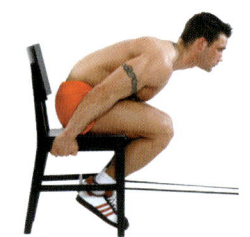

햄스트링 2
시티드 레그 컬 P.187
3세트×15~10회 반복

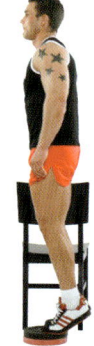

종아리
스탠딩 카프 레이즈 P.192
3세트×20~12회 반복

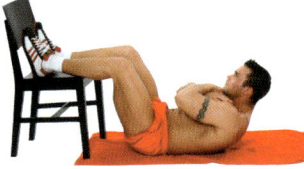

복근
크런치 P.220
5~6세트×10~20회 반복

DAY 4

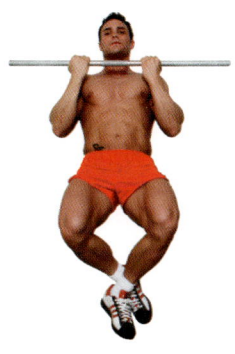

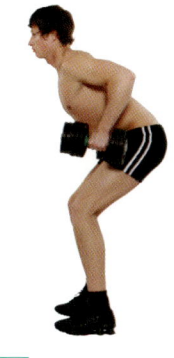

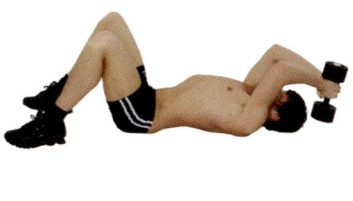

등 1
친업 P.145
5~6세트×12~6회 반복

등 2
로우 P.148
4~5세트×12~8회 반복

등 3
벤트 암 풀오버 P.150
3세트×12~20회 반복

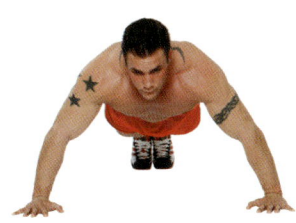

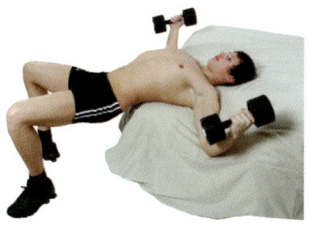

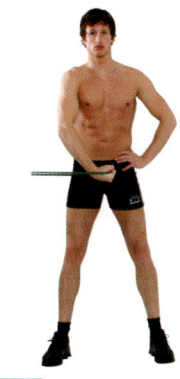

가슴 1
푸시업 P.127
4~6세트×12~6회 반복

가슴 2
체스트 플라이 P.132
3~4세트×12~6회 반복

가슴 3
밴드 크로스 오버 P.136
3세트×12~20회 반복

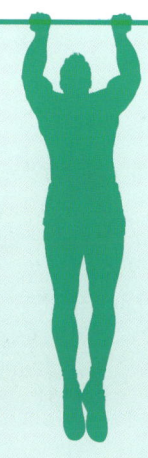

DAY 5

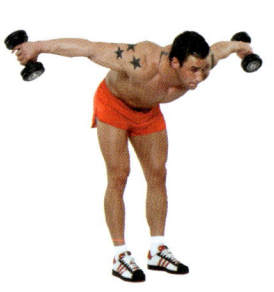

어깨 1
벤트오버 래터럴 레이즈 P.118
4~5세트×12회 반복

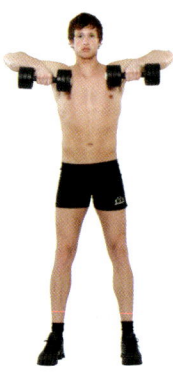

어깨 2
업라이트 로우 P.112
4~5세트×12~8회 반복

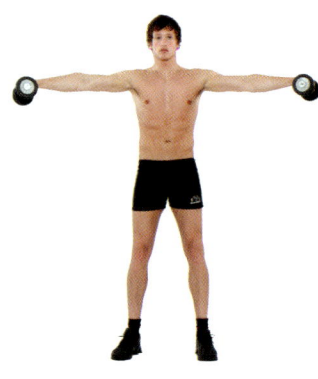

어깨 3
래터럴 레이즈(서서) P.114
4~5세트×12~10회 반복

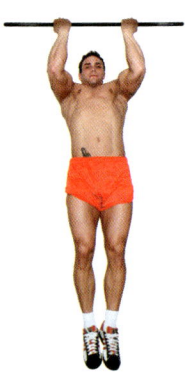

이두근·삼두근 1
친업 P.86
5세트×15~6회 반복

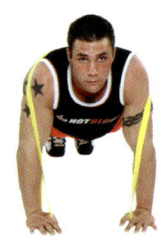

이두근·삼두근 2
푸시업(손을 좁게 벌리고) P.90
5세트×20~12회 반복

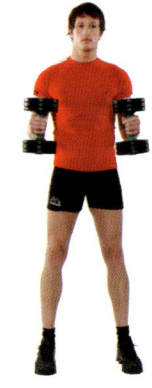

이두근·삼두근 3
해머 컬 P.80
4세트×12~8회 반복

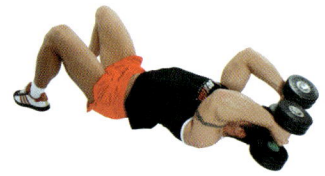

이두근·삼두근 4
라잉 트라이셉스 익스텐션 P.94
4세트×12~8회 반복

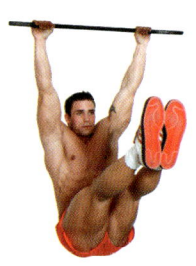

복근
리버스 크런치(철봉에 매달려서) P.224
5~6세트×10~20회 반복

| 팔 근육 강화 **프로그램** | 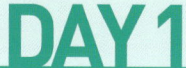 |

팔 근육을 집중적으로 키우고 단련하고 싶다면 아래의 주 2회 운동 프로그램을 수행해보자.

→ 무거운 중량으로 복합관절운동
→ 네거티브 방식으로 운동

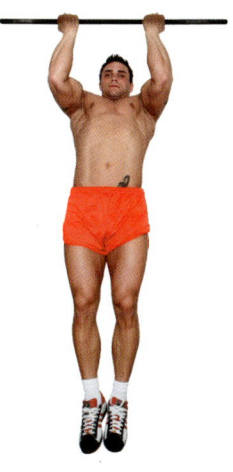

친업(손을 좁게 벌리고) P.86
동작 가동 범위가 줄어들더라도
가능한 한 하중을 많이 실어서 5세트×12~6회 반복

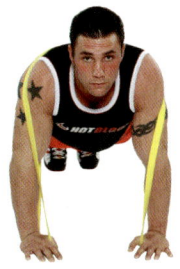

푸시업(손을 좁게 벌리고) P.90
고무밴드를 이용해
가능한 한 하중을 많이 실어서 5세트×12~6회 반복

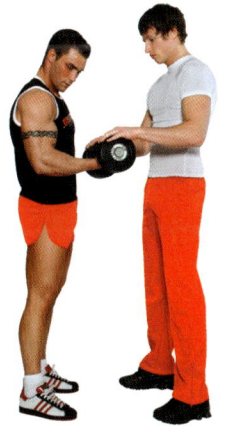

한 손으로 언더 그립 컬 P.78
네거티브 방식으로 실시
(중량을 들어 올릴 때는 두 손으로, 내려놓을 때는
한 팔의 힘으로만)
3세트×12~8회 반복

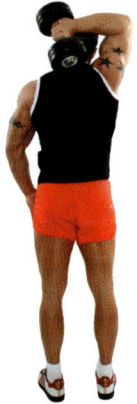

트라이셉스 익스텐션 P.92
네거티브 방식으로 실시
(중량을 들어 올릴 때는 두 손으로,
내려놓을 때는 한 팔의 힘으로만)
3세트×12~8회 반복

DAY 2

→ 엄격한 고립운동
→ 슈퍼세트로 운동

슈퍼세트
언더 그립 컬 P.78
⬇
라잉 트라이셉스 익스텐션 P.94
4세트×20~12회 반복

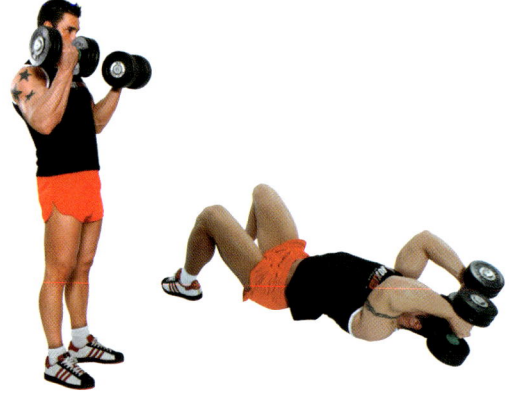

슈퍼세트
해머 컬 P.80
⬇
킥백 P.96
4세트×20~15회 반복

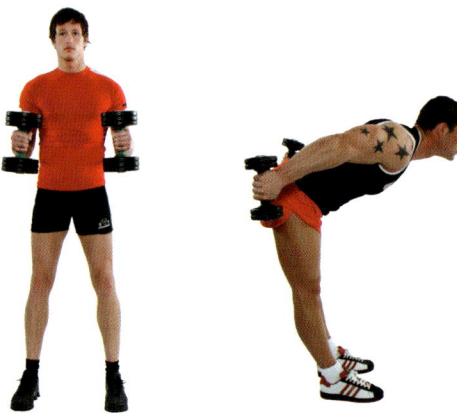

슈퍼세트
리버스 컬 P.82
⬇
밴드를 이용한 푸시다운 P.100
3세트×25~20회 반복

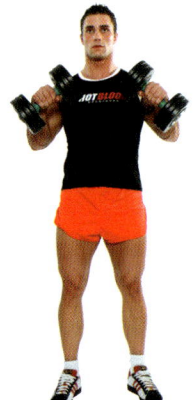 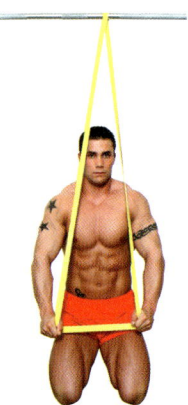

전신 강화 20분 서킷 프로그램

세트와 세트 사이 휴식을 최소화하고 가능한 한 빠르게 동작을 연속 수행한다. 20분 안에 서킷 3회를 가뿐하게 수행할 수 있어야 한다. 근력과 지구력이 향상되면 한 회차의 운동에서 수행하는 서킷 횟수를 높일 수 있을 것이다. 적어도 주 2회 운동을 수행해보자.

→ **초보자**를 위한 서킷

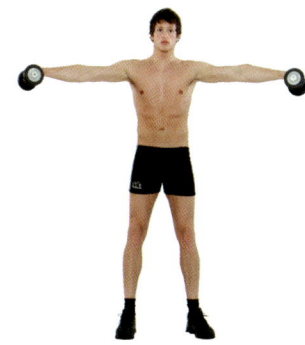

어깨
래터럴 레이즈 P.114
12~8회 반복

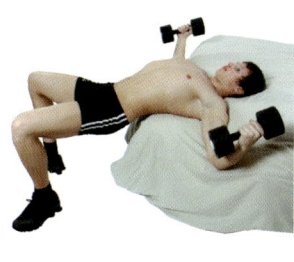

가슴
체스트 플라이 P.132
15~10회 반복

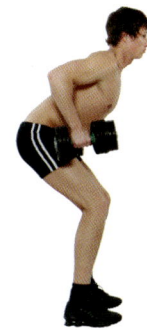

등
로우 P.148
10~6회 반복

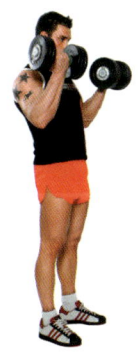

이두근
언더 그립 컬 P.78
12~8회 반복

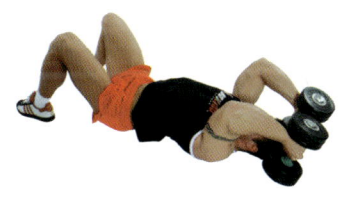

삼두근
라잉 트라이셉스 익스텐션 P.94
15~10회 반복

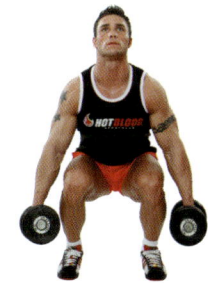

넓적다리
스쿼트 P.163
15~10회 반복

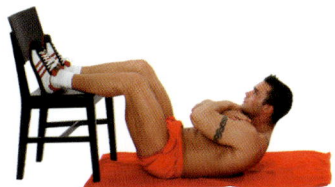

복근
크런치 P.220
20~25회 반복

→ **상급자**를 위한 서킷

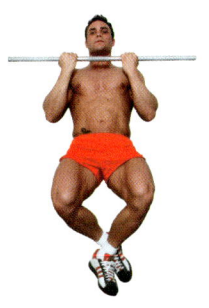

등
친업 P.145
12~6회 반복

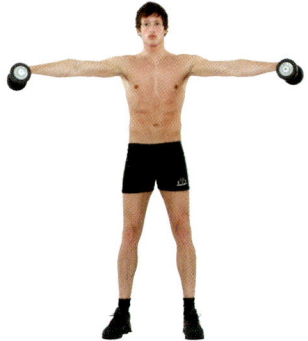

어깨
래터럴 레이즈 P.114
12~8회 반복

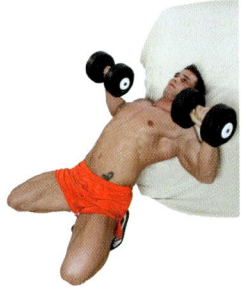

가슴
벤치 프레스 P.130
10~6회 반복

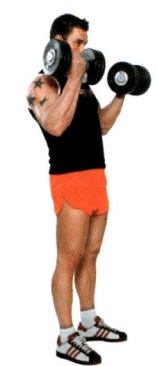

이두근
언더 그립 컬 P.78
12~8회 반복

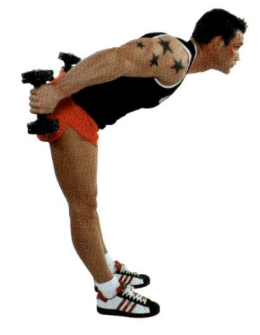

삼두근
킥백 P.96
15~10회 반복

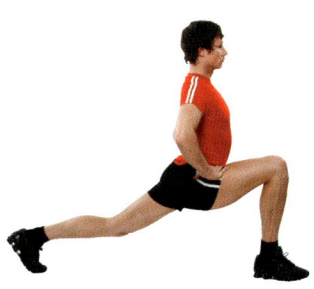

넓적다리
런지 P.174
20~15회 반복

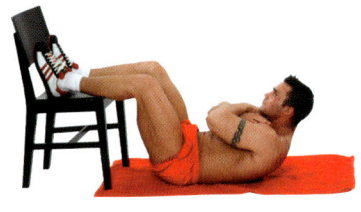

복근
크런치 P.220
20~25회 반복

복근 강화 **프로그램**

복부를 단련해 배의 지방을 없애고 날씬한 허리를 만들고 싶다면 다음 프로그램을 수행해보자. 아침저녁으로 이 운동을 수행하면 온종일 복부의 혈액 순환을 촉진할 수 있다. 2~4회 서킷을 휴식 없이 수행하자. 동작 반복 속도는 너무 빠르지 않게 한다. 특히 갑작스러운 움직임은 허리에 무리를 줄 수 있으므로 피해야 한다. 개인의 수준에 따라 세트당 15~50회를 반복한다.

→ **초보자**를 위한 서킷

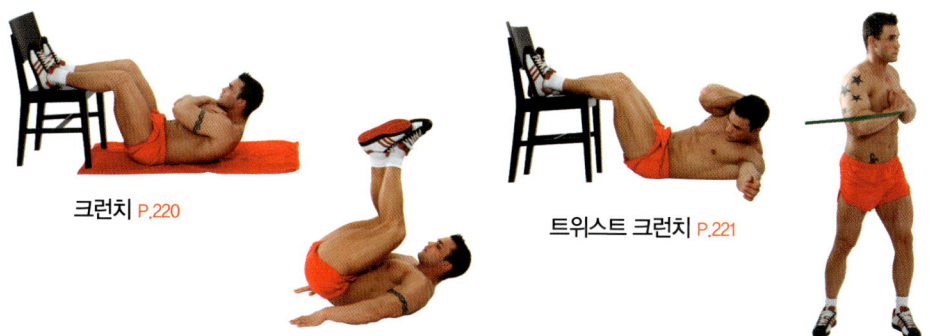

크런치 P.220

트위스트 크런치 P.221

리버스 크런치 P.222

스탠딩 트위스트 P.228

→ **상급자**를 위한 서킷

슈퍼세트
리버스 크런치(철봉에서) P.224
⬇
리버스 크런치 P.222

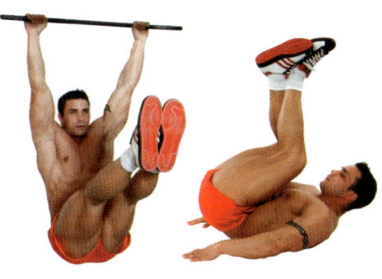

크런치 P.220
디센딩 방식으로

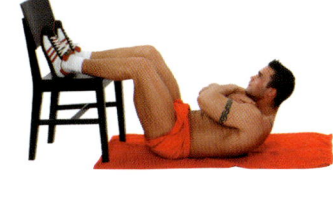

슈퍼세트
트위스트 크런치(오른쪽) P.221
⬇
스탠딩 트위스트(오른쪽) P.228
오른쪽 운동이 끝나면
왼쪽을 동일하게 슈퍼세트로 실시

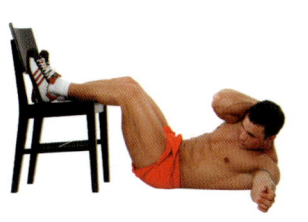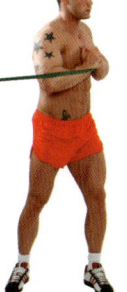

여성의 섹시한 몸매

앞으로 소개하는 프로그램들은 많은 칼로리를 소모시키는 동시에 몸매의 볼륨감과 탄력을 만드는 프로그램이다. 동작 사이에 휴식을 가능한 한 적게 취하고 서킷 방식으로 수행해보자. 단, 초급자는 가볍게 휴식을 취하는 것도 괜찮다. 몇 차례 운동을 수행하고 나면 지구력이 향상되어 더이상 휴식 시간이 필요하지 않을 것이다.

강도 높은 서킷 운동의 장점은 최소한의 시간에 최대한의 칼로리를 소모시킨다는 점이다. 특히 심혈관계 건강을 최상의 상태로 유지시켜 준다. 각 회차의 운동 목표는 각 서킷을 수행하는 데 필요한 시간을 줄이면서 동작을 가능한 한 많이 반복하는 것이다.

각 동작의 반복횟수는 개인의 수준에 따라 25~50회로 다양하게 조절할 수 있다. 중요한 것은 근육이 타는 듯한 느낌(Burns)이 일어나도록 하는 것이다. 번즈는 근육이 완벽히 자극되어 칼로리를 최대한으로 소모시키고 있다는 신호이다. 초급자의 경우, 될 수 있으면 반복횟수 25회에 근접하도록 목표를 정하자. 목표에 도달하지 못하더라도 문제될 것은 없다. 회차를 진행하면서 빠르게 향상될 것이기 때문이다. 반복횟수가 쉽게 50회를 넘는다면 저항을 높여야 운동 효과를 낼 수 있다. 그리고 50회를 수행할 수 있다는 것은 초급자 프로그램에서 상급자 프로그램으로 넘어갈 때가 되었음을 의미하기도 한다.

운동별로 최소한 서킷 2회를 실시하고, 향상됨에 따라 서킷의 횟수를 올려보자. 총 시간은 20~30분을 넘겨서는 안 되며, 최소 주 2회 운동을 계획해야 한다. 가장 이상적인 방법은 일주일에 4회 운동을 하는 것이다. 빠르게 효과를 얻고 싶은 사람은 매일 운동하는 것이 좋을 수도 있다. 단 오버 트레이닝이 되지 않도록 주의하자.

별다른 노력 없이도 놀라운 결과를 얻을 수 있는 기적의 프로그램은 존재하지 않는다. 여러분이 얻게 될 결과는 여러분이 쏟아붓는 시간과 노력에 정확히 비례할 것이다.

여러 가지 서킷을 조합하는 것도 가능하다. 예를 들면 '볼륨 있는 힙 라인을 위한 서킷'과 '매끈한 복부를 만드는 서킷'을 조합해서 실시할 수 있다. 아래에 서킷을 조합하는 세 가지 방법을 소개한다.

1. 둔근 운동을 끝낸 다음 매끈한 복부 만들기 운동으로 넘어간다.
2. 여러 서킷을 번갈아가며 실시한다. 둔근 강화를 위한 종합 서킷을 수행한 다음 매끈한 복부를 만드는 종합 서킷을 수행하고, 다시 둔근 강화 서킷으로 돌아온다. 이러한 전략의 이점은 운동의 리듬을 지속적으로 유지하면서 근육들을 더 많이 쉬게 할 수 있다는 것이다.
3. 하루는 둔근 운동, 그 다음날은 복부 운동을 실시한다. 결과를 얻으려면 일주일에 적어도 둔근 운동 2회와 복부 운동 2회를 수행하는 것이 좋다.

볼륨 있는 힙 라인을 만드는 프로그램

이 프로그램은 기본적으로 여성들을 위한 것이지만, 탄탄한 둔근을 만들고 싶은 남성들에게도 유용하다.

→ 초보자를 위한 서킷

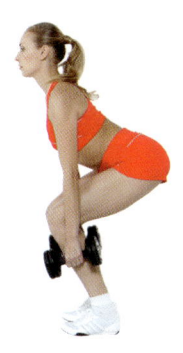
스쿼트(상체를 앞으로 약간 숙이고) P.163

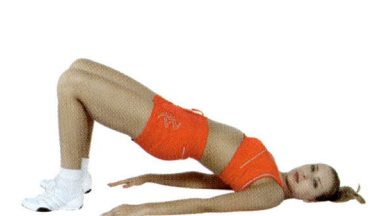
브릿지 P.210

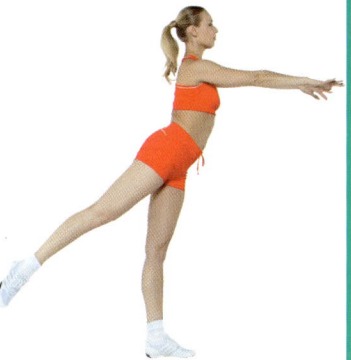
힙 익스텐션 P.202

→ 상급자를 위한 서킷

슈퍼세트
힙 익스텐션(오른쪽) P.204
네 발로 엎드려서 동작을 실시하다가 실패에 이르면,
◐
힙 익스텐션(서서, 오른쪽) P.202
일어서서 실시한다.
첫 번째 서킷에서는 오른쪽 다리로 시작하고 두 번째 서킷에서는 왼쪽 다리로 시작한다.

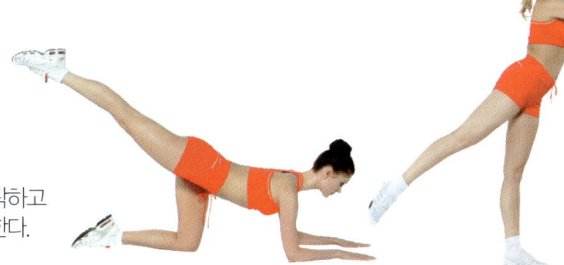

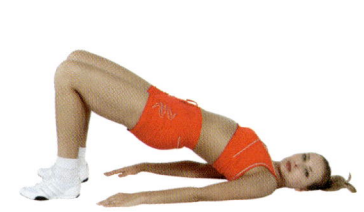

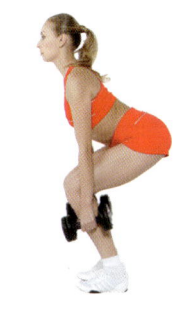

데드리프트(다리 펴고) P.185　　브릿지 P.210　　스쿼트(상체를 앞으로 약간 숙이고) P.163

매끈하고 탄력 있는 하체를 만드는 프로그램

→ 초보자를 위한 서킷

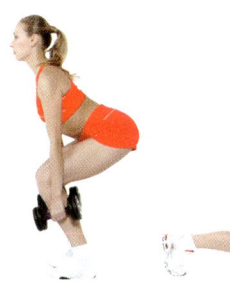 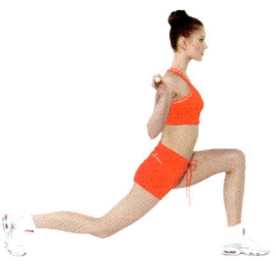 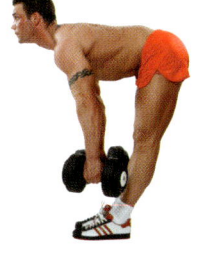 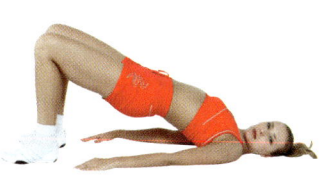

스쿼트 P.163   런지 P.174   데드리프트(다리 펴고) P.185   브릿지 P.210

→ 상급자를 위한 서킷

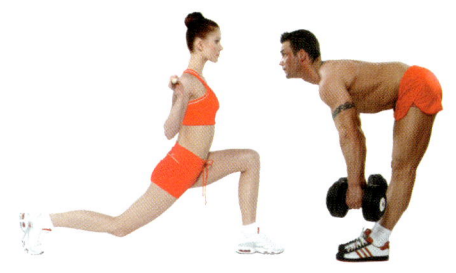 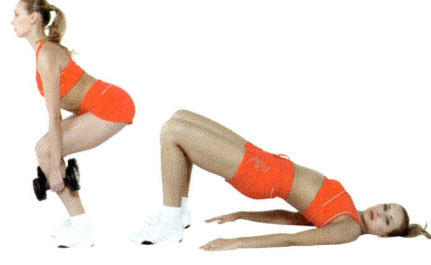

슈퍼세트
런지(오른쪽) P.174
⬇
데드리프트(다리 펴고) P.185
이 슈퍼세트는 매 세트마다 런지의 다리를 바꿔서 실시한다. 예를 들면 1세트를 오른쪽 다리로 런지를 했다면 2세트는 왼쪽 다리로 런지를 하는 식이다.
2~4세트

슈퍼세트
스쿼트 P.163
⬇
브릿지 P.210
2~4세트

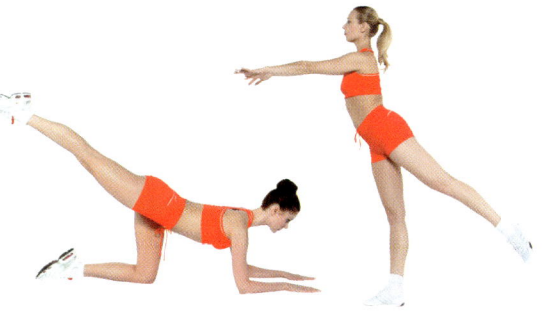

슈퍼세트
힙 익스텐션(네 발로 엎드려서, 오른쪽) P.204
네 발로 엎드려서 동작을 실시하다가 실패에 이르면,
⬇
힙 익스텐션(서서, 오른쪽) P.202
일어서서 실시한다.
2~4세트

처음에는 슈퍼세트 3개로 구성된 종합 서킷 한 번을 수행해보자. 편하다고 느껴지면 서킷을 두 번 수행해본다.

매끈한 복부를 만드는 프로그램

→ 초보자를 위한 서킷

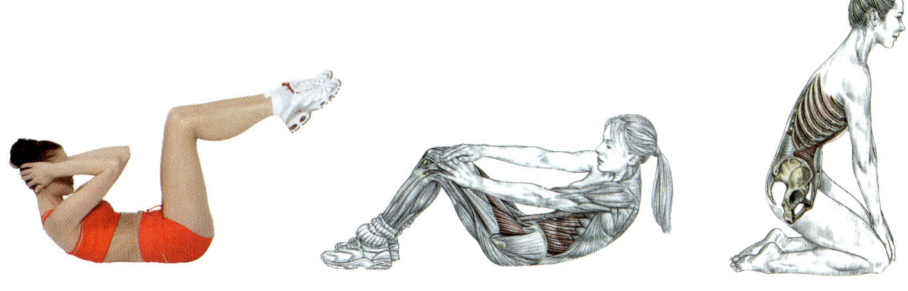

크런치 P.220

슈퍼세트
트위스트 크런치 P.221 ➡ 횡격막 수축 P.232

→ 상급자를 위한 서킷

슈퍼세트
리버스 크런치 P.222
➡
크런치 P.220

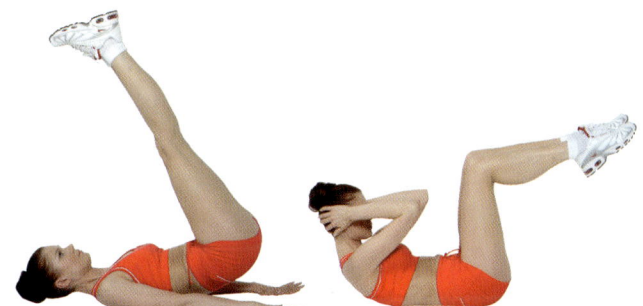

슈퍼세트
트위스트 크런치 P.221
➡
스탠딩 트위스트 P.228

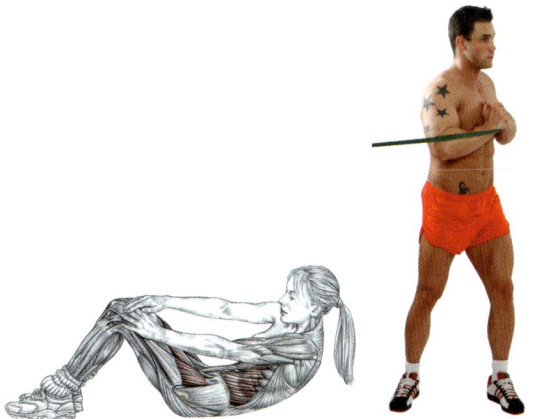

군살 제거 및 탄력 강화 **프로그램**

이 프로그램은 단련하기 어려운 부위를 집중 공략한다. 여기서 '어려운 부위'란 하체와 배는 물론이고 상체에서 소홀히 하기 쉬운 부위를 말한다. 예를 들어 삼두근은 여성들에게 있어 지방이 많이 쌓이는 부위이기 때문에 이 근육을 특정해서 운동할 필요가 있다. 승모근 아랫부분과 광배근은 가슴의 무게 때문에 상체가 구부러지는 것을 막아주면서 늘씬한 라인을 만드는 데 중요한 역할을 하므로, 빼놓지 말고 강화해야 하는 부위이다.

최소 서킷 2회를 일주일에 두 차례 실시한다. 이 이중 서킷을 15분 내에 연속으로 수행할 수 있어야 한다. 운동이 어느 정도 수월해졌다고 느끼면 서킷을 3회, 그것도 수월해졌다면 서킷을 4회 수행해보자. 큰 어려움 없이 서킷 4회를 수행할 수 있으면 상급자 프로그램으로 넘어간다.

→ **초보자**를 위한 서킷

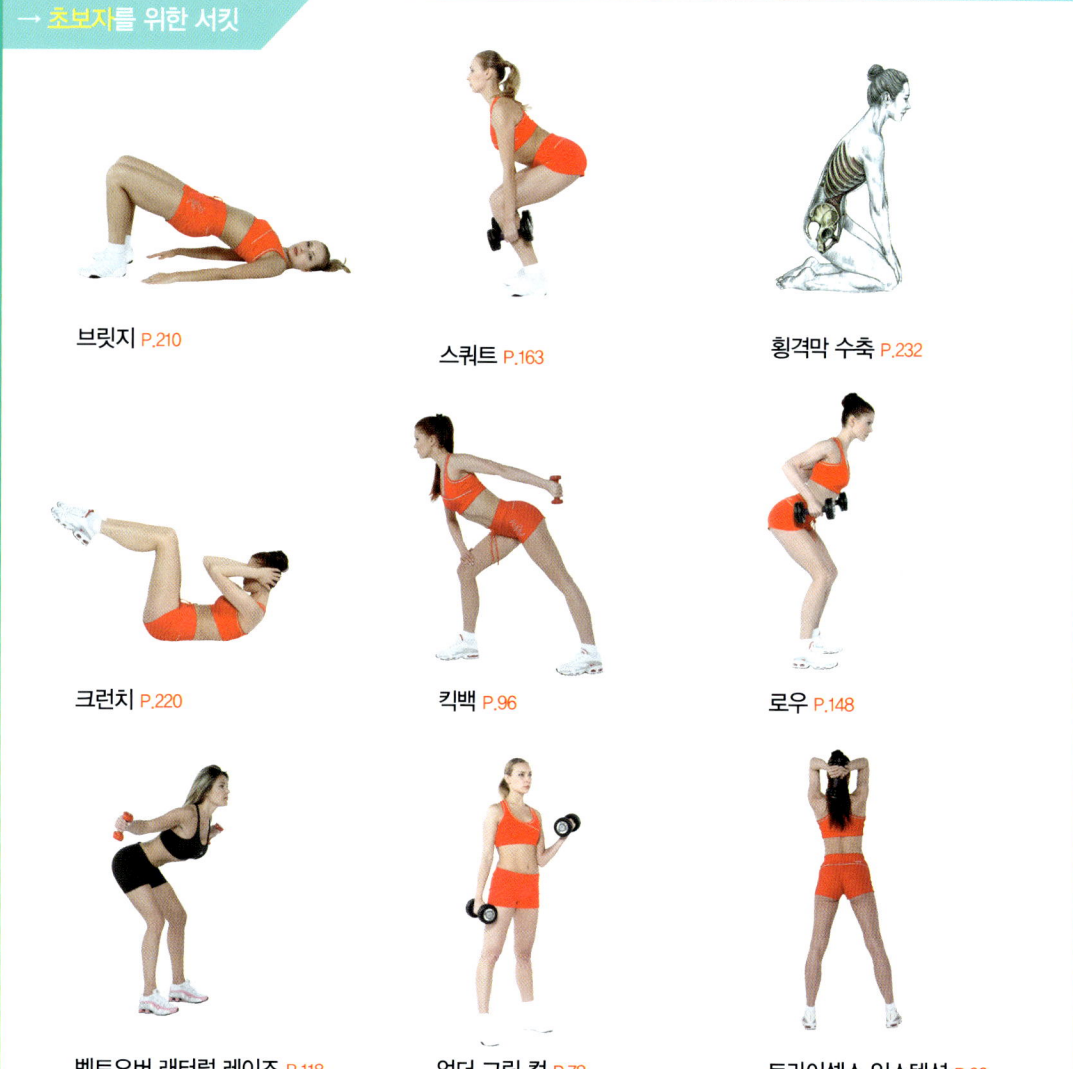

브릿지 P.210   스쿼트 P.163   횡격막 수축 P.232

크런치 P.220   킥백 P.96   로우 P.148

벤트오버 래터럴 레이즈 P.118   언더 그립 컬 P.78   트라이셉스 익스텐션 P.92

→ **상급자**를 위한 서킷

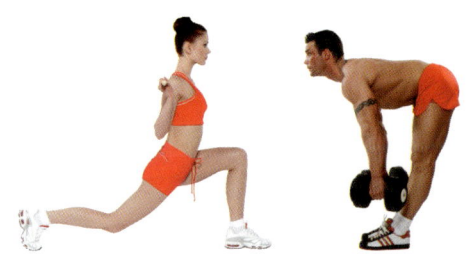

슈퍼세트
런지 P.174 ➡ 데드리프트(다리 펴고) P.185

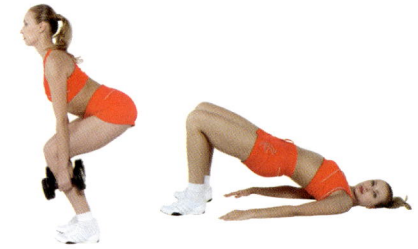

슈퍼세트
스쿼트 P.163 ➡ 브릿지 P.210

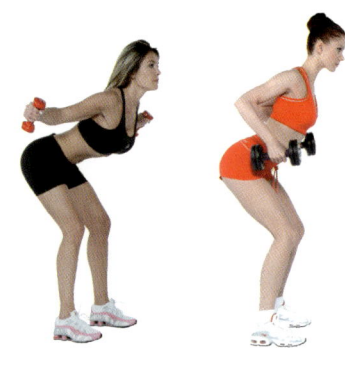

슈퍼세트
벤트오버 래터럴 레이즈 P.118 ➡ 로우 P.148

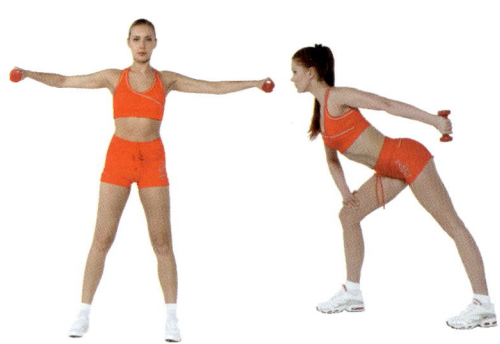

래터럴 레이즈 P.114   킥백 P.96

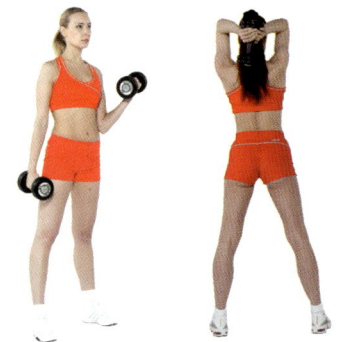

슈퍼세트
언더 그립 컬 P.78 ➡ 트라이셉스 익스텐션 P.92

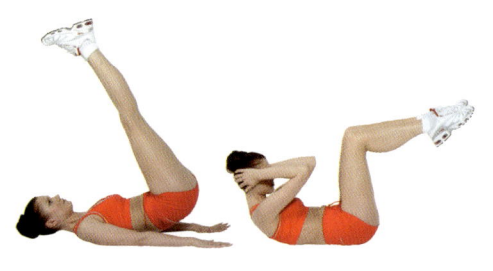

슈퍼세트
리버스 크런치 P.222 ➡ 크런치 P.220

스포츠 종목별 향상을 위한 특화 프로그램

운동 프로그램 구성하기 5단계

1단계 : 익숙해지기
스포츠 능력 향상을 위해 웨이트 트레이닝으로 신체 조건을 개선하고자 하는 초보자를 위하여 다음과 같이 기본 신체 단련 프로그램을 소개한다.

- 넓적다리 근육 단련 프로그램
- 넓적다리+상체 근육 단련 프로그램

1단계 프로그램의 첫 번째 목표는 웨이트 트레이닝에 익숙해지는 것이다.

2단계 : 운동에 서킷 방식을 도입하기
1단계로 몇 주간 운동을 진행한 후 2단계 프로그램으로 넘어가보자. 2단계 프로그램의 목표는 자신이 주력하는 특정 스포츠에 필요한 근육을 단련하는 것이다. 서킷 방식을 도입해 운동한다.

3단계 : 운동량 늘리기
운동에 서킷 방식을 적용한 지 한두 달이 경과하면 운동량을 늘려야 한다. 클린 앤드 저크와 같이 좀 더 복잡한 동작들을 도입해보자. 세트 횟수가 더욱 많아지므로 어느 시점에는 운동을 스플릿해야(분할) 할 필요가 있을 것이다. 운동을 스플릿해야 하는 단계가 바로 3단계 프로그램에 속한다.

4단계 : 특정화하기
3~6개월 동안 규칙적으로 준비한 다음에는 자신이 스포츠를 수행하는 데 있어 특히 신경을 쓰고 있는 근육을 특정하여 운동한다. 이것이 4단계 프로그램이다. 30여 가지 스포츠 훈련을 위한 프로그램을 소개한다.

5단계 : 자신의 프로그램을 개별화하기
근육 운동을 시작한 지 12~18개월 후에는 자신의 목표, 취약점, 우선순위에 따라서 본인만의 운동계획을 세워야 한다.

서킷 방식으로 할까, 세트 방식으로 할까?

서킷 방식으로 운동하는 것이 좋을까 아니면 일반적인 세트 방식으로 반복해서 운동하는 것이 좋을까? 답은 바로 여러분 자신에게 있다. 이와 관련해 여러 과학 논문에서 아주 흥미로운 분석 자료를 내놓았다. 초보 테니스 선수들로 이루어진 두 개의 그룹이 있다고 가정해보자.

- 첫 번째 그룹은 포핸드 스트로크를 반복해서 연습한다. 포핸드를 마스터한 다음 같은 방식으로 백핸드를 연습한다. 이것은 일반적인 세트 방식의 훈련 형태이다.
- 두 번째 그룹은 포핸드와 백핸드를 순서를 두지 않고 임의로 번갈아가며 수행한다. 바로 서킷 방식의 훈련 형태이다.

레슨이 끝났을 때 두 그룹이 수행한 포핸드와 백핸드 연습량은 정확하게 같았다. 그리고 레슨 바로 직후와 10일이 지난 후에 각각 수행 능력 테스트를 실시했다. 레슨이 끝난 직후에는 반복적인 세트 형식으로 동작을 학습한 선수들의 경기 능력이 더 많이 향상되었다. 그러나 레슨을 받은 지 10일 후에는 임의적인 서킷 방식으로 훈련한 선수들의 경기 능력이 더 향상되었다.

이 결과는 두 가지 점을 시사한다.

1. 새로운 동작을 빠르게 습득하려면 세트 방식으로 동작을 반복하는 것이 좋다. 따라서 근육 운동 초보자들이 운동 동작을 잘 체득하기 위해서는 처음 몇 주 동안은 서킷 방식의 연습을 피해야 한다. 서킷 방식은 아직 익숙하지 않은 동작을 습득하기 어렵게 만든다.

2. 반면 근육의 기능적인 능력을 향상시키는 것이 목적이라면 서킷 방식으로 운동히는 것이 유리하다.

실제로 스포츠 현장에서는 같은 근육으로 한 가지 동작만을 내내 반복하는 경우는 드물다. 예를 들어 축구를 살펴보면, 기본적으로 다리를 사용하지만 앞으로 뒤로, 옆으로 달리기도 해야 하고 볼을 드리블하거나 패스도 해야 한다. 이 경우에 세트 방식보다는 서킷 방식으로 실시하는 것이 더 효과적이다. 축구 선수들의 경우 다음과 같은 운동 방식을 생각해볼 수 있다. 서킷 2~5회×동작당 20~50회 반복을 실시해보자.

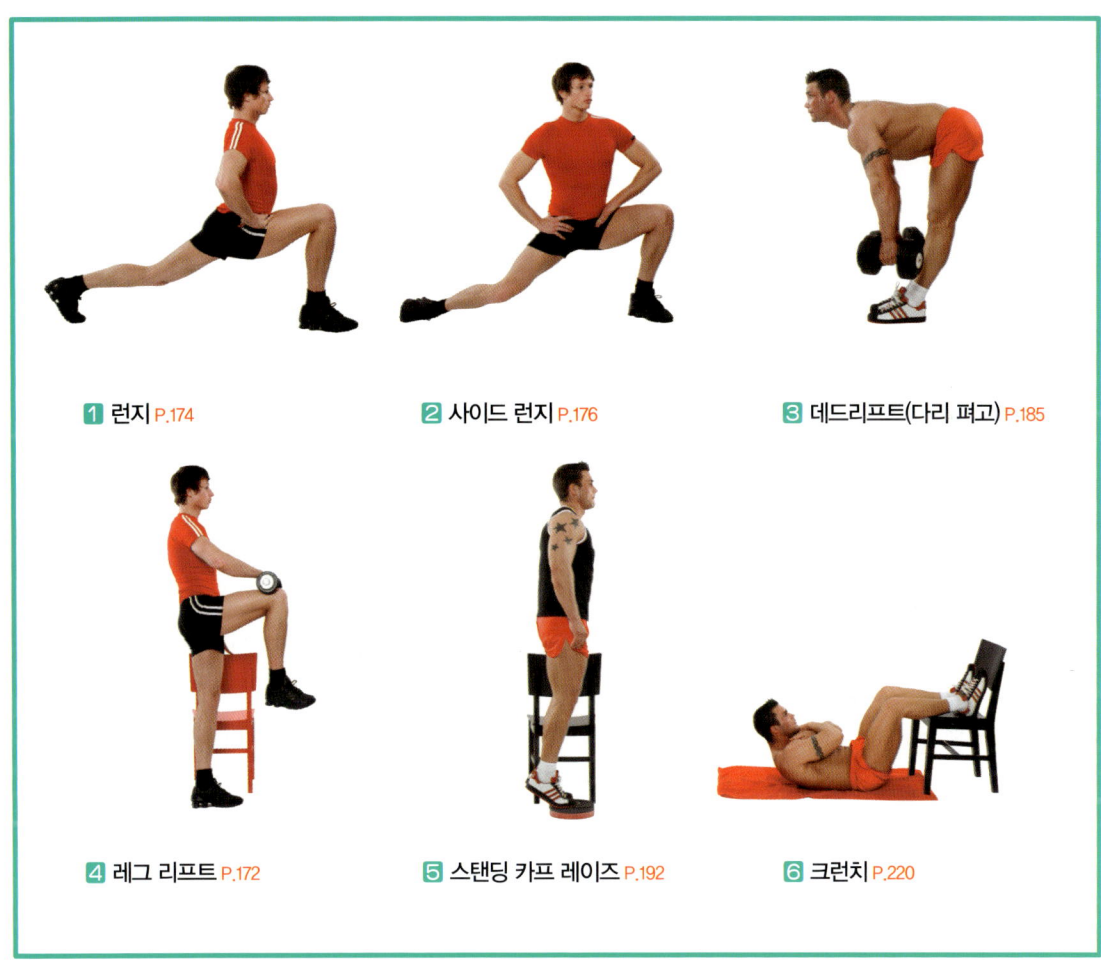

1 런지 P.174
2 사이드 런지 P.176
3 데드리프트(다리 펴고) P.185
4 레그 리프트 P.172
5 스탠딩 카프 레이즈 P.192
6 크런치 P.220

이전(移轉) 현상!

스포츠 수행 능력 향상을 목적으로 하는 웨이트 트레이닝은 근육 운동을 통해 근력을 얻으면 그 힘이 스포츠 능력으로 이전되어 경기력이 향상된다는 이론을 바탕으로 한다. 일반적으로 초급자는 이전이 매우 잘 이루어지지만, 운동 수준이 높아질수록 이전이 어려워진다.

이전이 잘 이루어지려면 근육 운동 프로그램이 스포츠 훈련에서 요구하는 운동과 최대한 유사해야 한다. 개인의 상황과 필요에 맞추어 운동 프로그램을 짜는 것이 중요한 이유가 바로 이 때문이다.

테니스, 럭비, 수영 등과 같은 스포츠에서는 상체와 하체를 동시에 사용해야 한다. 상체와 하체 근육을 동시에 동원하는 것은 좀 더 어렵기 때문에 서킷을 보다 정교하게 구성해야 한다. 몸을 종합적으로 운동해야 하는 스포츠에 적합한 서킷 운동을 소개한다. 서킷 3~6회×동작당 8~25회를 반복해보자.

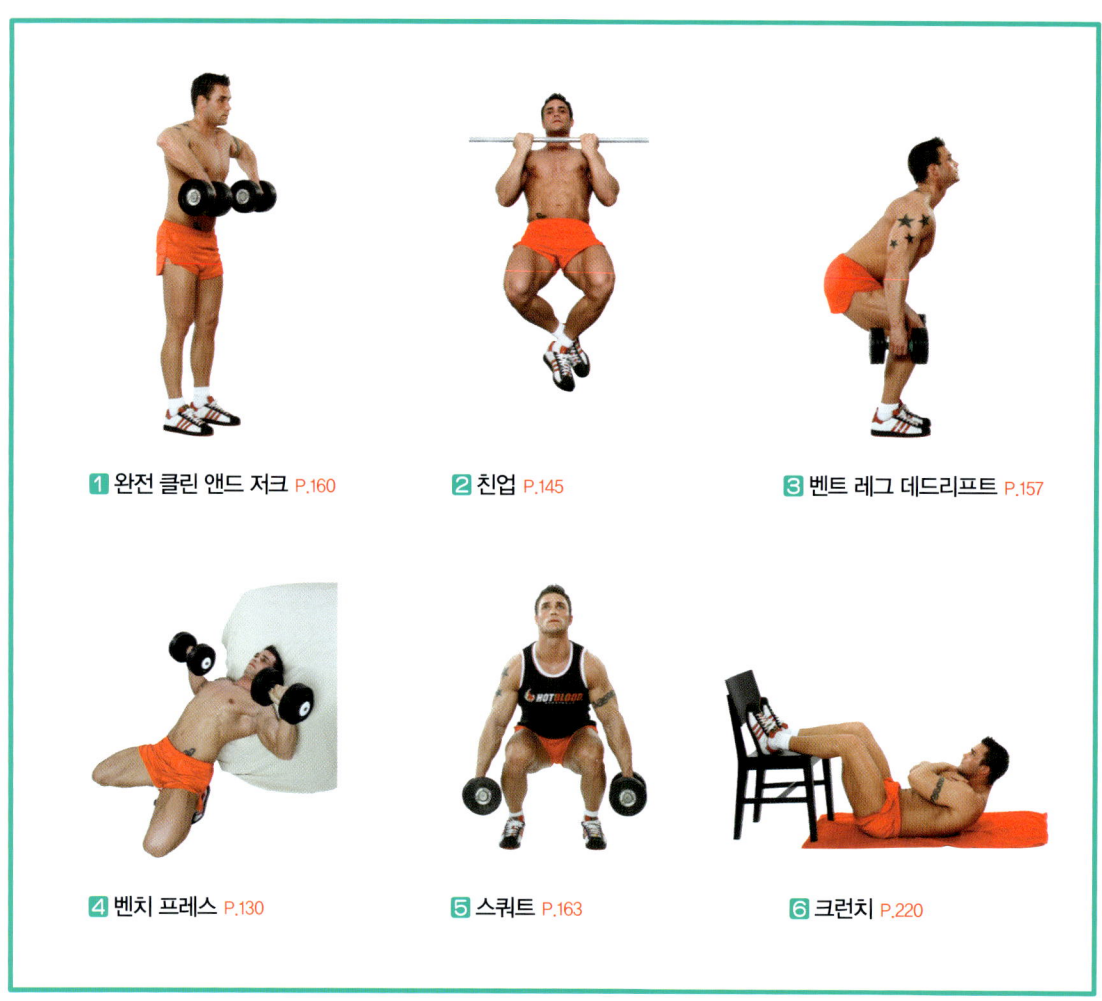

1 완전 클린 앤드 저크 P.160
2 친업 P.145
3 벤트 레그 데드리프트 P.157
4 벤치 프레스 P.130
5 스쿼트 P.163
6 크런치 P.220

결론

 자신의 목표가 멋진 근육을 만드는 것이라고 할 때, 서킷 방식으로 운동하면 기대한 효과를 거두기 힘들 수 있다. 이러한 형식의 훈련은 단순히 우람한 근육을 만드는 데에는 필요하지 않은 능력, 즉 뇌와 신경계의 적응을 요구한다. 그럼에도 불구하고 서킷 방식으로 운동을 수행하는 이유가 있다면, 운동 시간을 절약할 수 있고 근육량을 늘림과 동시에 지구력과 근력을 높일 수 있기 때문이다.
근육의 기능성을 향상시키기 위해서는, 근육 운동 프로그램이 스포츠 경기에서 맞닥뜨리는 여러 조건과 유사해야 한다. 이렇게 운동하면 근육뿐만 아니라 신경 시스템까지 해당 스포츠에 맞춰져 경기 과정에서 직면하는 여러 상황에 대처할 수 있을 것이다.

■ **1단계 : 초보자를 위한 기초 근육 길들이기**

1단계 프로그램을 적어도 몇 주간은 진행해야 근육 운동에서 가장 많이 사용되는 동작들을 제대로 제어하는 법을 배울 수 있다. 동작이 편하게 느껴지면 서킷 방식의 운동(2단계)으로 발전시킨다.

넓적다리를 많이 사용하는 스포츠를 위한 기본 프로그램 (축구, 달리기, 자전거, 스키 활강…)

주 2~3회 운동

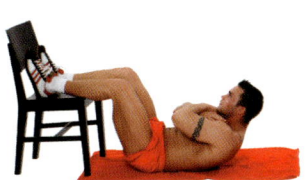

복근
크런치 P.220
3세트×20~30회 반복

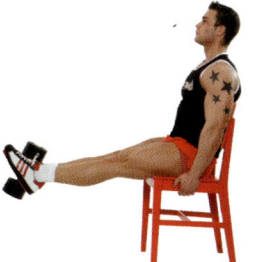

대퇴사두근 1
레그 익스텐션 P.180
2세트×15~12회 반복

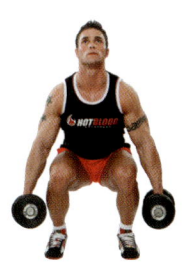

대퇴사두근 2
스쿼트 P.163
3~4세트×10~6회 반복

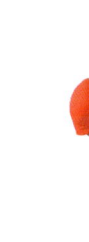

햄스트링 1
라잉 레그 컬 P.188
2세트×15~12회 반복

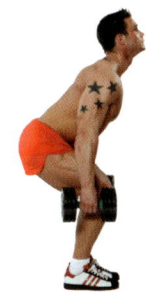

햄스트링 2
벤트 레그 데드리프트 P.157
3~4세트×12~8회 반복

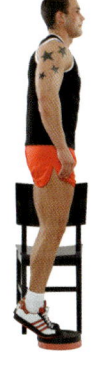

종아리
스탠딩 카프 레이즈 P.192
3세트×20~15회 반복

넓적다리+상체 근육을 사용하는 스포츠를 위한 기본 프로그램 (럭비, 조정, 라켓 스포츠, 격투기, 크로스컨트리 스키…)

주 2~3회 운동

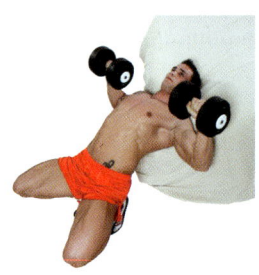

가슴
벤치 프레스 P.130
3~4세트×15~8회 반복

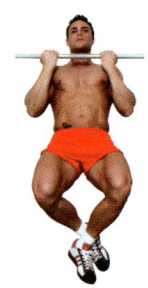

등
친업 P.145
3~5세트×12~6회 반복

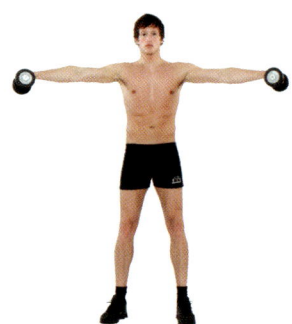

어깨
래터럴 레이즈 P.114
3~4세트×15~10회 반복

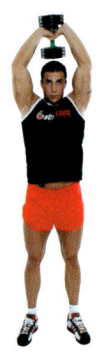

삼두근
트라이셉스 익스텐션(서서) P.92
3세트×15~12회 반복

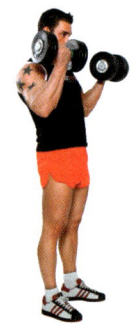

이두근
언더 그립 컬 P.78
2~3세트×15~10회 반복

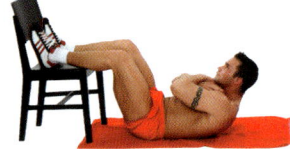

복근
크런치 P.220
3세트×20~30회 반복

■ **2단계 : 서킷 방식의 운동으로 발전시키기**

1단계 프로그램을 한두 달 동안 수행한 후에는 서킷 방식의 운동으로 발전시켜보자.

| 넓적다리를 사용하는 스포츠를 위한 기본 서킷 | 서킷 2~5회 |

- 많은 힘을 필요로 하는 스포츠 : 10~20회 반복
- 많은 지구력을 필요로 하는 스포츠 : 25~50회 반복
- 일주일에 2~3회 반복

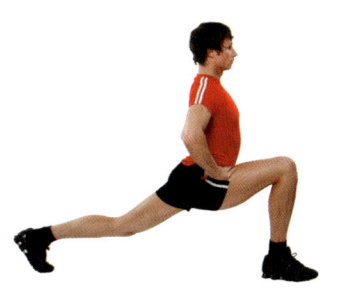
1 런지 P.174

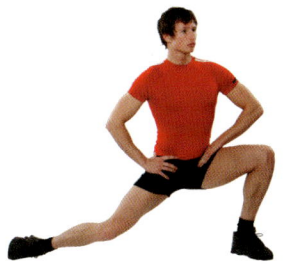
2 사이드 런지 P.176

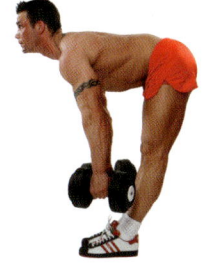
3 데드리프트(다리 펴고) P.185

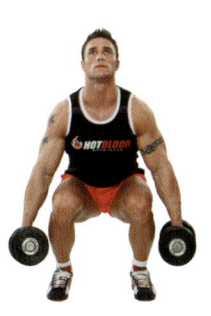
4 스쿼트 P.163

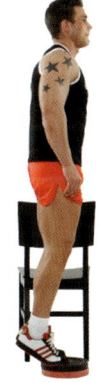
5 스탠딩 카프 레이즈 P.192

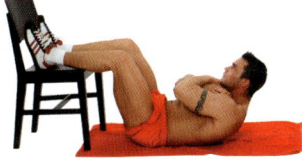
6 크런치 P.220

넓적다리+상체 근육을 사용하는 스포츠를 위한 기본 서킷 　서킷 3~5회

- 많은 힘을 필요로 하는 스포츠 : 15~25회 반복
- 많은 지구력을 필요로 하는 스포츠 : 25~50회 반복
- 일주일에 2~3회 반복

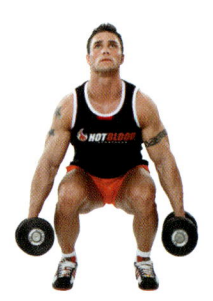

1 스쿼트 P.163

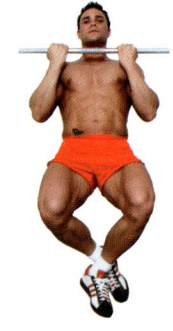

2 친업 P.145

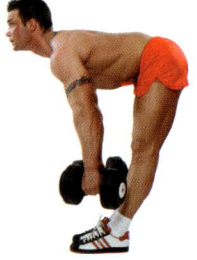

3 데드리프트(다리 펴고) P.185

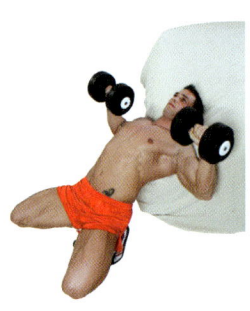

4 벤치 프레스 P.130

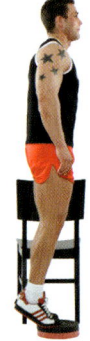

5 스탠딩 카프 레이즈 P.192

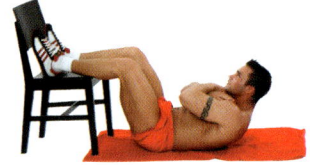

6 크런치 P.220

■ 3단계 : 운동량 늘리기

기본 서킷 방식으로 운동을 수행한 지 약 3~6개월 후에는 운동량을 늘려야 계속해서 향상될 수 있다. 클린 앤 드 저크와 같이, 동작의 제어와 수행에 더 많은 노력과 힘을 요하는 복잡한 운동을 도입해야 할 시점이다.

넓적다리를 사용하는 스포츠를 위한 상급 서킷 — 서킷 3~6회

- 많은 힘을 필요로 하는 스포츠 : 10~20회 반복
- 많은 지구력을 필요로 하는 스포츠 : 25~50회 반복

Day ☀	1	2	3	4	5	6	7
운동	A	X	B	X	A/B	X	X

(X 표시는 휴식하는 날을 의미한다)

운동의 난이도를 높이는 가장 좋은 방법은 동작을 계속해서 번갈아 가며 순환하는 것이다. 프로그램 A를 일주일에 1~2회 반복하면서 그 사이에 프로그램 B를 끼워 넣어보자. 왼쪽과 같이 운동 계획을 세울 수 있을 것이다.

프로그램 A

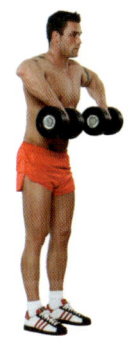
1 부분 클린 앤드 저크 P.160

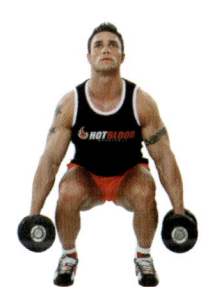
2 스쿼트 P.163

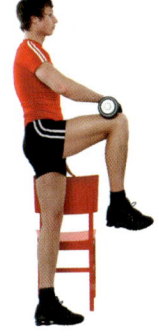
3 레그 리프트 P.172

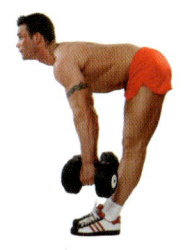
4 데드리프트(다리 펴고) P.185

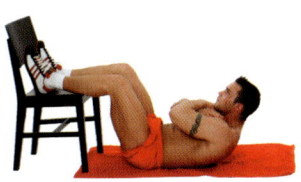
5 크런치 P.220

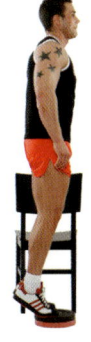
6 스탠딩 카프 레이즈 P.192

프로그램 B

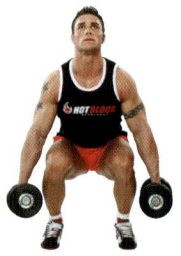

1 스쿼트 P.163

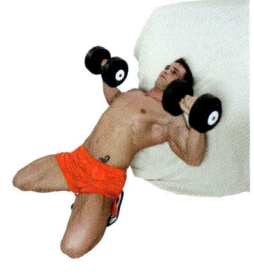

2 벤치 프레스 P.130

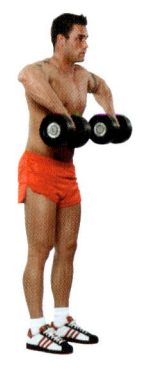

3 부분 클린 앤드 저크 P.160

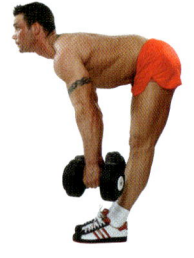

4 데드리프트(다리 펴고) P.185

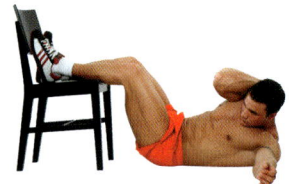

5 트위스트 크런치 P.221

넓적다리+상체 근육을 사용하는 스포츠를 위한 **상급 서킷** | 서킷 4~6회

- 많은 힘을 필요로 하는 스포츠 : 10~20회 반복
- 많은 지구력을 필요로 하는 스포츠 : 25~50회 반복

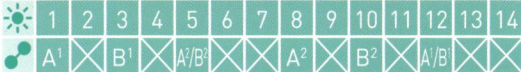

서로 다른 네 가지 운동을 몇 주에 걸쳐 순환시켜 보자. 훈련에서 중요도가 가장 높은 근육(상체 근육 또는 하체 근육)이 무엇인지에 따라 프로그램 A나 프로그램 B를 선택하기 때문에, 5일째와 12일째에는 본인의 목표에 따라 운동을 개별화시켜 본다. 2주 후에는 처음 사이클을 다시 시작해보자.

프로그램 A1 : 상체 근육 강화 중심

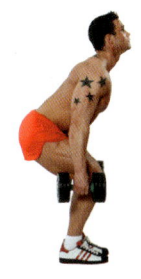
1 데드리프트 P.157

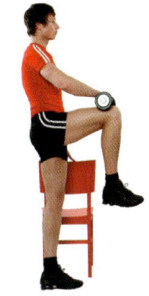
2 레그 리프트 P.172

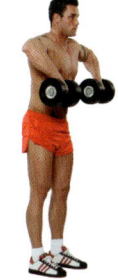
3 완전 클린 앤드 저크 P.160

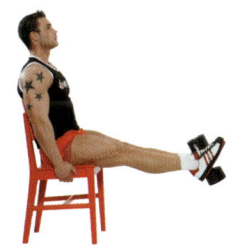
4 레그 익스텐션 P.180

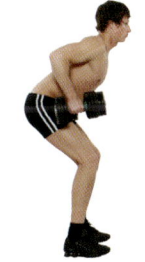
5 로우 P.148

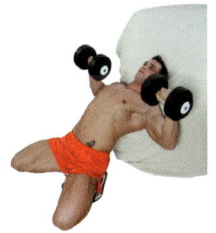
6 벤치 프레스 P.130

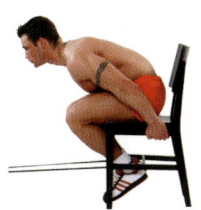
7 시티드 레그 컬 P.187

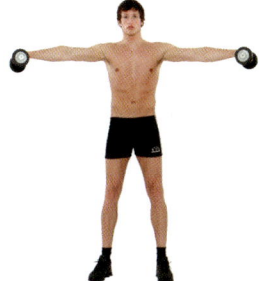
8 래터럴 레이즈 P.114

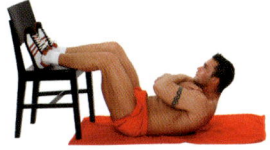
9 크런치 P.220

프로그램 A2

1. 친업 P.155
2. 시씨 스쿼트 P.170
3. 완전 클린 앤드 저크 P.160
4. 라잉 레그 컬 P.188
5. 인클라인 벤치 프레스 P.130
6. 벤트오버 래터럴 레이즈 P.118
7. 리버스 크런치 P.222

프로그램 B1 : 하체 근육 강화 중심

1. 스쿼트 P.163
2. 팔을 벌리고 푸시업 P.127
3. 데드리프트(다리 펴고) P.185
4. 스탠딩 카프 레이즈 P.192
5. 부분 클린 앤드 저크 P.160
6. 리버스 크런치 P.222

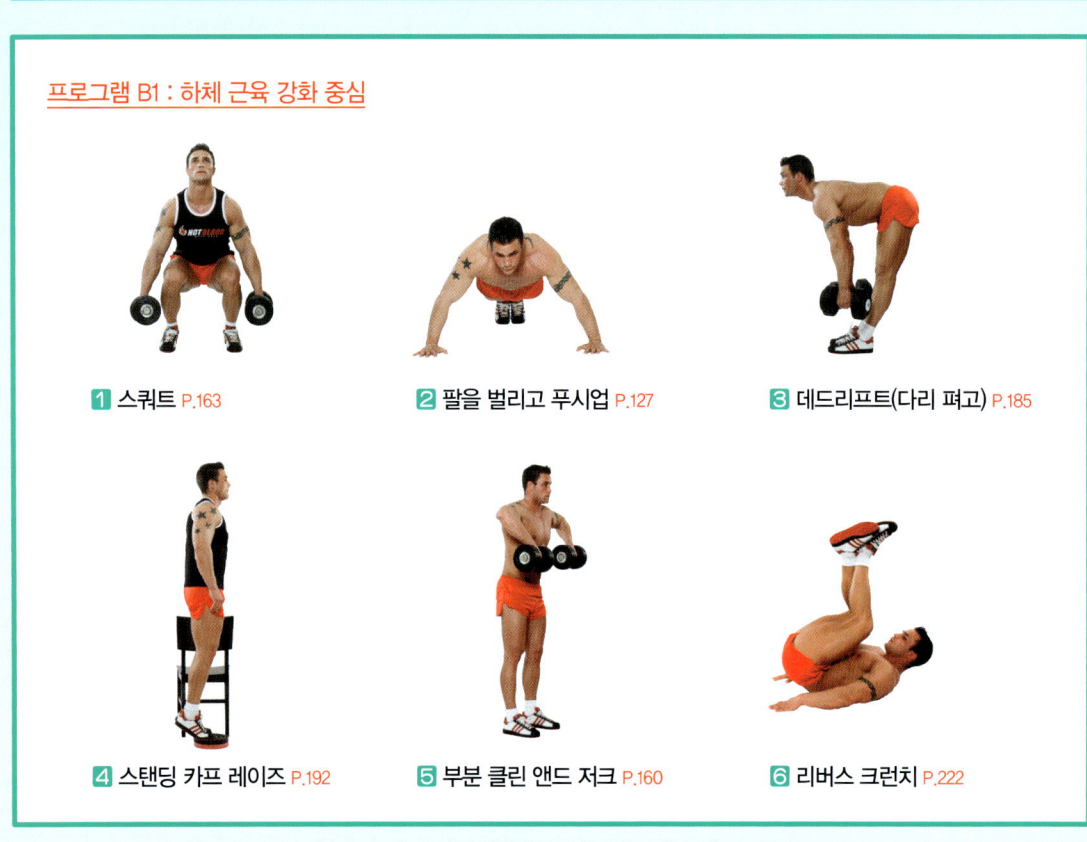

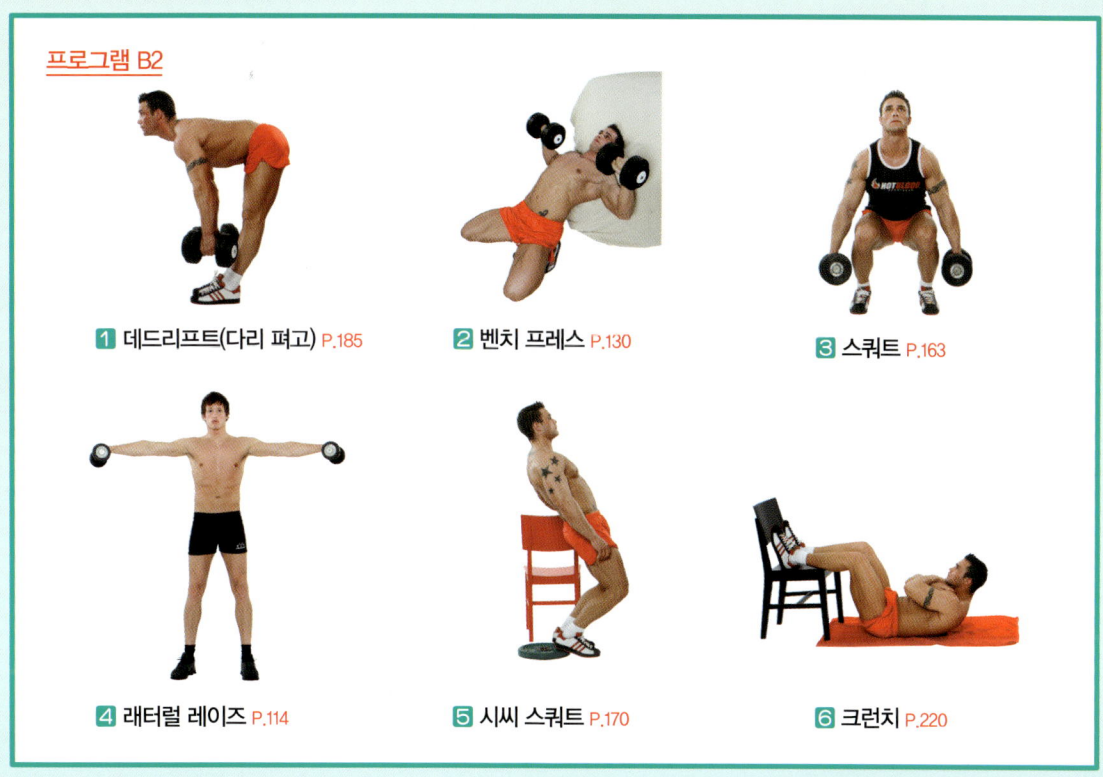

운동 수행 시 상체 회전의 중요성

상체를 회전하는 스포츠가 많이 있다. 가령 골프에서는 클럽을 가능한 한 높이 들어 올리는 사전 스트레칭 과정에서 스윙의 힘이 생긴다. 복싱의 경우에도 몸통을 뒤로 회전하는 사전 스트레칭 동작으로부터 타격이 시작된다. 운동 수행에 필요한 힘을 얻고 상대적으로 약한 부위에 자주 발생하는 부상을 예방하기 위해서는 회전을 담당하는 근육들을 단련하는 것이 중요하다.

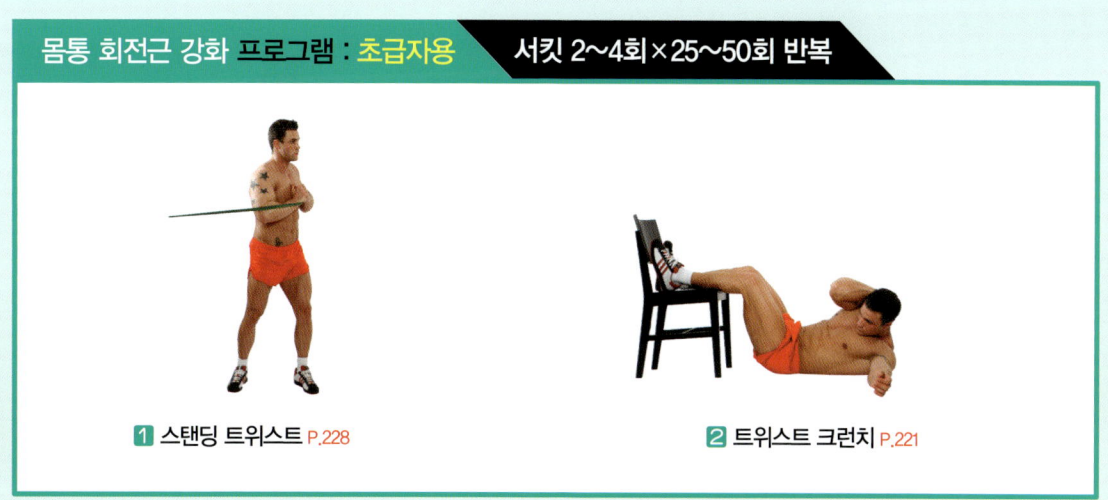

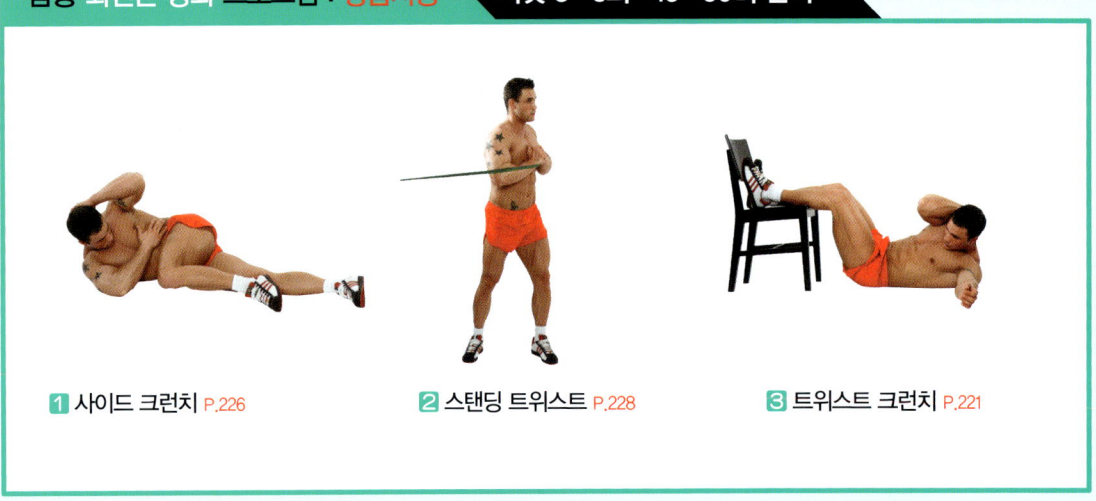

■ 4단계 : 특정 스포츠를 위한 운동 수행하기

웨이트 트레이닝을 규칙적으로 수행한 지 6~8개월 후에는 여러분이 수행하는 스포츠에서 가장 많이 동원되는 근육을 더욱 특정해서 단련해야 한다. 사실 각각의 스포츠에서 동원되는 여러 근육은 우선순위가 다르게 연결되어 있다. 모델이 되는 프로그램을 수정하여, 기존의 동작을 자신에게 특히 효과가 높은 동작들로 대체해야 한다.

운동 초반에는 플라이오메트릭 동작들을 넣어 함께 실시해야 신경 자극에 대한 반응을 빠르게 만들 수 있고, 근육의 폭발력을 기를 수 있다. 일반적인 워밍업을 제대로 실시한 후 이 동작들을 수행해보자. 플라이오메트릭 동작의 원칙은 근육이 폭발력을 잃을 때까지 최대한 반복 수행하는 것임을 명심하자. 그런 다음 세트를 멈추고 30초에서 1분간 휴식을 취한 후에 다음 세트로 넘어가야 한다.

운동을 마친 후에는 스트레칭을 한다. 스트레칭 자세를 10초에서 1분간 유지한 후 다음 스트레칭으로 넘어가자. 일반적으로 근육군당 1~3세트를 수행한다. 단, 특정 근육을 여러 각도에서 스트레칭해야 하는 경우는 예외다.

여기에서는 비교적 많은 사람들이 선호하는 대중적인 스포츠 종목들을 선별하여 16개의 운동 프로그램을 구성하였다. 이 중 본인에게 가장 적합하고 효율적인 프로그램을 찾을 수 있을 것이다. 프로그램 진행에 따라 이 동작들을 반복적으로 수행하면서 난이도를 높여보자.

| 축구 | 서킷 2~5회×20~50회 반복 |

- 프로그램의 목적은 넓적다리를 강화하고 허리, 무릎, 엉덩이 회전근을 보호하는 것이다.
- 각 프로그램을 일주일에 1~2회 반복해보자.

프로그램 A

운동 전 플라이오메트릭 동작 P.181
3~4세트×동작당 최대한의 반복횟수로 실시해보자.

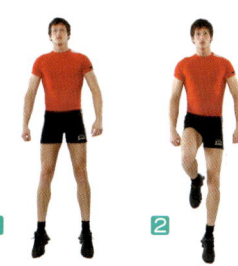

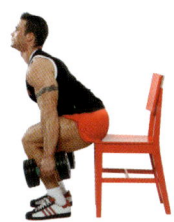
1 박스 스쿼트
하강 시 일시정지
디센딩 방식으로 P.163/164

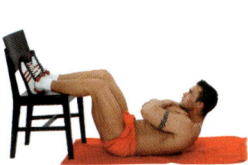
2 크런치 P.220

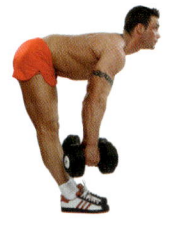
3 데드리프트(다리 펴고)
디센딩 방식으로 P.185

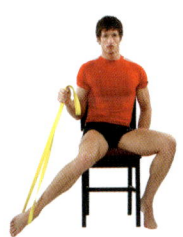
4 넓적다리 안쪽 회전(앉아서)
지속적인 긴장 방식으로 P.215

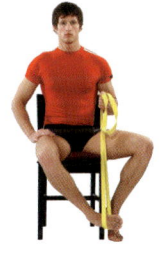
5 넓적다리 바깥쪽 회전(앉아서)
지속적인 긴장 방식으로 P.215

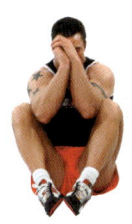
6 넓적다리 내전(앉아서)
지속적인 긴장 방식으로 P.179

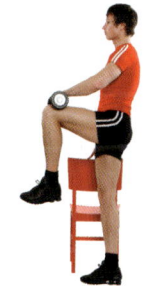
7 레그 리프트
지속적인 긴장 방식으로 P.172

운동 후 스트레칭 동작 P.151/176/179/199/190

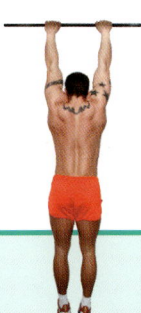
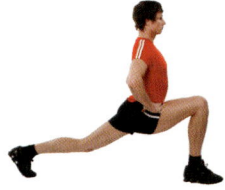
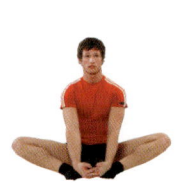
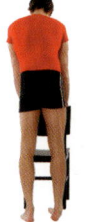
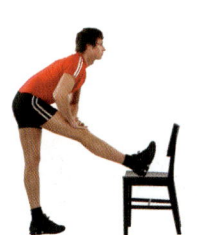

프로그램 B

운동 전 플라이오메트릭 동작 P.181
3~4세트×동작당 최대한의 반복횟수로
실시해보자.

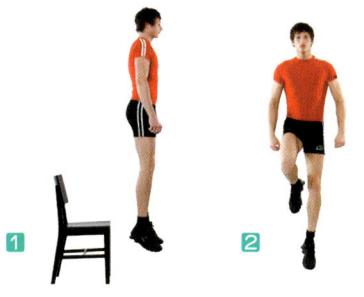

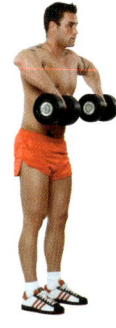
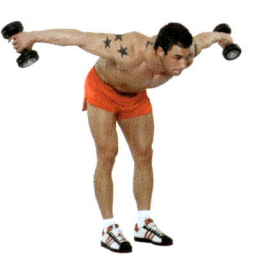
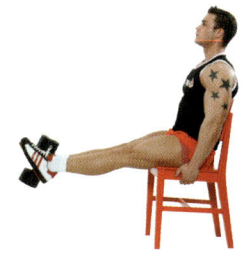

1 부분 클린 앤드 저크
P.160

2 리버스 크런치 P.222

3 벤트오버 래터럴
레이즈 P.118

4 레그 익스텐션
지속적인 긴장 방식으로 P.180

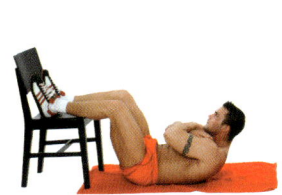
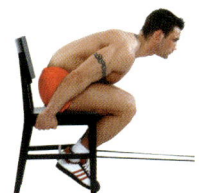
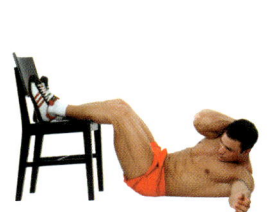
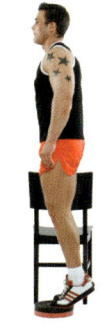

5 크런치 P.220

6 시티드 레그 컬
지속적인 긴장 방식으로 P.187

7 트위스트 크런치
P.221

8 스탠딩 카프 레이즈
지속적인 긴장 방식으로 P.192

운동 후 스트레칭 동작 P.120/151/192/190/215

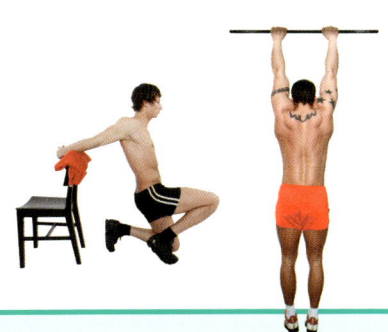
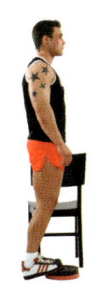
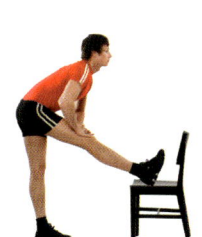
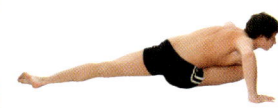

사이클 : 트랙 사이클 · 로드 사이클

트랙 사이클 : 서킷 3~5회×10~20회 / 로드 사이클 : 서킷 2~4회×30~50회 반복

• 사이클을 위한 프로그램의 목적은 넓적다리를 강화하고 등을 보호하는 것이다.

트랙 사이클 • 일주일에 2~4회 반복해보자.

운동 전 플라이오메트릭 동작 P.181
3~4세트×동작당 최대한의
반복횟수로 실시해보자.

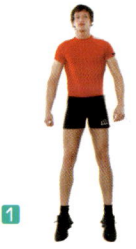 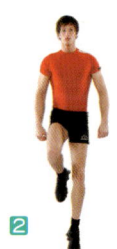

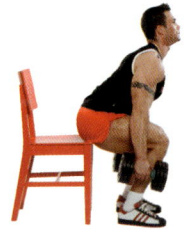 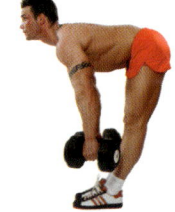 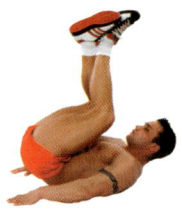 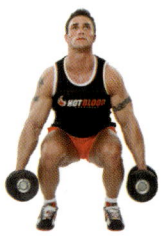

1 박스 스쿼트
하강 시 일시정지,
디센딩 방식으로 P.163/164

2 데드리프트(다리 펴고) P.185

3 리버스 크런치 P.222

4 스쿼트
지속적인 긴장 방식으로
P.163

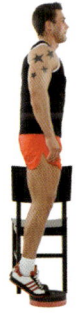 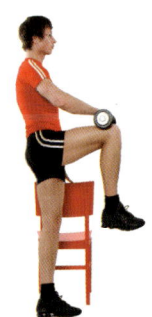 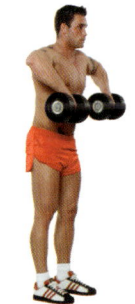 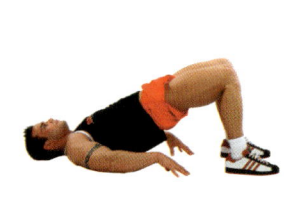

5 스탠딩 카프 레이즈
지속적인 긴장 방식으로
P.192

6 레그 리프트
지속적인 긴장 방식으로 P.172

7 부분 클린 앤드 저크
지속적인 긴장 방식으로
P.160

8 브릿지
지속적인 긴장 방식으로
P.210

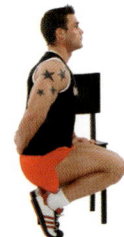 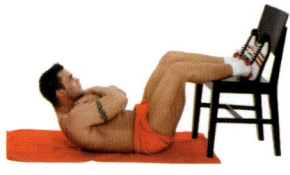

9 싯 스쿼트
지속적인 긴장 방식으로 P.196

10 크런치 P.220

운동 후 스트레칭 동작 P.151/176/192/215/182

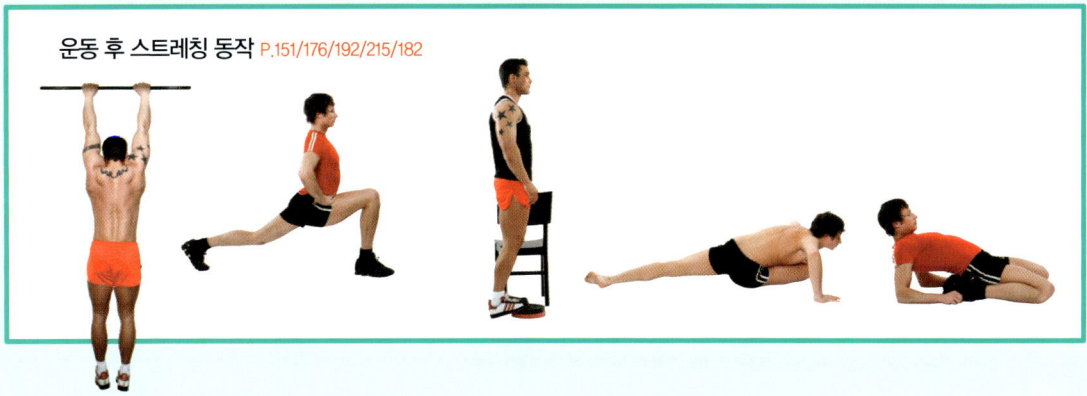

로드 사이클 · 일주일에 1~3회 반복해보자.

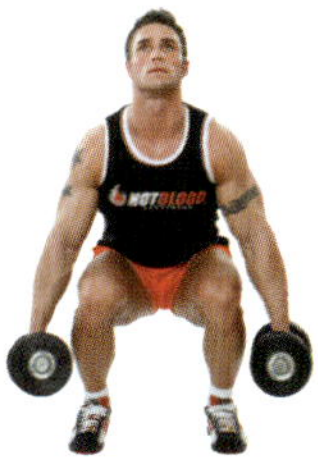

1 스쿼트
지속적인 긴장 방식으로 P.163

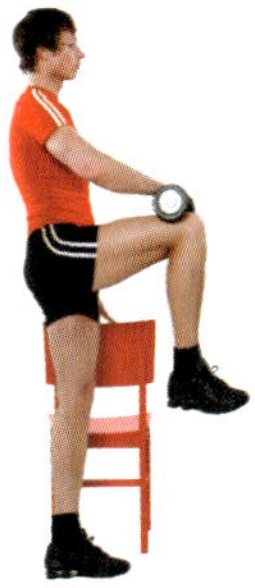

2 레그 리프트
지속적인 긴장 방식으로 P.172

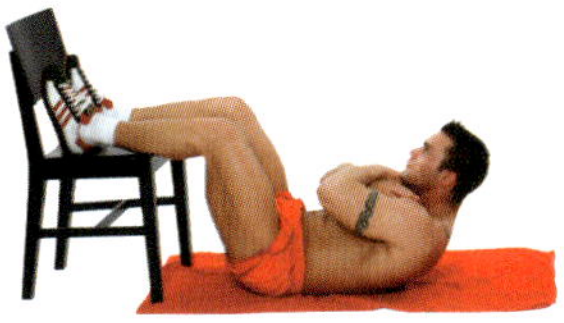

3 크런치 P.220

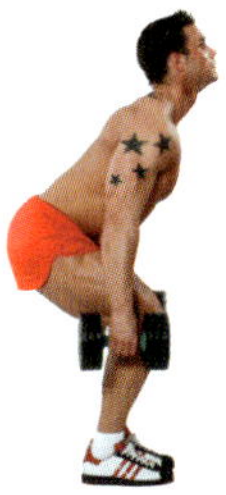

4 데드리프트
지속적인 긴장 방식으로 P.157

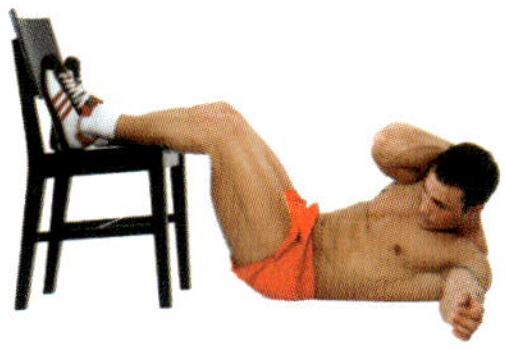

5 트위스트 크런치 P.221

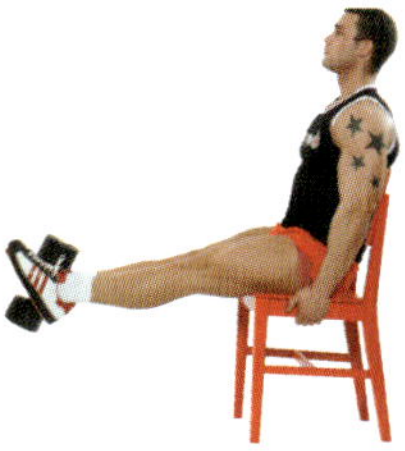

6 레그 익스텐션
지속적인 긴장 방식으로 P.180

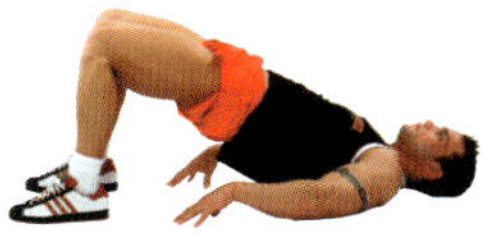

7 브릿지
지속적인 긴장 방식으로 P.210

운동 후 스트레칭 동작 P.151/192/190/215/182

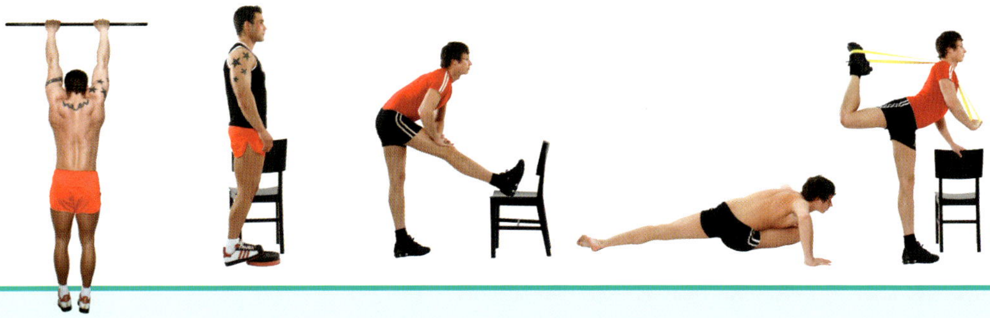

라켓 스포츠 | 서킷 2~4회×15~30회 반복

- 이 프로그램의 목적은 어깨와 햄스트링을 보호하는 동시에 넓적다리와 팔을 강화하는 것이다.
- 각 운동을 일주일에 1~2회 반복해보자. A 프로그램을 반복하는 것이 더 좋다.

프로그램 A

운동 전 플라이오메트릭 동작 P.181
3~4세트×동작당 최대한의 반복횟수로 실시해보자.

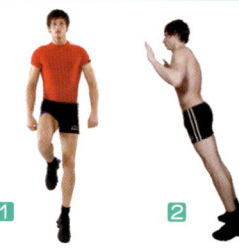

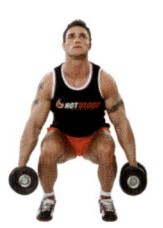

1 하프 스쿼트
지속적인 긴장 방식으로 P.163

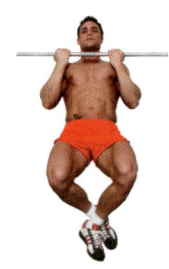

2 친업 P.145

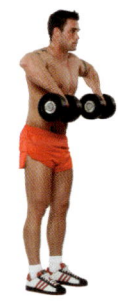

3 완전 클린 앤드 저크
지속적인 긴장 방식으로 P.160

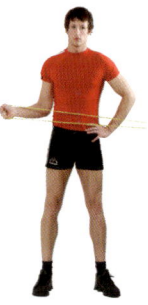

4 밴드를 이용한 숄더 로테이션 P.125

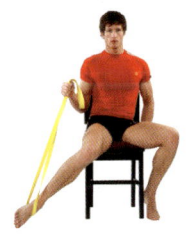

5 넓적다리 안쪽 회전(앉아서)
지속적인 긴장 방식으로 P.215

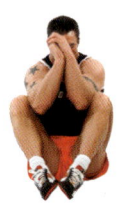

6 넓적다리 내전(앉아서)
지속적인 긴장 방식으로 P.179

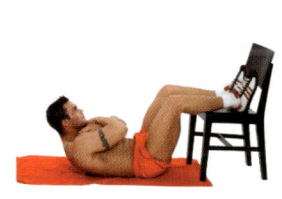

7 크런치 P.220

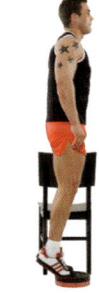

8 스탠딩 카프 레이즈
지속적인 긴장 방식으로 P.192

운동 후 스트레칭 동작 P.120/151/105/101/199/176

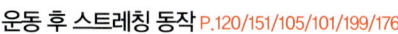
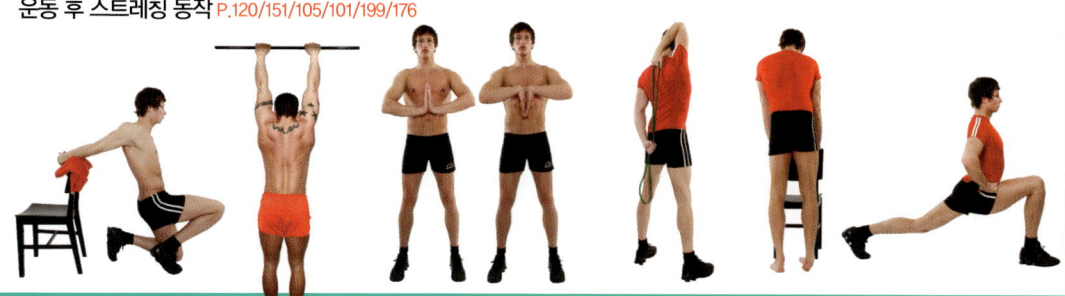

프로그램 B 　운동 전 플라이오메트릭 동작 P.181/138
3~4세트×동작당 최대한의 반복횟수로
실시해보자.

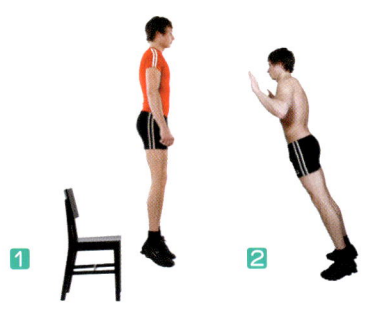

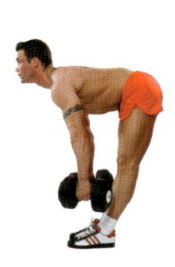 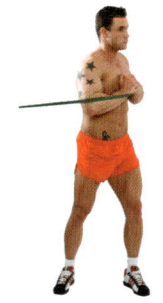 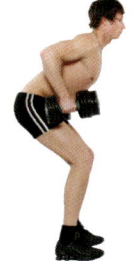 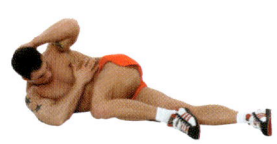

1 데드리프트(다리 펴고) P.185　　**2** 스탠딩 트위스트 P.228　　**3** 로우 P.148　　**4** 사이드 크런치 P.226

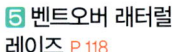
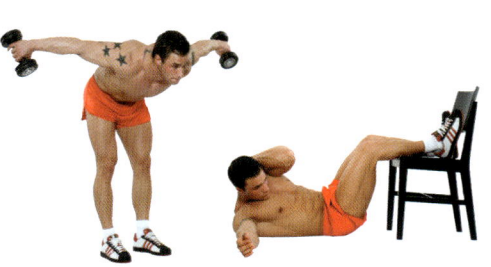
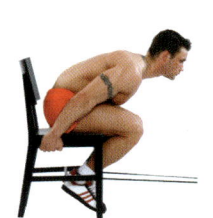
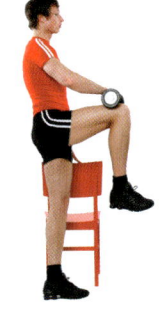

5 벤트오버 래터럴 레이즈 P.118　　**6** 트위스트 크런치 P.221　　**7** 시티드 레그 컬
지속적인 긴장 방식으로
P.187　　**8** 레그 리프트
지속적인 긴장
방식으로 P.172

운동 후 스트레칭 동작 P.120/151/105/101/179/190

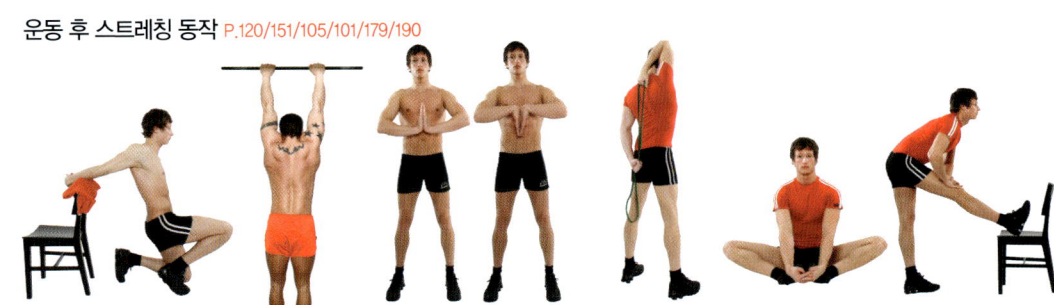

럭비 · 미식축구　서킷 2~5회×10~30회 반복

- 이 프로그램의 목적은 목, 등, 무릎, 햄스트링을 보호하면서 넓적다리, 상체, 팔 근육을 강화하는 것이다.
- 각 운동을 일주일에 1~2회 반복해보자. A 프로그램을 반복하는 것이 더 좋다.

프로그램 A

운동 전 플라이오메트릭 동작 P.181/138
3~4세트×동작당 최대한의 반복횟수로
실시해보자.

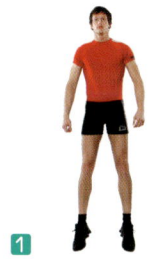
1

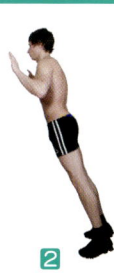
2

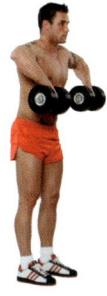
1 완전 클린 앤드 저크
디센딩 방식으로 P.160

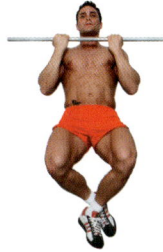
2 친업 P.145

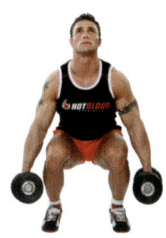
3 스쿼트
지속적인 긴장 방식으로 P.163

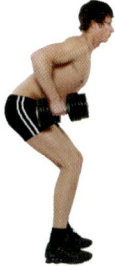
4 로우 P.148

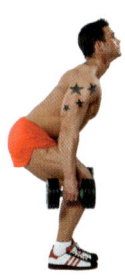
5 데드리프트
레스트 브레이크 방식으로
P.157

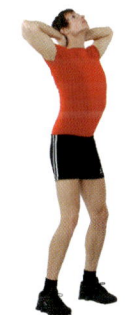
6 넥 익스텐션 P.141

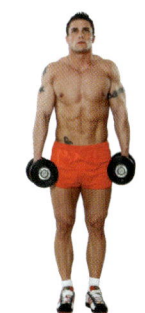
7 슈러그
디센딩 방식으로 P.154

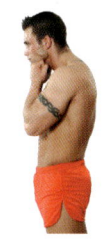
8 넥 플렉션 P.142

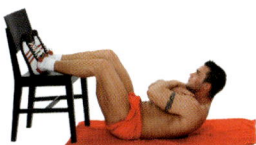
9 크런치 P.220

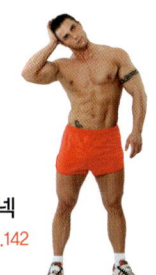
**10 래터럴 넥
익스텐션** P.142

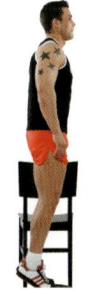
11 스탠딩 카프 레이즈
지속적인 긴장 방식으로 P.192

운동 후 스트레칭 동작 P.190/176/120/199/151

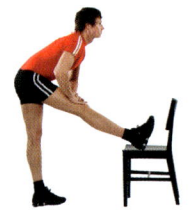
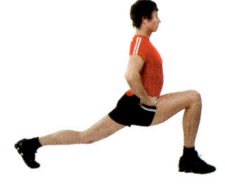
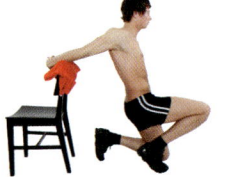
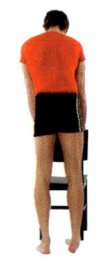
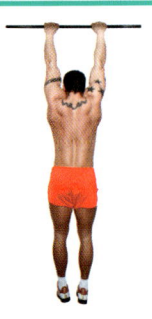

프로그램 B

운동 전 플라이오메트릭 동작 P.181/138
3~4세트×동작당 최대한의 반복횟수로
실시해보자.

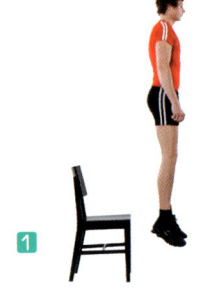
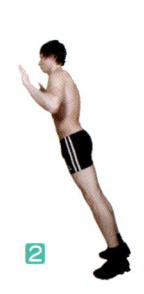

1 **2**

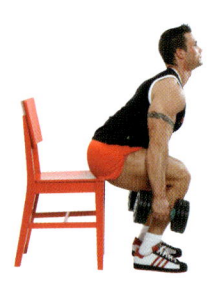
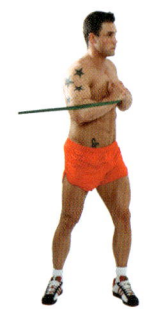
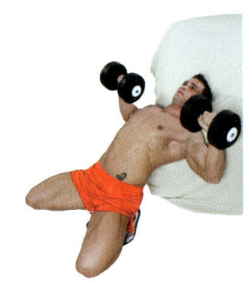
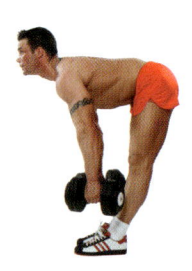

1 박스 스쿼트
하강 시 일시정지 P.163/164

2 스탠딩 트위스트
P.228

3 벤치 프레스
지속적인 긴장 방식으로 P.130

4 데드리프트(다리 펴고)
디센딩 방식으로 P.185

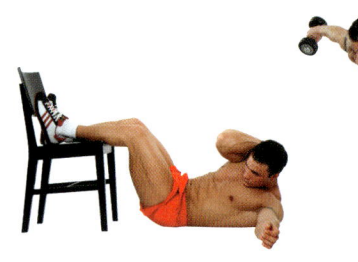
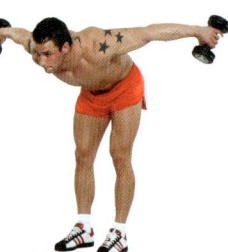
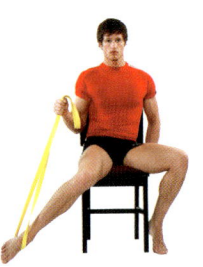
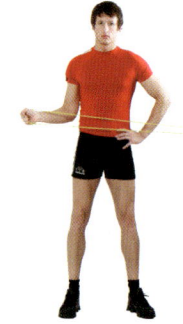

5 트위스트 크런치 P.221

**6 벤트오버 래터럴
레이즈** P.118

7 넓적다리 안쪽 회전(앉아서)
지속적인 긴장 방식으로 P.215

**8 밴드를 이용한
숄더 로테이션** P.125

288

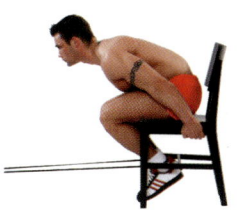

9 시티드 레그 컬
지속적인 긴장 방식으로 P.187

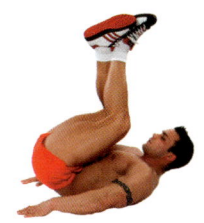

10 리버스 크런치 P.222

운동 후 스트레칭 동작 P.190/176/120/199/151

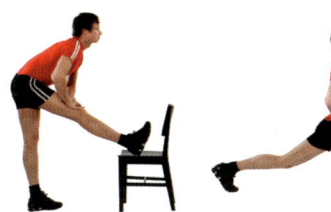
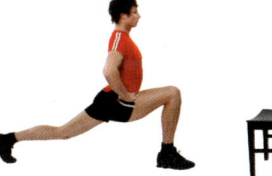
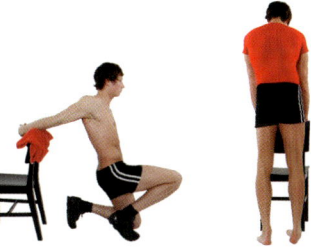
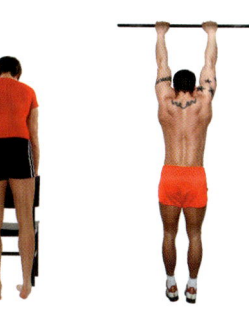

농구 · 배구 · 핸드볼   서킷 2~4회×20~50회 반복

- 이 프로그램의 목적은 무릎과 햄스트링을 보호하면서 넓적다리, 어깨, 팔을 강화하는 것이다.
- 일주일에 2~3회 반복해보자.

프로그램 A   운동 전 플라이오메트릭 동작 P.181/138
3~4세트×동작당 최대한의 반복횟수로
실시해보자.

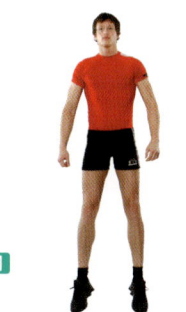
1

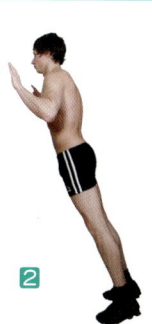
2

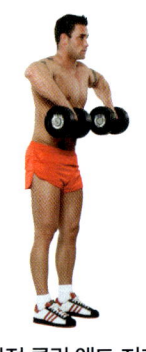 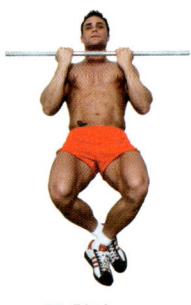 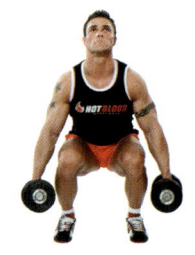 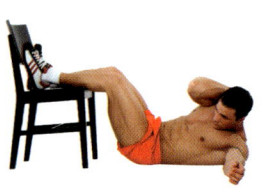

1 완전 클린 앤드 저크 P.160   **2** 친업 P.145   **3** 하프 스쿼트
지속적인 긴장 방식으로 P.163   **4** 트위스트 크런치 P.221

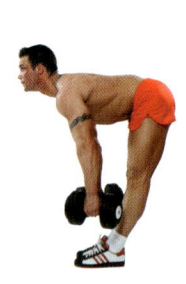 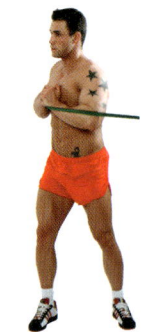 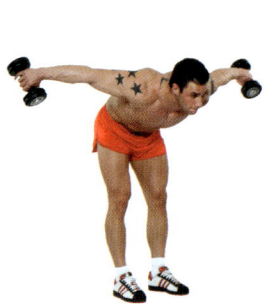 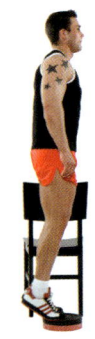

5 데드리프트(다리 펴고)
디센딩 방식으로 P.185   **6** 스탠딩 트위스트 P.228   **7** 벤트오버 래터럴
레이즈 P.118   **8** 스탠딩 카프 레이즈
지속적인 긴장 방식으로 P.192

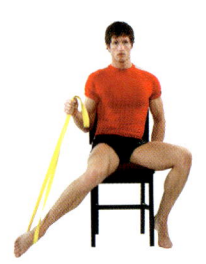 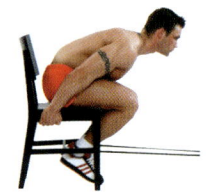 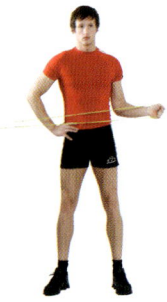

9 넓적다리 안쪽 회전(앉아서), P.215   **10** 시티드 레그 컬
지속적인 긴장 방식으로 P.187   **11** 밴드를 이용한 숄더
로테이션 P.125

운동 후 스트레칭 동작 P.151/105/101/176

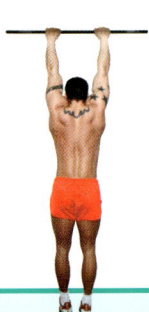 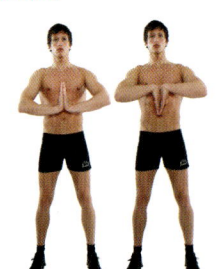 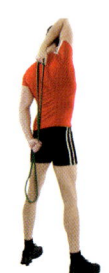 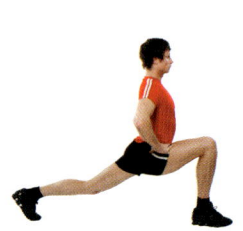

알파인 종목 : 스키 활강 · 크로스컨트리 스키

서킷 2~4회 × 스키 활강은 25~40회 / 크로스컨트리는 30~100회 반복

- 이 프로그램의 목적은 넓적다리를 강화하고 등, 무릎, 햄스트링을 보호하는 것이다.
- 일주일에 2~3회 반복해보자.

스키 활강을 위한 서킷

운동 전 플라이오메트릭 동작 P.181
5~6세트 × 동작당 최대한의 반복횟수로 실시해보자.

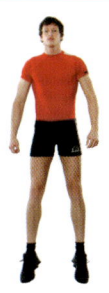

1 하프 스쿼트
지속적인 긴장 방식으로 P.163

2 벤트오버 래터럴 레이즈 P.118

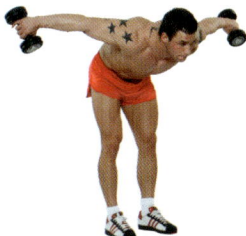

3 벤트 레그 데드리프트
지속적인 긴장 방식으로 P.157

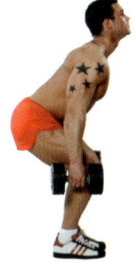

4 넓적다리 내전(앉아서)
지속적인 긴장 방식으로 P.179

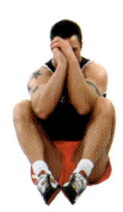

5 로우 P.148

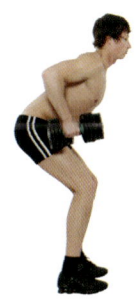

6 시티드 레그 컬
지속적인 긴장 방식으로 P.187

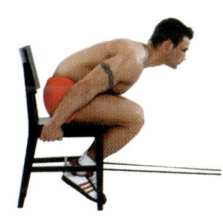

7 리버스 크런치 P.222

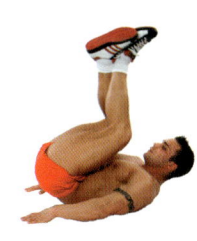

8 스탠딩 카프 레이즈
지속적인 긴장 방식으로 P.192

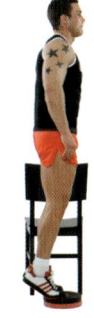

운동 후 스트레칭 동작 P.151/199/192/176/179

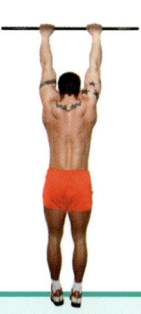 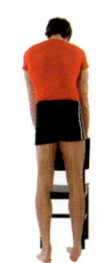 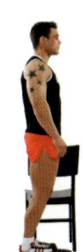 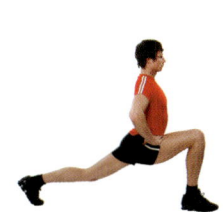 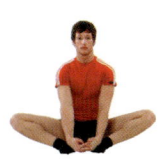

크로스컨트리 스키를 위한 서킷

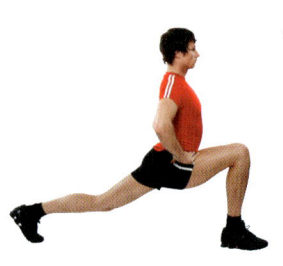

1 런지
리피티션마다 오른쪽 다리와 왼쪽 다리를 번갈아가며 P.174

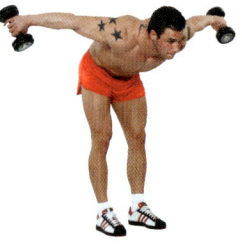

2 벤트오버 래터럴 레이즈 P.118

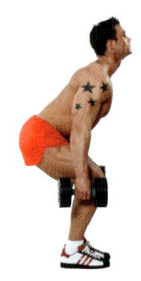

3 데드리프트
지속적인 긴장 방식으로 P.157

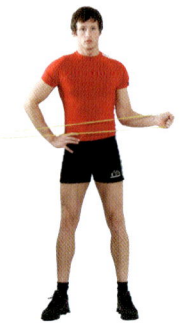

4 밴드를 이용한 숄더 로테이션 P.125

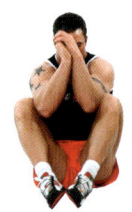

5 넓적다리 내전(앉아서)
지속적인 긴장 방식으로 P.179

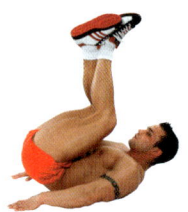

6 리버스 크런치 P.222

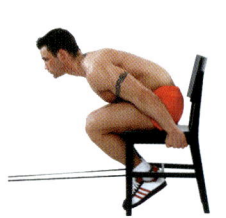

7 시티드 레그 컬
지속적인 긴장 방식으로 P.187

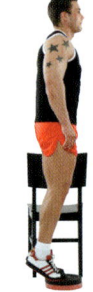

8 스탠딩 카프 레이즈
지속적인 긴장 방식으로 P.192

운동 후 스트레칭 동작 P.120/176/179/199/151/192

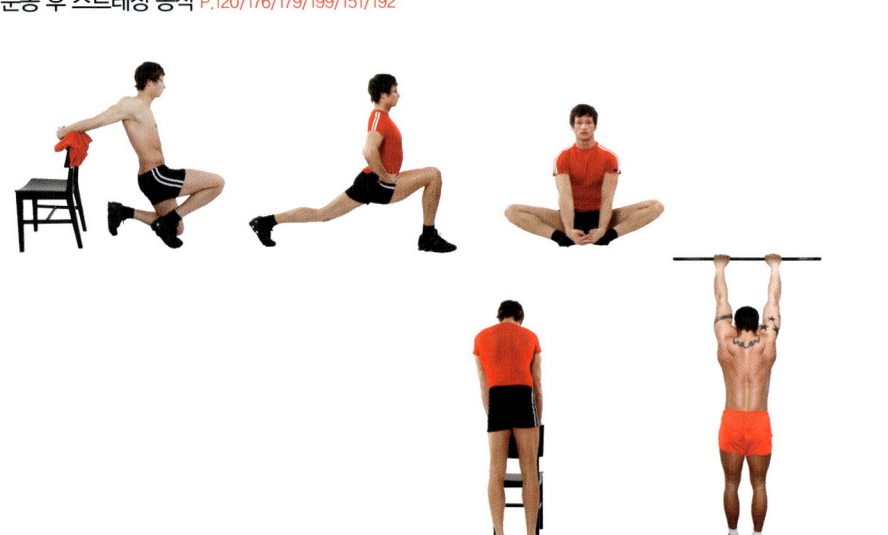

292

격투기 스포츠 ① : 레슬링 · 유도 · 얼티메이트 파이팅 (잡는 동작이 들어간 스포츠)

서킷 3~6회×20~40회 반복

- 이 프로그램의 목적은 주요 관절을 보호하면서 전신의 근육을 강화하는 것이다.
- 각 운동을 일주일에 1~2회 반복해보자. 프로그램 A를 반복하는 것이 더 좋다.

프로그램 A   운동 전 플라이오메트릭 동작 P.181/138/181
2~3세트×동작당 최대한의 반복횟수로 실시해보자.

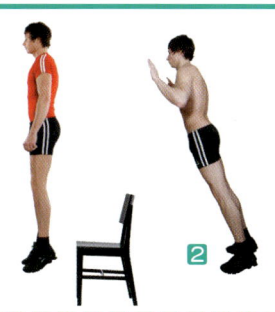
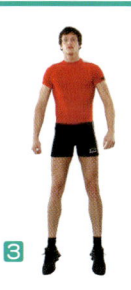

1 완전 클린 앤드 저크
레스트 브레이크 방식으로
P.160

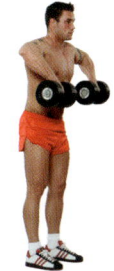

2 스탠딩 트위스트
P.228

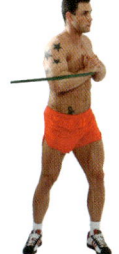

3 하프 스쿼트
지속적인 긴장 방식으로 P.163

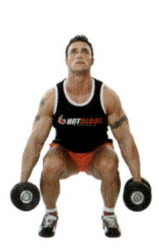

4 친업
레스트 브레이크 방식으로 P.145

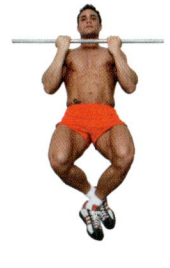

5 스탠딩 카프 레이즈 P.192

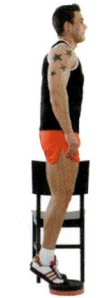

6 해머 컬 P.80

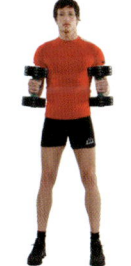

7 트위스트 크런치 P.221

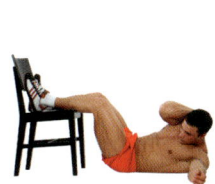

8 스탠딩 트위스트 P.228

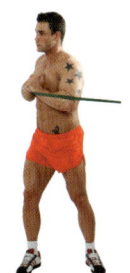

9 넥 익스텐션 P.141

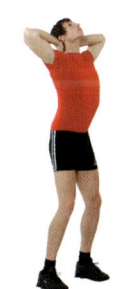

10 넥 플렉션 P.142

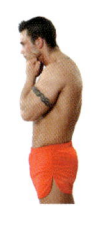

11 래터럴 넥 익스텐션 P.142

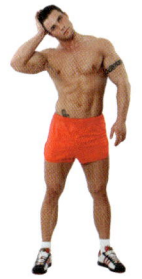

운동 후 스트레칭 동작 P.120/179/151/18/105

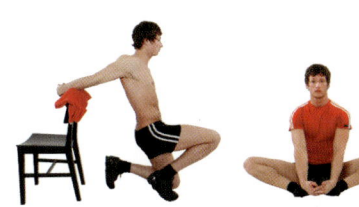
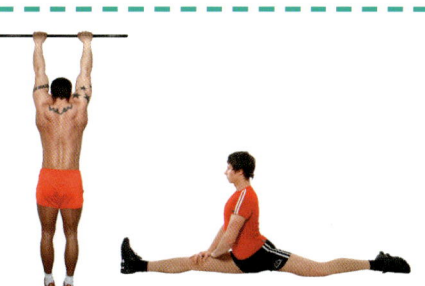

프로그램 B 운동 전 플라이오메트릭 동작 P.181
4~5세트×동작당 최대한의 반복횟수로 실시해보자.

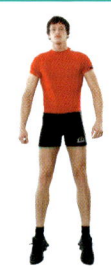

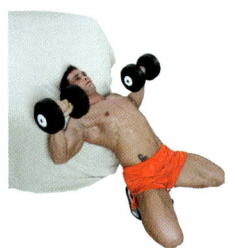
1 벤치 프레스 P.130

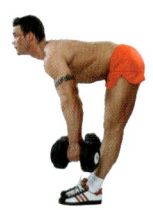
2 데드리프트(다리 펴고)
디센딩 방식으로 P.185

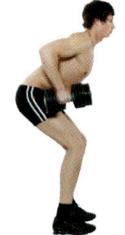
3 로우 P.148

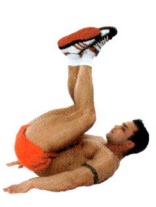
4 리버스 크런치 P.222

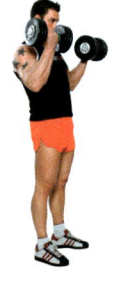
5 언더 그립 컬
디센딩 방식으로 P.78

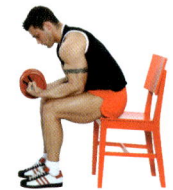
6 리스트 컬 P.102

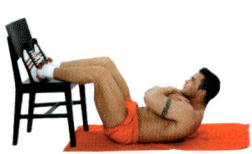
7 크런치 P.220

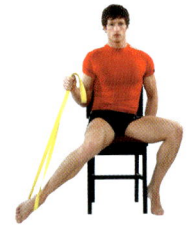
8 넓적다리 안쪽
회전(앉아서), P.215

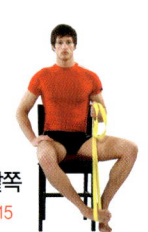
9 넓적다리 바깥쪽
회전(앉아서), P.215

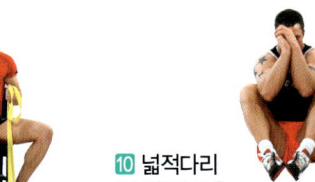
10 넓적다리
내전(앉아서)
지속적인 긴장 방식으로 P.179

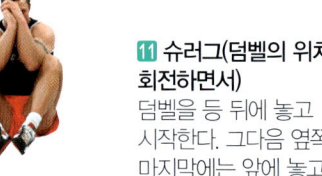
11 슈러그(덤벨의 위치를
회전하면서)
덤벨을 등 뒤에 놓고
시작한다. 그다음 옆쪽,
마지막에는 앞에 놓고
동작을 마무리한다) P.154

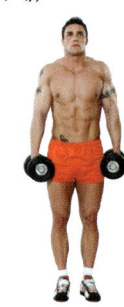

운동 후 스트레칭 동작 P.120/199/151/105/18

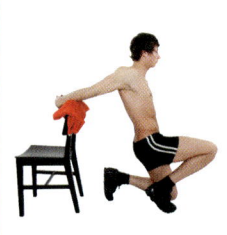
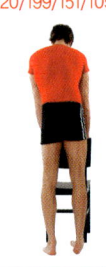
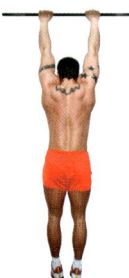
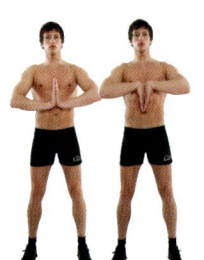
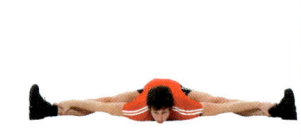

격투기 스포츠 ② : 복싱   서킷 2~5회×10~50회 반복

- 일주일에 2~3회 반복해보자.

운동 전 플라이오메트릭 동작 P.181/138
5~6세트×동작당 최대한의 반복횟수로 실시해보자.

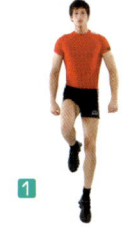 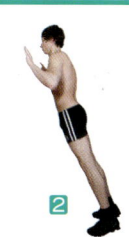

1 2

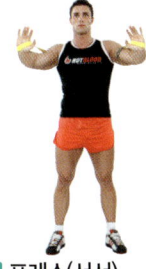
1 프레스(서서)
등에 고무밴드를 걸치고, 타격할 때처럼 한 번에 한 팔씩 실시* P.130

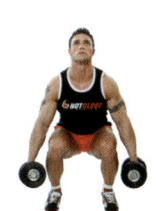
2 하프 스쿼트
지속적인 긴장 방식으로 P.163

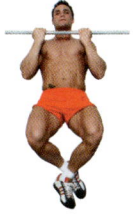
3 친업 P.145

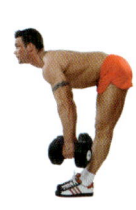
4 데드리프트 (다리 펴고)
디센딩 방식으로 P.185

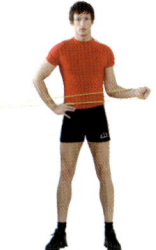
5 밴드를 이용한 숄더 로테이션 P.125

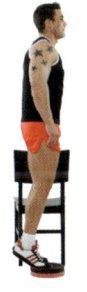
6 스탠딩 카프 레이즈 P.192

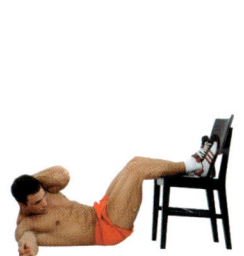
7 트위스트 크런치 P.221

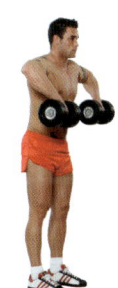
8 완전 클린 앤드 저크
지속적인 긴장 방식으로 P.160

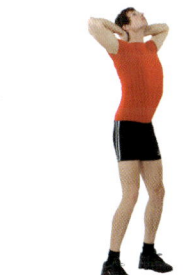
9 넥 익스텐션 P.141

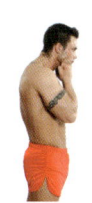
10 넥 플렉션 P.142

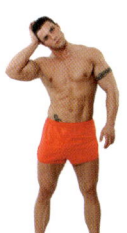
11 래터럴 넥 익스텐션 P.142

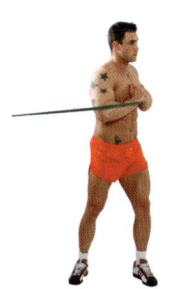
12 스탠딩 트위스트 P.228

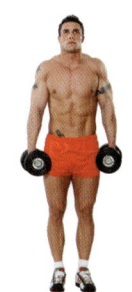
13 슈러그
덤벨의 위치를 회전하면서 P.154

*손에 덤벨을 들고 1번 운동(프레스)을 수행하는 모습을 자주 볼 수 있다. 그러나 무게를 통해 얻는 저항은 위에서 아래로 작용하는 것이지, 복싱을 할 때 필요한 것처럼 뒤에서 앞으로 작용하지는 않는다. 고무밴드를 사용해야 타격을 가할 때 필요한 폭발력을 얻을 수 있다.

운동 후 스트레칭 동작 P.120/176/151/105/199

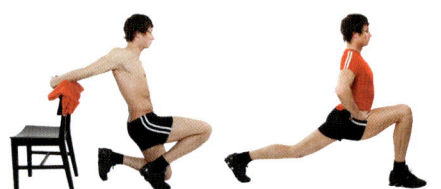
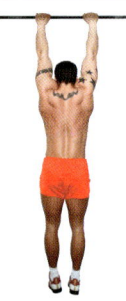
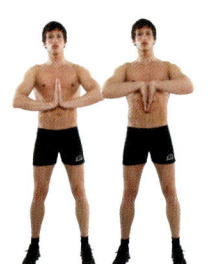
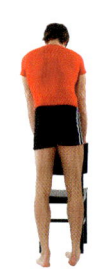

육상 경기 ① : 단거리 등의 달리기 　　서킷 2~5회

- 이 프로그램의 목적은 등, 엉덩이, 햄스트링, 어깨를 보호하면서 넓적다리를 강화하는 것이다.
- 단거리 선수 : 10~20회 반복 / 중거리 선수 : 20~40회 반복 / 장거리 선수 : 50~100회 이상 반복
- 일주일에 2~3회 반복해보자.

운동 전 플라이오메트릭 동작 P.181
5~6세트×동작당 최대한의 반복횟수로 실시해보자.

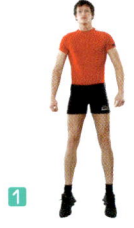
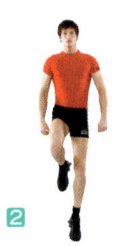

1　**2**

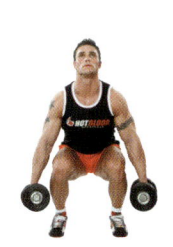
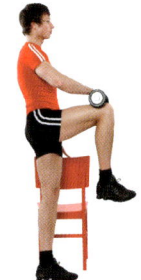
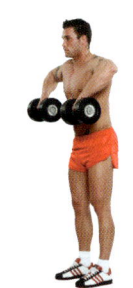
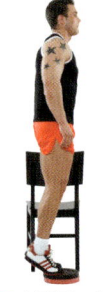
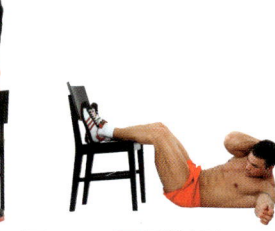

1 하프 스쿼트
디센딩 방식으로 P.163

2 레그 리프트
지속적인 긴장
방식으로 P.172

3 부분 클린 앤드 저크
지속적인 긴장 방식으로
P.160

4 스탠딩 카프 레이즈 P.192

5 트위스트 크런치 P.221

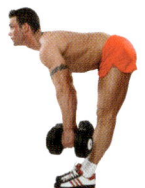
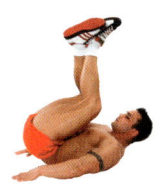

6 데드리프트(다리 펴고)
지속적인 긴장 방식으로 P.185

7 리버스 크런치* P.222

*리버스 크런치를 수행할 때 중둔근을 최대한으로 수축하면서 몸의 균형을 잡아보도록 하자. 중둔근은 달리기를 할 때 아주 중요한 근육으로, 골반이 반대쪽으로 기우는 것을 막아준다. 대퇴근막장근 또한 자극되는데, 대퇴사두근의 바깥 부분을 감싸고 있으면서 넓적다리를 들어 올리는 데 관여하는 이 근육은 달리기를 할 때 힘을 더해준다.

운동 후 스트레칭 동작 P.120/151/176/179/199/215

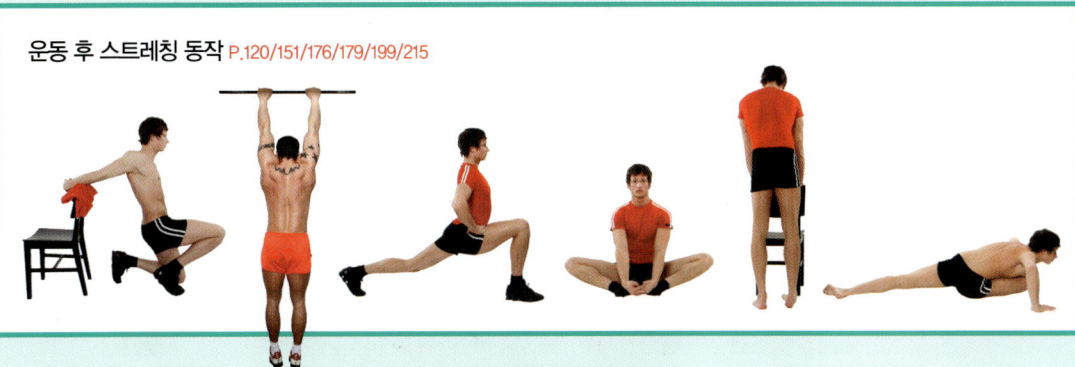

육상 경기 ② : 던지기 　 서킷 4~6회×1~6회 반복

- 이 프로그램의 목적은 등과 어깨 관절을 보호하면서 넓적다리, 몸통 회전근, 어깨를 강화하는 것이다.
- 일주일에 3~5회 반복해보자.

운동 전 플라이오메트릭 동작 P.181/138
3~4세트×동작당 최대한의 반복횟수로 실시해보자.

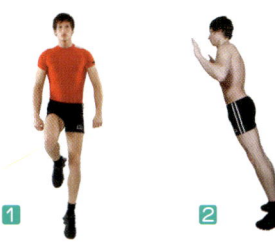

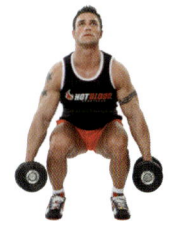

1 하프 스쿼트
레스트 브레이크 방식으로
P.163

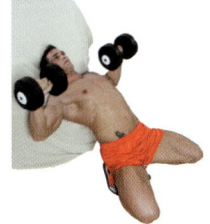

2 벤치 프레스 P.130

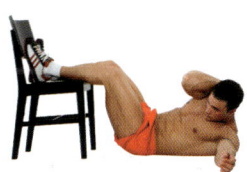

3 트위스트 크런치 P.221

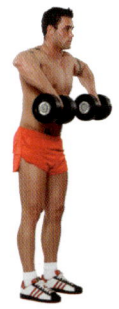

4 완전 클린 앤드 저크
레스트 브레이크 방식으로 P.160

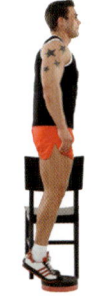

5 스탠딩 카프 레이즈 P.192

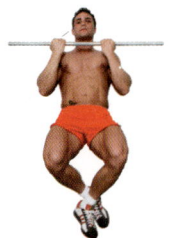

6 친업(머리 뒤로) P.146

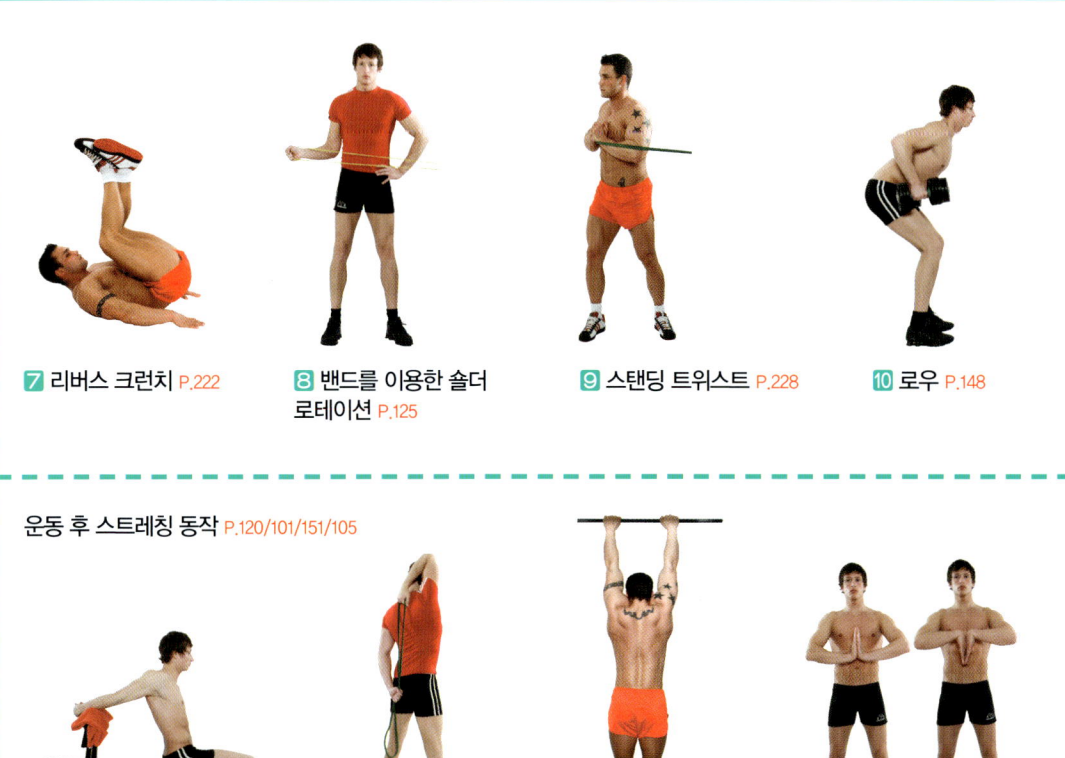

7 리버스 크런치 P.222　　8 밴드를 이용한 숄더 로테이션 P.125　　9 스탠딩 트위스트 P.228　　10 로우 P.148

운동 후 스트레칭 동작 P.120/101/151/105

수영　서킷 4~6회 × 25~75회 반복

- 이 프로그램의 목적은 주요 관절을 보호하면서 어깨, 가슴, 등, 넓적다리를 강화하는 것이다.
- 일주일에 2~4회 반복해보자.

운동 전 플라이오메트릭 동작 P.138
4~6세트 × 동작당 최대한의 반복횟수로 실시해보자.

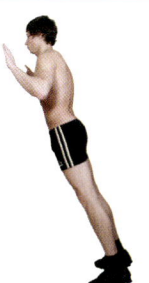

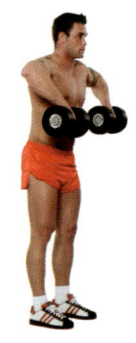
1 완전 클린 앤드 저크
지속적인 긴장 방식으로 P.160

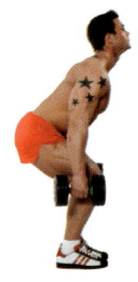
2 데드리프트 P.157

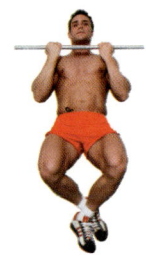
3 친업 P.145

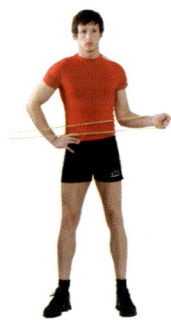
4 밴드를 이용한 숄더 로테이션 P.125

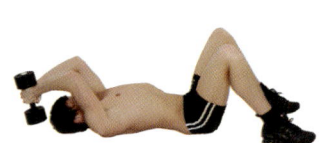
5 벤트 암 풀오버
지속적인 긴장 방식으로 P.150

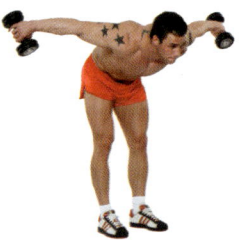
6 벤트오버 래터럴 레이즈 P.118

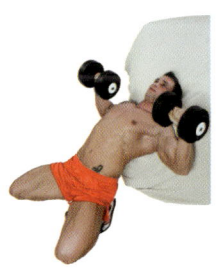
7 벤치 프레스 P.130

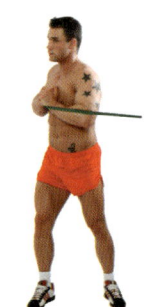
8 스탠딩 트위스트 P.228

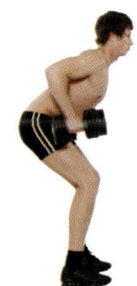
9 로우 P.148

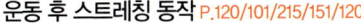

운동 후 스트레칭 동작 P.120/101/215/151/120

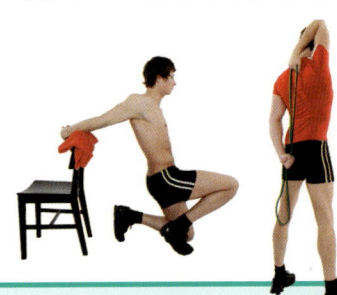
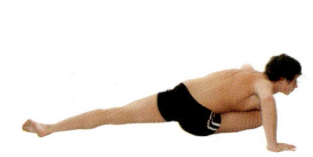
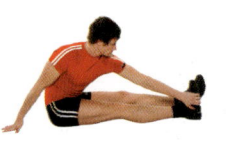
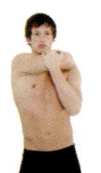

| 골프 | 서킷 2~3회×10~20회 반복 |

- 이 프로그램의 목적은 등, 어깨, 엉덩이를 보호하면서 몸통 회전근을 강화하는 것이다.
- 일주일에 1~2회 반복해보자.

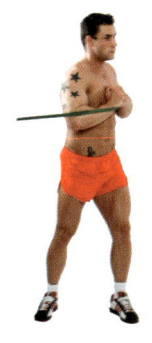 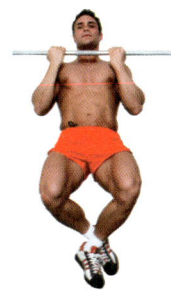 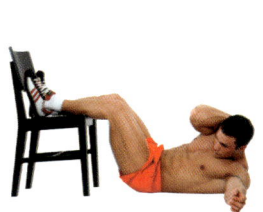 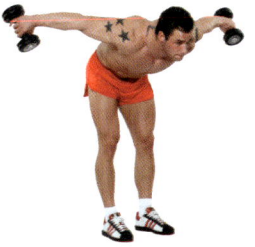

1 스탠딩 트위스트 P.228　　**2** 친업 P.145　　**3** 트위스트 크런치 P.221　　**4** 벤트오버 래터럴 레이즈 P.118

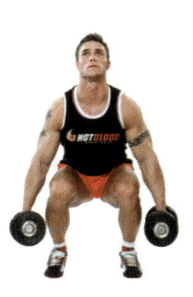 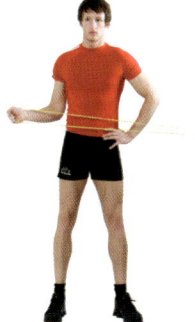 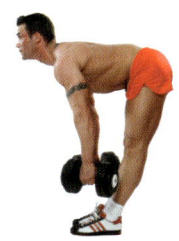 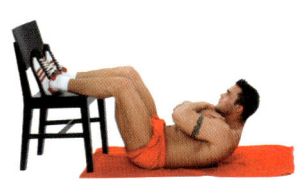

5 스쿼트
지속적인 긴장 방식으로 P.163

6 밴드를 이용한
숄더 로테이션 P.125

7 데드리프트(다리 펴고)
지속적인 긴장 방식으로
P.185

8 크런치 P.220

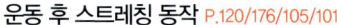

운동 후 스트레칭 동작 P.120/176/105/101

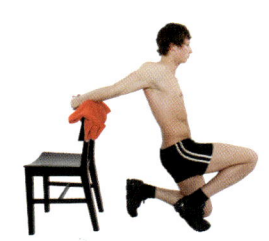 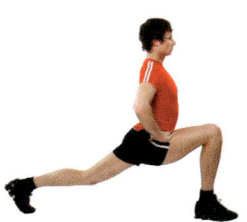 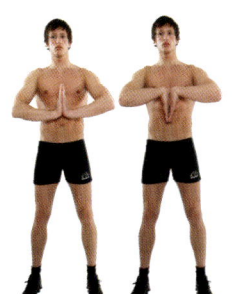 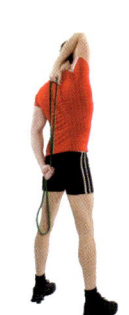

빙상 스포츠 ① : 개인 스케이팅 　　서킷 2~5회×10~40회 반복

- 이 프로그램의 목적은 허리와 햄스트링을 보호하면서 넓적다리, 둔근, 몸통 회전근을 강화하는 것이다.
- 일주일에 2~3회 반복해보자.

운동 전 플라이오메트릭 동작 P.181/138
2~3세트×동작당 최대한의 반복횟수로 실시해보자.

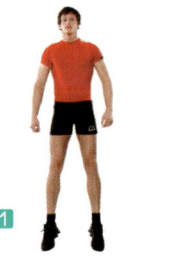 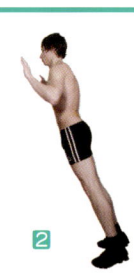

❶　　　❷

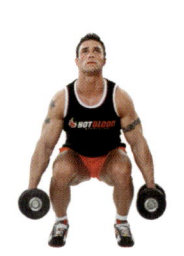 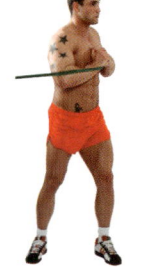 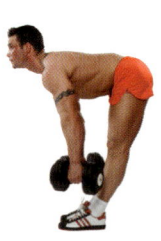 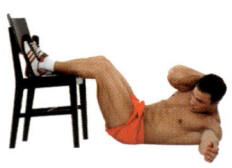

❶ 스쿼트
지속적인 긴장 방식으로 P.163

❷ 스탠딩 트위스트 P.228

❸ 데드리프트
(다리 펴고) P.185

❹ 트위스트 크런치 P.221

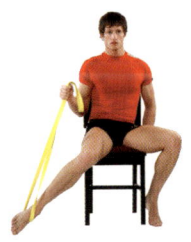 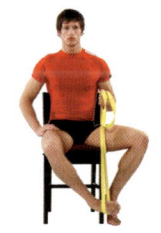 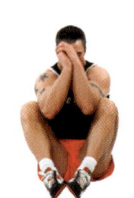 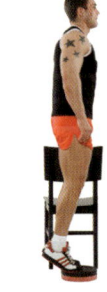

❺ 넓적다리 안쪽 회전
(앉아서) P.215

❻ 넓적다리 바깥쪽 회전
(앉아서) P.215

❼ 넓적다리
내전(앉아서) P.179

❽ 스탠딩 카프 레이즈
지속적인 긴장 방식으로 P.192

운동 후 스트레칭 동작 P.120/179/151/18/176

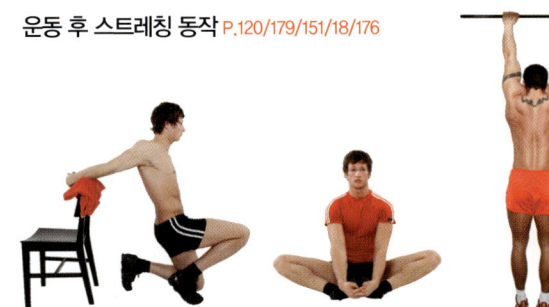 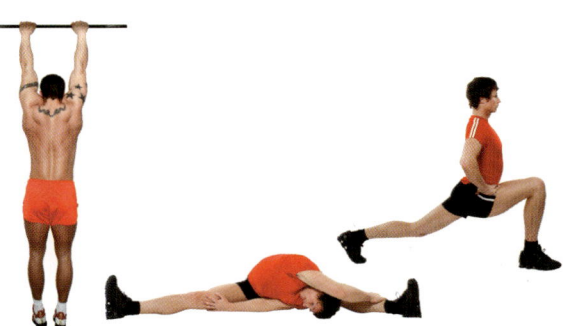

빙상 스포츠 ② : 단체 스케이팅(하키)   서킷 2~5회×10~40회 반복

- 이 프로그램의 목적은 허리와 햄스트링을 보호하면서 넓적다리, 둔근, 몸통 회전근을 강화하는 것이다.
- 일주일에 2~3회 반복해보자.

운동 전 플라이오메트릭 동작 P.181/138
3~4세트×동작당 최대한의 반복횟수로 실시해보자.

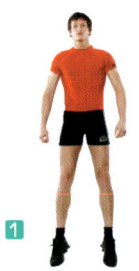
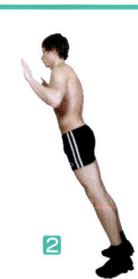

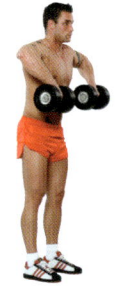 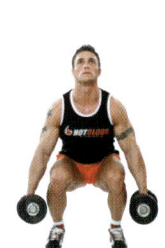 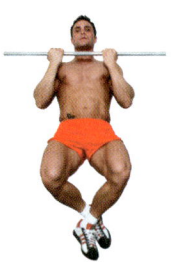 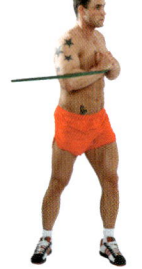 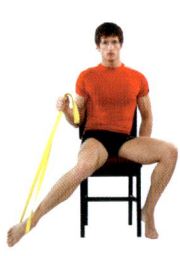

1 완전 클린 앤드 저크
레스트 브레이크
방식으로 P.160

2 하프 스쿼트 P.163

3 친업 P.145

4 스탠딩 트위스트 P.228

5 넓적다리 안쪽 회전(앉아서) P.215

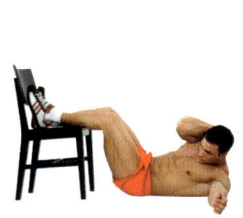 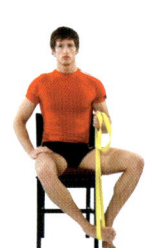 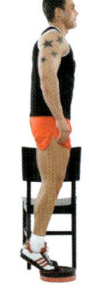 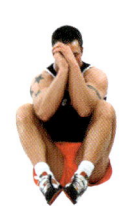

6 트위스트 크런치 P.221

7 넓적다리 바깥쪽 회전(앉아서)
지속적인 긴장 방식으로 P.215

8 스탠딩 카프 레이즈
지속적인 긴장 방식으로 P.192

9 넓적다리 내전
(앉아서) P.179

운동 후 스트레칭 동작 P.120/151/105/18

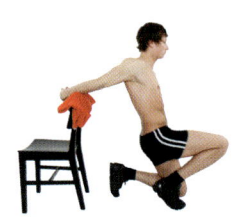 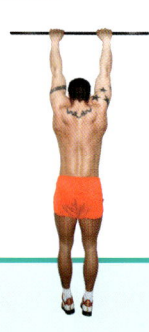 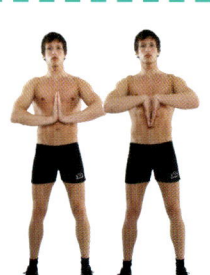 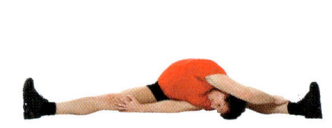

수상 스포츠 ① : 조정·요트   서킷 2~5회×20~40회 반복

- 이 프로그램의 목적은 허리를 보호하면서 팔, 등, 넓적다리를 강화하는 것이다.
- 일주일에 2~4회 반복해보자.

운동 전 플라이오메트릭 동작 P.181/138
3~4세트×동작당 최대한의 반복횟수로 실시해보자.

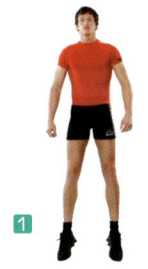 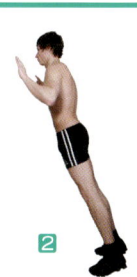

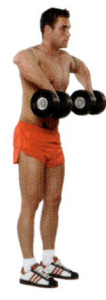
1 완전 클린 앤드 저크
레스트 브레이크 방식으로
P.160

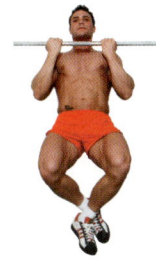
2 친업 P.145

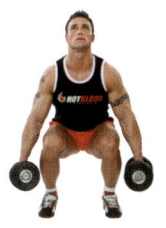
3 스쿼트
지속적인 긴장 방식으로
P.163

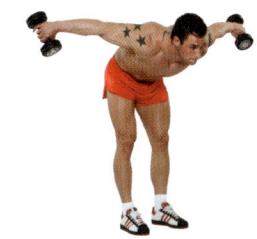
4 벤트오버 래터럴 레이즈 P.118

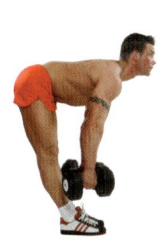
5 데드리프트(다리 펴고)
지속적인 긴장 방식으로 P.185

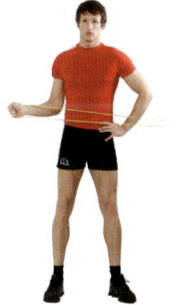
6 밴드를 이용한 숄더 로테이션 P.125

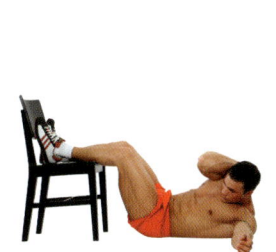
7 트위스트 크런치 P.221

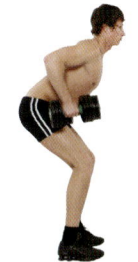
8 로우 P.148

운동 후 스트레칭 동작 P.190/176/151/215/151

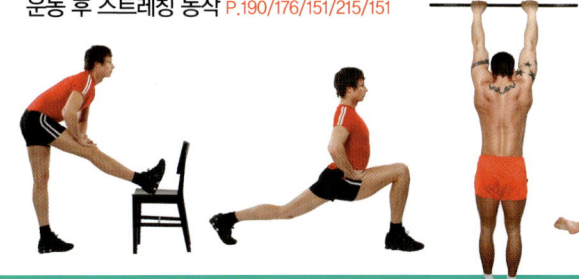
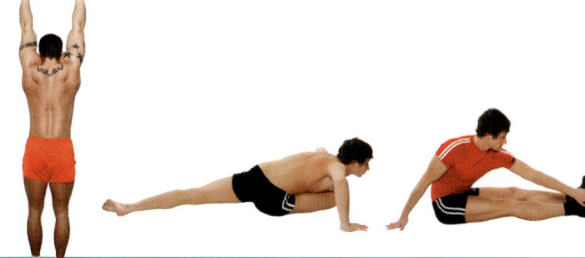

수상 스포츠 ② : 카약   서킷 2~5회 × 20~40회 반복

- 이 프로그램의 목적은 허리를 보호하면서 팔, 등을 강화하는 것이다.
- 일주일에 2~4회 반복해보자.

운동 전 플라이오메트릭 동작 P.124
4~5세트 × 동작당 최대한의 반복횟수로 실시해보자.

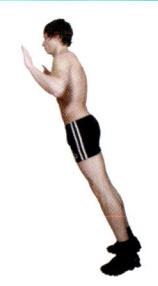

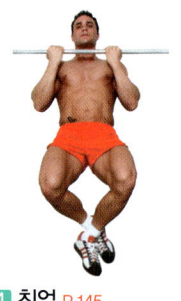
1 친업 P.145

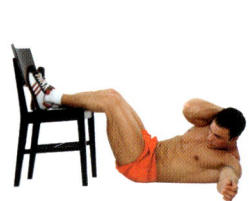
2 트위스트 크런치 P.221

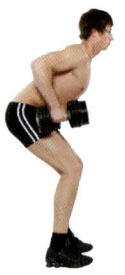
3 로우 P.148

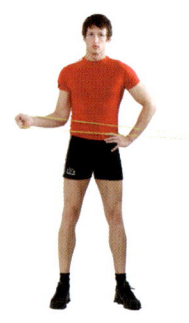
4 밴드를 이용한 숄더 로테이션 P.125

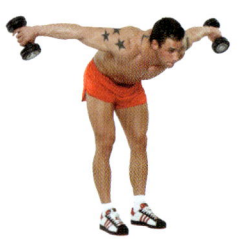
5 벤트오버 래터럴 레이즈 P.118

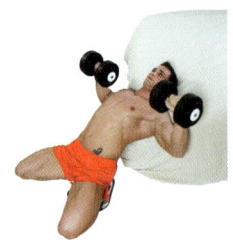
6 벤치 프레스 P.130

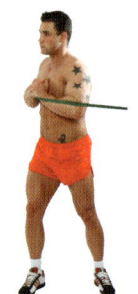
7 스탠딩 트위스트 P.228

운동 후 스트레칭 동작 P.120/105/151/101

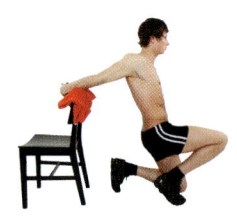
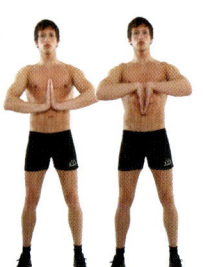
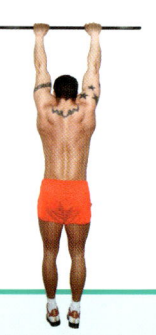
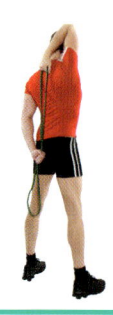

승마 서킷 2~3회×20~50회 반복

- 이 프로그램의 목적은 등(특히 허리)과 내전근을 보호하고 넓적다리를 강화하는 것이다.
- 일주일에 1~2회 반복해보자.

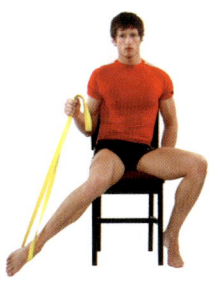

1 넓적다리 안쪽 회전(앉아서) P.215

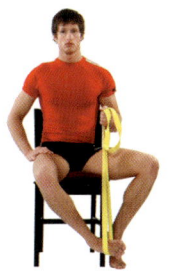

2 넓적다리 바깥쪽 회전(앉아서) 지속적인 긴장 방식으로 P.215

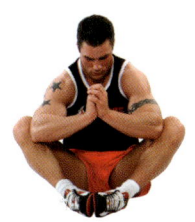

3 넓적다리 내전(앉아서) 지속적인 긴장 방식으로 P.179

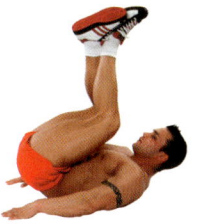

4 리버스 크런치 P.222

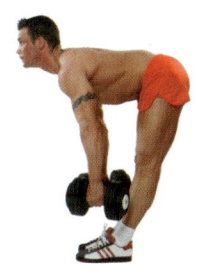

5 데드리프트(다리 펴고) 지속적인 긴장 방식으로 P.185

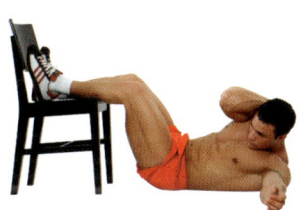

6 트위스트 크런치 P.221

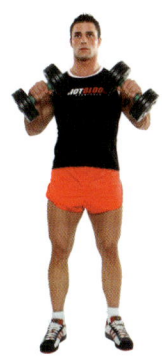

7 리버스 컬 지속적인 긴장 방식으로 P.82

운동 후 스트레칭 동작 P.176/190/179/151

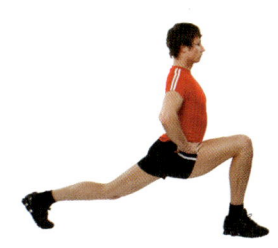
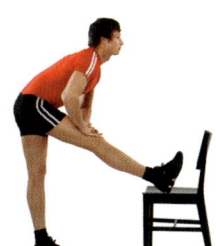
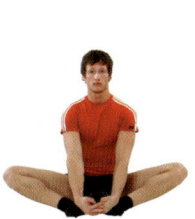
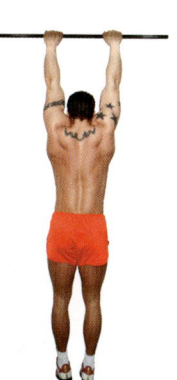

팔씨름 　서킷 4~6회×3~12회 반복

- 이 프로그램의 목적은 어깨, 팔꿈치, 팔뚝을 보호하면서 팔과 팔의 회전근을 강화하는 것이다.
- 일주일에 2~4회 반복해보자

운동 전 플라이오메트릭 동작 P.138
세트 2~3회×동작당 최대한의 반복횟수로 실시해보자.

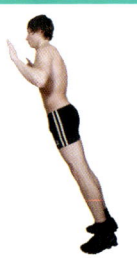

*유니래터럴 방식에서는 경기할 때 사용하는 팔을 중점적으로 운동한다.

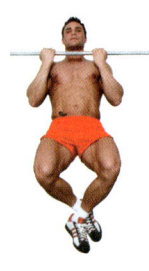
1 친업(하중을 싣고)
레스트 브레이크 방식으로 P.145

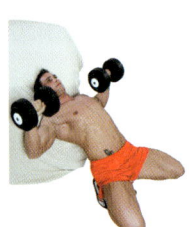
2 벤치 프레스
디센딩 방식으로 P.130

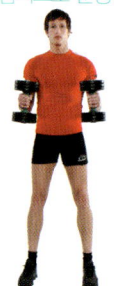
3 해머 컬 (유니래터럴)
디센딩 방식으로 P.80

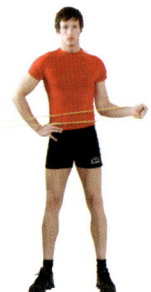
4 밴드를 이용한 숄더 로테이션 P.125

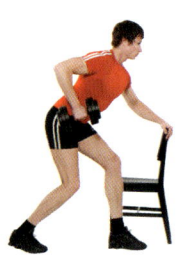
5 로우(유니래터럴)
디센딩 방식으로 P.148

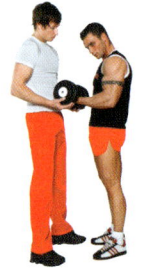
6 컬(유니래터럴)
디센딩 방식으로 P.78

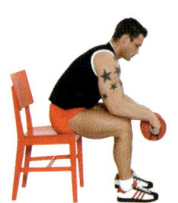
7 리스트 익스텐션
지속적인 긴장 방식으로 P.104

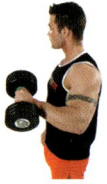
8 리버스 컬 (유니래터럴)
디센딩 방식으로 P.82

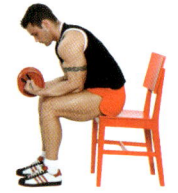
9 리스트 컬
지속적인 긴장 방식으로 P.102

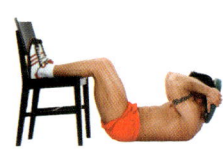
10 크런치(하중을 싣고)
디센딩 방식으로 P.220

운동 후 스트레칭 동작 P.120/101/151/105

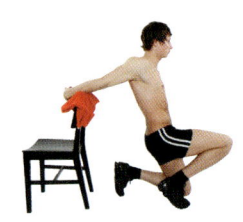
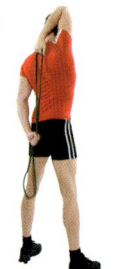
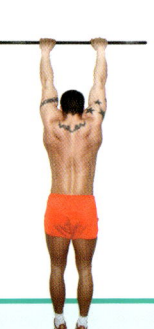
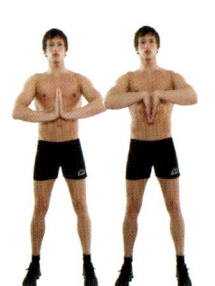

등반 서킷 2~3회 × 20~40회 반복

- 이 프로그램의 목적은 넓적다리, 팔, 전완, 등을 강화하는 것이다.
- 일주일에 1~2회 반복해보자. 디센딩 방식을 광범위하게 사용해 세트를 수행해보자.

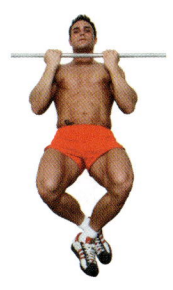
1 친업
디센딩 방식으로 P.145

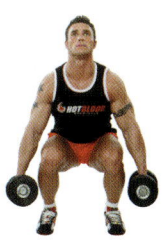
2 스쿼트
지속적인 긴장 방식으로 P.163

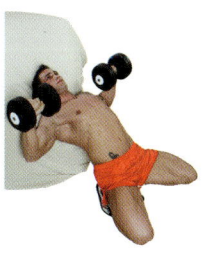
3 벤치 프레스
지속적인 긴장 방식으로 P.130

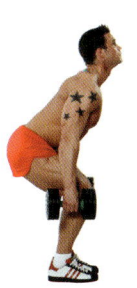
4 데드리프트 P.185

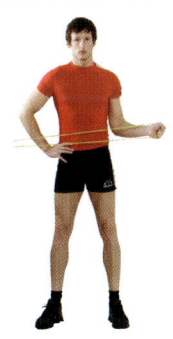
5 밴드를 이용한 숄더 로테이션 P.125

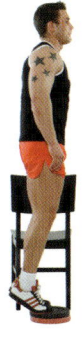
6 스탠딩 카프 레이즈
지속적인 긴장 방식으로 P.192

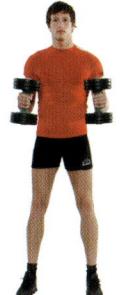
7 해머 컬
디센딩 방식으로 P.80

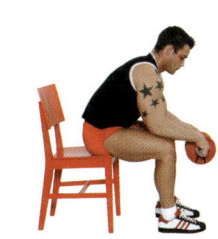
8 리스트 익스텐션
디센딩 방식으로 P.104

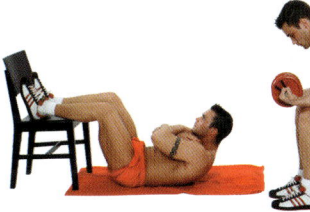
9 크런치 P.220

10 리스트 컬
디센딩 방식으로 P.102

운동 후 스트레칭 동작 P.120/176/151/105/199

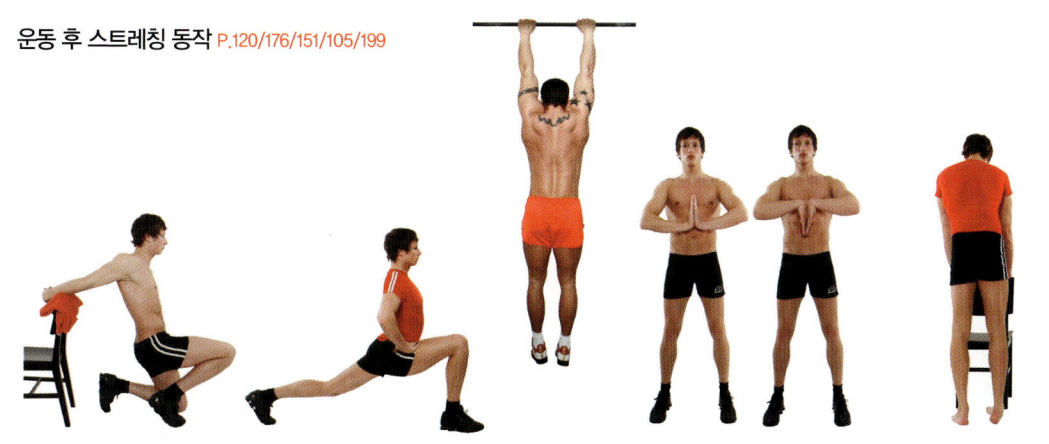

307

| 자동차 · 모터스포츠 | 서킷 2~3회×20~30회 반복 |

- 이 프로그램의 목적은 등(특히 허리)과 목을 보호하고 넓적다리를 강화하는 것이다.
- 일주일에 최소 1~2회 반복해보자.

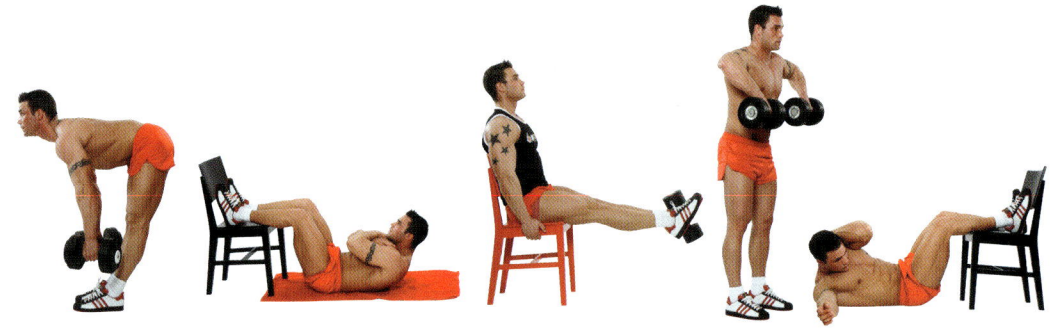

1 데드리프트(다리 펴고)
지속적인 긴장 방식으로
P.185

2 크런치 P.220

3 레그 익스텐션
지속적인 긴장
방식으로 P.180

4 부분 클린 앤드 저크
지속적인 긴장
방식으로 P.160

5 트위스트
크런치 P.221

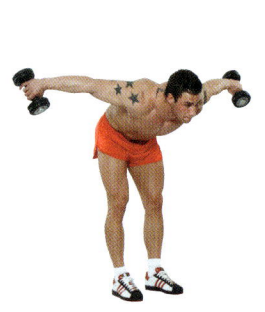
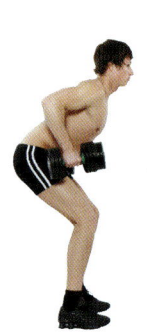
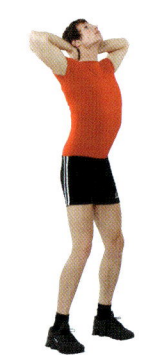
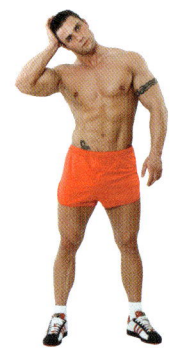
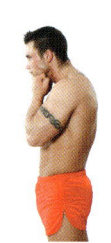

6 벤트오버 래터럴 레이즈
P.118

7 로우 P.148

8 넥 익스텐션 P.141

9 넥 플렉션 P.142

10 래터럴 넥
익스텐션 P.142

운동 후 스트레칭 동작 P.120/151/105

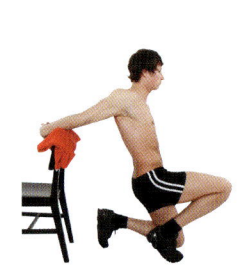
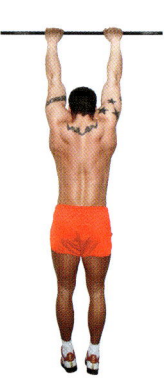
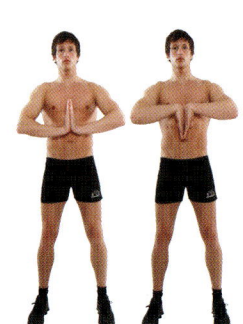

■ 5단계 : 개별화된 프로그램으로 발전시키기

근육 운동을 시작한 지 12~18개월 후에는 자신이 훈련을 수행하는 데 필요한 신체적 요구에 더욱 부응할 수 있도록 운동을 개별화시켜야 한다. 이러한 프로그램을 짜는 데 이토록 오래 걸리는 이유는 무엇일까? 자신에게 적합한 운동이 무엇인지 알기 위해서는 시간이 필요하기 때문이다. 자신이 수행하는 스포츠에서 필요로 하는 근육이 무엇이고 어떤 자질을 요구하는지를 이해한다면 본인에게 개별화된 운동 계획을 쉽게 세울 수 있을 것이다. 자신의 취약점이 무엇인지 분석해야 그것을 어떻게 보완하는지도 잘 알 수 있다. 여러분이 수행하는 스포츠에서 가장 흔히 일어나는 부상이 무엇인지도 고려해야 한다.

자신이 수행하는 스포츠가 어떤 신체적 자질을 요구하는지 분석하라

프로그램을 구성하려면 여러분의 운동 수행 능력을 개별적으로 분석해야 한다. 분석은 세 가지 주요 단계로 구분할 수 있다.

1. 어떠한 근육군이 동원되는가?

4단계 프로그램을 통해 주요 스포츠 훈련에서 자신이 가장 많이 사용하는 근육이 무엇인지 알게 되었을 것이다. 이처럼 자신이 수행하는 스포츠에서 가장 많이 동원되는 근육군이 무엇인지 파악하는 것이 가장 중요하다. 실제 경기뿐만 아니라 웨이트 트레이닝 과정에서 가장 빠른 향상을 보이는 사람은 근육의 자극을 가장 잘 의식하고 있는 사람들이다. 근육의 자극을 전혀 느끼지 못하는 사람들은 효과가 거의 없는 무모한 테크닉을 사용해 동작을 수행하고 있는 것이다.

우리가 근육의 자극을 완벽하게 느낄 때, 근육을 제대로 단련할 수 있다. 그리고 근육의 자극을 잘 느낄 수 있다면 동작을 더 빨리 체득하게 되어 더욱 정확하고 효과적으로 동작을 수행할 수 있다. 근육을 의식하게 되면 근육의 '감각'이 좋아져 자신의 몸을 정확하게 제어할 수 있게 되고, 그에 따라 4단계의 운동을 수정해 본인에게 딱 맞는 근육 운동 프로그램을 구성할 수 있다.

2. 스포츠 훈련을 수행하는 데 근육의 어떠한 힘과 자질이 필요한가?

여러분이 수행하는 스포츠에서는 무엇을 요구하는가? 힘, 순발력, 속도, 힘과 지구력의 혼합…… 이 중 무엇인가? 근육의 여러 자질 중에서 단 하나만을 사용하는 스포츠를 찾는 것은 대단히 어렵다. 일반적으로 스포츠는 매우 상이한 성격의 자질들이 혼합되어 있다. 그러나 많은 스포츠에서 흔히 주요하게 사용되는 근육의 자질은 몇 가지로 함축될 수 있으며, 우리는 특히 이를 단련할 필요가 있다.

순수한 근력 : 무거운 물체를 움직여야 할 때 순수한 근력이 개입한다. 순수한 근력을 기르려면 반복을 적게 수행하면서 아주 무겁게 운동해야 한다. 하지만 근력 그 자체만을 필요로 하는 경우는 드물며, 대개는 근력 외에도 속도와 정확성을 요한다.

스타트하는 힘 : 정지 자세에서 최대한 빨리 달려야 하는 단거리 경주를 수행할 때 스타트하는 힘이 기여한다. 우리는 스톱 앤드 고 방식의 근육 운동을 통해 스타트하는 힘을 기를 수 있다. 예를 들면 박스 스쿼트를 수행할 때 의자 위에 1~2초간 내려앉았다가 넓적다리의 힘을 이용해 위로 솟구쳐 오르는 동작을 연상하면 된다.

가속하는 힘 : 몸이 이미 동작을 수행하고 있는 동안 가속력을 내는 것이 목적이다. 자신을 쫓아오는 사람을 피하려는 경우를 예로 들 수 있다. 스타트하는 힘과는 반대로, 가속력을 기르려면 동작의 네거티브 단계와 포지티브 단계를 가능한 한 빨리 연결시키고 계속해서 긴장을 유지해야 한다(근육 운동을 수행할 때 팔과 다리를 완전히 펴지 않는다).

순발력과 폭발력 : 이를 강화하기 위해서는 어떠한 물체(자신의 신체를 포함한)를 움직이는 운동을 할 때 무거운 중량을 다루는 것보다는 가능한 한 빠르게 움직이는 것이 중요하다. 중량 때문에 동작이 너무 느려지지 않으려면 본인이 낼 수 있는 최대 힘(1RM)의 40% 정도에 해당하는 무게로 운동하는 것이 좋다. 이러한 순발력을 기르기 위한 가장 이상적인 방법은 무게의 저항 + 탄성 저항을 함께 사용하는 것이다. 플라이오메트릭 운동이 이에 해당한다고 할 수 있다.

힘과 지구력 : 수많은 스포츠에서 힘과 지구력이 함께 요구된다. 이에 부응하려면 논스톱 서킷 방식으로 운동하면서 반복횟수가 많아야 한다(대부분의 운동에서 최소 25회). 몇 세트는 무거운 무게로 10여 회 반복 실시한다. 지속적인 긴장 방식과 디센딩 방식 같은 강화 테크닉을 폭넓게 이용해보자.

3. 향상을 더디게 만드는 취약점은 무엇인가?

여러분이 스포츠를 수행할 때 작용하는 근육이나 동작에 개입하는 근육군 중에서 가장 발달이 미비하며 본인의 향상을 더디게 만드는 요소는 무엇인가? 여러분이 근육 운동 프로그램을 짤 때 특히 집중해야 할 것이 바로 이러한 부분이다. 너무 당연한 이야기를 하는 것 아니냐는 생각이 들겠지만, 실제로 많은 사람들이 이 같은 점을 간과한다. 사람들은 자신의 약점보다는 강점을 단련하는 것을 더 좋아하기 때문이다.

부상 예방하기

모든 신체 활동은 그 나름의 병리적 상태로 발전할 위험성이 있다. 조금만 고통스러워도 운동 수행 능력이 저하될 수 있을 뿐만 아니라 운동 자체를 방해하여 향상을 가로막는다. 이때 부분적인 근육 강화 운동을 수행하면 부상을 예방할 수 있고, 가장 약한 부위를 튼튼하게 만들 수 있다. 이를 위한 특별한 서킷 운동 몇 가지를 4단계 프로그램에 포함했다. 여러분이 프로그램을 구성할 때도 이 방식을 반드시 적용하자.

어깨 통증 예방하기 | 서킷 2~3회 × 15~25회 반복

어깨를 많이 움직이는 스포츠에서는 삼각근 통증을 느끼기 쉽다. 던지기 스포츠(농구, 배구, 핸드볼, 육상에서 던지기……), 격투기, 테니스, 수상 스포츠, 수영, 팔씨름, 암벽 등반, 골프와 같은 스포츠가 이에 해당한다. 이러한 통증을 예방하려면 관절의 안정성을 유지하고 어깨 뒷부분, 극하근, 승모근 아랫부분과 같은 지지 근육을 강화해야 한다.

- 일주일에 최소 2회 수행한다.
- 운동을 맨 처음 시작할 때 워밍업으로 이 서킷을 포함시켜 보자.

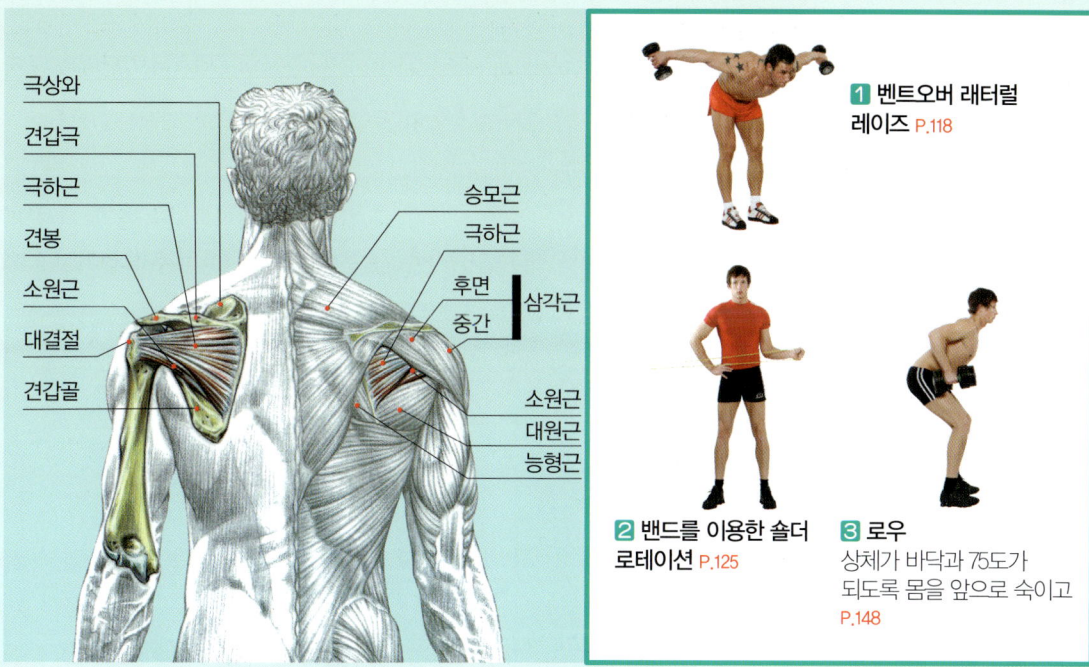

허리 통증 예방하기   서킷 2~3회×15~25회 반복

거의 모든 신체 활동이 척추에 영향을 미친다. 그리고 그중 가장 강하게 자극되는 부위가 바로 등 아랫부분이다. 허리의 통증을 예방하려면 척추 지지 근육들 즉, 복근(특히 하복부)과 복사근, 허리 근육을 강화해야 한다.

- 일주일에 최소 2회 수행한다.
- 운동 마지막에 이 서킷을 포함시켜 보자.

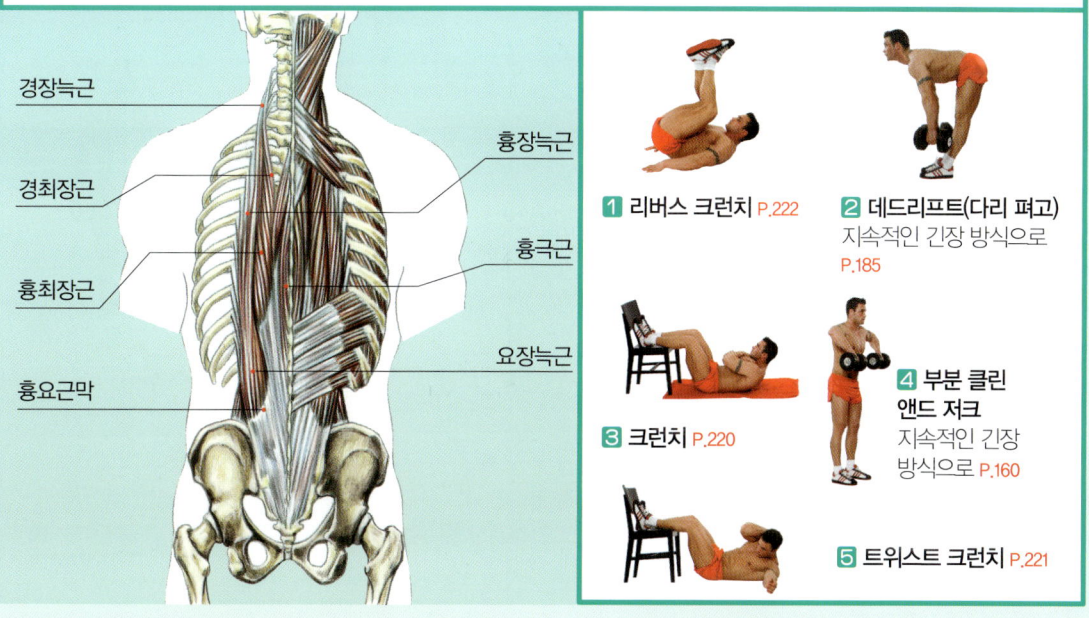

목 통증 예방하기 　 서킷 2~4회

접촉을 요하는 스포츠(격투기, 럭비 등)에서는 목에 강한 자극을 받는다. 목을 보호하려면 목의 강직성을 유지해주는 근육들(예를 들어 승모근 윗부분)을 강화시켜야 한다.

- 일주일에 최소 2회 수행한다.
- 슈러그, 클린 앤드 저크를 8~12회 반복 / 목 단련을 위한 동작을 20~30회 반복한다.
- 운동 마지막에 이 서킷을 수행해보자.

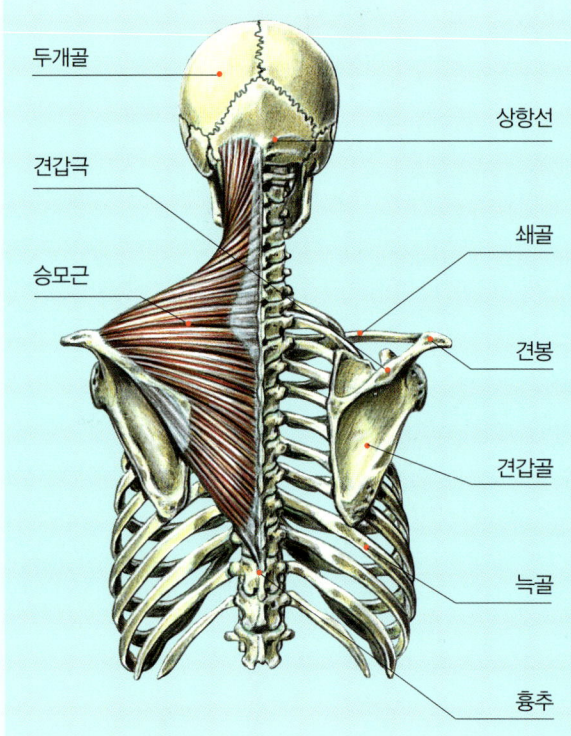

두개골, 상항선, 견갑극, 쇄골, 승모근, 견봉, 견갑골, 늑골, 흉추

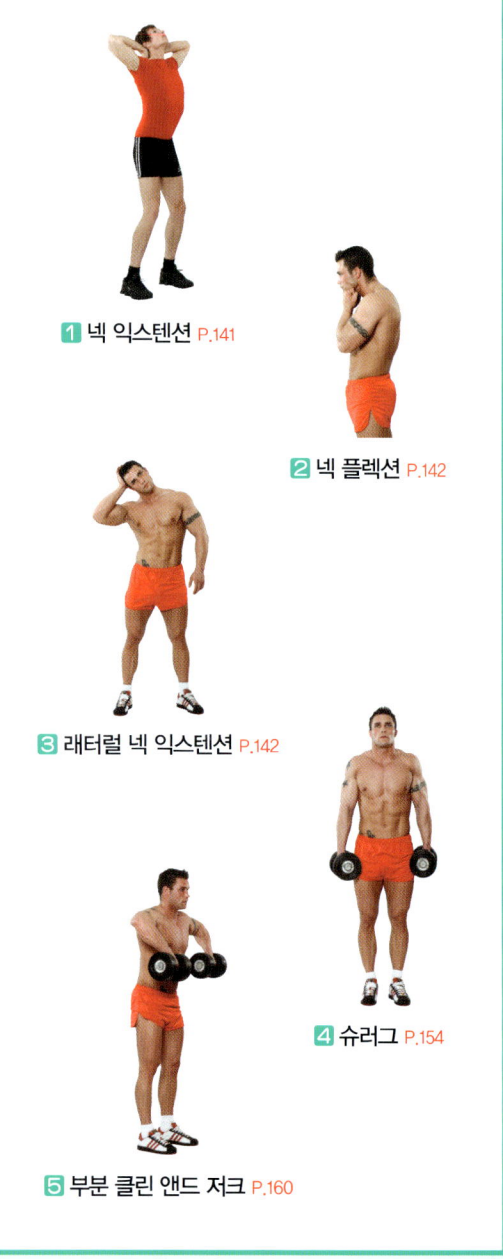

1 넥 익스텐션 P.141
2 넥 플렉션 P.142
3 래터럴 넥 익스텐션 P.142
4 슈러그 P.154
5 부분 클린 앤드 저크 P.160

엉덩이 통증 예방하기 　 서킷 2~3회×20~50회 반복

엉덩이의 회전을 요하는 스포츠에서는 넓적다리의 방향성을 책임지는 소근육들이 쉽게 부상을 입을 수 있다. 구기 스포츠, 라켓 스포츠, 격투기, 스키, 암벽 등반, 승마, 빙상 스포츠 등이 이에 해당한다.

- 일주일에 최소 2회 수행한다.
- 세트를 바로 연속해서 수행하는 대신, 세트 사이에 막 자극한 근육들을 30초간 스트레칭해보자.
- 운동을 맨 처음 시작할 때 워밍업으로 이 서킷을 포함시켜 보자.

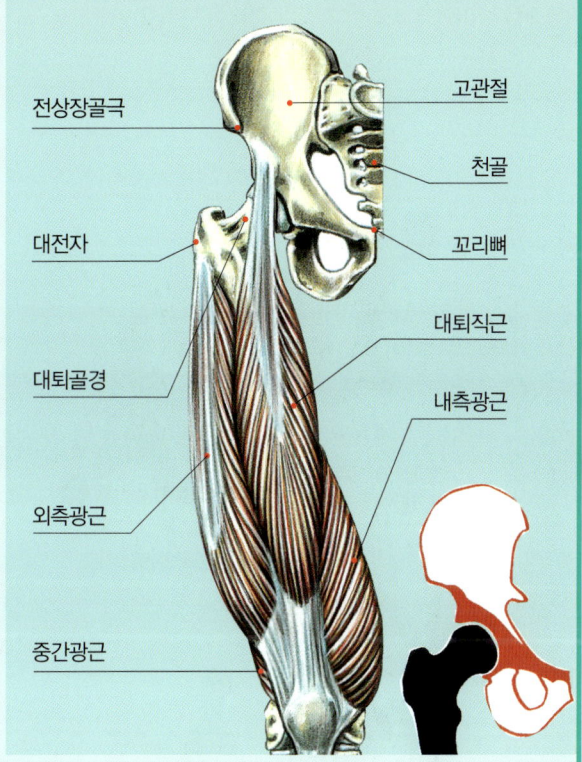

전상장골극, 고관절, 천골, 꼬리뼈, 대전자, 대퇴골경, 대퇴직근, 내측광근, 외측광근, 중간광근

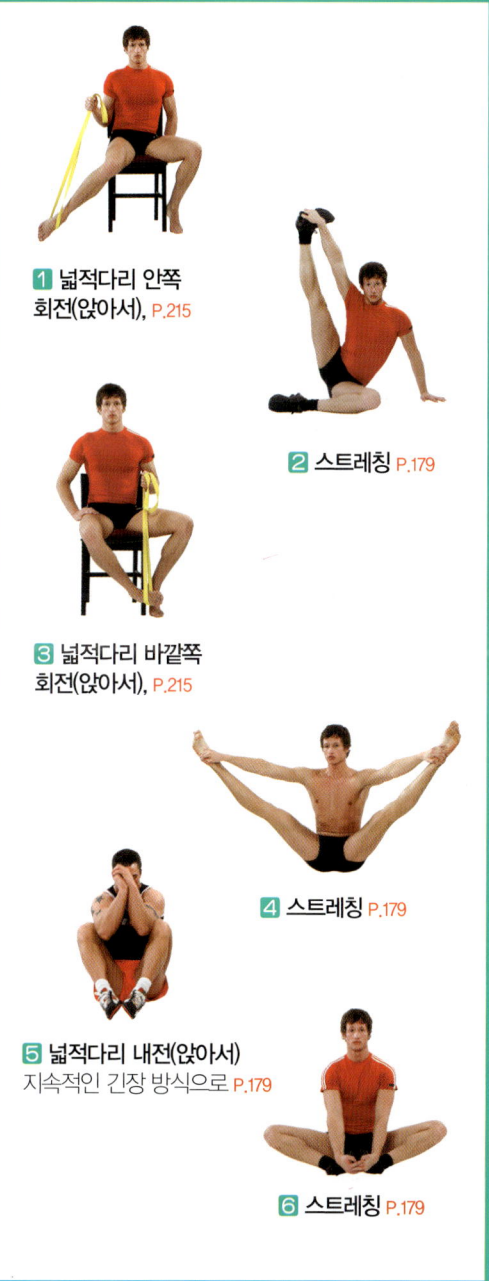

1. 넓적다리 안쪽 회전(앉아서), P.215
2. 스트레칭 P.179
3. 넓적다리 바깥쪽 회전(앉아서), P.215
4. 스트레칭 P.179
5. 넓적다리 내전(앉아서) 지속적인 긴장 방식으로 P.179
6. 스트레칭 P.179

무릎 통증 예방하기　　서킷 2~3회×12~20회 반복

스포츠 선수들에게 무릎 문제는 매우 빈번히 발생한다. 이에 가장 많은 영향을 받는 종목은 구기 스포츠, 라켓 스포츠, 격투기, 달리기 경주, 스키, 자전거, 암벽 등반, 조정 경기 등이 있다.

- 햄스트링과 대퇴사두근의 힘의 불균형 – 근육 운동 프로그램은 일반적으로 대퇴사두근에 초점을 맞추고 햄스트링은 소홀히 하는 경향이 있다. 하지만 햄스트링은 운동을 수행하는 데 훨씬 더 중요한 근육이다.
- 대퇴사두근을 구성하는 4개 근육의 힘의 불균형 – 이 근육들이 모두 같은 힘으로 슬개골을 당기지 않는다는 것은 당연한 사실이다.

이처럼 정면은 물론 측면에서도 긴장이 균형을 이루지 못하는 등의 이중 불균형으로 인해 무릎 관절은 부상을 입기 쉽다. 근육 운동을 통해 무릎에 가해지는 뒤틀림을 줄이면서 이러한 긴장이 근력과 균형을 이루도록 해야 한다.

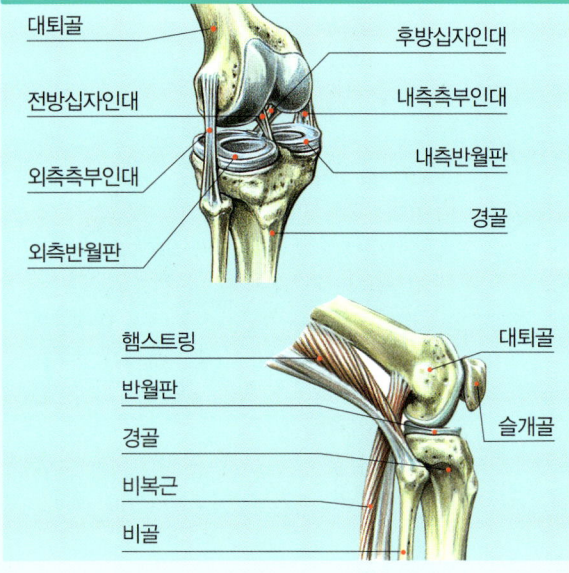

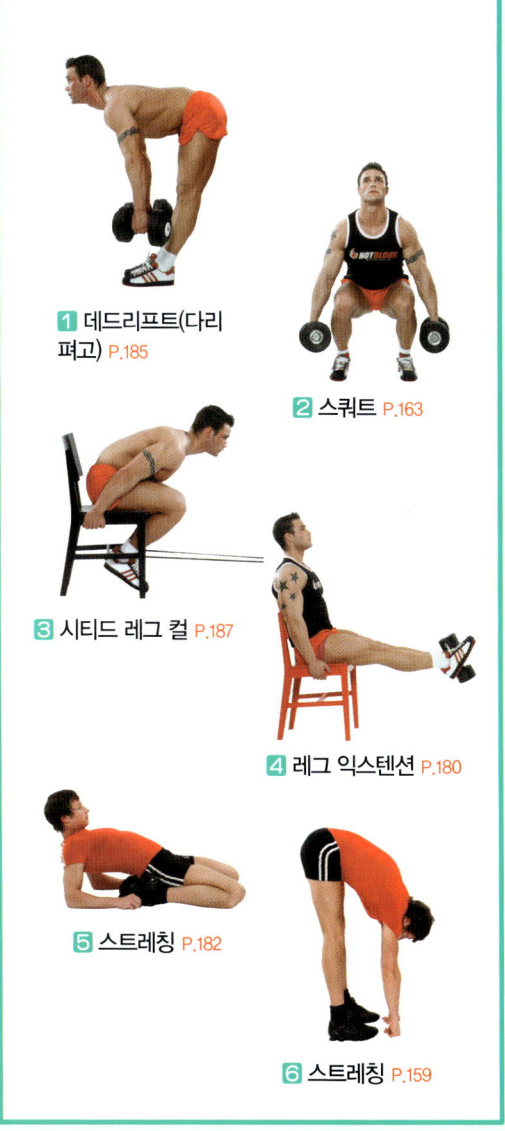

1 데드리프트(다리 펴고) P.185
2 스쿼트 P.163
3 시티드 레그 컬 P.187
4 레그 익스텐션 P.180
5 스트레칭 P.182
6 스트레칭 P.159

햄스트링의 파열 예방하기

달리는 스포츠 특히 축구, 럭비, 라켓 스포츠, 스케이트, 육상 경기와 같이 불규칙적으로 전력질주를 해야 하는 스포츠에서 햄스트링 파열이 많이 발생한다. 정상급의 축구 선수들을 대상으로 4년간 조사한 의학 연구에 따르면, 규칙적인 스트레칭 프로그램만으로는 부상을 방지하는 데 아무런 영향도 주지 못한다고 한다. 대신에 네거티브 방식으로 반복 수행하면서 근육 운동을 했을 때 열상 사고가 감소했다. 네거티브 방식의 운동 + 스트레칭을 함께 했을 때 최상의 결과를 얻을 수 있었던 것이다.

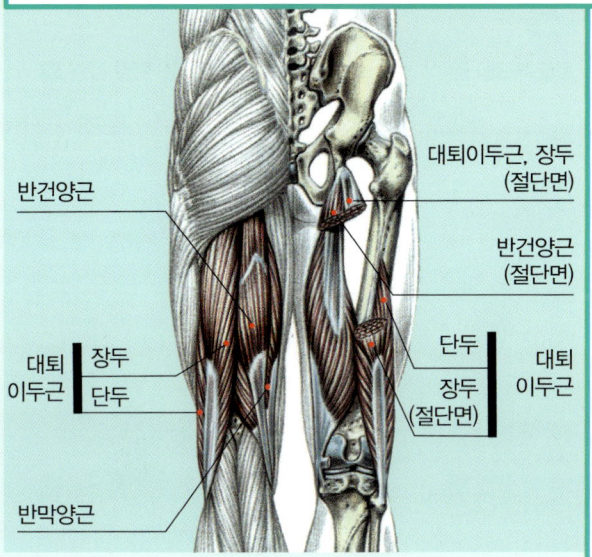

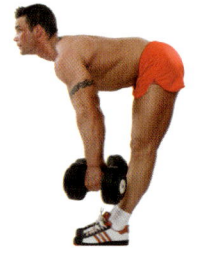

1 데드리프트(다리 펴고) P.185

왼쪽 다리를 뒤로 뻗고 오른쪽 다리로만 하강 동작을 수행해보자. 상체가 어느 정도 내려갔다면 왼발을 바닥에 놓고 두 다리를 이용하여 상체를 들어 올린다. 다시 하강 동작을 수행할 때는 오른쪽 다리를 뒤로 뻗고 왼쪽 다리로만 하강 동작을 수행한다.

• 3~5세트×한쪽당 15~20회(총 30~40회) 반복
한쪽당 20회를 반복할 수 있게 되면 양손에 덤벨을 하나씩 들고 동작을 수행해보자.

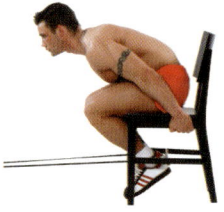

2 시티드 레그 컬 P.187

두 다리를 이용하여 의자 밑으로 양발을 가져온다. 네거티브 단계에서는 오른발에만 고무밴드를 묶어보자. 오른쪽 햄스트링 세트를 끝냈으면, 왼쪽 다리로 넘어가자.

• 3~4세트×한쪽당 10~15회 반복

근육운동가이드
프리웨이트

2판 1쇄 | 2025년 4월 28일
2판 2쇄 | 2025년 9월 22일
지 은 이 | 프레데릭 데라비에 · 마이클 건딜
감   수 | 정 구 중
옮 긴 이 | 장 덕 순
발 행 인 | 김 인 태
발 행 처 | 삼호미디어
등   록 | 1993년 10월 12일 제21-494호
주   소 | 서울특별시 서초구 강남대로 545-21 거림빌딩 4층
            www.samhomedia.com
전   화 | (02)544-9456
팩   스 | (02)512-3593

ISBN 978-89-7849-716-9 13510

Copyright 2025 by SAMHO MEDIA PUBLISHING CO.

출판사의 허락 없이 무단 복제와 무단 전재를 금합니다.
잘못된 책은 구입처에서 교환해 드립니다.